鼻整形术

RHINOPLASTY

鼻整形术

RHINOPLASTY

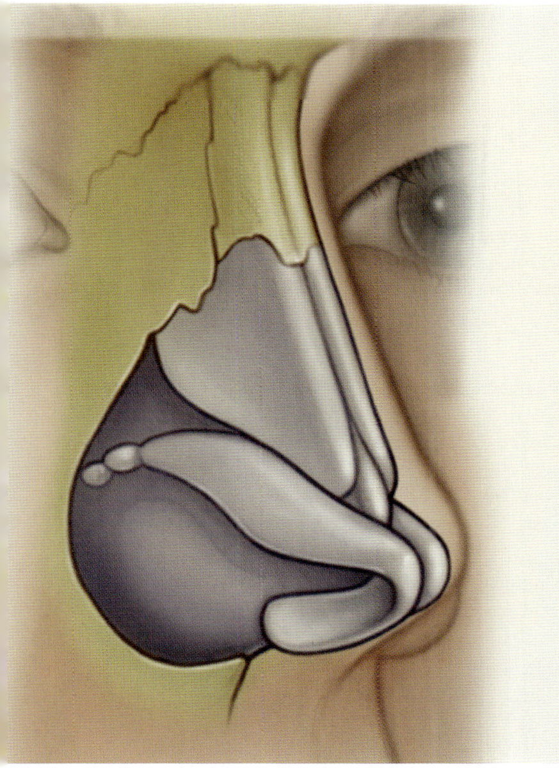

原著　Bahman Guyuron

主译　刘彦军

主审　范　飞　曾　高

审校（以姓名汉语拼音为序）

李战强　牛永敢　王　艇　张　辉

译者（以姓名汉语拼音为序）

安　阳　陈　鋌　冯雁平　李保锴　李春财

李信锋　刘　暾　刘　源　刘志刚　孟　强

倪云志　乔爱军　邱立东　汪　洋　巫文云

徐　航　张笑天　赵　丹

北京大学医学出版社

BIZHENGXINGSHU

图书在版编目（CIP）数据

鼻整形术/（美）巴曼·古尤伦（Bahamn Guyuron）原著；刘彦军主译. —北京：北京大学医学出版社，2017.2
书名原文: Rhinoplasty

ISBN 978-7-5659-1551-2

Ⅰ. ①鼻… Ⅱ. ①巴… ②刘… Ⅲ. ①鼻成形术Ⅳ. ①R765.9

中国版本图书馆CIP 数据核字(2017) 第 015303 号

北京市版权局著作权合同登记号：图字：01-2017-0582

ELSEVIER

Elsevier (Singapore) Pte Ltd.
3 Killiney Road, #08-01 Winsland House I, Singapore 239519
Tel: (65) 6349-0200; Fax: (65) 6733-1817

Rhinoplasty
Bahman Guyuron
Copyright © 2012 Bahman Guyuron, MD. Published by Elsevier Inc. All rights reserved.
ISBN-13: 9781416037514

This translation of Rhinoplasty by Bahman Guyuron was undertaken by Peking University Medical Press and is published by arrangement with Elsevier (Singapore) Pte Ltd.
Rhinoplasty by Bahman Guyuron 由北京大学医学出版社进行翻译，并根据北京大学医学出版社与爱思唯尔（新加坡）私人有限公司的协议约定出版。

《鼻整形术》(刘彦军 译)
ISBN: 978-7-5659-1551-2

Published in China by Peking University Medical Press under special arrangement with Elsevier (Singapore) Pte Ltd. This edition is authorized for sale in the People's Republic of China only, excluding Hong Kong SAR, Macau SAR and Taiwan. Unauthorized export of this edition is a violation of the contract.

鼻整形术

主　　译：刘彦军
出版发行：北京大学医学出版社
地　　址：（100191）北京市海淀区学院路 38 号　北京大学医学部院内
电　　话：发行部 010-82802230；图书邮购 010-82802495
网　　址：http：//www.pumpress.com.cn
E - mail：booksale@bjmu.edu.cn
印　　刷：北京强华印刷厂
经　　销：新华书店
责任编辑：李　娜　　责任校对：金彤文　　责任印制：李　啸
开　　本：889 mm × 1194 mm　1/ 16　　印张：26.5　　字数：613 千字
版　　次：2017 年 2 月第 1 版　2016 年 2 月第 1 次印刷
书　　号：ISBN 978-7-5659-1551-2
定　　价：318.00 元

主译简介

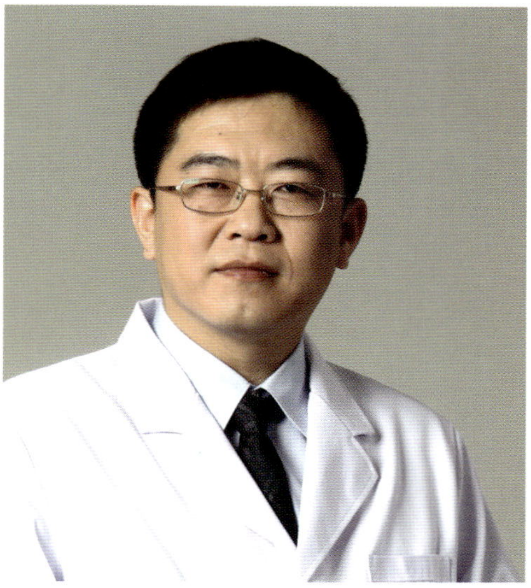

刘彦军，整形外科副主任医师，擅长各类鼻部整形手术，尤其在鼻修复手术方面积累了一定的临床经验。任中华医学会整形外科学分会鼻整形专业学组委员、中国整形美容协会鼻整形美容分会委员、北京医疗整形美容业协会理事，曾分别获第二届和第四届宋儒耀整形外科青年医师论坛临床组二等奖，北京沃尔整形创始人。

译者前言

如何能在东方人的面部做出理想的鼻子，是每一位鼻整形医生需要面对的问题。现代鼻整形技术起源于西方，但我们在具体运用中，既需要对技术的原理及演变过程有清晰的理解，也需要将其真正地本土化，这个过程比较漫长。为了避免重复前辈们走过的弯路，就需要更多地了解他们的经验。非常感谢 Bahman Guyuron 博士，能将其 31 年的鼻整形经验分享给我们，能够使我们在探索鼻整形技术的时候尽可能地减少没必要的尝试，从而缩短学习周期，尽快地掌握相关技术。

最初拿到这本书时，我只是在一边阅读，一边做些读书笔记，但是在阅读过程中越来越觉得它可能会对我们的工作帮助很大。书中不但总结了鼻整形手术最常见的操作过程，还从原理上对一些实用的经验进行了具体的分析，并大量运用了 10 年以上的对比案例进行佐证。于是，我就萌发了将其翻译成中文的念头。我相信对有一定鼻整形经验的医生来说，这本书会使其受益匪浅。

在我探索鼻整形的过程当中，经历过无数次的兴奋与失落。每当接触到一项新的技术，我都会无比兴奋，但在具体应用时，每一项技术几乎都经历过重新认识的过程，有时感到困惑甚至觉得很无助。非常感谢范飞教授、曾高教授、牛永敢博士、李战强博士、张辉博士、王艇博士及其他鼻整形同行对我的无私帮助，在我每次遇到困难时他们总能倾囊相授，使我不断进步。

感谢沃尔整形团队中的每一位成员，在不同阶段总是能够通过不懈的努力，使我们的专业水平一步步地提高。感谢来自多伦多大学的刘源及其他同仁为本书翻译所做出的大量基础性工作。

我由衷地希望这本书能够为国内的鼻整形医生提供一些帮助，能够在现代鼻整形技术的本土化进程中尽些绵薄之力。

唯有匠心，不负韶光。与国内鼻整形同仁共勉。

刘彦军

原著前言

在整形外科领域，没有哪种手术会像鼻部整形手术一样，需要如此精细的操作，并且医生必须要经过多年的实践才能逐渐掌握这些操作。事实上，对于大多数医生来说，要想准确合理地运用鼻整形技术做出完美的效果是很难的。要想使这种具有挑战性的手术得到不断的进步，需要仔细观察每一个患者的术后效果，并对每一个成功的操作进行回顾和总结。这些年来，我们通过实践，总结了很多导致手术失败的原因，尽可能摒弃了术中有歧义的操作，同时还摸索出一些能使手术结果更加自然和满意的方法，尽可能降低了修复率。在这个领域中，耐心是很重要的，因为很多术后效果至少在 1 年后才可以评估，这无疑会延长学习周期；而且在完成整形外科基本训练之后的最初几年中，鼻整形手术的实际操作机会并不多，因为大多数患者会选择更有经验的医生来为他们手术。这本书将阐述术后远期鼻部的变化和皮肤厚度变化的相关性。随着皮肤越来越薄，一些最初并不明显的瑕疵会变得越来越明显，有时甚至需要经历几年的时间才能显现。因此，构建一个无论远期皮肤变得多薄，都能令人满意的鼻部支架就显得尤为重要。实践证明，通过反复练习可以做出这样的支架结构。我和我的同事分享这些知识的原因之一就是想帮助同行们更快地做到这一点，缩短学习周期。

另一个使鼻整形手术变得复杂的重要原因是每个操作步骤之间会存在相互影响。每当完成一个鼻整形的操作步骤，在达到预期目的的同时，还会产生一些预期之外的变化，这些变化可能是独立的、协同的，也可能是相互对抗的。完全理解操作中的动态变化是取得鼻整形手术成功的基本要素之一，具体内容将在本书第 3 章详细阐述。

本书汇集了我 31 年的鼻整形临床经验，从最初的不理想和偶尔理想的术后效果开始，不断地学习和积累至今。在 20 世纪 80 年代初，大多数鼻整形医生所做出的术后效果基本相同，通过这些年的努力，最终形成了很多合理的操作步骤和可复制的术后效果，大大降低了修复率。回顾各章节中的案例，你可能会觉得其中的一些鼻子存在共同特征，但实际上它们并不完全一样，我也在力求避免做出相同类型的鼻子。我非常感激颅颌面外科的训练经历，这段经历能让我在头面部测量原则下规划鼻整形手术，让我把整个面部都放在了考虑范围之内，从而使鼻、面部比例变得更加协调。无论如何，为了做出更好的效果，我会继续不断地努力；而且到目前为止，我仍能经常在术中学到让我继续提升的知识。

经过我们团队的不断努力，我们已经发表了 54 篇文章，这些文章为本书中的大量观点提供了科学依据。另外，我已经尝试了我的同事们所引进的所有合理的技术，只要它们能对术后效果产生积极的作用，我都会将其运用到具体操作中，在这本书中对这些技术也都进行了详细的阐述。我要向我的同行们致以最衷心的感谢，他们无私地将知识分享给我们，而且帮助我们在鼻整形领域不断进步。正是因为他们的努力，才使我们现在做出的鼻整形效果比 30 年前进步了很多。感谢 Jack Sheen 和 Jack Gunter 以及其他鼻整形领域的专家，他们无私地与我们分享了他们的鼻整形知识。

为了完整地呈现案例，这本书中每一个案例的照片基本上都包括了 4 个不同角度，它们可能会出现在相同或不同的章节中。这些患者的对比照片至少是术后 1 年的照片，多数情况下都是更远期的随访照片。

我由衷地希望读者阅读这本书之后，能够从中受益，做出更加持久、理想、自然的术后效果。

Bahman Guyuron, MD

目 录

第 1 章

鼻部解剖和生理

章目录

要点

- 鼻部的软组织在头端和尾端较厚，中间部分较薄。因此，完全笔直的支架未必能呈现出完美的鼻背轮廓。
- 皮肤和骨软骨支架之间有四层组织，包括浅表肌腱膜系统（superficial musculoaponeurotic system，SMAS）、纤维肌肉层、深部脂肪层和骨/软骨膜层。
- 损伤鼻翼部分的肌肉有可能会导致外鼻阀塌陷。
- 释放降鼻中隔肌，不仅会减少降肌对鼻尖的影响，还会使上唇轻度地下垂。所以，根据患者切牙显露的程度不同，对患者可能是有益的，也可能是无益的。
- 非洲裔美国人的鼻骨相对较短，截骨后保持鼻部的宽度显得尤为重要。
- 在鼻骨较长的情况下，上外侧软骨会随着截开的鼻骨发生更多的内移，对气道功能会造成不良的影响。

- 鼻中隔软骨、筛骨和鼻骨的汇合之处称为键石区。
- 居中的内侧脚构成了鼻三脚架结构的尾臂，另外两个侧臂由外侧脚构成。充分理解三脚架到鼻尖突出度之间的力学传递原理，对于调整鼻尖的突出度和旋转角度是极其重要的。
- 非白种人的鼻翼软骨通常短小、薄弱。
- 上外侧软骨尾缘和鼻中隔软骨之间的夹角通常为 10° ~ 15°，并沿着下鼻甲的内侧边缘共同构成内鼻阀。
- 犁骨骨膜和前端鼻中隔软骨的软骨膜连接致密，术中剥离时会比较困难。因此，在鼻中隔成形术中，从黏软骨膜和黏骨膜的后端向前端剥离会更容易些。
- 筛前动脉、蝶腭动脉和上唇动脉的浅表分支组成 Kesselbach 丛，为前鼻血运最丰富的区域，鼻出血常发于此。
- 鼻唇角呈 90° ~ 115°，是最为理想的鼻通气角度。

清晰地了解鼻部的解剖和功能，是鼻整形通往成功的艰辛之路上最重要的第一步。通过反复论证表明，在面部结构的大多数组成部分中，形态和功能是密不可分的，鼻部也不例外。必须充分地认识到鼻部的几个重要功能。在实施鼻整形手术时，维持良好的支撑结构，对形态和生理功能来说是至关重要的。对鼻部解剖的理解是获得良好鼻整形效果不可或缺的重要组成部分。在这一章中，我们将首先讨论鼻部的解剖，接下来讨论和鼻整形手术相关的功能。我们将从鼻部表面开始，逐渐延伸到深层结构。

鼻整形术语

虽然鼻部只占面部很小的一部分，但是用于定义鼻部不同部位的术语还是很多，而且也比较混乱。为了便于进一步理解这些术语，我们将这些术语分别列出，并逐一解释，其中包括在不同教科书中[1-2,26]针对某一特定区域已经做出的各种描述（图 1.1 ~ 1.4）。

- 附件软骨——位于外侧脚末端和梨状孔之间的一些小块软骨。
- 鼻翼——从鼻尖延伸至上唇和面颊部的鼻孔侧壁。
- 鼻翼沟——位于鼻尖和鼻翼之间，斜向外上方的皮肤凹陷。
- 解剖穹窿——鼻翼软骨内、外侧脚之间最向前突出的部分。
- 鼻中隔前角——鼻中隔软骨尾部和前端的衔接处。
- 鼻小柱——位于鼻底和双侧鼻孔之间的柱形结构。
- 鼻小柱小叶角——位于鼻尖下小叶和鼻小柱之间的夹角。
- 鼻背——位于鼻尖和鼻根之间的外鼻结构（图 1.5）。
- 外鼻阀——鼻孔对外的开口。
- 半贯穿切口——仅在一侧膜性鼻中隔上做的切口。

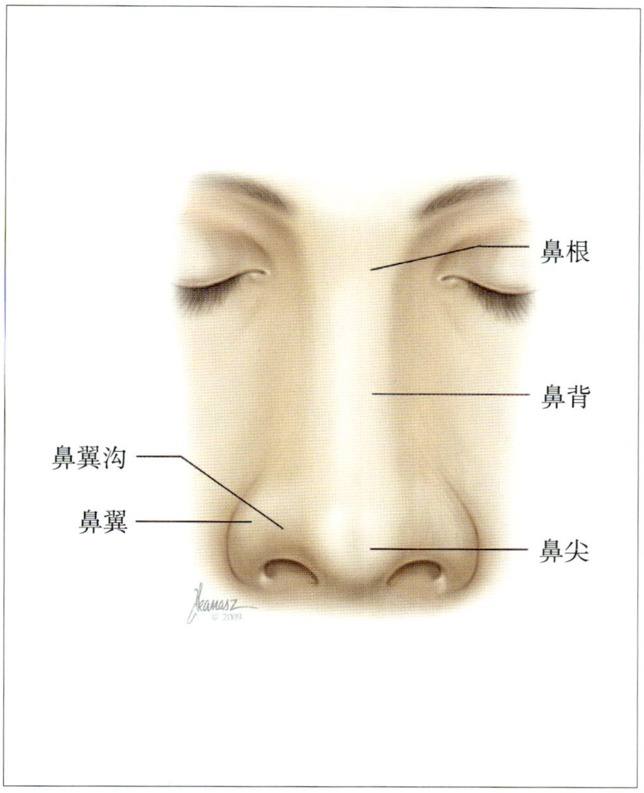

图 1.1　正面观中鼻部的不同解剖部位

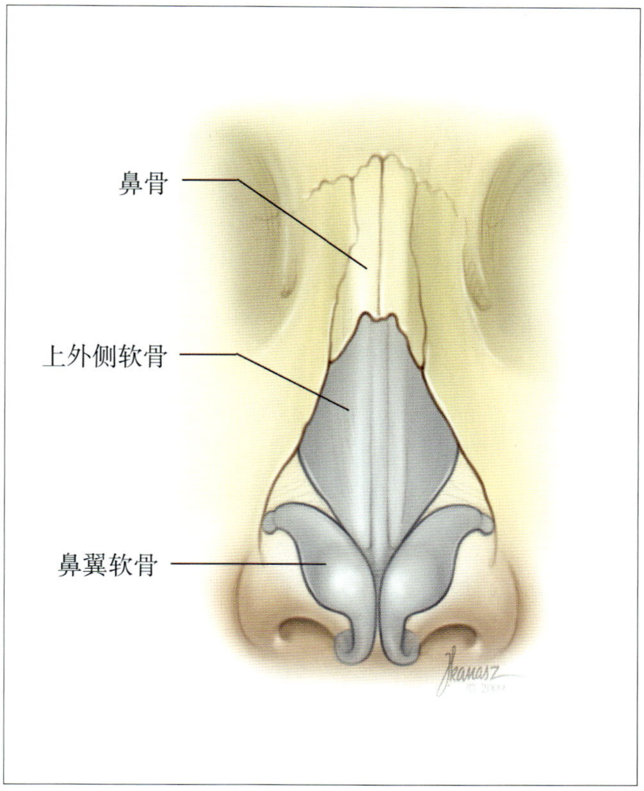

图 1.2　正面观中鼻部骨和软骨支架

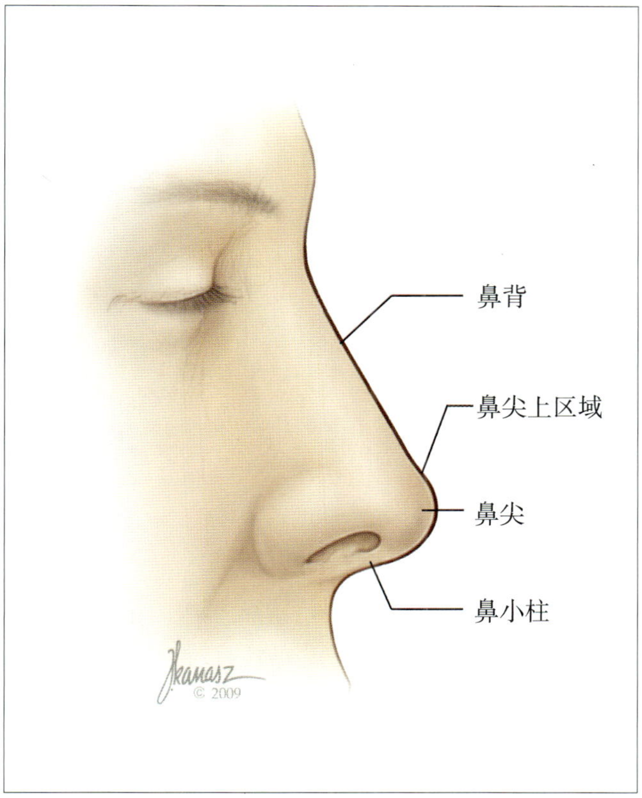

图 1.3　侧面观中鼻部的不同解剖部位

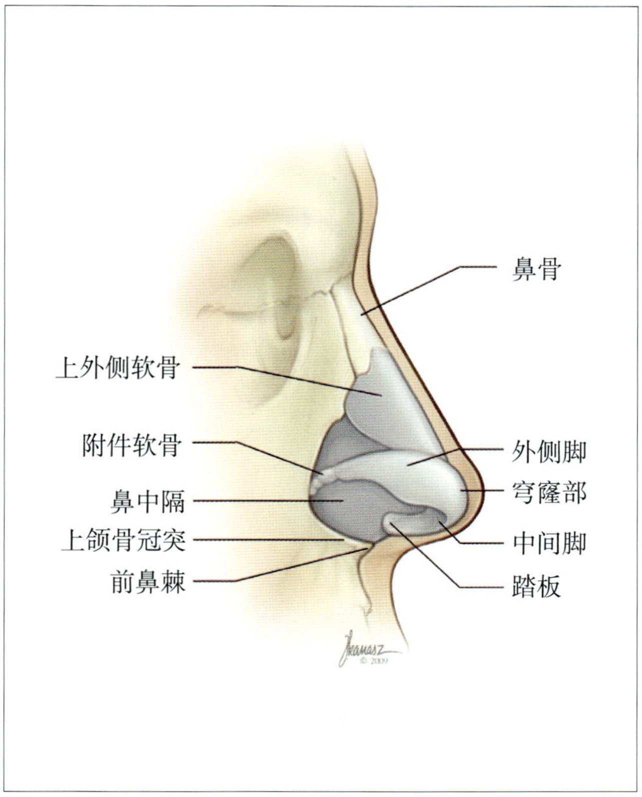

图 1.4　侧面观中鼻部的骨和软骨支架结构

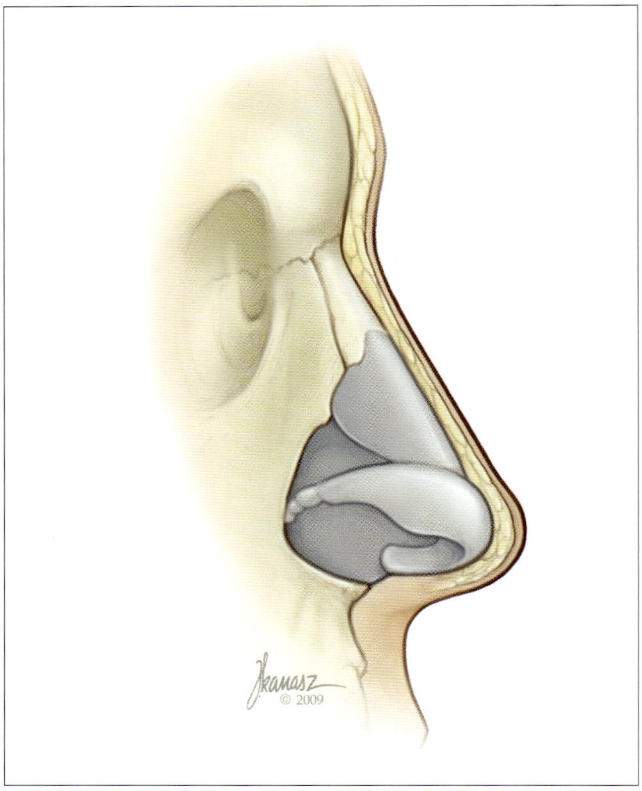

图 1.5　鼻根部皮肤最厚（约为 1.25 mm），鼻缝点处皮肤最薄

- 鼻尖下小叶——位于鼻尖表现点和鼻小柱之间的那部分鼻尖。
- 软骨间切口——位于上外侧软骨和鼻翼软骨外侧脚连接处的鼻孔内切口。
- 内鼻阀——上外侧软骨尾缘和鼻中隔之间的区域。
- 键石区——筛骨垂直板和鼻中隔软骨在鼻背的连接处。
- 前庭阈——上外侧软骨尾缘和鼻翼软骨外侧脚头侧缘的连接处。
- 鼻翼软骨——位于鼻部尾端的一对软骨，由内侧脚、中间脚和外侧脚组成。
- 软骨尾缘或软骨间切口——沿着中间脚和外侧脚尾缘做的鼻孔内切口。
- 内侧脚踏板——内侧脚后下段横向延伸的部分。
- 鼻小叶——位于鼻部尾端，界于鼻孔边缘、鼻尖上和鼻翼沟之间的区域。
- 鼻椎——由双侧鼻骨和上颌骨鼻突组成的骨性框架结构。
- 鼻根点——连接鼻背和额头的最低点。
- 鼻唇角——侧面观中，鼻孔末端最前点到最后点的连线与面部垂直线相交形成的角度（最佳角度：男性 94°～97°，女性 97°～100°）。
- 鼻坎——位于鼻小柱底部和鼻翼底部之间水平的脊状突起。
- 犁状孔——鼻腔向外呈犁形的骨性开口。
- 鼻根——额骨和鼻骨的交叉点。

- 鼻缝点——鼻背部骨软骨交界处。
- 边缘切口——位于前庭末端、鼻孔边缘的切口。
- 卷轴区——上外侧软骨和鼻翼软骨外侧脚之间卷轴状连接的区域。
- 鼻籽软骨——上外侧软骨和鼻翼软骨外侧脚之间横向分布的小软骨。
- 软三角——位于鼻翼软骨内、外侧脚之间，穹窿部尾缘、鼻孔前端薄的皮肤皱襞。
- 鼻中隔下点——唇、鼻小柱交界处。
- 鼻翼上折痕——紧贴鼻翼头侧的凹陷部分。
- 鼻尖上区域——位于鼻尖上端和鼻背尾端之间的区域。
- 鼻尖——鼻小叶最向前突出的点。
- 鼻尖表现点——鼻尖上每侧产生外部光反射最突出的区域。
- 鼻尖突出度——鼻 - 颊交界的最低点到鼻尖最高点之间的距离。
- 鼻尖旋转——侧面观中，以鼻翼基底为轴，鼻尖向头侧或尾侧的移位。
- 贯穿切口——位于鼻中隔软骨尾端和鼻小柱之间，膜性鼻中隔上的切口。
- 上外侧软骨——靠近鼻部头侧，由鼻中隔前端向外侧分布的一对软骨，是外鼻中 1/3 的支撑结构。
- 弱三角（倒）——双侧穹窿之间近头端的区域。

鼻部软组织

鼻框架结构外被软组织的厚度是完全不同的。其中，头、尾端较厚，中间部分较薄。因此，即便框架结构完全笔直，鼻背轮廓也未必理想。鼻部的软组织包括皮肤、肌肉、神经和血管。一般来说，鼻部的皮肤中比面部和身体的其他部位更富含皮脂腺。因此，鼻部皮肤在接受磨削术、化学剥脱术和激光磨削术等治疗时，比其他部位的皮肤会再生得更快一些。鼻部尾端 1/3 皮肤中的皮脂腺比头端和中部更加丰富。头端皮肤与降眉间肌和脂肪组织致密附着，真皮层也更厚，同时也含有大量的皮脂腺。

皮肤

鼻部的皮肤状况是影响鼻整形术后效果的一个重要因素。不同患者皮肤的颜色、质地、厚度及粗糙程度差别很大，即便是同一位患者，在鼻部的不同部位及不同年龄阶段中，也存在着差异。鼻根的皮肤要比中段的皮肤厚一些，而有些患者鼻尖上区域的皮肤比鼻根的皮肤更厚、皮脂腺更丰富。Lessard 和 Daniel 通过测量，确定鼻部皮肤最厚的部位是鼻根（测量值为 1.25 mm），最薄处是鼻缝点（接近 0.6 mm）（图 1.5）[1]。

鼻部下 1/3，尤其是鼻尖上区域的皮肤中含有丰富的皮脂腺，在不同时期，活跃程度也不同。男性，尤其在青少年时期，鼻尖和鼻尖上区域中含有大量活跃的皮脂腺，要想做出理想的鼻尖轮廓是比较困难的。不同程度的痤疮会改变皮肤表面的颜色，常常会引起中鼻拱区域或者更为常见的鼻下 1/2，尤其是鼻尖上区域发红，并通常会延伸至面颊区域。鼻翼和鼻小柱区域皮肤的厚度会明显变薄，到鼻翼底部又会变得较厚。鼻部皮肤较厚的患者很难实现理想的轮廓；但是，如果皮肤太薄也会影响到术后效果，很容易显现深层的支架，暴露原发性或继发性的瑕疵；而这些问题在皮肤较厚的患者当中是不容易出现的。

鼻翼底部含有大量纤维韧带，使该区域结构变得较为致密。鼻孔内的前庭区域，包括膜性鼻中隔、鼻小柱内侧面和鼻翼侧壁的内表面有鼻毛分布 [2]。

皮下软组织层

皮肤和骨软骨之间有四层不同的组织，包括 Tessier[3] 最早报道的浅表肌腱膜系统（SMAS）、纤维肌肉层、深部脂肪层和骨 / 软骨膜层 [2]。紧贴皮肤下面还有一层浅表的脂肪层，其间含有大量的垂直纤维连接着皮肤和 SMAS 层 [2]。值得注意的是，该层也是在鼻根处较厚，在鼻中部变得非常薄，到鼻尖上区域又变得较厚。鼻部 SMAS 层以横跨的鞘膜形式延续于面部上 1/2 的 SMAS 层。

SMAS 层以下是薄薄的纤维脂肪层，分割包绕浅、深鼻肌 [3-4]。在没有肌肉分布的区域，这两层会融合为一层组织。

鼻部的第三层是深部脂肪层，分布于纤维肌肉层和深部的框架结构之间。主要的浅层血管和运动神经运行其间。该层拥有一个特性，即其间没有纤维韧带分布，可以增加框架结构和纤维肌肉层之间的活动度。

第四层软组织是鼻骨上覆盖的骨膜和软骨支架上覆盖的软骨膜。软骨相互之间存在着纤维连接，鼻翼软骨外侧脚和上外侧软骨之间、鼻籽软骨相互之间都有纤维连接。连接着一侧外侧脚到对侧鼻尖上区域的纤维韧带称为 Pitanguy 韧带 [5]。另外，鼻中隔尾端和内侧脚之间也存在着致密的纤维韧带，双侧内侧脚之间亦有纤维韧带分布。

鼻部的肌肉

鼻部肌肉组织的重要性还没有在文献中得到充分的强调。因为这些肌肉很薄，不容易被暴露，术中维持其完整性是一个很大的挑战。当患者患面瘫时，这些鼻部肌肉的作用往往会被清晰地显现。在面瘫的早期阶段，鼻部还没有出现显著的偏斜时，患者就会感觉到患侧鼻气道会存在明显的阻塞。当鼻部向健侧移位、偏斜更加显著时，气道也会变得更加狭窄。此外，如果在鼻整形手术中损伤患者鼻部的肌肉，会在功能和美学细节上出现瑕疵，尤其在做表情活动时会更加明显。几十年前进行的鼻整形手术，往往会造成这种标志性的肌肉功能紊乱。那个时期的解剖层次往往位于鼻骨膜以上，对鼻部肌肉会造成不可逆的损伤。

鼻部肌肉的命名和功能的解释与鼻整形手术密切相关，但同时也是描述最为混乱的一部分知识，功能相同的鼻肌在很多文章里有着不同的命名。所有鼻肌均受第 7 对脑神经支配。接下来将分别讨论鼻肌及其功能[6]（图 1.6、1.7）。

降眉间肌　鼻部最头端为降眉间肌，从眉间区域发出，以垂直的方式向尾部延伸，并附着于横向覆盖尾端鼻骨的翼状鼻横肌上。降眉间肌的主要功能是使眉毛向尾部运动，它可以使部分老年患者在鼻部头端形成横向皱纹。

鼻肌　鼻肌由两部分组成：①鼻横肌或鼻收缩肌；②翼部（鼻翼肌）。鼻横肌横跨鼻背部，覆盖上外侧软骨，这部分肌肉也称为横部，起于上颌骨鼻切迹的侧部和头部。横部鼻肌与降眉间肌在中线与对侧鼻肌共同组成鼻肌 - 降眉间肌腱膜。横部肌肉可以压缩和拉长鼻部，使鼻孔收缩，使前庭变窄。虽然切除横部鼻肌可以使鼻子变短，但这是不可取的，因为切除这部分肌肉会造成皮肤凹陷，同时也

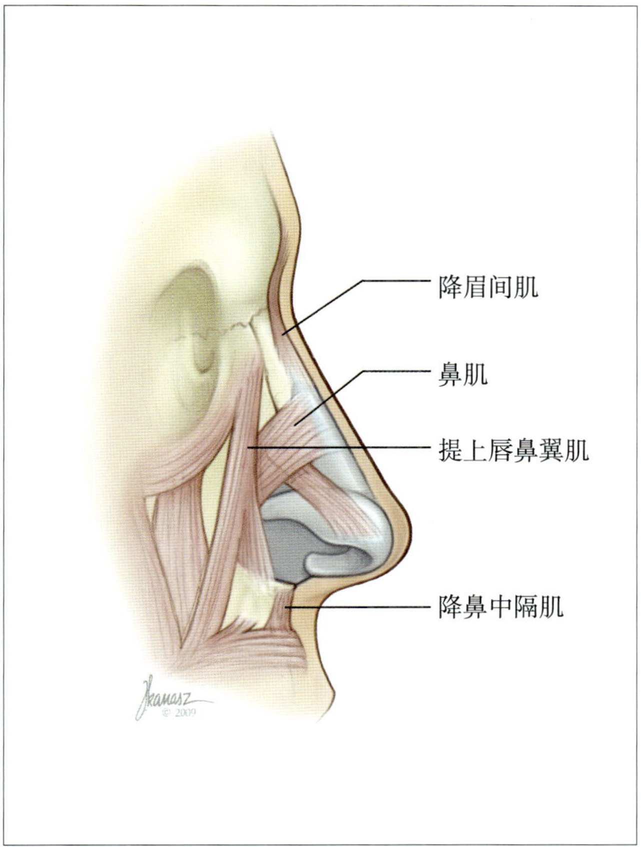

图 1.6　侧面观中鼻部肌肉分布示意图

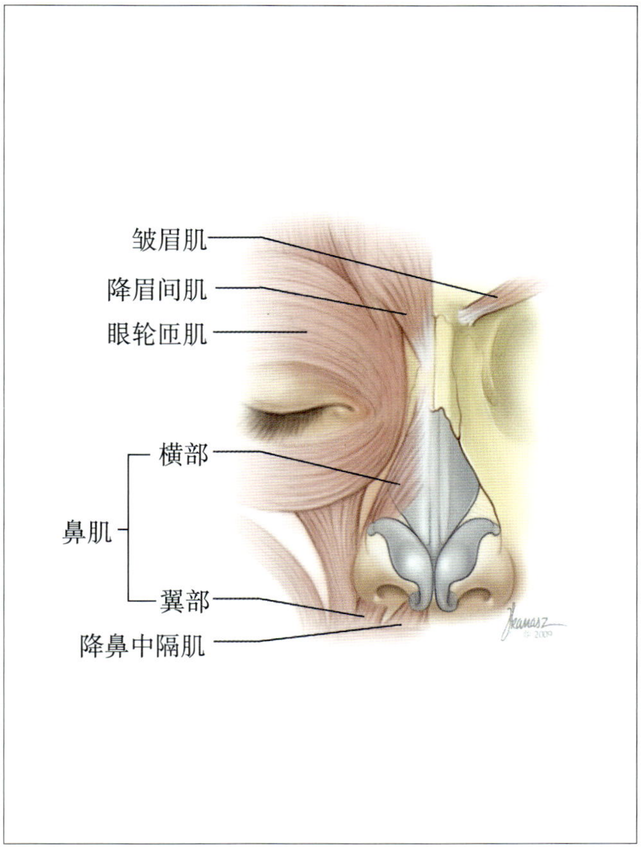

图 1.7　正面观中鼻部肌肉分布示意图

会失去它对鼻部的覆盖作用，从而暴露鼻部支架上的任何瑕疵。第二部分鼻肌是翼部（鼻翼肌），起于上颌骨鼻切迹，大部分附着于侧部，小部分附着于降鼻中隔肌的尾部。鼻翼肌覆盖着鼻翼软骨外侧脚，可协助鼻孔扩张。损伤这部分肌肉会导致外鼻阀塌陷。在有些种族中，鼻翼肌异常发达和强壮。

降鼻翼肌　这部分肌肉附着于犁状嵴的边缘，呈扇形垂直上升至鼻翼，可以使鼻孔下降和收缩。做鼻翼基底部手术时释放该肌张力，可改善外鼻阀的功能。

提上唇鼻翼肌　这是另外一块具有重要功能的肌肉，呈头尾方向分布于鼻外侧，并发出纤维韧带附着于鼻孔，可以促使鼻孔扩张。这部分肌肉的麻痹也会导致外鼻阀塌陷。

降鼻中隔肌　这部分肌肉起于上颌骨（鼻棘），有时会有些纤维附着于口轮匝肌，沿着鼻小柱基底向上延伸附着于踏板，偶尔肌纤维会延伸至内侧膝，还有人认为肌纤维会延伸至膜性鼻中隔。降鼻中隔肌可以下拉鼻尖、改变通气方向；此外，对美学的重要意义在于，当它收缩时会缩小鼻小柱上唇夹角。释放该肌张力不仅仅可以减小鼻尖下拉的力量，也会使上唇出现轻微的下垂。根据患者切牙的显露程度，对患者来说，这可能有益，也有可能无益。

血供

外鼻血运由颈内、外动脉提供[7-8]（图 1.8）。角动脉紧贴着鼻面沟分布，并提供大多数鼻侧部血运。角动脉是面动脉的终末分支。其向鼻尖发出的一个重要分支为侧鼻动脉。侧鼻动脉和鼻背动脉之间有“分水岭”效应。鼻背动脉与向鼻尖分布的筛前动脉外侧分支相交通，筛前动脉的外侧分支也和滑车下动脉相交通，滑车下动脉的侧支也向鼻部提供动脉血供。

此外，面动脉发出的上唇动脉也向鼻部提供血供。从每侧的上唇向上发出的固定分支为鼻小柱动脉[9-14]。

静脉回流是通过与相关动脉同名的静脉分支回流至相应的静脉系统，即通过鼻背、滑车下、筛前外鼻分支、侧鼻和鼻小柱静脉进行回流。

感觉神经分布

鼻部的感觉神经来源于第 5 对脑神经发出的上颌支和眼支（图 1.9）。鼻部头侧的感觉神经由眼神经发出的眶上神经和滑车上神经支配。中鼻拱至鼻尖区域由筛前神经发出的外鼻支支配。鼻后部、鼻小柱尾部和鼻翼区域由眶下神经发出的分支支配。

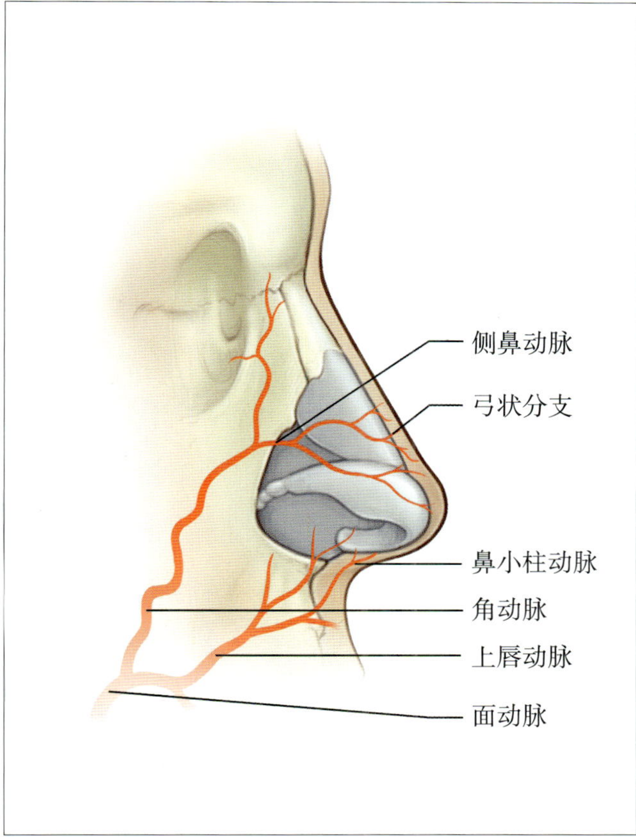

图 1.8　侧面观中鼻部动脉血供分布示意图

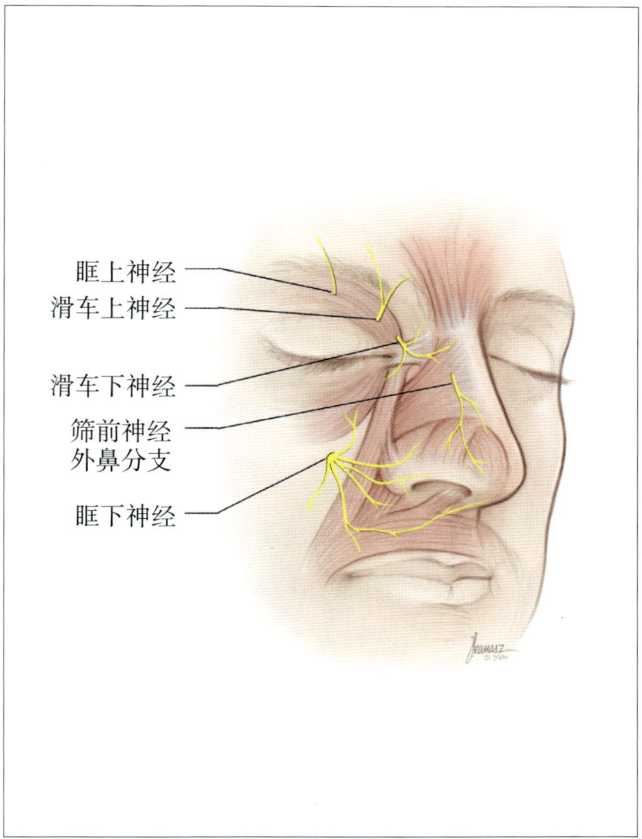

图 1.9　来自第 V 对脑神经的鼻部感觉神经分布示意图

外鼻支架

鼻部支架分为两个不同的部分，头端由骨性鼻拱构成，尾端由软骨构成。

骨性鼻拱

骨性鼻拱由一对鼻骨和向前上方延伸的上颌骨鼻突构成。这部分鼻部在外形上呈锥形，内眦连线以上的部分较狭窄（图 1.4）。近头端鼻骨较厚，因此，任何超过内眦连线的截骨都会变得比较费力。鼻骨的平均长度约为 25 mm，但在不同种族中存在较大的个体差异 [15]。非洲裔美国人的鼻骨较短，截骨后维持适当的宽度就显得尤为重要。对于鼻骨较长的患者来说，鼻骨截骨内推后，上外侧软骨也会随之内移较多，对气道会造成不良的影响 [16]。鼻骨宽度上的任何畸形都会影响到鼻背线条的美观。修复和维持鼻背轮廓是鼻整形手术中很重要的一部分。

鼻骨和外侧的上颌骨鼻突相连。上颌骨鼻突比鼻骨厚，包括这部分上颌骨在内的截骨术，会确保鼻骨的完整性，同时也会避免形成台阶样畸形。鼻棘两侧呈环形分布，上颌骨鼻切迹较薄的部分和鼻骨尾缘较薄的部分共同构成犁状孔[17]。鼻骨和筛骨垂直板的上缘在内眦连线水平相融合。鼻中隔软骨、筛骨和鼻骨汇集之处称为键石区[18-21]（图 1.10）。如果鼻背降低较多，键石区就会变得薄弱，形成开放式的鼻拱。当患者鼻部较宽时，鼻骨和筛骨垂直板之间的距离就显得非常重要，尤其是祛除较大的驼峰之后，必须在鼻骨和筛骨垂直板之间楔形切除一小块鼻骨，才能使外侧的鼻骨充分内移，否则鼻骨不可能被轻易地移动。

软骨鼻支架

软骨鼻支架分别由一对上外侧软骨和一对鼻翼软骨构成。

上外侧软骨

上外侧软骨是一对四边形的软骨，支撑着鼻外侧壁。近中线处与鼻中隔相连，通过上外侧软骨和鼻中隔软骨在头端的融合，形成了一个几乎完整的单元[22]。上外侧软骨的外侧缘经常终止于鼻骨缝的外侧。鼻骨和上外侧软骨之间分离的区域称为外侧三角，头端是上外侧软骨尾侧缘，外侧是上颌骨鼻切迹，尾端是鼻翼软骨头侧缘。外侧三角被这三部分结构围绕（图 1.10）。覆盖鼻中隔的黏软骨膜延伸

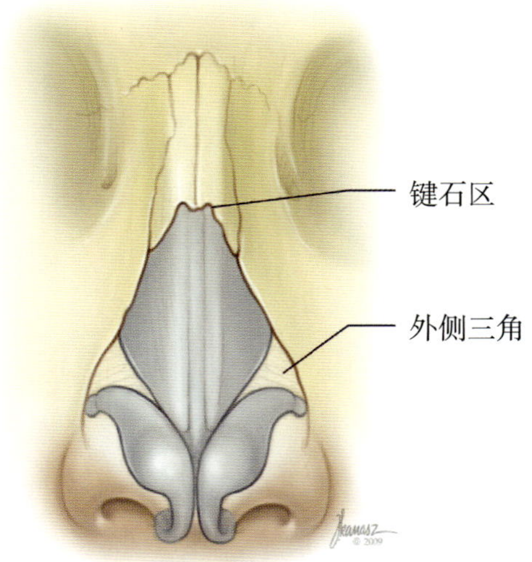

图 1.10　筛骨垂直板、鼻中隔软骨和鼻骨交汇处称为键石区。由上外侧软骨尾缘、外侧脚头侧缘和上颌骨鼻切迹共同围成的空间称为外侧三角

至上外侧软骨的内表面（图 1.11）。鼻中隔和上外侧软骨之间的夹角通常为 10° ~ 15°（图 1.12），并沿着下鼻甲内缘共同构成内鼻阀（图 1.13）。上外侧软骨头侧与鼻骨相重叠（图 1.14），重叠部分存在较大的解剖变异，范围在 2 ~ 11 mm[23]。

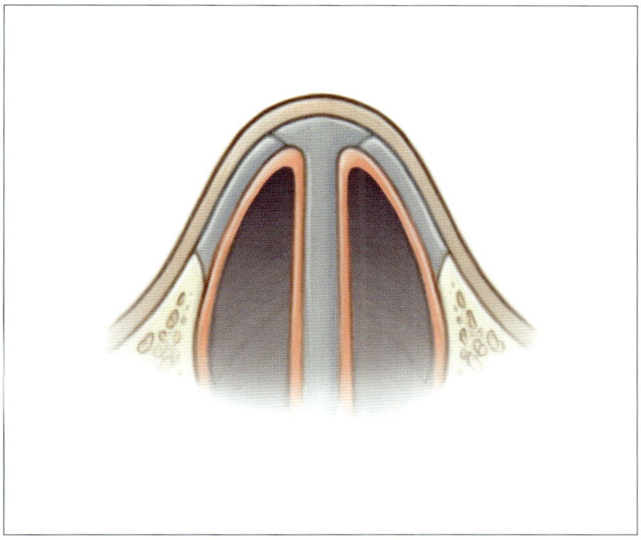

图 1.11　鼻中隔的黏软骨膜延伸至上外侧软骨的内表面

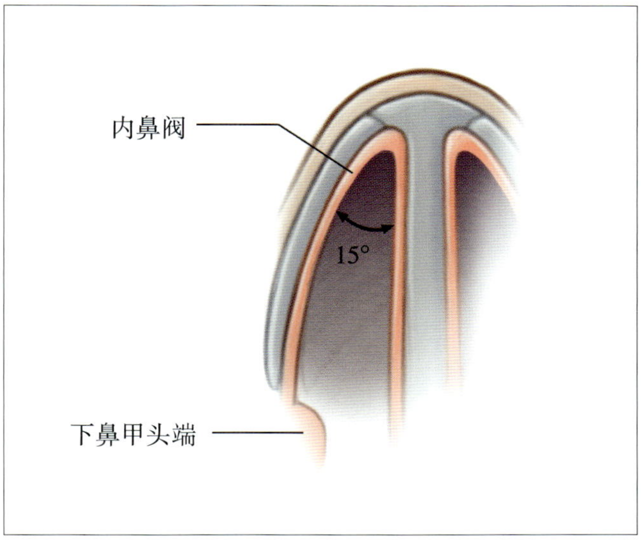

图 1.12　鼻中隔软骨和上外侧软骨之间的夹角通常为 10° ~ 15°，它们和下鼻甲内缘共同组成内鼻阀

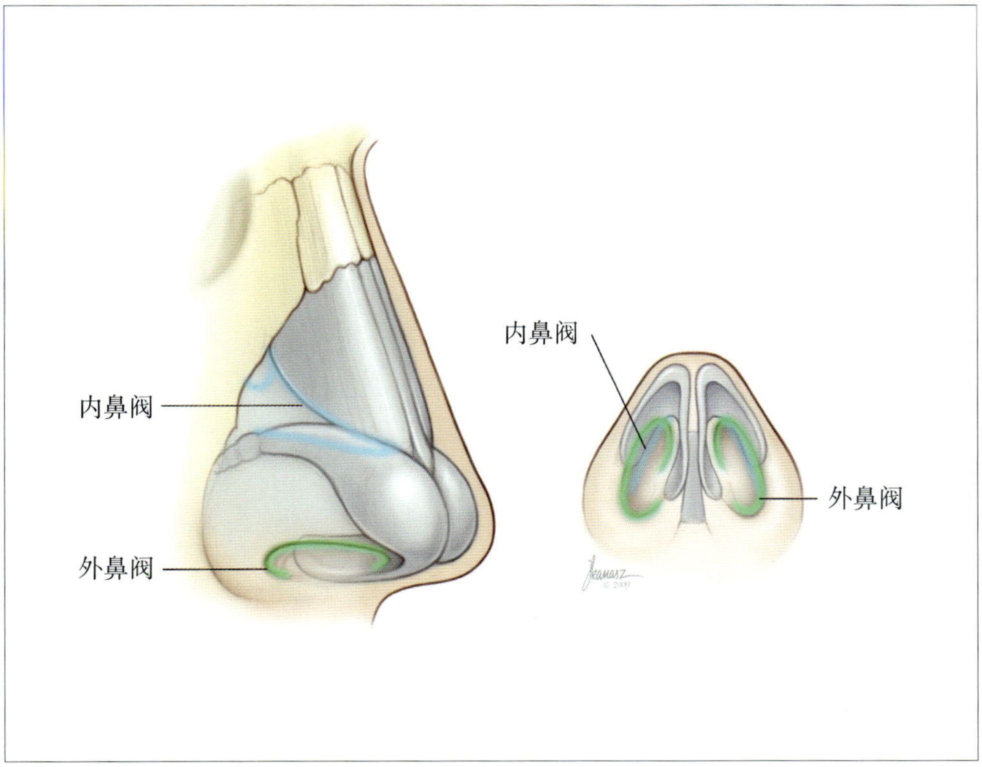

图 1.13　内鼻阀和外鼻阀之间的关系

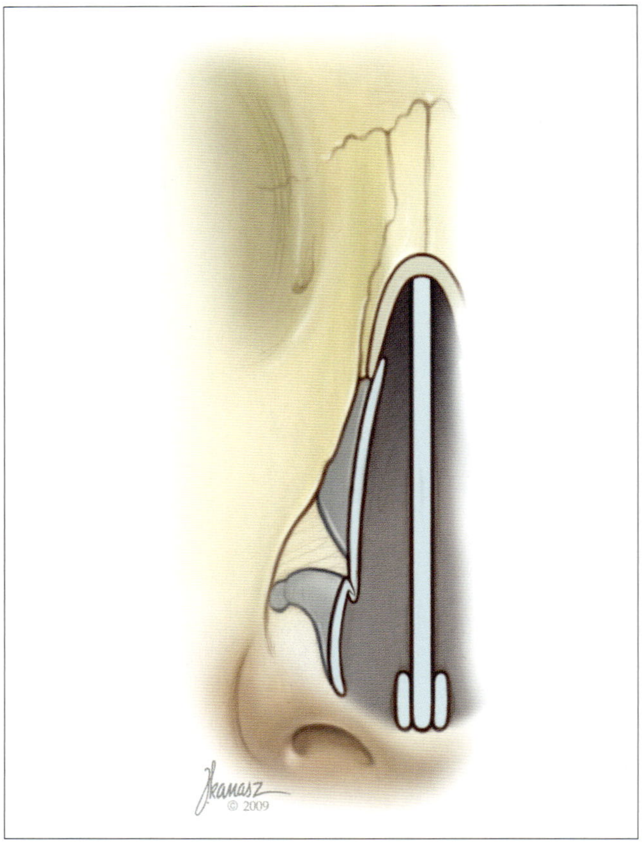

图 1.14　上外侧软骨头端重叠于鼻骨下方，重叠范围存在较大差异（2 ~ 11 mm）

鼻翼软骨

鼻翼软骨由内侧脚、中间脚、外侧脚和穹窿部四部分组成。

内侧脚　内侧脚由踏板和小柱两部分组成。踏板的大小和向外侧成角的程度是存在变异的。踏板的角度控制着鼻小柱底部的宽度。鼻中隔尾端后脚会对踏板形成影响，也可以引起鼻小柱底部的变形。矫正这样的畸形需要同时矫正鼻中隔和踏板。缩窄踏板会使鼻小柱尾端的基底部抬高[24]。内侧脚小柱段的长度和宽度也存在着解剖变异。小柱部分越长，鼻孔就越长，鼻尖也更加突出。头端到这部分内侧脚的部分是膜性鼻中隔，由两层软组织包绕着一些纤维束构成，其间的这些纤维束称为中隔小柱韧带。

中间脚　鼻翼软骨内侧脚延伸至穹窿的部分称为中间脚。鼻翼软骨这部分片段的长度和宽度构成并控制着鼻尖下小叶的形态。

穹窿部　鼻翼软骨的穹窿段是最窄、最薄的部分，但它和鼻尖形态的关系最为密切。不同个体中也存在很大的变异。有些罕见的案例中，穹窿部会呈现卷曲状分布，往往表现为球形鼻尖。穹窿部的尾端、内外片段之间的区域，没有软骨分布，被皮肤和前庭衬里延伸覆盖，称为软三角。理想的鼻部形态中，穹窿的头侧缘往往相距较近，尾侧缘往往呈分散状。如果头侧缘过度分离，就会导致鼻尖增宽。

内侧脚和中间脚被纤维束紧紧地约束在一起。最靠前的部分称为穹窿间韧带。此外，更靠上的一部分纤维束将穹窿和浅层真皮连接在一起，这部分纤维连接称为 Pitanguy 韧带 [5]（图 1.15）。两侧踏板、上外侧软骨和鼻翼软骨之间还有部分附加的纤维连接。总之，双侧的内侧脚和中间脚共同构成三脚架结构的尾臂，双侧鼻翼软骨外侧脚构成三脚架结构的另外两个侧臂（图 1.16）。

外侧脚　外侧脚是鼻小叶中最大的一部分结构。前端狭窄，中段变宽，外侧段又变得狭窄。鼻翼软骨外侧脚通常通过第一附件软骨链和犁状孔相延续 [25]，向内和穹窿部连接。前端的软骨在方向上不同程度的分布会控制鼻翼的凸度。外侧脚也向前 1/2 鼻翼缘提供支撑。虽然后面分开的外侧脚对鼻翼没有多少贡献，但是对外鼻阀的功能意义很大（图 1.13）。通常，这部分软骨和面部垂直平面呈 45° 角分布。任何使鼻背和该软骨长轴间距缩窄的因素，都可能引起鼻尖畸形，通常被称作头侧位置欠佳或“夹捏畸形”，该术语是由 Jack Sheen 提出的 [26]。

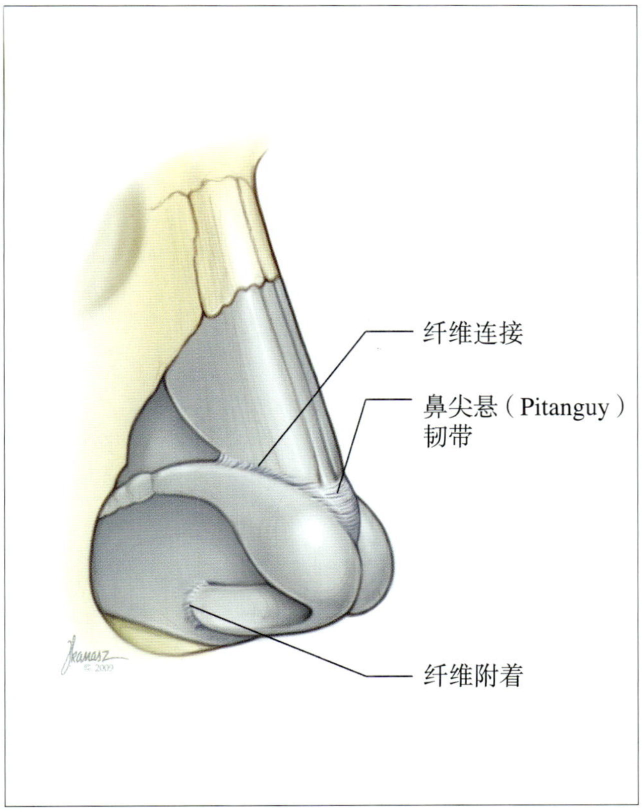

图 1.15　内侧脚和中间脚被纤维韧带紧紧地附着在一起。靠前的部分称为穹窿间韧带。连接穹窿和真皮之间的韧带称为 Pitanguy 韧带。此外，踏板间及上外侧软骨和鼻翼软骨之间也存在着很多纤维连接

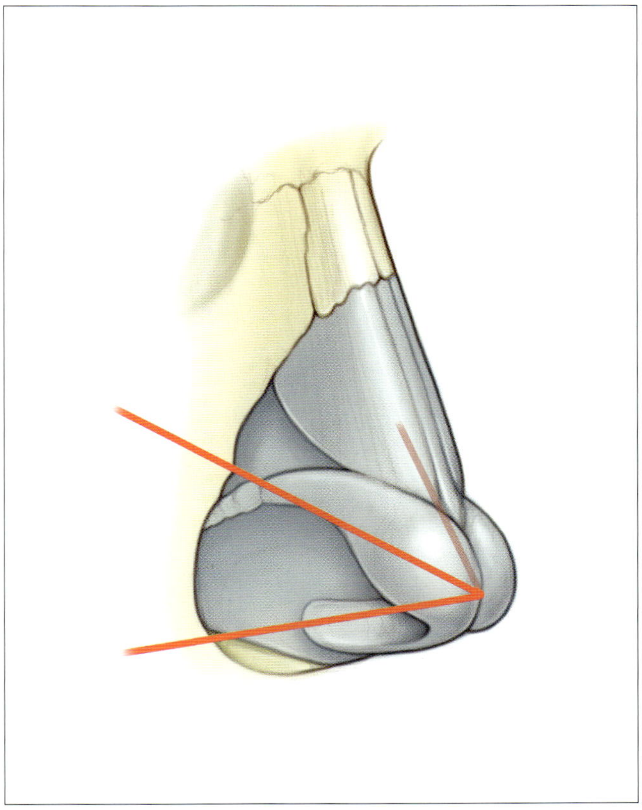

图 1.16　双侧的内侧脚共同组成鼻三脚架结构的尾臂，两侧的外侧脚分别构成两个侧臂

外侧脚头侧缘和上外侧软骨尾侧缘之间以卷轴形式连接的部分称为卷轴区。对于不同患者来说，其大小和卷曲程度是不同的，有时足以引起该区域过度饱满的外观。对于非白人的鼻子来说，鼻翼软骨往往会比较短小、薄弱[27]。

鼻内部解剖

鼻部被鼻中隔分割为两个内部鼻腔，向外到鼻外侧壁，向内到鼻中隔。鼻腔顶部尾端有软骨分布，头端有骨分布。骨性底板由前端的上颌骨腭突和后端的腭骨水平板组成。鼻窦的内侧壁构成鼻腔侧壁。鼻腔侧壁上分布着薄而弯曲的骨性凸起，称为上、中、下鼻甲。外侧壁的头端毗邻筛窦，筛窦介于鼻腔外侧壁和眶内侧壁之间。鼻腔衬里的顶端分布着黄色的嗅觉黏膜[2]。

鼻中隔

鼻中隔由头端的骨、软骨和尾端的膜性结构组成（图 1.17）。骨性部分包括筛骨垂直板、筛骨、犁骨和上颌骨鼻棘。鼻中隔上 1/3 的骨性垂直板与额骨和筛板相连，前面在中线上与鼻骨相连，尾端移行至鼻中隔软骨后下方与犁骨连接。鼻背上垂直板和鼻中隔软骨交界之处称为键石区。

犁骨的形状像船的龙骨，从上方的蝶骨到腭骨和上颌骨鼻突，延伸至上颌骨的颌前翼。尾端最突出的部分是上颌骨前鼻棘。这部分结构在非白人的鼻部往往发育不全。在 Binder 综合征患者中，这部分结构往往是不存在的。支撑鼻中隔软骨的骨性凹槽在尾部和前端比较深，向后延续逐渐变平。

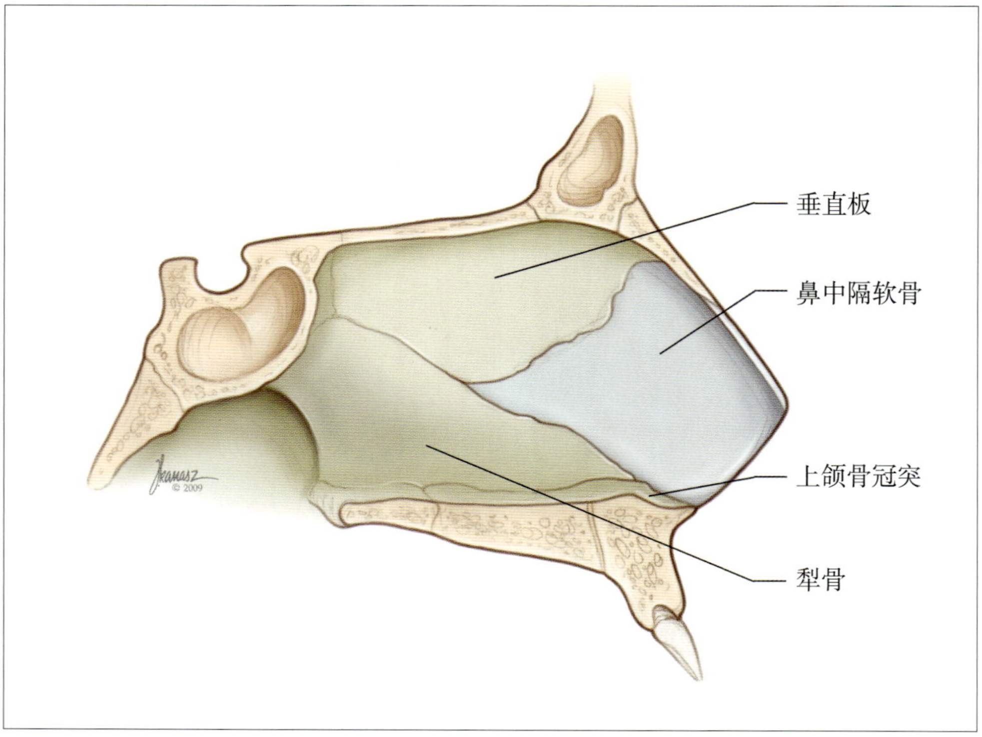

图 1.17 鼻中隔由头端的骨性结构、软骨结构和尾端的膜性结构组成。骨性结构包括筛骨、筛骨垂直板、犁骨和上颌骨冠突

鼻中隔软骨也被称为四边形软骨，呈扁平状，形状和大小存在变异。软骨与后方的筛骨垂直板、犁骨及上颌骨突起相连。鼻背与尾端交界的这部分软骨称为鼻中隔前脚。鼻中隔软骨前端的软骨膜和犁骨的骨膜连接致密，剥离时非常困难。因此，在鼻中隔成形术中，从黏软骨膜的后端向前端剥离会相对容易些。

鼻腔外侧壁

鼻腔外侧壁分布着上、中、下三个鼻甲（图 1.18）。表面覆盖的黏膜中含有丰富的静脉，会使它们变得充盈。当鼻中隔偏向一侧时，中、下鼻甲会随着跟进。因此，每当鼻中隔被复位时，一定也需要矫正增大的鼻甲。每个鼻甲的尾端都有鼻窦的开口。

大多数分布在鼻腔后部的感觉神经来自三叉神经上颌分支的翼腭（蝶腭）神经节；经过翼腭窝向鼻腔侧后方分布；上颌神经通过向下分布的神经节发出两个翼腭神经，大部分的分支穿过中鼻甲末端的蝶腭孔走行。第一组分支发出侧、后、上分支，为上、中鼻甲提供感觉；内后分支通过鼻顶中部斜向下分布至鼻中隔[7]；中间分支最终并入鼻腭神经，经过鼻中隔两侧向前，通过切牙管与腭大神经终末支汇合。腭大神经也有侧、后、上分支，在腭管中下行支配鼻侧壁下部和下鼻甲。来自眼神经第一分支的鼻睫神经也向鼻部提供感觉神经分布，其中的一个终末支为筛前神经，与筛前动脉伴行穿过筛前孔出颅后，沿着筛骨板侧缘进入鼻内，穿过筛骨缝分布至上颌冠突[7]。侧筛神经发出外侧支和内侧支，外侧支分布至上、中鼻甲前上方以及中、下鼻甲前端。

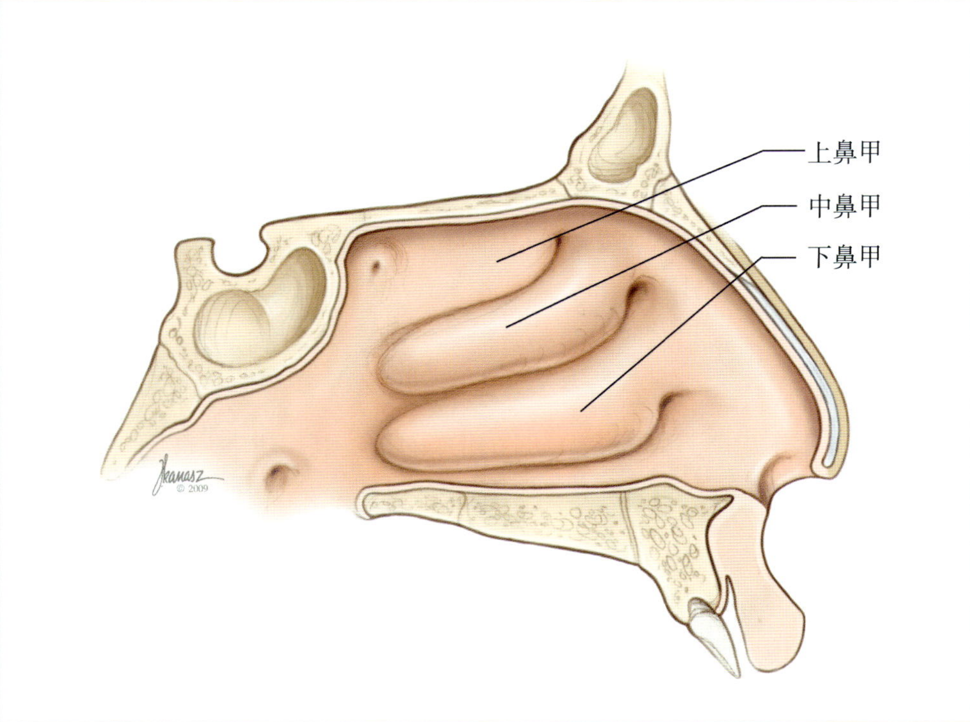

图 1.18　鼻腔外侧壁上分布着上、中、下鼻甲，鼻甲表面覆盖着黏膜，黏膜下富含静脉血管，可以使鼻甲得到充盈。每个鼻甲尾端都有一个鼻窦的开口

鼻内动脉血供由颈内动脉和颈外动脉提供。颈内动脉发出筛前动脉、筛后动脉及分布至眶内的眼动脉。较大的筛前动脉分支分布至前 1/3 鼻外侧壁和相对应的鼻中隔区域，这些分支最终与上颌动脉发出的分支相互吻合，其中包括蝶腭动脉、角动脉及上唇动脉的鼻中隔分支等。筛前动脉的终末支与筛前神经的外鼻分支相伴行，经过鼻骨和上外侧软骨之间向鼻尖和背部的软组织提供血运。筛后支供应上鼻甲和相对应的鼻中隔区域[2]。颈外动脉会也向鼻腔发出分支。

上颌动脉的蝶腭支进入鼻部后和后上方的神经伴行穿过翼腭孔，然后发出外侧支主要供应鼻甲区域，其中两个最大的分支分别供应中鼻甲和下鼻甲。后鼻中隔动脉发出的分支穿过蝶骨的下表面供应鼻中隔后 2/3 区域。上颌动脉的另一个分支为腭降动脉，腭降动脉和腭大神经伴行，向下行走于腭管和鼻外侧壁，穿过腭孔后继续沿着硬腭内表面前行，和腭大动脉的分支一起向上穿过切牙孔，为鼻腔下部、鼻中隔和鼻孔底部提供血运。颈外动脉的另一个分支为面动脉，也通过内侧分支和外侧分支参与鼻内部血运。面动脉向内侧发出的上唇动脉进入前庭后供应鼻中隔前部；角动脉也会发出细小分支，穿过鼻翼侧壁进入鼻前庭。

筛前动脉、蝶腭动脉和上唇动脉的浅表终末支，汇集到血供非常丰富的 Kesselbach 区[7,28-29]。由于该区域血运非常丰富，使其成为最容易发生鼻出血的区域。

鼻内静脉系统回流时，先通过与动脉同名的血管收集，通过蝶腭孔进入咽丛，最后取道筛部分支汇入海绵窦。外鼻静脉系统则通过面静脉和颈静脉回流。

鼻孔前部的软组织通过鼻部淋巴管汇入上唇淋巴管；后部普遍通过淋巴管汇入颈深淋巴结，大多数会从咽鼓管前汇入淋巴管，经过咽上部和中耳进入咽后间隙[7-8,30]。

鼻部生理

鼻部生理是极为复杂而有趣的，也存在着很多动态变化，对维持生命体征发挥着极其重要的作用。鼻部的功能包括：将外界空气加温后作为一个管道，使富含氧气的空气进入肺部；同时，也具备加湿和嗅觉功能。鼻部的调节能力是微妙而复杂的。用鼻部呼吸是一个基本的生理功能，当它受到干扰而导致口式呼吸时，会间接地引起下呼吸道的干燥，从而引发咽炎、哮喘、支气管炎、喉炎及支气管肥厚等疾病。鼻部结构上的异常，如鼻中隔偏曲、鼻甲肥大、鼻阀功能不全或鼻内肿块等，会增加气道阻力、减少鼻通气量，从而引起呼吸障碍[31]。因此，内鼻阀的功能紊乱，往往是导致鼻气道阻塞最为常见的原因。

鼻部能够使空气加温至 31 ~ 34 ℃[32]，也能使空气湿度保持在 90% ~ 95%，让外界空气以恒定的温度和湿度吸入肺部。湿度和温度的调节在鼻子的不同部位经历着快速的变化。空气流经鼻阀区域时，速度会变慢，并且分成两个流区：主流被送往鼻子底部；次流向上掠过下鼻甲背面时被加热，并继续向上移动，到达中鼻甲前端时，上升气流分为经鼻窦内侧壁横向流通的部分和继续向上的部分。保持与中鼻甲相对应的嗅沟区域的空气流通，对嗅觉的产生至关重要。

鼻部的另一个功能是过滤功能，该功能参与免疫系统最前线的防御工作。这是一个由巨噬细胞、肥大细胞和粒细胞共同完成的工作，其工作机制还不具体，不能清晰地定义。气流到达鼻咽后部时，85% ~ 90% 大于或等于 5 μm 的颗粒物会沉积在鼻腔内 [33]。由上皮细胞导电层产生的黏液形成一层被称为黏液纤毛毯的结构。黏液纤毛毯会在鼻腔内壁产生正电荷，带负电荷的颗粒物被吸入时，就会被黏附到鼻腔内壁，从而防止其进一步移动至上呼吸道的敏感区域。较大的颗粒物则被鼻毛阻挡在鼻前庭内。纤毛不断运动，将截留在黏液纤毛毯上的颗粒物逐渐移至咽部，随后被吞下或咳出。

鼻唇角呈 90° ~ 115° 时是最佳的鼻通气角度。钝角会导致空气直接到达鼻咽部，而锐角则会使气流进入鼻头部。任何不正常的气流，都可能会导致分泌物停滞在鼻腔的某些部位，最终导致局部感染或局部出血，甚至出现恶臭等症状。

鼻部的嗅觉功能还没有在美容类鼻整形手术文献中得到充分的强调。嗅觉上皮细胞分布于嗅沟内大约 2 cm × 5 cm 的区域中 [34]。人类鼻部有大约 1000 万个嗅觉细胞。嗅觉细胞是双极感觉细胞，有细长的细胞体和许多伸入鼻腔黏膜的短纤毛 [34]。细胞另一端的轴突和嗅上皮基底膜共同组成嗅丝。嗅丝穿过筛板进入大脑嗅球。信息通过嗅束传递到嗅皮质、丘脑、下丘脑和杏仁核，从而产生嗅觉。

呼吸性嗅觉减退可能与鼻中隔偏曲、息肉、肿瘤及鼻甲畸形（单侧化、萎缩、不规则的弯曲）等疾病引起的嗅沟通风障碍有关。

犁鼻器是一个新月形的器官，被封闭在一个单独的骨或软骨腔中，开口位于鼻腔的基底部。它被鼻中隔分割为两个。犁鼻器主要用来检测信息素（同一物种个体之间携带的化学信息）。现已证明，犁鼻器在很多物种的繁殖和社会活动中发挥着重要的作用。这种结构在成年人的鼻部仍然存在，引发了很多讨论。但通过内镜和显微镜的调查表明，大多数的成年人至少有一侧会存在犁鼻器 [35]。犁鼻器对人类所产生的功能也成为讨论的焦点，因为似乎没有任何感官受体细胞在成人的犁鼻器和大脑之间存在任何形式的神经连接。

鼻部的辅助功能之一是在语音质量中发挥的作用。我们的语音质量取决于空气通过口腔、咽和鼻腔时所产生的共鸣。患者经常会问到鼻整形手术是否会改变他们的发音。虽然不能确定存在因果关系，但患者术后语音质量是否存在变化，还需要进一步的研究证实。

参考文献

1. Lessard M, Daniel RK. Surgical anatomy of septorhinoplasty. Arch Otolaryngol 1985; 111(1): 25–29.
2. Oneal RM, Izenberg PH, Schlesinger J. Surgical anatomy of the nose. In: Daniel RK, editor. Aesthetic plastic surgery rhinoplasty. Boston: Little, Brown; 1993.
3. Firmin F. Discussion: the superficial musculoaponeurotic system of the nose. Plast Reconstr Surg 1988; 82(1): 56.
4. Letourneau A, Daniel RK. Superficial musculoaponeurotic system of the nose. Plast Reconstr Surg 1988; 82(1): 48–57.
5. Pitanguy I. Surgical importance of a dermocartilaginous ligament in bulbous noses. Plast Reconstr Surg 1965; 36: 247–253.
6. Guyuron B. Soft tissue functional anatomy of the nose. Aesthetic Surg J 2006; 26(6): 733–735.
7. Hollingshead WH. Anatomy for surgeons: vol. 1 Head and neck, 3rd ed. Philadelphia: Harper & Row; 1982.
8. Woodburn RT, Burkel WE. Essentials of human anatomy, 8th ed. New York: Oxford University Press; 1988.
9. Anderson JR. A new approach to rhinoplasty. Trans Am Acad Oph- thalmol Otolaryngol 1966; 70(2): 183–192.
10. Anderson JR. A new approach to rhinoplasty: a five-year appraisal. Arch Otolaryngol 1971; 93(3): 284–291.
11. Anderson JR. A personal technique of rhinoplasty. Otolaryngol Clin North Am 1975; 8(3): 559–562.
12. Bachman W, Legler U. Studies on the structure and function of the anterior section of the nose by means of luminal impressions. Acta Otolaryngol (Stockh) 1972; 73(5): 433–442.
13. Batson OV. The venous networks of the nasal mucosa. Ann Otol Rhinol Laryngol 1954; 63(5): 571–580.
14. Bernstein L. Submucous operation on the nasal septum. Otolaryngol Clin North Am 1975; 6: 549.
15. Wright WK. Study on hump removal in rhinoplasty. Laryngoscope 1967; 77(4): 508–517.
16. Guyuron B. Nasal osteotomy and airway changes. Plast Reconstr Surg 1998; 102(3): 856–860.
17. Daniel RK, Farkas LG. Rhinoplasty: image and reality. Plast Surg Clin 1988; 15(1): 1–10.
18. Converse JM. Corrective surgery of nasal deviations. Arch Otolaryngol 1950; 52(5): 671–708.
19. Converse JM. The cartilaginous structures of the nose. Ann Otol Rhinol Laryngol 1955; 64(1): 220–229.
20. Dingman RO, Natvig P. Surgical anatomy in aesthetic and corrective rhinoplasty. Clin Plast Surg 1977; 4(1): 111–120.
21. Natvig P, Sether LA, Gingrass RP, Gardner WD. Anatomical details of the osseous-cartilaginous framework of the nose. Plast Reconstr Surg 1971; 48(6): 528–532.
22. McKinney P, Johnson P, Walloch J. Anatomy of the nasal hump. Plast Reconstr Surg 1986; 77(3): 404–405.
23. Straatsma BR, Straatsma CR. The anatomical relationship of the lateral nasal cartilage to the nasal bone and the cartilaginous nasal septum. Plast Reconstr Surg 1951; 8(6): 443–455.
24. Guyuron B. Footplates of the medial crura. Plast Reconstr Surg 1998; 101(5): 1359–1363.
25. Daniel RK, Letourneau A. Rhinoplasty: nasal anatomy. Ann Plast Surg 1988; 20(1): 5–13.
26. Sheen JH, Sheen AP. Aesthetic rhinoplasty, 2nd ed. St Louis: Mosby; 1987.
27. Zingaro EA, Falees E. Aesthetic anatomy of the non-caucasian nose. Plast Surg Clin 1987; 14(4): 749–763.
28. Burgett G, Menica FJ. Nasal support and lining: the marriage of beauty and blood supply. Plast Reconstr Surg 1989; 84(2): 189–202.
29. Rittre JL. Extramucosal method in rhinoplasty. Aesthetic Plast Surg 1979; 3: 171.
30. Robison JM. Lymphangitis of the retropharyngeal lymphatic system. Arch Otolaryngol Head Neck Surg 1944; 105: 333.
31. Courtiss EH, Gargan TJ, Courtiss GB. Nasal physiology. Ann Plast Surg 1984; 13(3): 214–223.
32. Rouadi P, Baroody FM, Abbott D, et al. A technique to measure the ability of the human nose to warm and humidify air. J Appl Physiol 1999; 87(1): 400–406.
33. Ballenger JJ. Symposium: the nose versus the environment. Laryngo- scope 1983; 93(1): 56–57.
34. Behrbohm H, Tardy ME. Essentials of septorhinoplasty: philosophy, approaches, techniques. New York: Georg Thieme; 2004.
35. Meredith M. Human vomeronasal organ function: a critical review of best and worst cases. Chem Senses 2001; 26(4): 433–445.

第 2 章

鼻整形患者的术前评估

章目录

要点

- 充分了解患者之前在鼻部或其他手术中是否有过度出血史是很有帮助的，但即便没有这样的病史，也不能排除在即将进行的鼻整形手术中存在潜在出血的风险。
- 任何美容手术尤其是鼻整形手术能够取得成功最重要的原因之一：就是要充分理解患者的顾虑；医生和患者为了实现共同的目标，需要密切配合。
- 大多数患者描述自己不存在任何呼吸问题，但是通过敏锐的观察，往往会发现患者在呼吸时唇部是张开的，提示他们可能完全或部分地在采用口式呼吸。
- 如果没有发现或矫正潜在的气道阻塞，进行缩减鼻部体积的手术后，可能会使这些潜在的症状加重。
- 超过 60% 的偏头痛患者存在鼻源性触发点。
- 鼻源性偏头痛往往从眼球后开始。患者经常在午夜或清晨被疼醒，大气压的变化经常是发作诱因。
- 患有日常性偏头痛或窦性头痛的患者，往往在鼻中隔和鼻甲或泡性鼻甲之间存在粘连。

- 鼻部和颏部都比较突出的情况下，降低其中一个结构，实际上会使另一个结构更加突出。
- 鼻部和面部其他结构是存在比例关系的。术前及时发现面部其他结构的不协调，对于取得成功的术后效果来说至关重要。
- 如果患者微笑时，上唇出现一条横线、鼻翼过宽且向外上方张开或能清晰地暴露鼻部偏斜问题，就可以证明患者的降鼻中隔肌过度活跃，有表情活动时会导致鼻尖向上唇方向旋转。
- 鼻翼底部位于内眦到口角连线中下 1/3 交界、向上 2 mm 处。
- 就整形手术而言，我们只能术前严格地筛选患者，而不能做出患者有心理障碍的诊断。合理规避风险的技巧在于避免仓促地进行手术。对于存在心理问题的患者而言，不论术后效果多好，他都会不满意。
- 适当地减少手术量和降低期望值的术前咨询，必然会导致患者去寻找其他医生进行手术，可是接踵而来的往往是不满意的结果。
- 如果来做修复手术的患者说："我希望我的鼻子回到做手术之前的样子"，这时，鼻整形医生应该高度警惕。
- 设定一个 1 ~ 10 的分级标准，来对比患者和医生对鼻部的评估分值，可以在相对同等的条件下评价鼻畸形的程度。
- 如果患者上颚较高且狭窄，同时还伴发磨牙的错位咬合，往往提示上颌骨狭窄和鼻通气受限。这部分患者如果进行缩减体积的鼻整形手术，会进一步减少鼻腔的通气量。
- 鼻背存在明显驼峰时，鼻尖的高度必然会受到影响，这种情况下应当首先去除鼻背部的驼峰。
- 许多歪鼻的患者会通过不对称的修眉来掩饰鼻部畸形。如果根据其现有的眉间距来标记正中线，会在一个错误的基础上展开设计。

全身健康状况

对鼻整形患者进行术前评估时，必须考虑到患者身体的健康状况可能会给手术带来额外的风险，甚至会影响到术后效果。而影响鼻整形手术操作、恢复过程及术后效果最常见的原因是凝血异常。凝血异常会导致术中出血过多，尤其在鼻整形手术中。因为鼻腔内、外的血运由面部丰富的动脉系统供应，所以鼻整形手术更依赖于凝血功能的正常。

为了检测常见的凝血异常，需要详细询问出血史和外伤后是否有容易淤青的病史。回顾之前外科手术过程中过度出血的发生率是非常有价值的。然而，之前外科医生的判断会直接影响到病史的可靠性，可能有的医生认为是正常的渗出，但换作更为挑剔的医生可能会认为是出血过多。因此，虽然对之前手术史的回顾可以作为参考依据，但是即便没有术中过度出血的病史，也并不能排除患者患有潜在出血性疾病的可能。某些手术可以作为参考依据，如拔除第三磨牙或扁桃体切除术等，在很大程度上依赖正常的凝血；但是，像阑尾切除术等一些手术，就不可以作为参考依据，因为术中没有太多的创面，大多数的血管也会在术中进行结扎或电凝止血。

在过去，术中过度出血最常见的原因是患者摄入了不利于凝血的药物或食品。近年来，随着患者知识的普及，这种情况已经发生了改变。现在，至少从笔者的经验看来，除了高血压之外，术中过度出血最为常见的原因是血友病等这类遗传性的凝血障碍性疾病。术前进行仔细的排查和建立相应的应对措施，可以有效地预防术中出血过多和出现不良的术后效果[1-2]。

对于有高血压病史的患者，进行鼻整形手术时应该谨慎。由于术中使用了降压药，可能出血不会太多；但是术后随着麻醉的苏醒，血压会升高，导致鼻部再次出血。针对这类患者，术后仍然要控制血压，避免因术后出血而导致再次急诊手术。

糖尿病可能会成为鼻整形患者术后切口延期愈合的一个原因。这类患者也很容易发生潜在的感染、伤口愈合不良或过度的瘢痕增生。有些没有糖尿病的患者也会出现伤口愈合不良。术前、术后预防性地应用抗生素，可以规避这种潜在感染的发生。

存在免疫缺陷的患者不是美容性鼻整形手术的适应人群，尽管如鼻中隔成形术或鼻甲切除术等这类治疗性的鼻部手术可以实施，但是术前也应该非常谨慎地请免疫学方面的医生会诊。

重视患者的顾虑

任何美容手术尤其是鼻整形手术，取得成功最重要的因素之一，就是要充分了解患者的担忧之处。患者看到的和外科医生所观察到的缺陷之间往往存在着很大的差距。因此，最好在不止一个医生在场的情况下，请患者描述清楚他们就诊的原因，并列出具体的问题，这是非常重要的。如果患者看到的情况和医生观察到的缺陷不能完全匹配，就有必要安排再次就诊，直到患者和医生的关注点及目标完全达成一致为止。

鼻部创伤史

了解清楚鼻部畸形和之前鼻部的创伤是否有关联是很重要的。应该根据患者的要求进行具体地提问，否则患者可能不情愿回答。具体的问题包括：是否有外伤史、外伤时间及外伤性质等；应明确患者是否接受过专业的医疗诊治，是否留有任何影像学资料，以及在外伤发生时和恢复期当中接受治疗的经过。应当尽可能地收集当时或后期留下的影像学资料。这些资料可以为治疗提供额外有价值的信息。

气道症状

询问患者是否存在呼吸困难是一个很重要也很有趣的问题，应当客观谨慎地分析答案。很大一部分患者会说他们没有任何呼吸问题，但是通过敏锐的观察往往会发现，患者在呼吸时唇部是张开的，他们在全部或部分地采用口式呼吸（图 2.1）。这些患者从没体验过其他的呼吸方式，而且没有意识到他们可以采用不同的方式呼吸。此外，还有些患者始终只用一侧鼻孔呼吸，通过检查可以发现，患者的一侧鼻孔存在完全或部分严重的堵塞。因为大多数患者不会尝试分别用两个鼻孔单独呼吸，所以这些患者不会意识到这种情况。不能忽视上述这两种情况，因为它们可能会导致严重的后果。然而大部分存在呼吸困难的患者都不会主动提及此症状，但是通过回答特定的问题，医生还是可以得知他们是否存在呼吸困难的。

让患者填写一份类似本章中的调查问卷（鼻部功能调查表，见表 2.1），会比较完整地记录患者鼻部的各种功能问题。这些问题有利于对鼻堵的原因做出鉴别诊断，包括出现气道问题的频率、协调性及单侧发病状态等；是否存在与过敏有关的症状，包括鼻流涕、喷嚏、溢泪、鼻部发痒、是否丧失嗅觉或味觉等。很多单纯鼻部过敏的患者其他症状并不是很明显，气道阻塞可能是其唯一的临床表现。还有些病症如常见的血管运动性鼻炎也会导致机械性或瓣膜性的气道阻塞。大多数成功的鼻整形手术都会尽量还原鼻部的正常功能，如果气道潜在的问题未被发现或未被矫正的话，术后可能会使呼吸困难的症状加重，患者的关注点也会从形态转移到功能上来。

鼻窦炎和鼻源性偏头痛

任何鼻甲或鼻中隔的结构异常都会导致鼻通气时气流不能正常流通，从而导致轻度、中度或重度的头痛。矫正这些结构上的畸形常常会改善鼻部的功能，消除头痛的症状。在这种情况下，如果患者对审美效果也满意的话，手术将被视为非常成功。相反，对于存在轻度间断性的窦性头痛的患者来说，在进行类似减法的操作中，如果不将存在的结构畸形矫正过来，窦性头痛或感染的症状就会更频繁和剧烈。如果鼻窦感染或头痛的症状在术前没有进行检查和记录的话，患者往往会把这些症状归咎于鼻整形手术，而不会认为术前就存在。

超过 60% 患有偏头痛的患者都存在一个鼻源性的触发点[3]。偏头痛的患病率在美国人群中约为 12%（女性为 18%）。如果术前发现这类头痛并能将症状消除的话，对患者而言，不论从功能上还是审美上，都会是一个非常成功的结果。了解患者头痛的性质，包括疼痛从什么部位开始以及持续多长时间，是很重要的。鼻源性头痛通常从球后开始，患者常常在午夜或清晨被疼醒，大气压的变化常常是头痛发作的诱因。发作时经常伴发鼻流涕等症状。很多患者会抱怨，服用曲普坦类药物或者注射 A 型

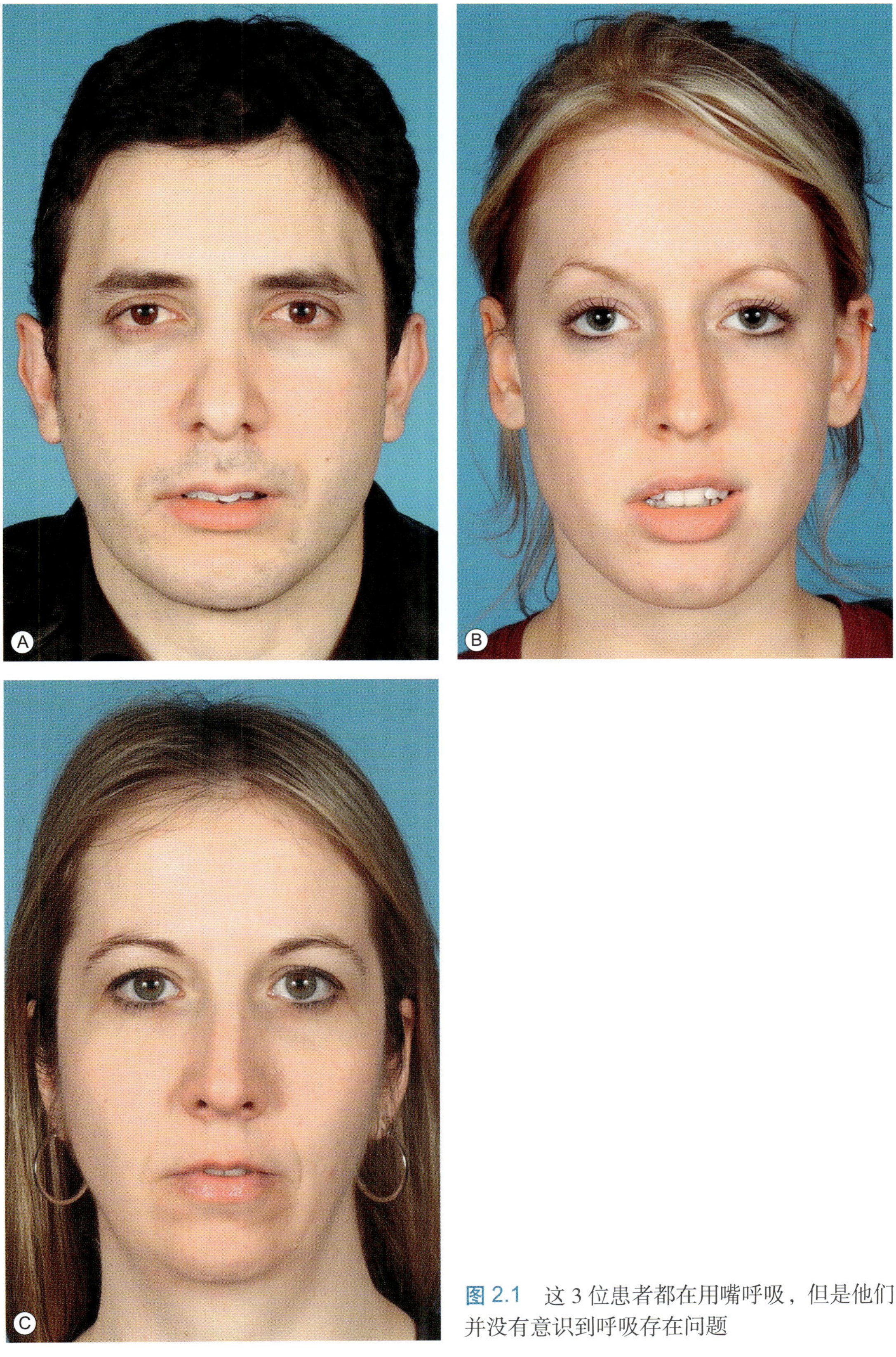

图 2.1　这 3 位患者都在用嘴呼吸，但是他们并没有意识到呼吸存在问题

表 2.1　鼻部功能调查表

	是	否
你在用鼻子呼吸时有任何困难吗？	□	□
你有鼻窦引发的头痛症状吗？你是用嘴呼吸的吗？	□	□
你会因为用嘴呼吸而在清晨出现喉咙痛和嘴唇干裂的症状吗？	□	□
你打鼾吗？	□	□
你觉得躺着的时候更难用鼻子来呼吸吗？	□	□
你觉得有必要多枕个枕头吗？	□	□
你在应用下列治疗吗？	□	□
鼻冲洗剂或者鼻喷雾剂？	□	□
雾化器？	□	□
加湿器？	□	□
你在使用非处方类的鼻喷雾剂或血管收缩剂吗？ 如果有的话，请罗列出来：	□	□
你会因为用鼻子难以呼吸而在半夜醒来吗？	□	□
你的呼吸问题会影响你参加类似跑步等体育运动或者其他形式的锻炼吗？	□	□
如果是的话，会影响到你的日常生活或者工作吗？	□	□
你有没有因为鼻子存在呼吸问题而找过医生？	□	□
医生姓名：________________		
地址：________________		
治疗日期：________________		
医生推荐了什么治疗？________________		
你从治疗中得到改善了吗？________________	□	□

肉毒杆菌毒素对每天习惯性的头痛没有改善。及早发现鼻源性偏头痛的这些症状，对诊断和治疗会有很大的帮助[3-7]。

面部评估

皮肤的特征

进行面部评估时，应当把观察重点放在整个面部，而不应仅仅放在鼻子上。首先要对皮肤特征进行评估，皮肤过厚或者过薄都会给鼻整形手术带来挑战。术前要告知并与患者讨论其皮肤问题对手术的影响，如果皮肤较厚且油脂分泌较多的话，很难实现鼻部轮廓的清晰度；如果皮肤太薄，任何细小的瑕疵都很难隐匿，移植物的轮廓也容易显得过于生硬。

对鼻子之外面部其他结构的评估

成功的鼻整形术后效果应该是使鼻部和周围结构比例协调。因此，首先必须熟悉面部的整体结构。对面部的评估应该有序进行，可以将面部分为上、中、下三个区域，每个区域都应该从正面和侧面进行分析（图 2.2）。先单独评估每个区域，之后再评估这三个区域之间的协调性。

在前额正面观的分析中，应当观察前额的长度和宽度以及眉弓位置。观察面中部时，应该首先注意眼部，着重注意观察内眦间距和瞳孔间距。正常的内眦间距为 31 ~ 33 mm。正如下面章节将提到的，内眦间距会对鼻根、鼻背高度和鼻骨形成直接影响。为了使面中部的比例协调，颧骨和鼻骨之间的比例关系就必须合理。因此，如果颧骨扁平或鼻周围结构发育不全时，往往需要进行相应的抬高才能使面中部比例达到最佳的平衡。

鼻部尾端过于突出，会使上唇被过度牵拉而变短（图 2.3）。降低鼻部高度可以减少对上唇的牵拉，

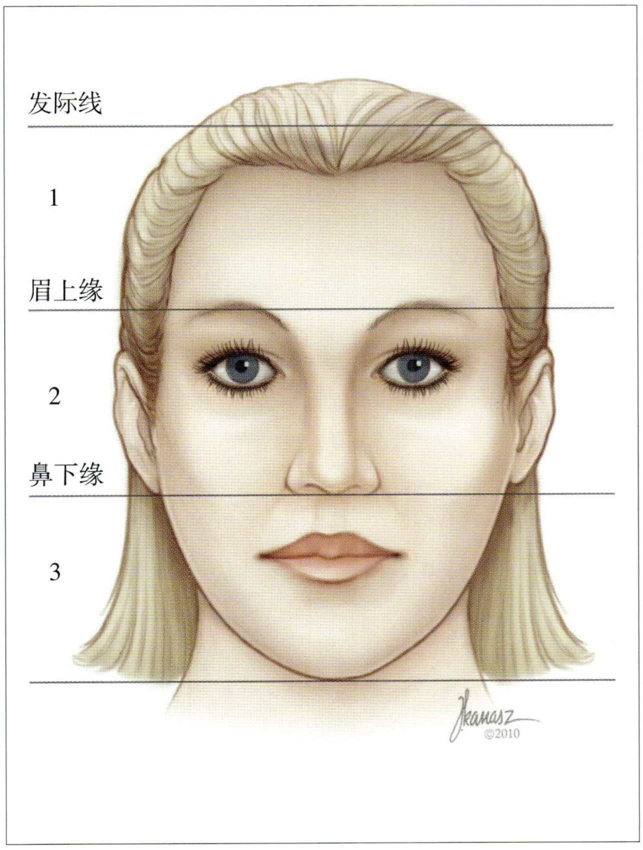

图 2.2　把面部分割为 3 个区域进行有序的观察

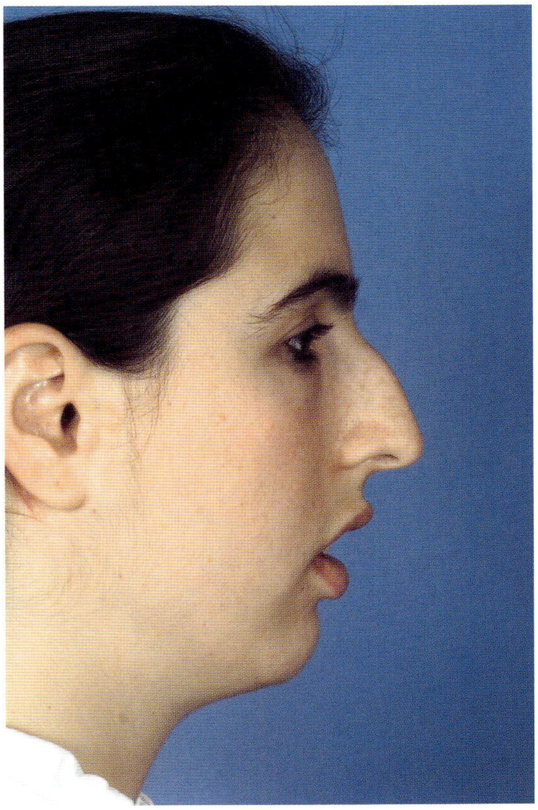

图 2.3　鼻部过度突出会对上唇形成牵拉

起到延长上唇的作用。鼻部理想的长度应该等于口裂到颏下缘的距离。因此，通过对鼻部、唇部及颏部垂线的分析，构建正常的下面部长度，对于恢复协调的面部比例来说显得尤为重要。

在侧面观中，前额的突出度在鼻整形手术的设计中发挥着重要作用。为了判断鼻根高度，需先确认眉间区域的突出度是否理想。额部过于突出或眉间区域过于平坦，都将影响到对鼻根高度的判断。

颧骨的轮廓可以在侧面观中进一步评估。

在侧面观中，还应该评估上唇的长度及其在整个面部中所占的比例。颏部的突出度对于判断鼻部的突出度来说是很重要的（图 2.4）。颏部和鼻部的关系可能是矛盾的。如果患者的鼻部过度突出而颏部比较短小（图 2.5），就应该同时将颏部的不足矫正过来，否则鼻部是不会理想的。反之，如果患者的鼻部不够突出而颏部过于突出，在缩小颏部的同时必须增加鼻部的突出度，才能使面部的比例更加协调。如果患者的鼻部和颏部都比较突出，就需要将这两个部位同时缩小才能提升整体效果，否则，如果只进行一个部位的缩小就会使另一个部位显得更加突出（图 2.6）。

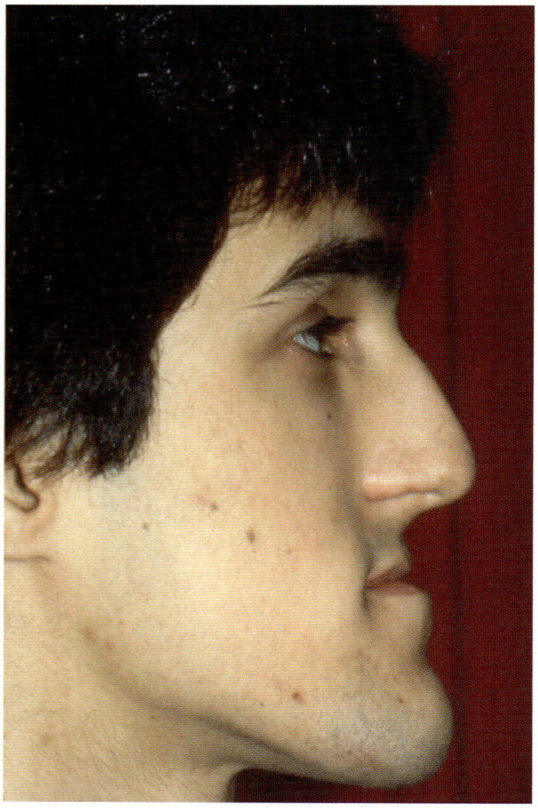

图 2.4　患者的上颌骨发育不足，下颌骨发育过度，鼻部存在畸形

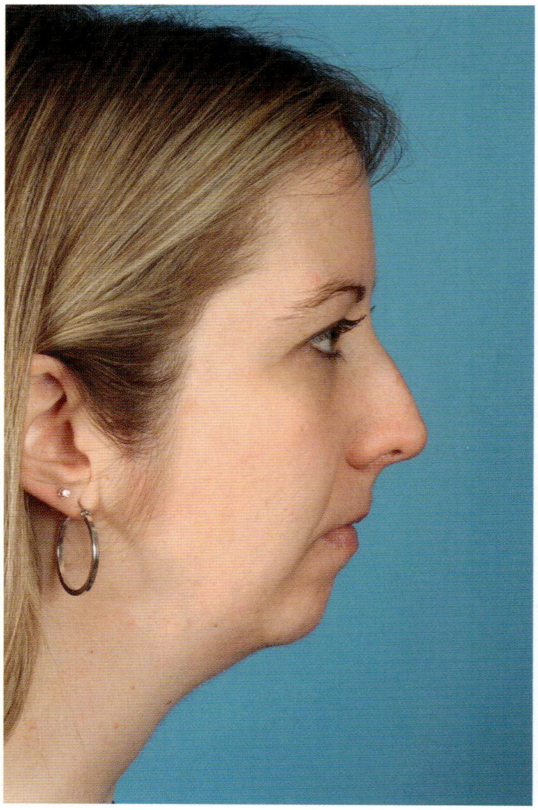

图 2.5　患者的颏部后缩，鼻部过于突出

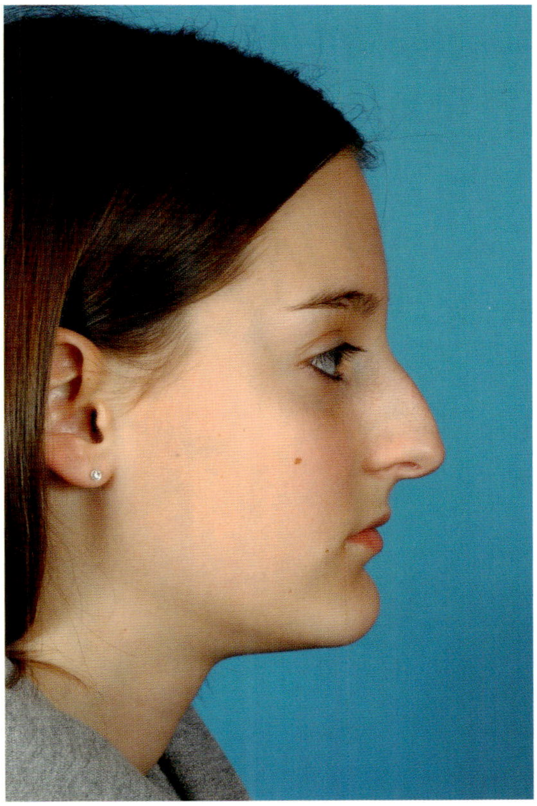

图 2.6　患者的鼻部和颏部都比较突出

完整的面部评估还应该包括对口腔的检查，尤其要重点评估是否存在咬合异常或腭部畸形，如果存在，最好在做鼻部手术之前矫正过来。

另外，从正面及侧面观察患者在微笑时的表情变化是很重要的。嘱患者微笑可以对很多问题进行观察，包括白唇上的横向皱褶、切牙的暴露程度及面部结构的不对称等。其重要性会在鼻部检查部分中详细描述。

鼻部检查

在正面观和侧面观中，总结出一套有序的鼻部检查流程是很有帮助的。正面观中，从鼻骨开始，应当记录鼻骨的对称性和宽度，以便术中进行准确的操作；此外，鼻骨的长短也应进行评估，因为鼻骨的长短不同会直接影响到截骨后鼻骨及上外侧软骨的重新定位，也会对术后的稳定性造成影响。虽然鼻骨较长截骨术后会更稳定，但也会使上外侧软骨向内侧移位更多（图 2.7）。仔细观察不对称的鼻骨可以指导术中针对性的操作（图 2.8）。接下来，应该评估上外侧软骨的宽度和对称性（图 2.9）。

通过对鼻翼软骨的仔细观察，可以发现多种畸形（图 2.10）。评估过程中对各种瑕疵都应详细记录，

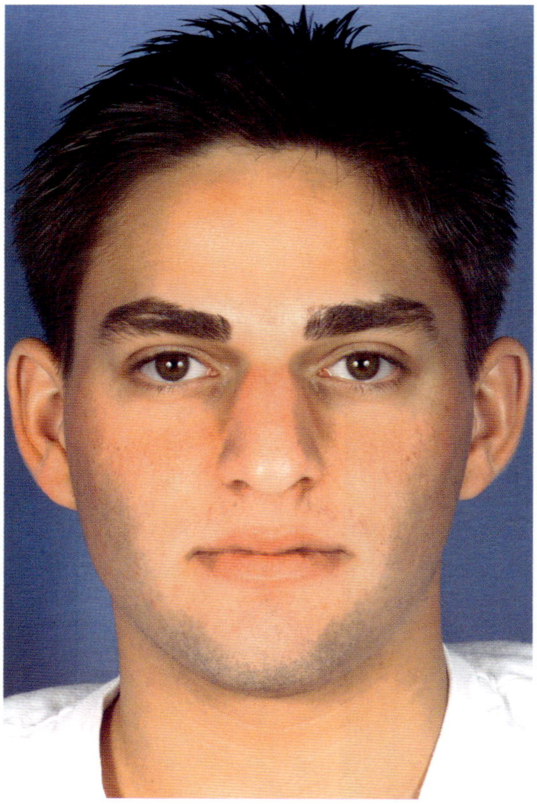

图 2.7 鼻部过宽、过长，隐匿着很大的继发性风险，即上外侧软骨会随着鼻骨的截骨内推而发生过度的内移

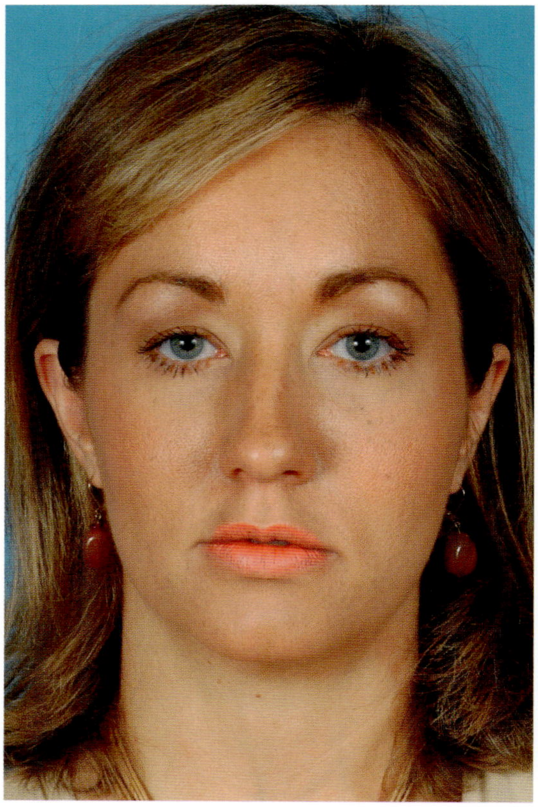

图 2.8 鼻骨不对称，需要进行针对性的处理

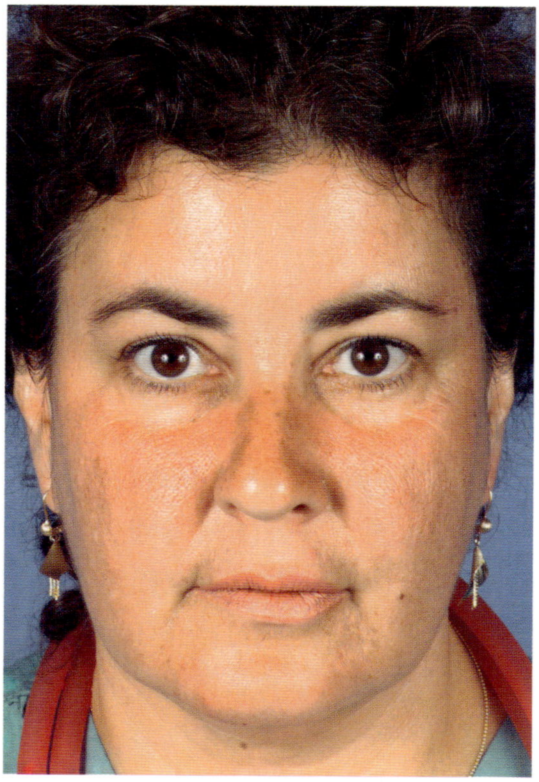

图 2.9 案例中的上外侧软骨较宽且不对称

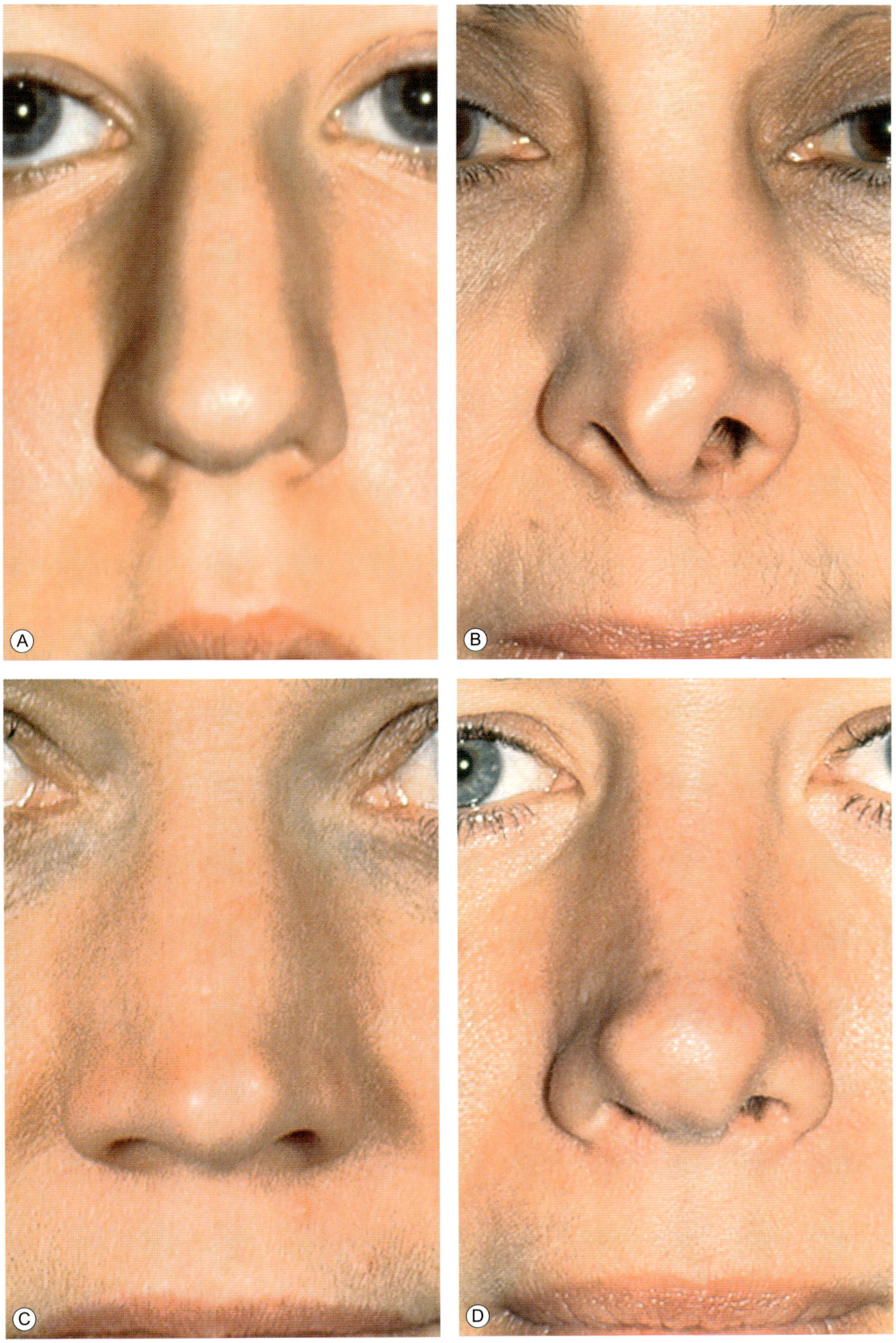

图 2.10　鼻翼软骨的不同畸形

诸如头端异位、穹窿间距过宽或过窄、高光表现点及穹窿部的不对称等。鼻翼软骨不同的构造可能会导致盒形鼻尖或球形鼻尖样外观。另外，还应注意观察小叶的位置及鼻孔和鼻小柱之间的关系。

接下来评估鼻翼底部的宽度、位置及对称性。在正面观中，分别观察患者安静状态时和微笑状态下，鼻翼底部在面部垂直线和水平线上的定位。理想的鼻翼间距比内眦间距略宽 2 mm。如果内眦间距异常，可以参考睑裂的宽度，因为睑裂的宽度等于理想的内眦间距（31 ~ 33 mm）[8]。

在侧面观中，首先对鼻根进行评估。女性鼻根距眉间平面的落差为 6 mm，男性为 4 mm（图 2.11）。鼻根最低点应位于重睑线水平。如果存在驼峰，应观察驼峰所在的位置、大小及突出部分是以骨性为主还是以软骨为主。确定是否存在鼻背凹陷等（图 2.12）。接下来对鼻长度进行评估，正常鼻长度应等于口裂到颏下缘的距离。女性鼻部应该存在定义明确的鼻尖上转折区。将内眦到口裂的垂直连线划分成三等份，鼻翼下缘应位于连线中下 1/3 交界处以上约 2 mm 处（图 2.13）[9]。虽然鼻唇角和鼻小柱上唇夹角的常规定义为 90° ~ 115°，但是根据笔者的研究表明，女性应为 97° ~ 100°，男性为 94° ~ 97°。鼻翼缘位置正常的话，鼻小柱应比鼻翼缘向尾端突出 3 ~ 4 mm。嘱患者微笑，根据鼻尖的活动幅度及鼻尖和上唇的角度变化，来判断降鼻中隔肌的肌力。

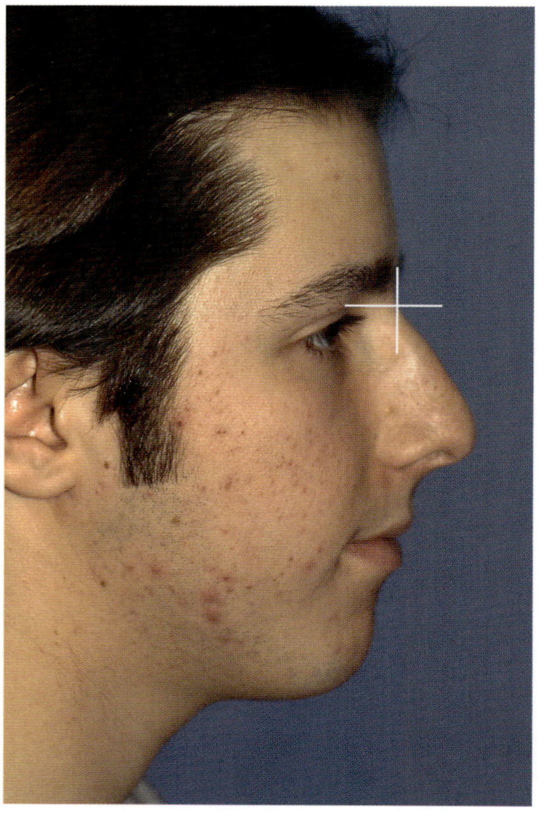

图 2.11　理想的鼻根比眉间区域低，其落差男性为 4 mm，女性为 6 mm

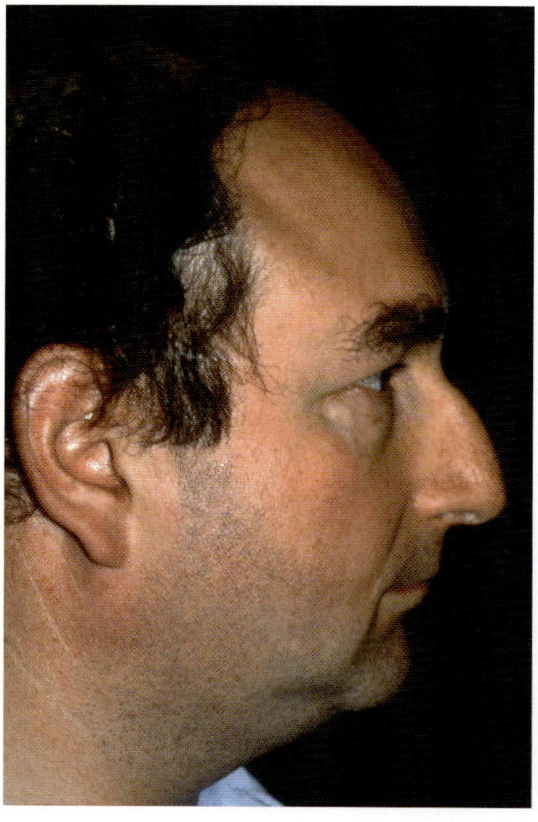

图 2.12　这位患者鼻背驼峰明显，骨和软骨都存在过度发育

嘱患者仰头，从基底面观察穹窿的对称性、鼻小柱的宽度和方向、鼻孔的长度和宽度及方向（图 2.14）。嘱患者低头，从俯视面观察鼻部和面部的比例关系，这个角度最容易暴露鼻部的偏斜和一些细小的瑕疵。

对鼻内部结构进行仔细的检查是很重要的。观察并记录鼻中隔偏曲的情况（参考第 17 章中对鼻中隔偏曲的分类）。任何异常突起及粘连都应详细记录。如果存在鼻中隔穿孔的话，要记录穿孔的大小和具体位置。任何形式的气道狭窄也应详细记录。

观察并记录鼻甲的颜色和大小，应用血管收缩剂后观察鼻甲是否存在和鼻中隔的粘连。

检查并记录是否存在鼻息肉。针对鼻源性头痛、窦性头痛或频发鼻窦炎的患者，需要进行鼻部和鼻窦的 CT 扫描，并对结果进行分析。

从正面和侧面拍摄等比例的电子图像，按真实大小打印成照片，用胶带将照片固定后，按照如下步骤进行分析。

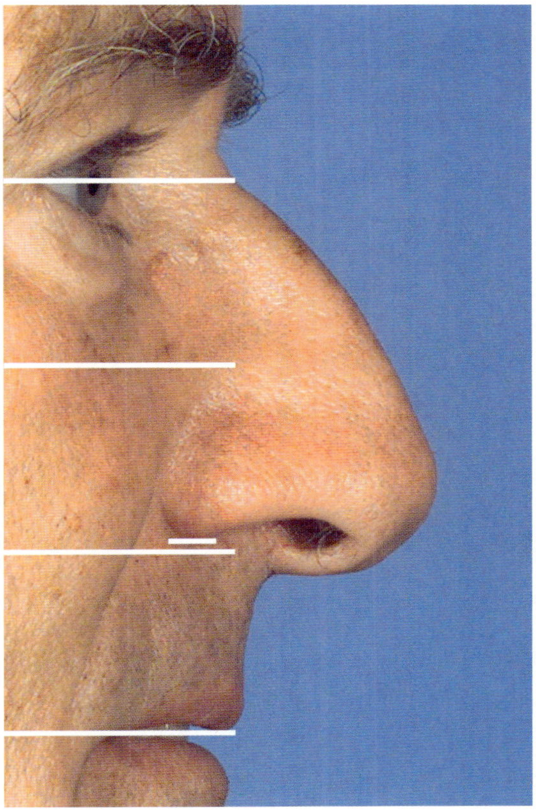

图 2.13　鼻翼底部位于内眦到口裂连线中下 1/3 交界点向上 2 mm 处

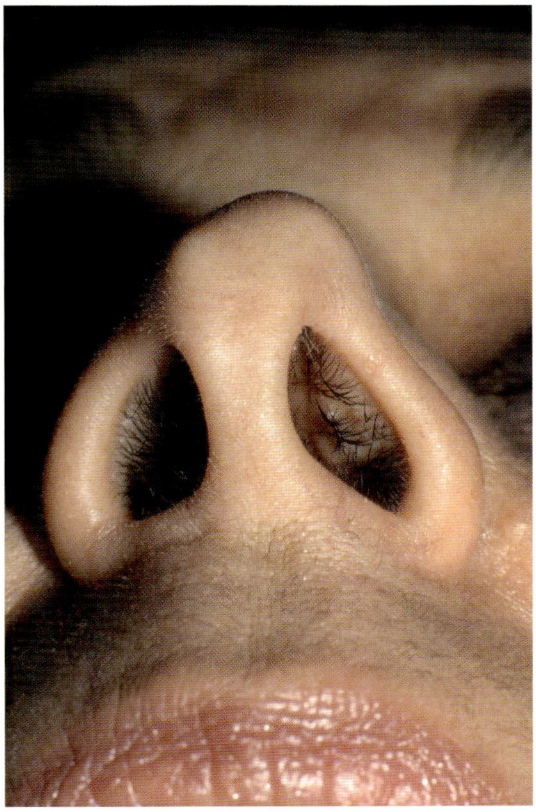

图 2.14　基底面显示，在鼻尖、鼻翼、鼻孔和鼻小柱上存在很多畸形

正面观

1. 连接内眦中点和上唇中点画一条垂线（人中窝；图 2.15），旁开 7 mm 处再画两条小垂线。
2. 连接内眦水平线（H）并横向延伸（图 2.16），从内眦向下画两条垂线（A）。
3. 沿着鼻翼下缘画一条水平线（B），在这条线上 5 mm 处再画第二条线（C），连接双侧口角画第三条线（D），沿着颏下缘画一条线（E）。从 H ~ E，将内眦水平到颏下缘分成五等份，其中鼻翼下缘到口裂为一等份，内眦到鼻翼下缘及口裂到颏下缘分别占两等份。最后连接眉上缘再画一条水平线（F）（图 2.17）。
4. 通过对这些线之间距离的测量来体现面部的比例（图 2.18）。其中包括：颏下缘到口裂（区域 A），口裂到鼻翼下缘（区域 B），鼻翼下缘到内眦（区域 C），内眦到眉上缘（区域 D），最后是内眦之间的距离（区域 E）。理想的比例为 A=2B=C=2D=E。
5. 鼻翼底部的外轮廓通常位于从内眦到鼻翼底部垂线之外 1 ~ 2 mm 处（图 2.19）。通常内眦间距等于

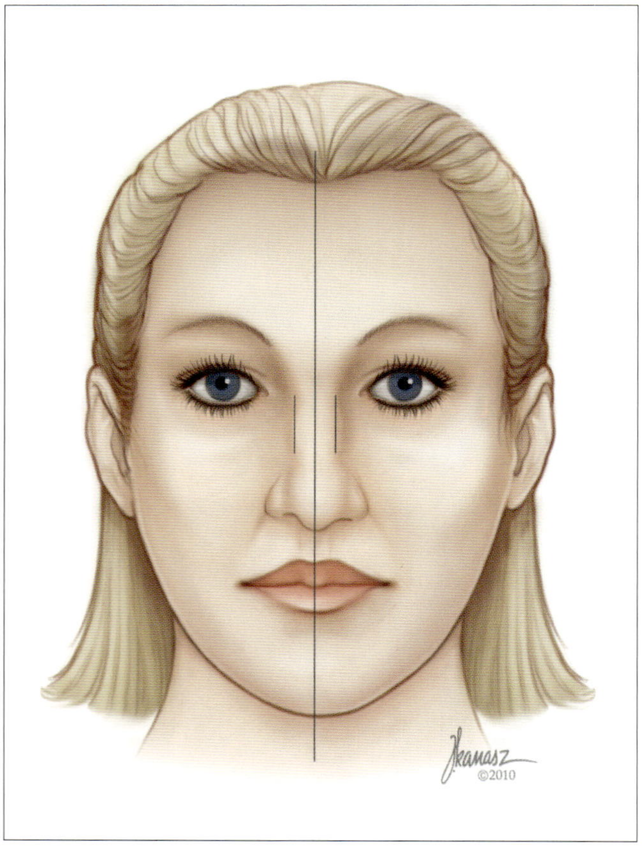

图 2.15　连接内眦中点和上唇中点（人中窝）画一条垂线，旁开 7 mm 处再画两条小垂线

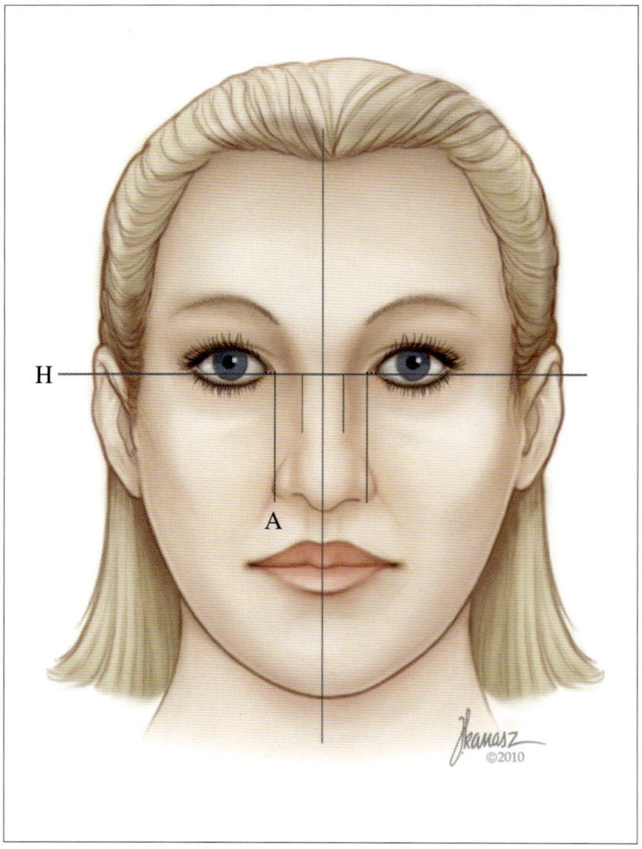

图 2.16　连接内眦水平线（H）并横向延伸，从内眦向下画两条垂线（A）

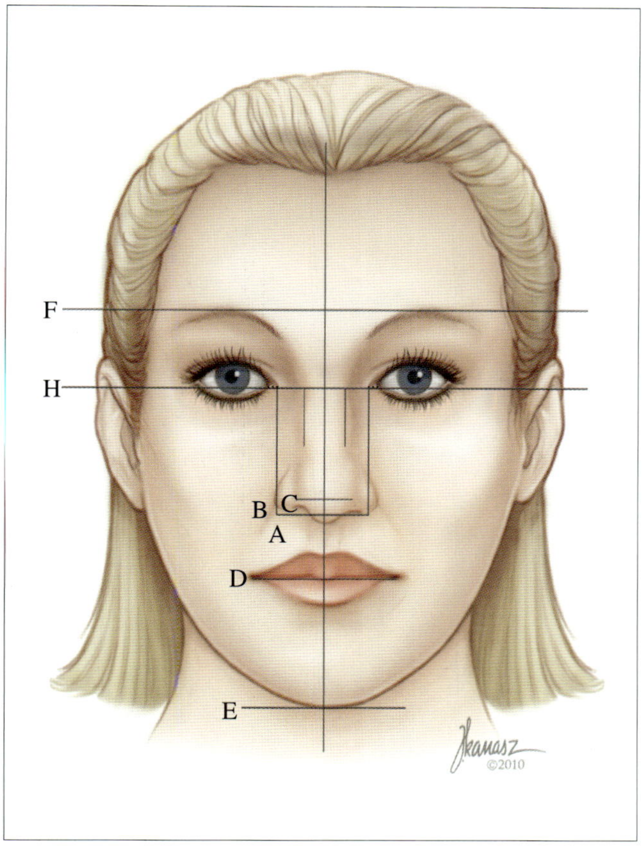

图 2.17　沿着鼻翼下缘画一条水平线（B），在这条线以上 5 mm 处再画第二条线（C），连接双侧口角画第三条线（D），沿着颏下缘画一条线（E），连接眉上缘再画一条水平线（F）

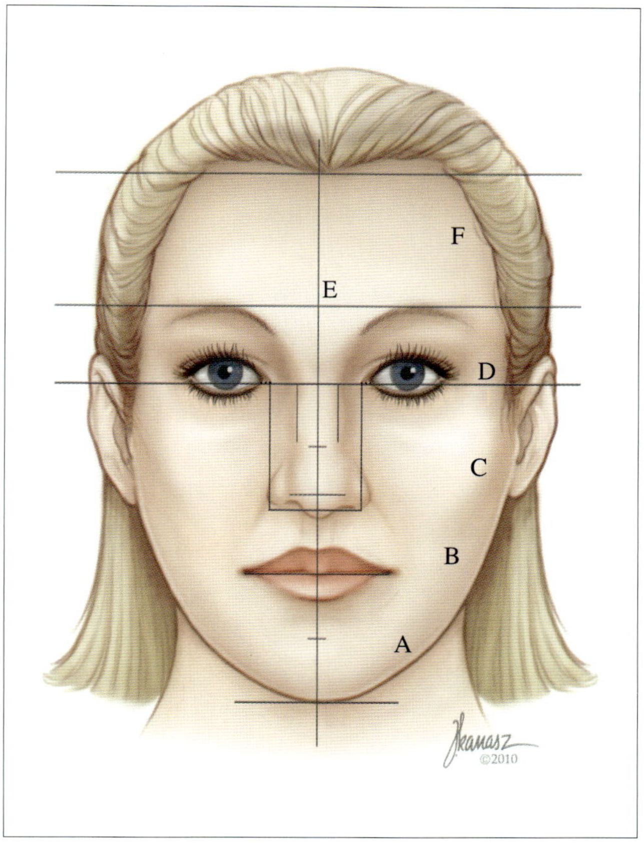

图 2.18　通过对这些线之间距离的测量来反映面部的比例，其中包括：颏下缘到口裂（区域 A），口裂到鼻翼下缘（区域 B），鼻翼下缘到内眦（区域 C），内眦到眉上缘（区域 D），最后是内眦之间的距离（区域 E）。理想的比例为 A=2B=C=2D=E

一侧内、外眦间距。如果内眦间距大于或小于眼裂宽度时，可以根据鼻翼底部的宽度来作参考。

6. 从角膜内缘向下画的垂线通常正好穿过双侧口角。理想情况下，角膜内缘的间距等于口裂的宽度（图 2.20）。
7. 模板中两个颏部之间的弧线可以作为鼻翼外轮廓的参考（图 2.21）。

在正面观中可以对鼻梁及鼻尖的偏斜做出评估，更重要的是对鼻翼底部的不协调也要进行评估。

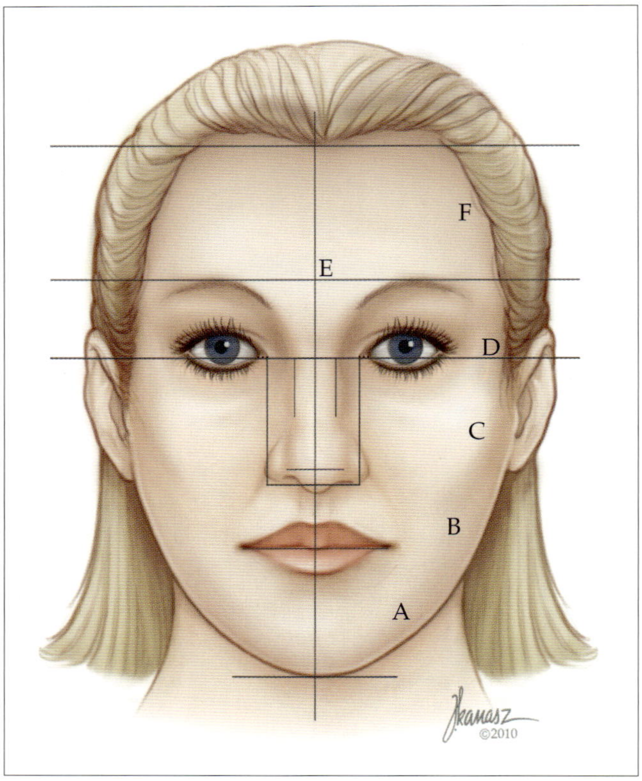

图 2.19 鼻翼底部的外轮廓通常位于从内眦到鼻翼底部垂线之外 1 ~ 2 mm 处。通常内眦间距等于内、外眦间距。如果内眦间距大于或小于眼裂宽度时，可根据鼻翼底部的宽度来作参考。在这张插图中，故意将双侧鼻翼画成不完全对称

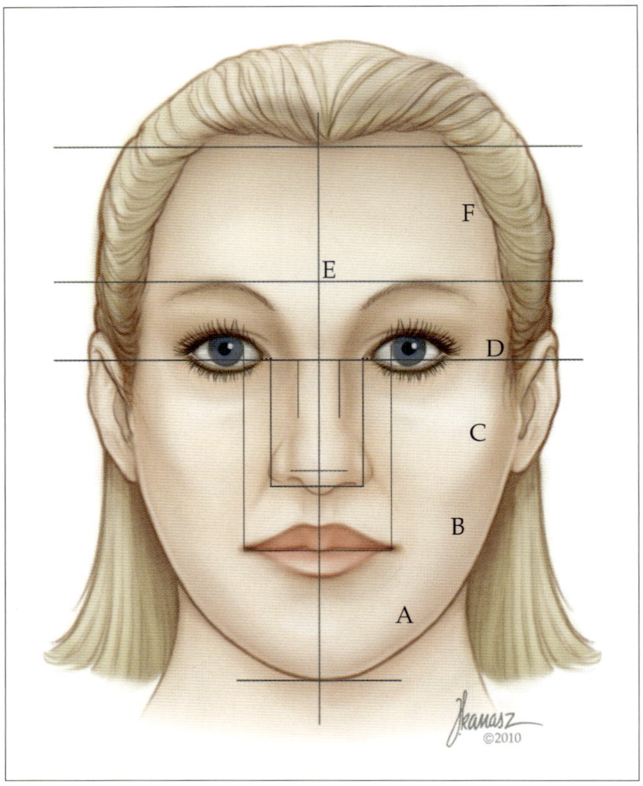

图 2.20 从角膜内缘向下画的垂线通常正好穿过双侧口角。理想情况下，角膜内缘的间距等于口裂的宽度

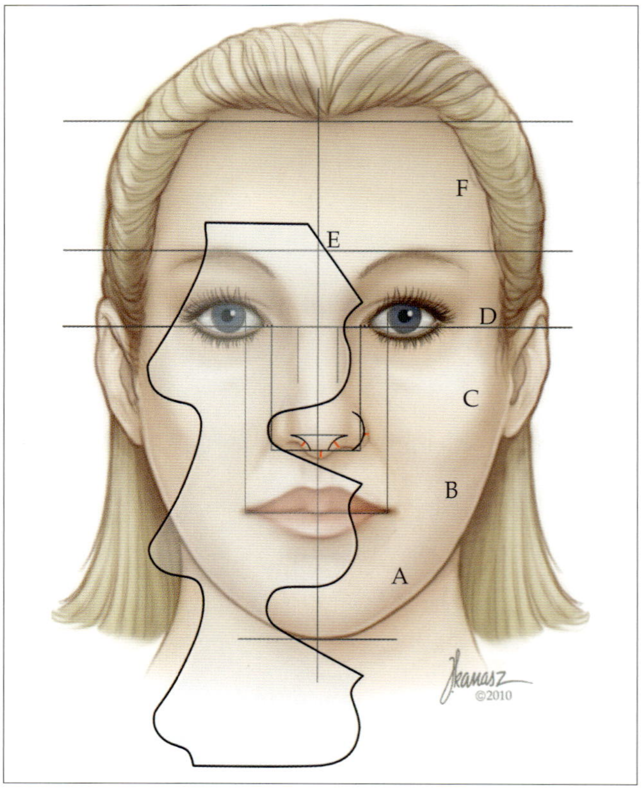

图 2.21 模板中两个颏部之间的弧线可以作为鼻翼外轮廓的参考

侧面观

打印出与患者等大的侧面照片，并进行分析。

1. 在侧面观中，首先要定义额鼻角（图 2.22）。鼻根点位于患者睁眼平视时重睑线的水平，通常应比眉间区域低 4 ~ 6 mm。
2. 从耳屏上缘到眶下缘画一条水平线（图 2.23），并向鼻部延伸，这条线被称为法兰克福水平线（Frankfort horizontal plane；F）。
3. 从鼻根点向下垂直于法兰克福水平线，画一条线（图 2.24），用这条线来定义面部的垂线（线 a）。
4. 从鼻根开始，与面部垂线的夹角女性呈 34°、男性呈 36° 向下画一条斜线（图 2.25；线 b）。
5. 对从鼻根或内眦到口裂（上下唇交汇点 S）的连线进行测量，并划分为三等份（图 2.26）。
6. 鼻根 - 口裂连线的中下 1/3 交界处向下 2 ~ 3 mm，平行于法兰克福水平线，画一条水平线（图 2.27；线 c）。可以定义鼻唇交界点。
7. 标记上唇最突出的地方（唇珠中点）（图 2.28）。在这个点向后 1 ~ 2 mm，平行于面部垂线画一条垂线（线 d）。

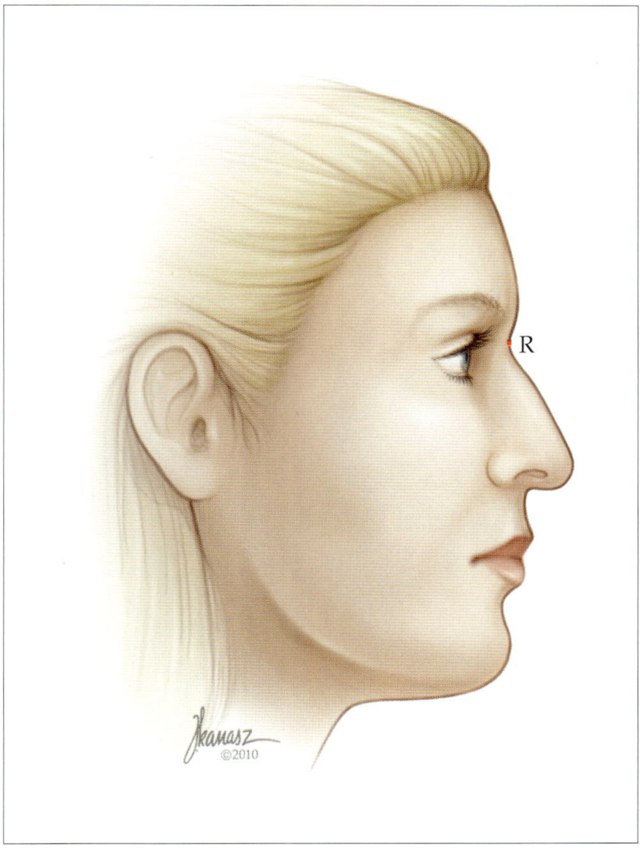

图 2.22　在侧面图中，首先要定义额鼻角，鼻根点位于患者睁眼平视时重睑线的水平，通常比眉间区域低 4 ~ 6 mm

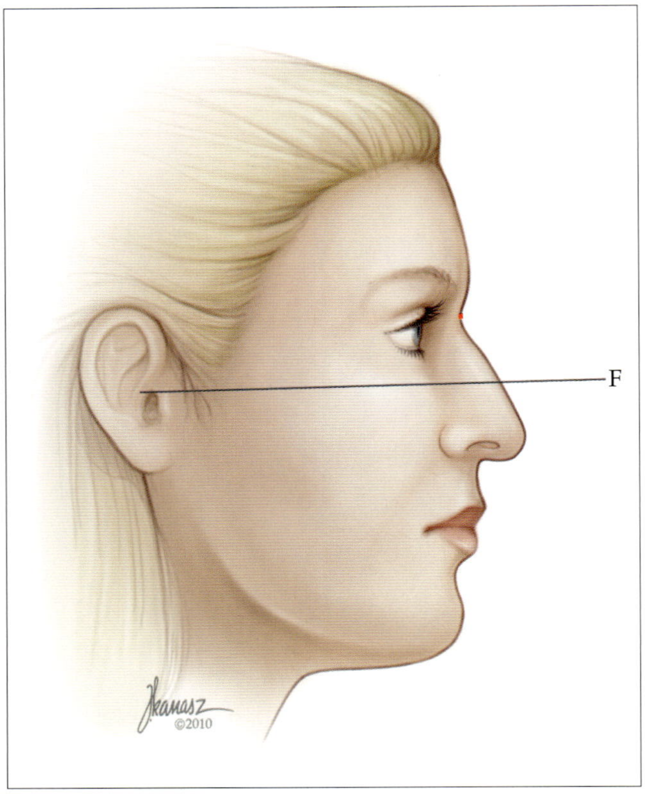

图 2.23　从耳屏上缘到眶下缘画一条水平线，并向鼻部延伸，这条线被称为法兰克福水平线（F）

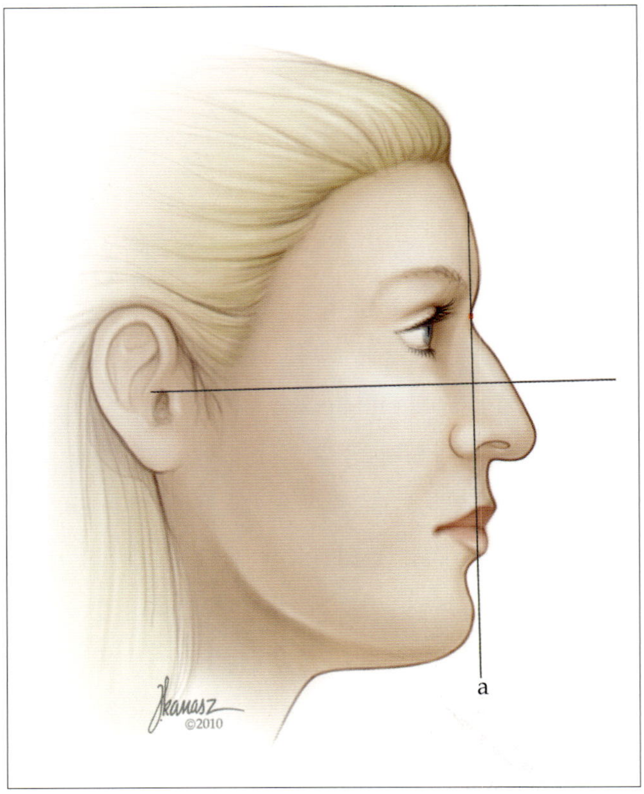

图 2.24　从鼻根点向下垂直于法兰克福水平线，画一条线，用这条线来定义面部垂线（线 a）

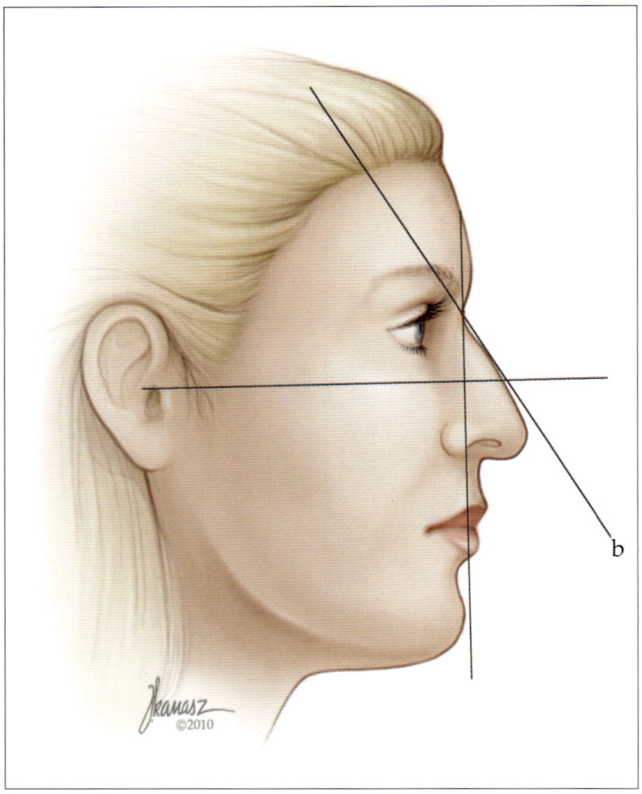

图 2.25　从鼻根开始，与面部垂线的夹角女性呈 34°、男性呈 36° 向下画一条斜线（线 b）

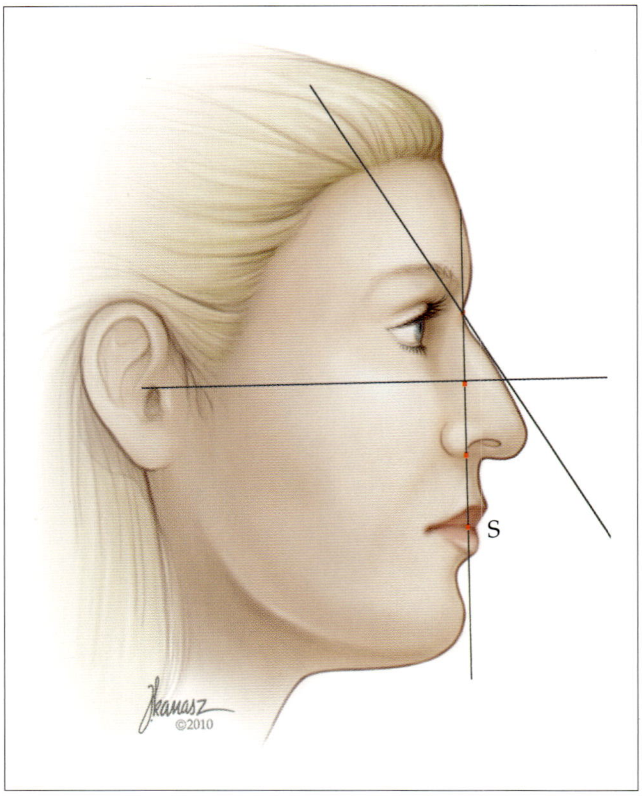

图 2.26　测量从鼻根或内眦到口裂（上下唇交汇点 S）的连线并划分为三等份

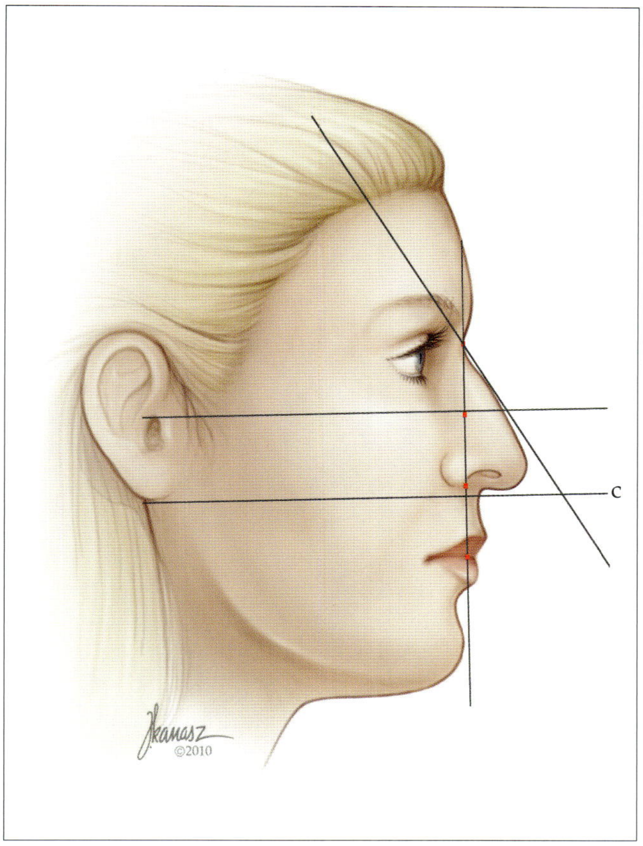

图 2.27 在鼻根 - 口裂连线的中下 1/3 交界处向下 2 ~ 3 mm，平行于法兰克福水平线，画一条水平线（线 c）。可以定义鼻唇交界点

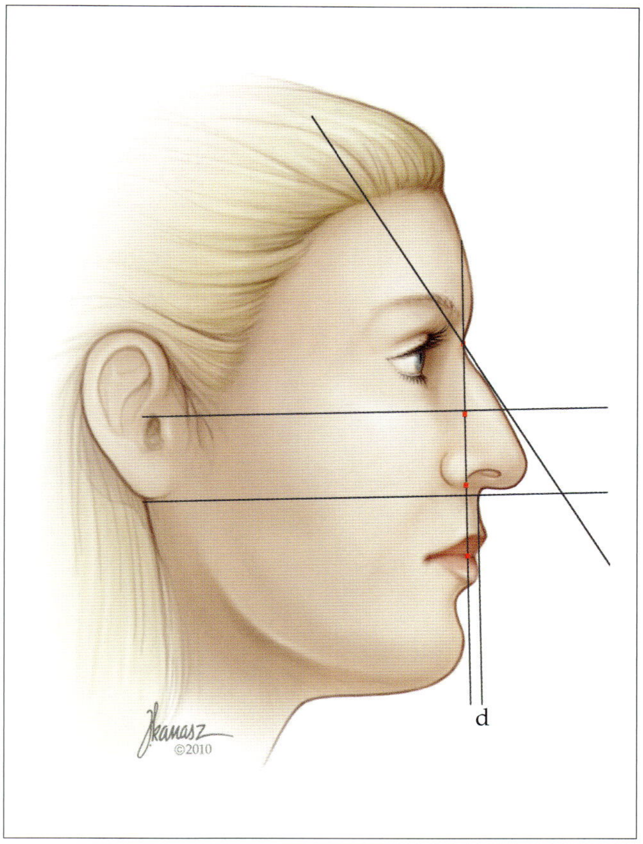

图 2.28 标记上唇最突出的地方（唇珠中点）。这个点向后 1 ~ 2 mm、平行于面部垂线画一条垂线（线 d）

8. 鼻唇交界点位于线 d 和线 c 的交叉点上（图 2.29）。从鼻唇交界点斜向上，女性与面部垂线呈 97° ~ 100°、男性呈 94° ~ 97° 画一条斜线（线 e），可以定义鼻唇角。此时，我们便在侧面观中界定出一个比较完美的鼻部三角形框架。
9. 用预制的鼻部模板中的不同部分，勾勒出鼻子局部的轮廓（图 2.30）。
10. 连接上下唇最突出的点并向下延伸（图 2.31）。这条线（Riedel 线）通常会接触到颏部最突出的地方（颏前点）。如果颏部后缩，可以用颏部模板画出唇颏凹和颏部轮廓。唇颏凹的深度在女性通常为 3 ~ 4 mm，在男性为 4 ~ 5 mm。

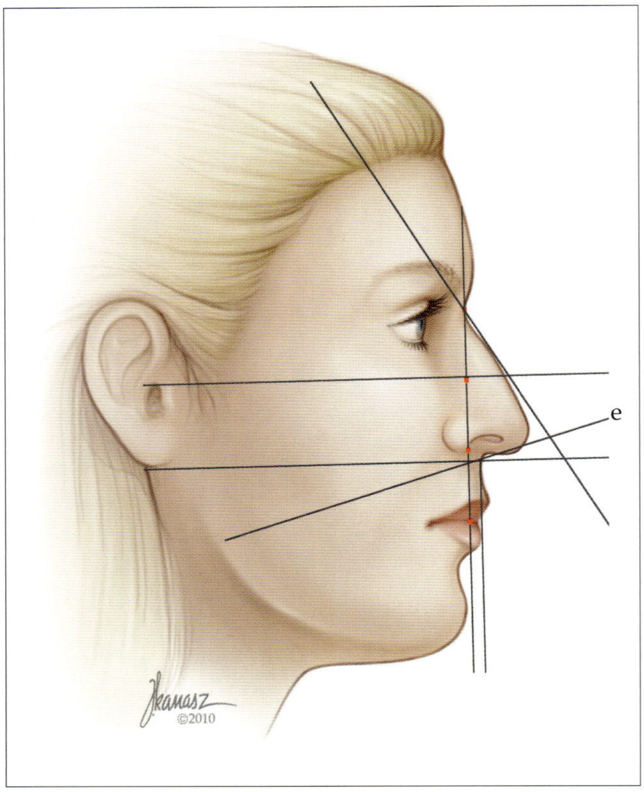

图 2.29　鼻唇交界点位于线 d 和线 c 的交叉点上（图 2.27）。从鼻唇交界点斜向上，女性与面部垂线呈 97° ~ 100°、男性呈 94° ~ 97° 画一条斜线（线 e），可以定义鼻唇角。此时，我们便在侧面观中界定出一个比较完美的鼻部三角形框架

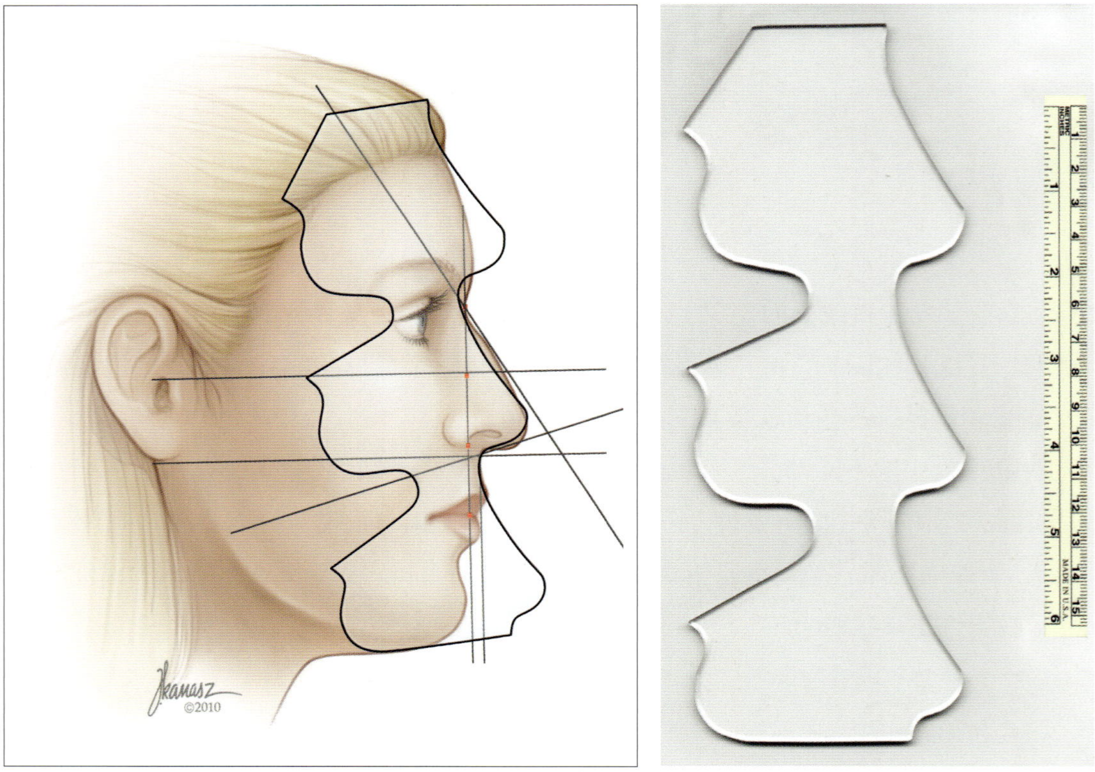

图 2.30　用预制的鼻部模板中的不同部分勾勒出鼻子局部的轮廓

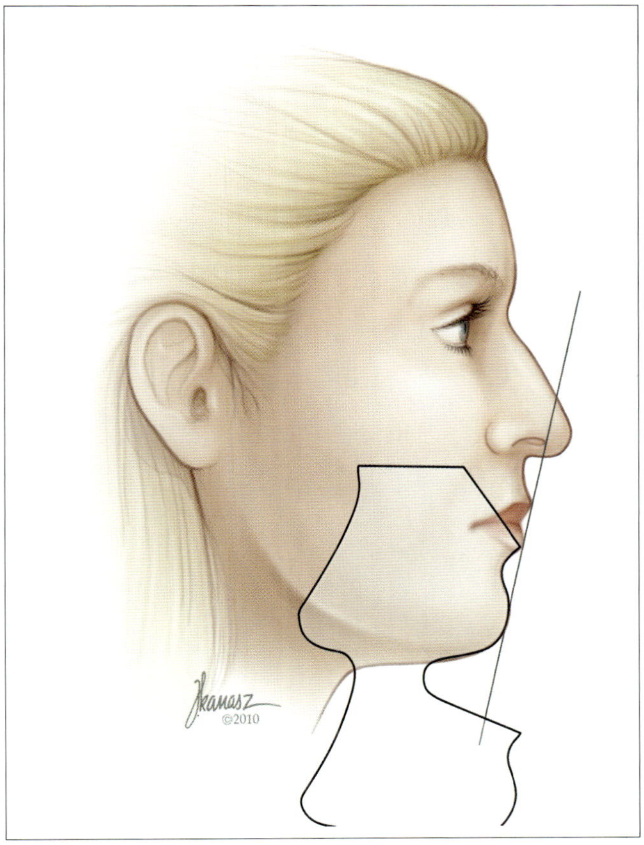

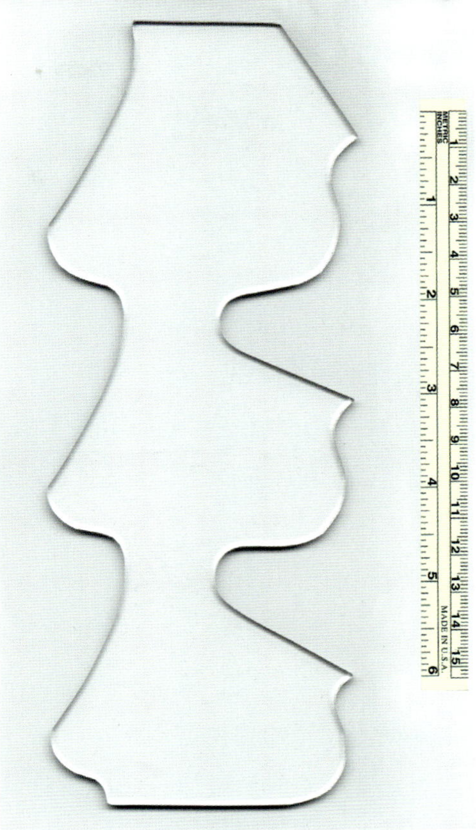

图 2.31　连接上下唇最突出的点并向下延伸。这条线（Riedel 线）通常会接触到颏部最突出的地方（颏前点）。如果颏部后缩，可以用颏部模板画出唇颏凹和颏部轮廓。唇颏凹的深度在女性通常为 3 ~ 4 mm，在男性为 4 ~ 5 mm

制订鼻整形计划

在鼻整形手术中，即便 0.25 mm 的误差都会使最终效果截然不同。事实上，没有哪个整形外科手术的操作需要如此的精确。因此，不仅仅要对鼻部进行详细分析，还要用上述步骤对等大的照片进行分析，这两点都很重要。分析这些照片虽然会花费些时间，但同时也会让我们对患者的面部和鼻部更加熟悉，也可以帮助我们发现一些容易遗漏的面部缺陷，并根据手术预期制订出一个比较精确的手术计划。

患者的筛选和潜在的风险

如果医生没有谨慎地选择合适的患者，或者没有选择正确的手术操作，鼻整形手术是很容易失败或不满意的。对于一些风险，如果医生没有注意到或者没有及时处理的话，会增加失败率和不满意率，个别情况下甚至会导致灾难性的后果。总结起来，鼻整形的风险可归纳为三类，即心理方面、功能方面和形态 / 解剖方面。

心理因素导致的风险

心理因素是最令人困惑的导致鼻整形手术失败的因素，有时尽管术后形态非常理想，但患者仍然会不满意。术前识别出期望值过高或可能会对手术结果不满意的患者是非常困难的，需要随着经验的丰富慢慢积累。过去，医生无法收集患者是否能在围术期保持健康的心理状态和正常的情绪等这些信息；但是现在，在很多文献和全国性或全球性学术会议中，有很多这方面相关知识的介绍，使得因患者心理问题而产生的不满意率大幅降低。通过对一些公认的标准及普遍或个别存在的征兆的分析，可以帮助外科医生做出患者是否存在心理问题的判断。如果患者存在心理问题，不论手术多么成功，患者都不会满意。这些线索可以指导医生进一步地探索手术基本原理，展开更深入的心理学分析，也可以请相关学科的专家进行会诊。无论是鼻整形手术还是其他的美容手术，罗列在框 2.1 中的症状都应高度警惕。

在第 4 版《精神障碍诊断与统计手册》(DSM-IV-TR) [10] 中提到的躯体变形障碍 (body dysmorphic disorder，BDD)，是整形外科手术中最常见的病症之一。BDD 的疑似诊断标准为：

1. 出现对外观瑕疵先入为主的幻想。
2. 这些幻想导致产生具有临床意义的痛苦或影响到社交、工作，或影响到其他部位的功能。
3. 排除其他精神障碍症状后出现这种幻想。

框 2.1

容易不满意的患者心理方面存在的潜在症状

- 最大程度地关心细小瑕疵
- 奇怪的或模糊的手术动机
- 期望值不切合实际，认为手术能给生活带来改变
- 存在没有解决的悲伤或者目前正处于危机状态
- 将现实生活中的不幸完全归咎于自己的外表
- 突然不喜欢自己的鼻子，尤其是老年男性患者
- 对权威人物持有敌意和抱怨的态度
- 有对医生不满意的病史
- 患者的言行使医生不舒服
- 有明显不稳定情绪的临床征象
- 患者的主观意见和医生的审美判断有冲突
- 患者向医生提供不真实的信息
- 患者要求担保
- 患者要求医生不要和他们的配偶说手术的真实情况
- 患者不尊重医生或者医生的同事
- 患者看起来在理解推荐方案时存在一定的困难

我们的目的是为鼻整形手术筛选合适的患者，而不是做出患者有心理障碍的诊断，因为作为整形外科医生，我们没有权力做出这种诊断。具体工作当中的应对策略在于，要避免为无论手术结果多好都会不满意的患者草率地进行手术。但是，如果发现患者存在较为严重的情绪问题，医生的职责不仅仅是拒绝手术；就像术前发现患者存在严重的心脏疾患一样，虽然不能进行手术，但医生往往会建议患者找心脏病方面的专家会诊，而不是忽视这些症状，用“你不适合做手术”这样的话来搪塞患者；在发现患者患有心理疾病后，医生的职责也应该是指导患者接受适当的相关治疗，如果只是简单地拒绝手术，而且没有将患者引向接受相关治疗的话，只会使患者找到没有经验的医生为其手术，最终不满意的结果会接踵而至。大多数患有心理疾病的患者都会否认自己存在这方面的疾病，如果不把找专科医生会诊作为鼻整形术前要求的一部分的话，他们是不会去的。只要经过一个可信任的精神病学专家对患者的症状进行分析，并认为患者可以接受鼻整形手术，哪怕是非正式的方式，都可以为患者手术。这样就避免了医生忽略患者的其他症状而仅仅无情地拒绝手术。大多数向心理学方面的专家寻求建议的患者，会被告知他们不需要进行手术。在个别情况下，精神病学专家或者心理学专家会发现不论患者是否接受专科治疗，都可以进行手术。这样的话，拒绝为患者进行鼻整形手术的负面后果，以及对一个有可能存在心理疾病的患者进行手术的相关困惑，都可以被避免或者缓解。

当准备进行鼻修复的患者说“我想让我的鼻子变得和做上次手术前一样”时，说明他们的逻辑思维比较混乱，因为在做上次手术前，他们一定也有很好的手术理由。如果需要经过仔细观察才能发现的细小瑕疵，患者却形容为“它毁了我的鼻子”，这代表这位患者对任何的结果都不会满意。表现出反复的、轻蔑的言论，或者声称医生对某些问题没有交代清楚，通常证明患者只会把责任推卸到别人身上。患者在陈述中表示出不成比例的担忧也是患有心理疾病的潜在线索，因为患者的这些声明通常都比较主观。用一组数字进行评级是很有用的。从 1 ~ 10，让患者给自己的鼻部形态打分，判断患者给出的分值和医生给出的分值之间的差距是极其有价值的。如果差距只在 1 ~ 2 分，那就不是很重要；但是，笔者曾遇到过给自己的鼻子打负分的患者，实际上在笔者看来应该被评为 7 ~ 8 分。这种评估上的差距很明显地反映出患者对鼻部的瑕疵判断不准确，其心理评估体系也并不客观。

功能方面的风险

在鼻气道是否畅通方面，患者的描述和医生的检查往往会存在差异。在图 2.1 中，3 位患者都有呼吸时唇部张开的表现，但是没有人抱怨鼻气道堵塞。很多采用口式呼吸的患者并不觉得他们的呼吸有问题，因为他们早已习惯了，也根本不知道还存在其他的呼吸方式。

只有嘱患者用力吸气时，对鼻阀进行仔细的观察，才能得到一些信息；否则，这些影响呼吸的信息无法从其他途径获得。很多存在磨牙反颌畸形的患者（图 2.32）会伴发腭弓较高（图 2.33），这类患者气道往往较窄。如果进行减容类的鼻整形手术，会使气道变得更加狭窄。

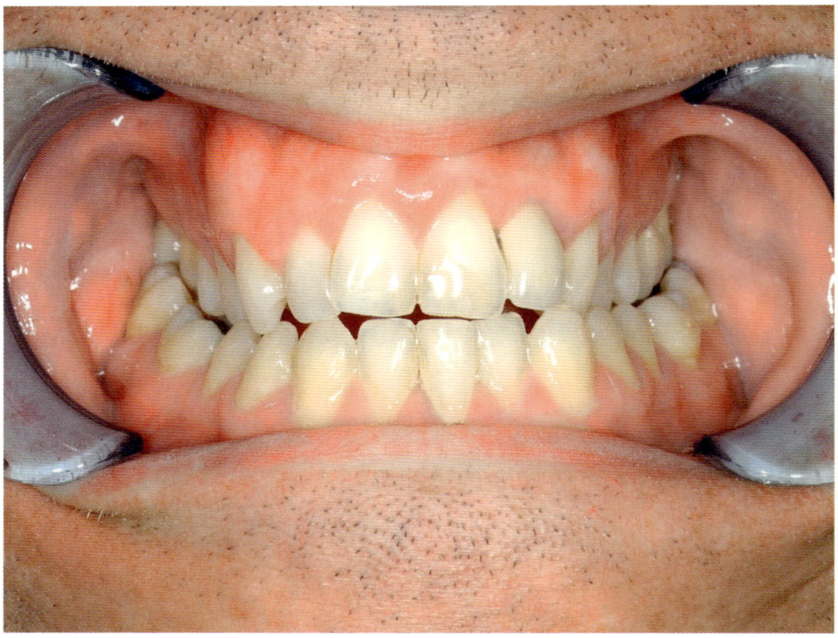

图 2.32　显示反颌畸形

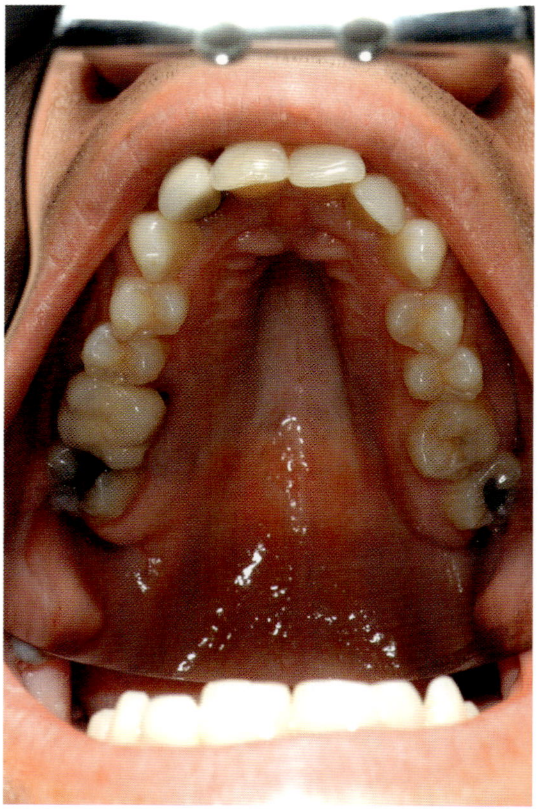

图 2.33　上颚面观显示腭穹窿较高且狭窄

另外，仔细询问患者是否存在频发的鼻窦炎、窦性头痛及周期性偏头痛等这类病史是非常重要的，会避免让患者将这些症状归咎于鼻整形手术的尴尬。如果忽略进行这方面的检查，可能会使这些症状在术后变得更加明显。

很多患者在吸气时会出现外鼻阀塌陷（图 2.34）。通过用鼻镜或棉签检查可以得到进一步的确认（图 2.35）。此外，如果只有通过将面颊部软组织向外牵拉才能改善患者的呼吸，也会佐证其鼻阀功能存在问题（图 2.36）。忽略鼻阀的功能障碍或不注重撑开型移植物的应用，会使这部分患者的呼吸功能进一步恶化。

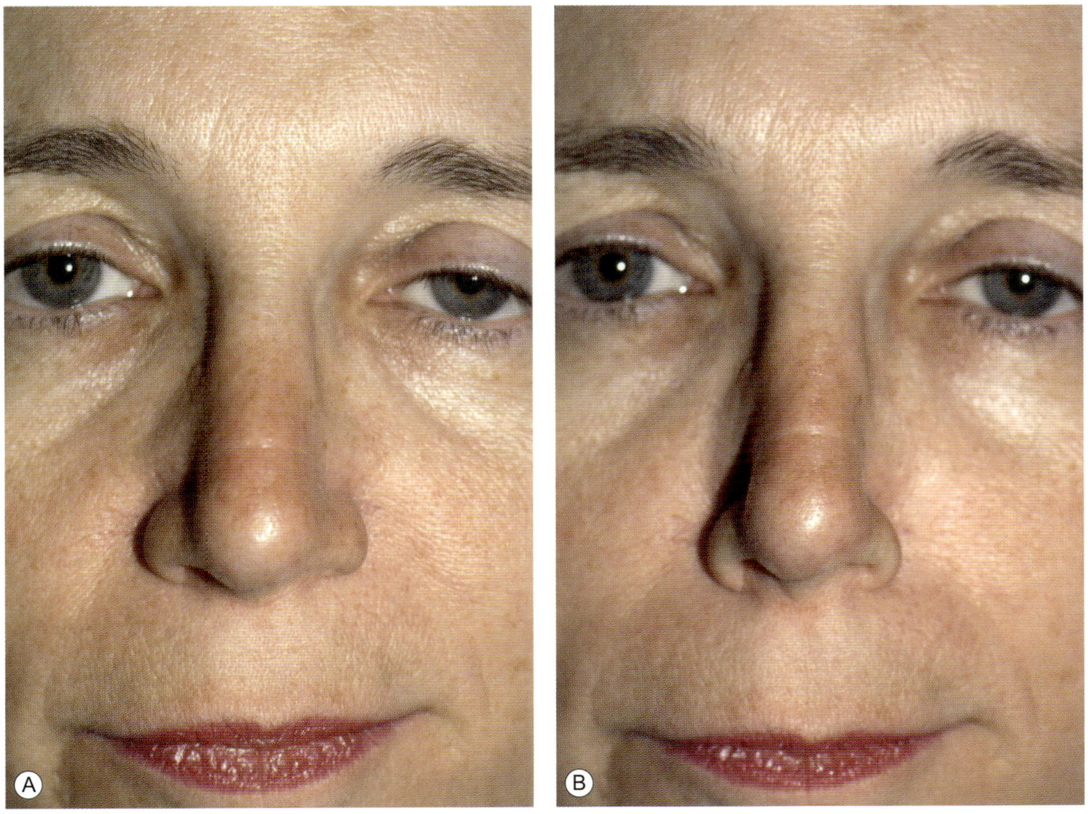

图 2.34　患者用力吸气时暴露出外鼻阀的功能障碍

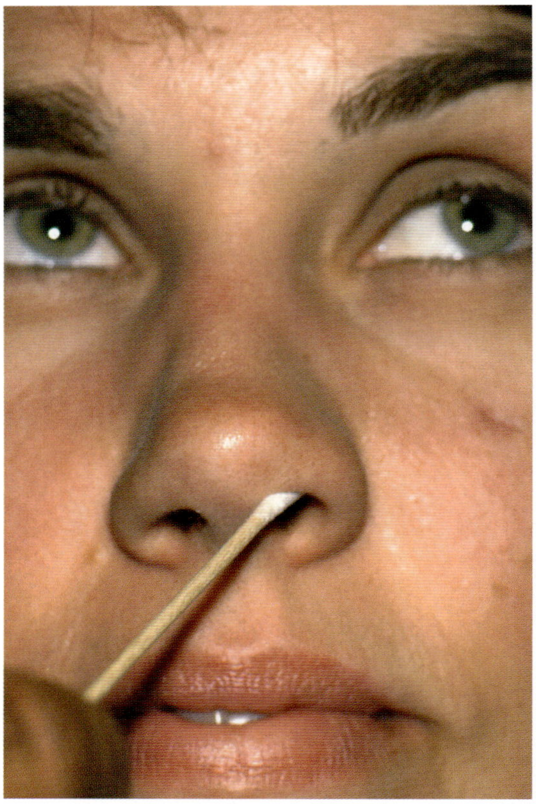

图 2.35　用棉签撑开鼻孔，检查鼻阀功能

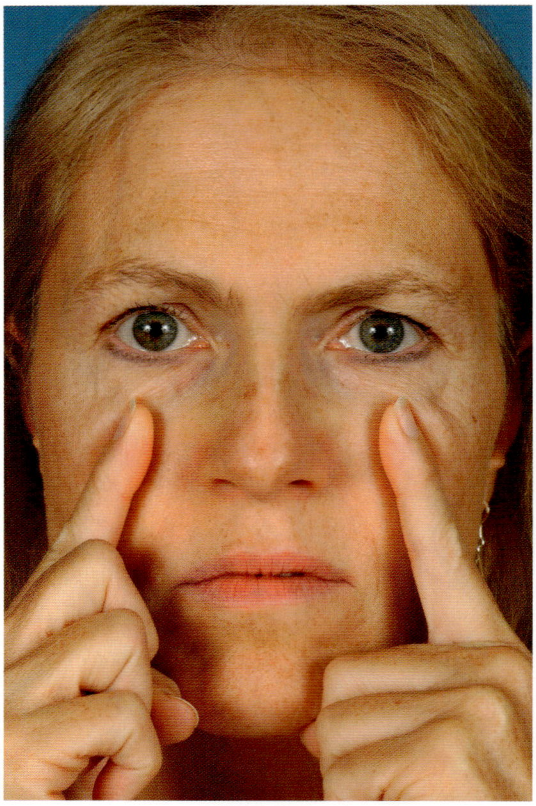

图 2.36　患者用牵拉颊部软组织的方式撑开内鼻阀

形态/解剖方面的风险

已知的解剖基础包括鼻部皮肤过薄（图 2.37）或过厚（图 2.38），这两种情况都需要在术中进行针对性的操作。

鼻尖悬吊于较大的驼峰之上时，如果降低鼻背尾端，必然会损失鼻尖的突出度。如果能意识到这种潜在的风险，通过植入鼻小柱支撑杆或鼻尖移植物来支撑鼻尖，就会避免出现鼻尖上区域的畸形。仔细观察患者微笑时的动态变化（图 2.39），随着鼻尖的移动，不难发现鼻尖突出度的降低和鼻尖对鼻背的依附关系，同时也证明了降鼻中隔肌过度活跃及鼻尖支撑力的不足。

如果患者鼻部过宽，需要通过鼻骨截骨内推来矫正时，就必须考虑到上外侧软骨也会随之内移，需要进行针对性的操作来保护内、外鼻阀的功能，避免出现倒 V 状畸形和内鼻阀的塌陷。

另一个潜在的风险是歪鼻患者会改变他们眉毛的形状和位置。很多这类患者会通过不对称的修眉来掩饰鼻部的偏斜（图 2.40）。这会形成鼻子位于眉正中线的错觉。如果在进行面部分析和手术时，用修饰过的眉中线作为面部的正中线，必然会导致歪鼻矫正的失败。因此，需谨慎地选择面正中线，只要眶骨对称，应该用内眦连线的中点作为参考依据。

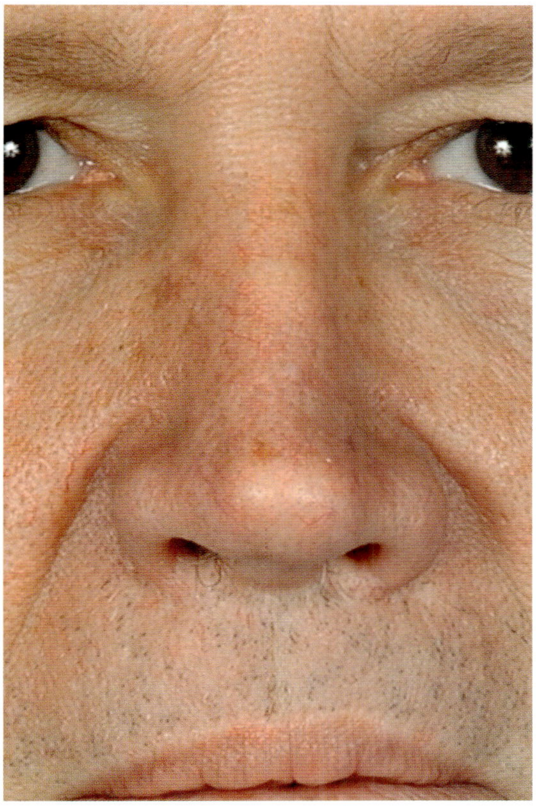

图 2.37 鼻部皮肤较薄的患者

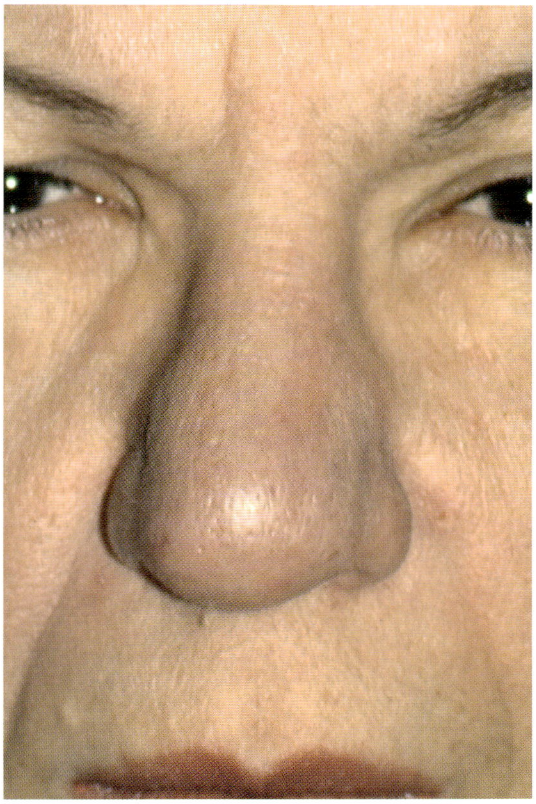

图 2.38 鼻部皮肤较厚的患者

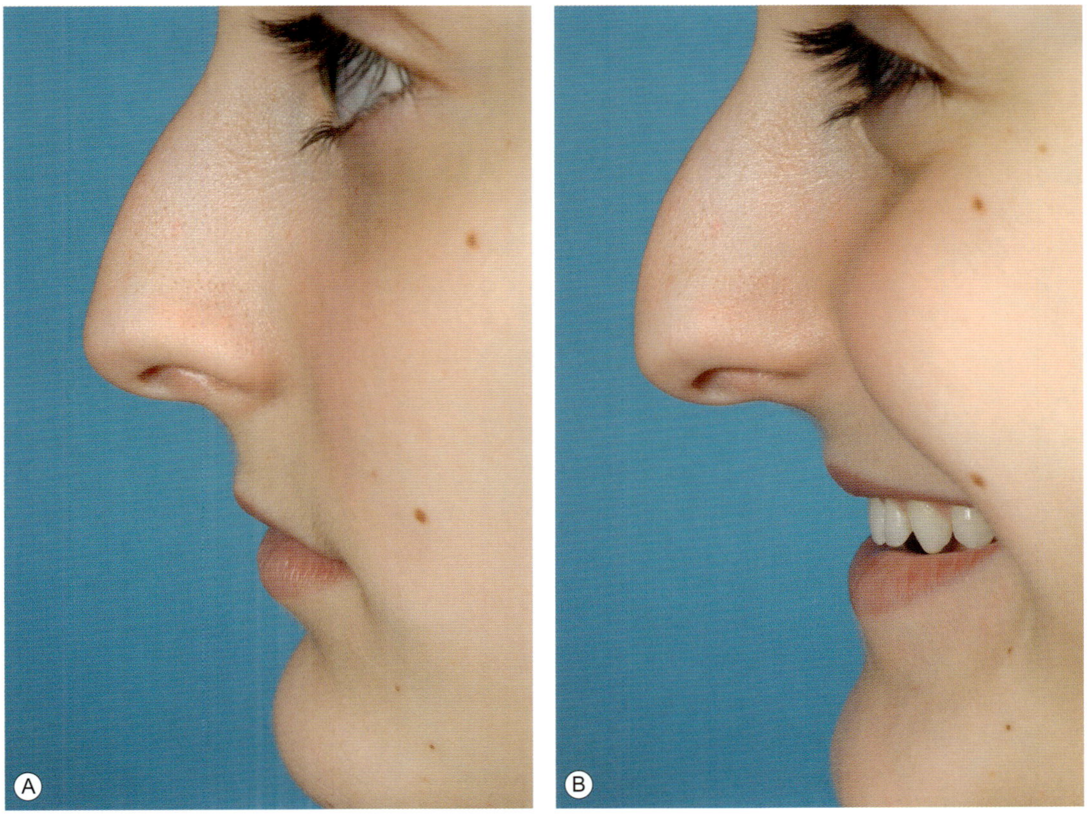

图 2.39 侧面观显示做表情活动时鼻尖表现出明显的下垂

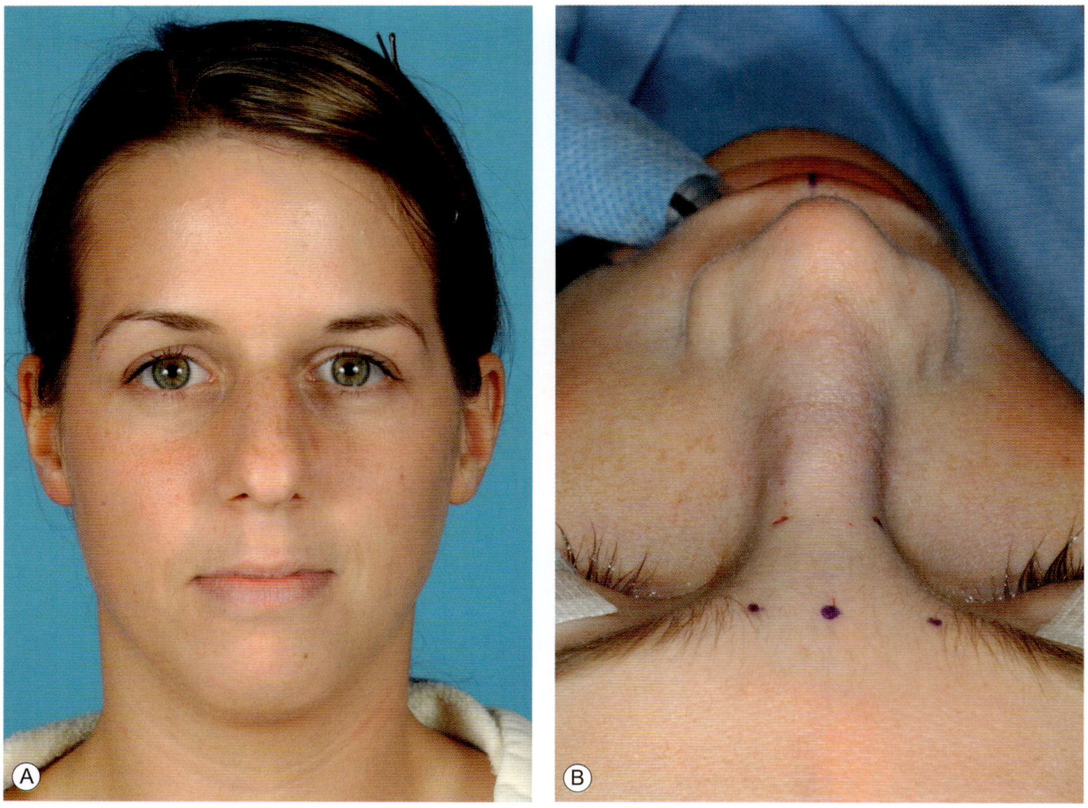

图 2.40 患者通过不对称的修眉来掩饰其鼻部的偏斜

参考文献

1. *Totonchi A, Eshraghi Y, Beck D, et al. Von Willebrand disease: screen- ing, diagnosis, and management. Aesth Surg J 2008; 28(2): 189–194.*
2. *Guyuron B, Zarandy S, Tirgan A. Von Willebrand's disease and plastic surgery. Ann Plast Surg 1994; 32(4): 351–355.*
3. *Guyuron B, Kriegler J, Amini SB, Davis J. Comprehensive surgical treatment of migraine headaches. Plast Reconstr Surg 2005; 115: 1–9.*
4. *Guyuron B, Tucker T, Davis J. Surgical treatment of migraine head- aches. Plast Reconstr Surg 2002 Jun; 109(7): 2183–2189.*
5. *Guyuron B, Varghai A, Michelow BJ, et al. Corrugator supercilii muscle resection and migraine headaches. J Plast Reconstr Surg 2000 Aug; 106(2): 429–434; discussion 435–437.*
6. *Guyuron B, Reed D, Kriegler JS, et al. A placebo-controlled surgical trial of the treatment of migraine headaches. Plast Reconstr Surg 2009 Aug; 124(2): 461–468.*
7. *Guyuron B, Becker DB. Surgical Management of Migraine Headaches. In: Guyuron B, Eriksson E, Persing JA, et al, editors. Plastic surgery: indications and practice. Elsevier Inc.; 2009.*
8. *Guyuron B. Alar rim deformities. Plast Reconstr Surg 2001; 107(3): 856–863.*
9. *Guyuron B. Precision rhinoplasty. Part I: The role of life-size photo- graphs and soft tissue cephalometric analysis. Plast Reconstr Surg 1988; 81(4): 489–499.*
10. *American Psychiatric Association. Diagnostic and Statistical Manual of Mental Disorders (DSM-IV-TR), 4th Edition. Washington DC, 2000.*

第 3 章

鼻整形术中的动态变化

章目录

要点

- 目的相同的情况下，不同的操作方法之间会有些细微的差别，这些差别可能会带来一些意想不到的变化。准确地理解鼻整形术中的动态变化，才能达到理想的效果。
- 降低鼻根头端会产生鼻部延长的视觉效果。如果同时降低内眦水平及尾端，就会产生鼻部变短的视觉效果。
- 降低鼻根会产生内眦间距增宽的视觉效果。
- 垫高鼻根会产生内眦间距缩窄的视觉效果。

- 降低鼻背，鼻部会变宽；垫高鼻背，鼻部会变窄。
- 鼻骨截骨会使鼻部变窄，同时也会产生内眦间距缩窄的视觉效果。
- 鼻骨截骨内推会使上外侧软骨也随着鼻骨向内侧移位。鼻骨越长，移位越多。
- 修剪鼻翼软骨头侧缘，穹窿部会分离、变宽。如果切除过多，会使鼻尖轻微地向头侧旋转，使鼻翼退缩。通过穹窿间缝合和跨外侧脚或内侧膝的缝合可以避免这种情况的发生。
- 导致鼻尖突出度降低的因素包括：修剪鼻翼软骨头侧缘、降低或切除穹窿部、切断外侧脚、切断内侧脚、内外侧脚都切断、鼻尖的锚状退缩缝合、降低鼻中隔尾端前脚、降低鼻棘和上颌骨退缩等。
- 通过穹窿间缝合、贯穿穹窿缝合、跨外侧脚和内侧脚前端的缝合可以使鼻尖缩窄。使用鼻尖移植物和穹窿中断技术也可以使鼻尖缩窄。
- 为了符合术后的审美要求，在穹窿间或穹窿下植入略宽的移植物可以使鼻尖变宽。
- 通过使用鼻尖移植物、鼻小柱支撑杆、贯穿穹窿缝合、拉拢踏板、内侧脚锚状缝合于鼻中隔尾端前脚、抬高鼻棘、上颌骨前徙和 Fred 技术等，可以增加鼻尖的突出度。
- 使鼻尖向头侧旋转的操作包括：切除部分鼻中隔软骨尾端前脚、切除相应的膜性鼻中隔、鼻尖旋转缝合、切除鼻翼软骨头侧部分、放置鼻小柱支撑杆、拉拢踏板和抬高鼻棘等。
- 降低鼻背可以产生使鼻尖向头侧旋转的视觉误差。
- 植入鼻棘移植物会使上唇变短，使鼻小柱上唇夹角变钝，同时也会增加鼻尖的突出度。
- 降低鼻棘会使上唇变长，使鼻小柱上唇夹角变锐，同时也会降低鼻尖的突出度。
- 拉拢踏板会增加鼻尖突出度、缩窄鼻小柱基底，使鼻尖轻度向头侧旋转，并使鼻唇交界点尾端前移。
- 降低鼻尖突出度能使鼻翼底部变宽，也可能导致鼻小柱尾部的弯曲。
- 缩窄鼻翼底部不仅仅会使鼻孔缩小，也会改变鼻翼缘尾部的位置。
- 放置鼻翼缘移植物可以消除鼻翼凹陷、复位鼻翼缘尾部、增加鼻孔的长度和宽度，同时还能改善外鼻阀的功能。

在鼻整形手术中，每一步操作都会引起复杂的、动态的相互作用，带来的变化与最终的美容目的有时并不一定完全一致，这是使鼻整形手术具有持续挑战性的原因之一[1-2]。当同时实施很多步操作时，每一步操作所关联的变化会非常复杂且难以预测，并对手术医生造成一定的困扰。只有通过不断地积累经验和阅读相关文献，获取更多能影响效果的知识，才能尽可能地预判术后效果。

同样的目的往往会有几种不同的操作方法可以实现。但是，每种方法都存在着一些细微的差别，因此，它们之间不能相互替代。在本章中，我们将讨论鼻子每个区域动态变化的相关原因和结果。这些知识对于成功地完成鼻整形手术是至关重要的。我们将按照鼻部的不同区域分别讨论。

鼻根

在面部审美中，鼻部和额部连接的这个区域是很容易被忽略和低估的。现代的鼻整形手术强调保守的审美效果，过多地修改这个区域会使患者的容貌发生显著的改变。增加鼻根高度会产生拉近内眦间距和拉长鼻部的视觉效果。

应该根据不同的整体效果来决定鼻根需要降低多少（图 3.1）。过多地降低头端将会使鼻部拉长，降低内眦水平以下的部分会产生鼻部变短的视觉效果。非常有趣的是，抬高或降低都会使鼻部变长，关键取决于降低的位置（图 3.2）。降低鼻根会产生内眦间距增宽的视觉效果。

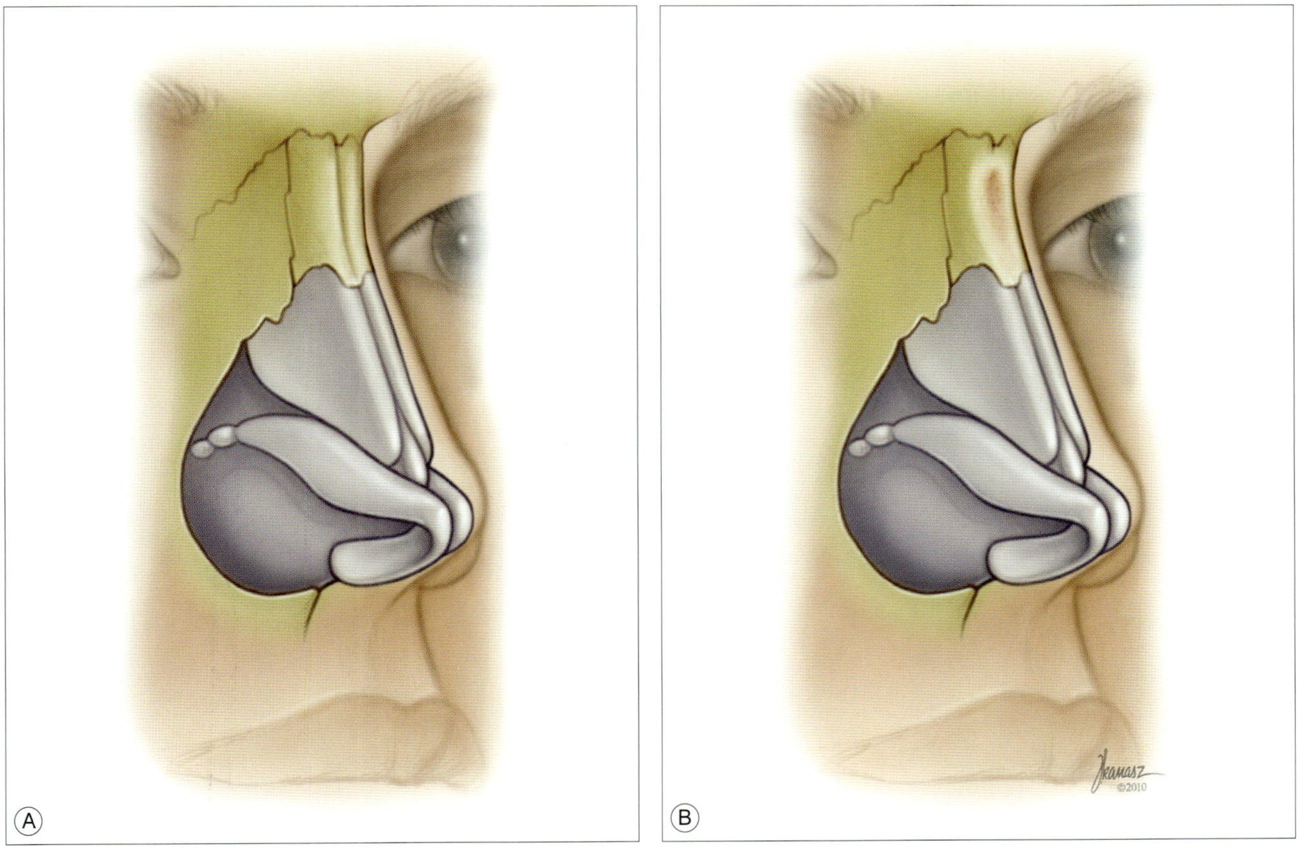

图 3.1　降低鼻根头端，会产生鼻部被拉长的视觉效果

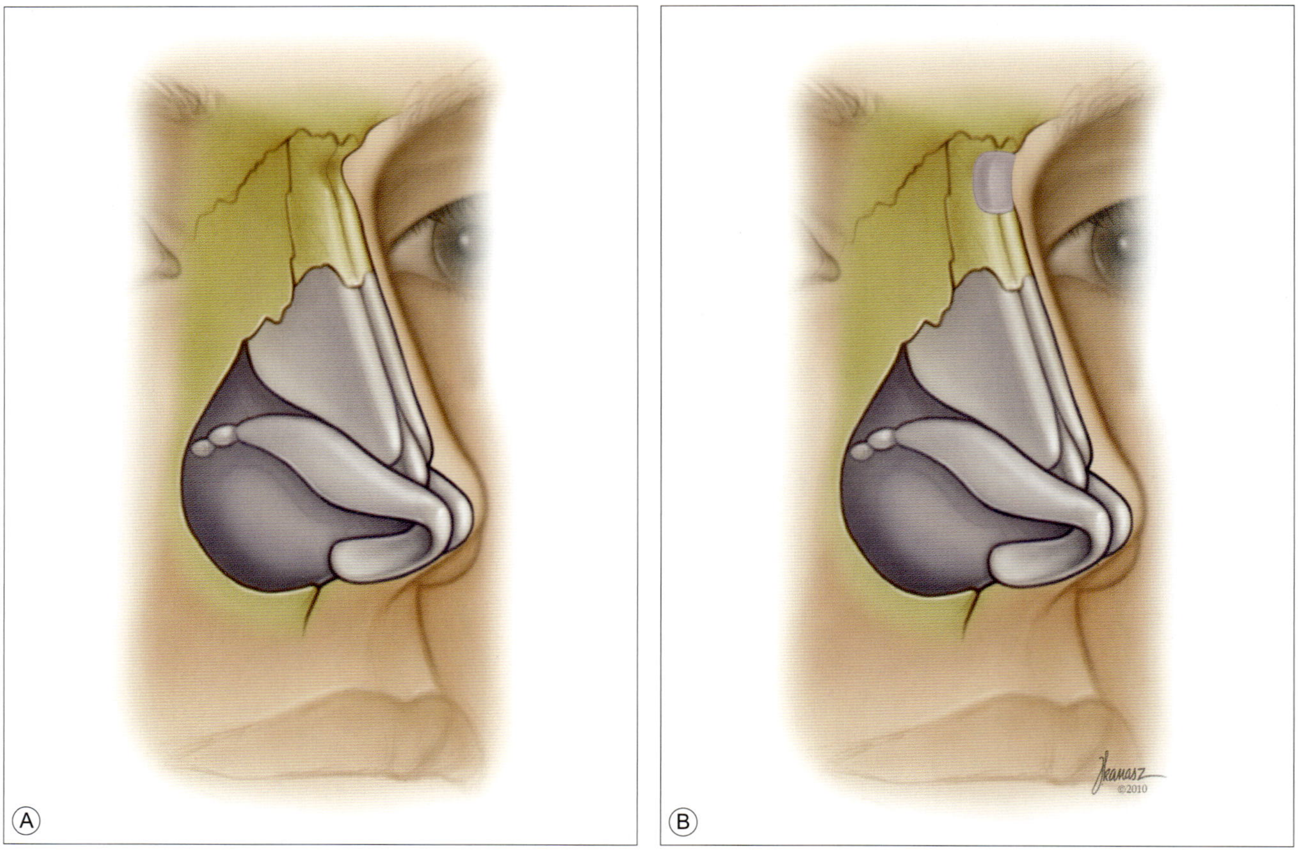

图 3.2 抬高鼻根时，视觉上鼻部会变长

鼻背

鼻背存在驼峰时往往会呈现出较窄的鼻拱。而去除驼峰和鼻骨截骨内推后，鼻背往往会显得更宽（图 3.2、3.3）。去除驼峰后，内眦间距在视觉上也会增宽。如果用不太宽的移植物抬高鼻背，会有相反的效果，使鼻背变窄，使内眦间距看上去缩短（图 3.4）。单纯鼻骨截骨内推术也会使鼻背变窄，使内眦间距缩短（图 3.5）。

此外，截骨后向内侧移位的鼻骨和上外侧软骨会使鼻腔气道变窄。如下三种情况对气道的功能影响更大：鼻骨越长，上外侧软骨移位越多（图 3.6）；鼻骨内移幅度较大（图 3.7）；截骨平面包含了下鼻甲的前端（图 3.8）。抬高截骨术的起点，实施高 - 低的截骨会尽可能地避免下鼻甲的内移（图 3.9）。如果出现了下鼻甲的移位，则需要实施保守的下鼻甲切除术 [3]。如果不截骨会使术后审美效果降低，还是应该实施截骨术。为了减少因上外侧软骨内移对鼻阀功能和鼻背轮廓的影响，很有必要应用撑开型移植物。如果去除的驼峰很小，并没有形成开放的鼻拱，也没有合并原发的鼻阀功能障碍，就无须使用撑开移植物。如果去除小的驼峰后出现了一个很小的开放式鼻拱，保留黏软骨膜的完整性能起到

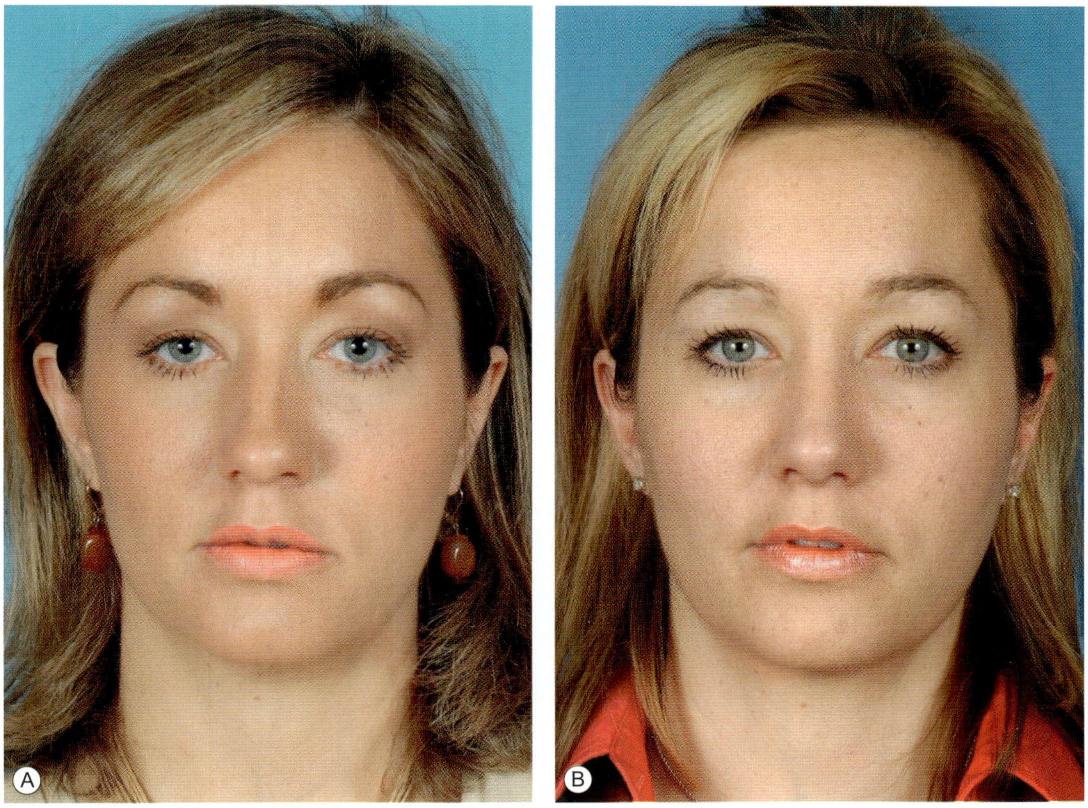

图 3.3　去除驼峰和实施鼻骨截骨术后，鼻部看上去会更宽

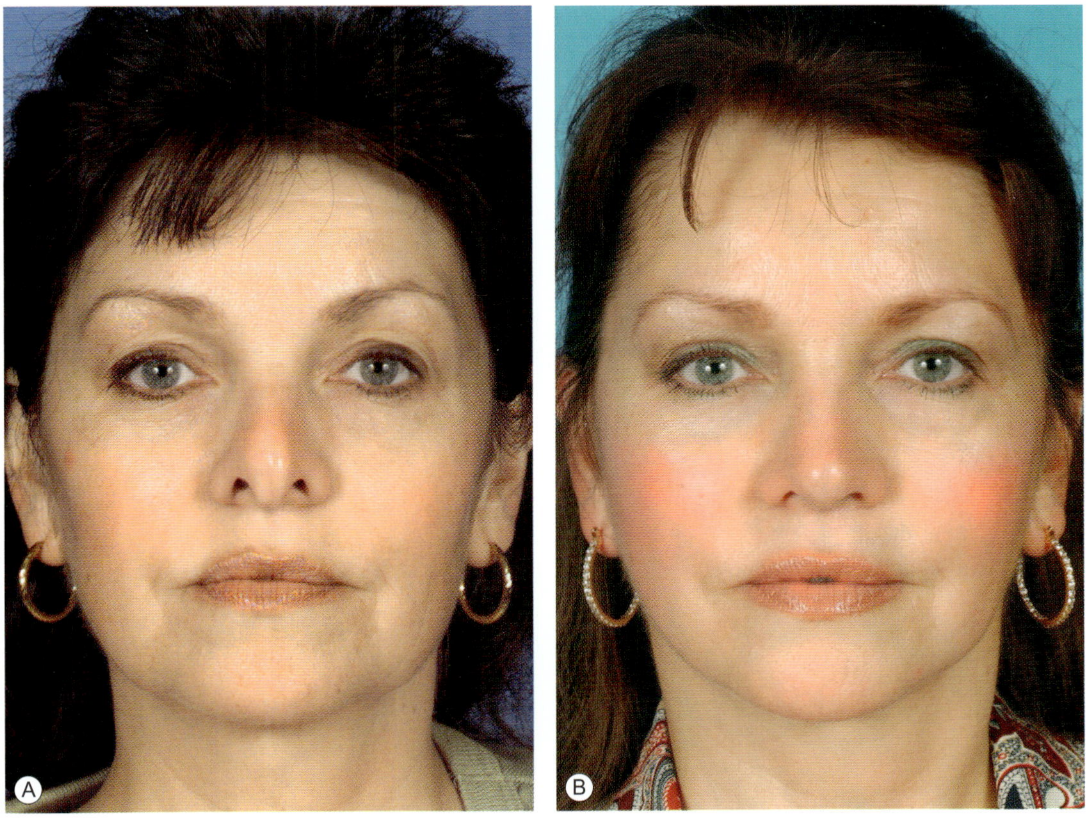

图 3.4　应用鼻背移植物后往往会使鼻背显得较窄

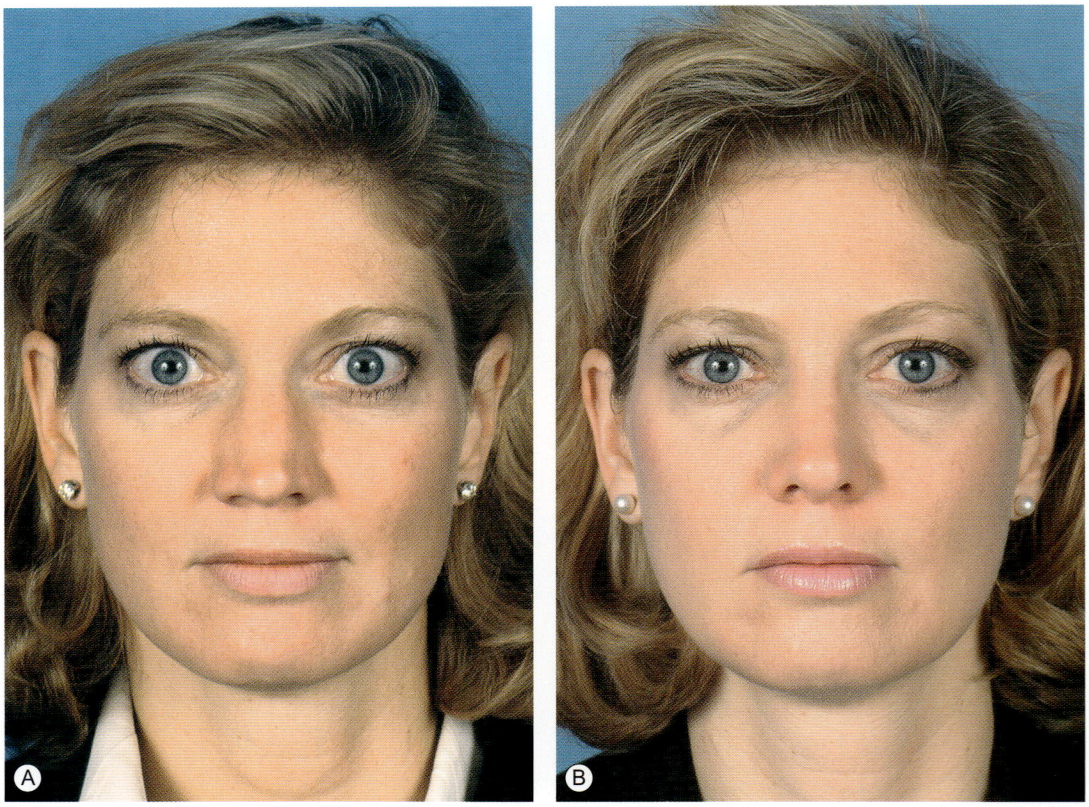

图 3.5　鼻骨截骨内推后会使内眦间距变短，鼻部看起来更窄

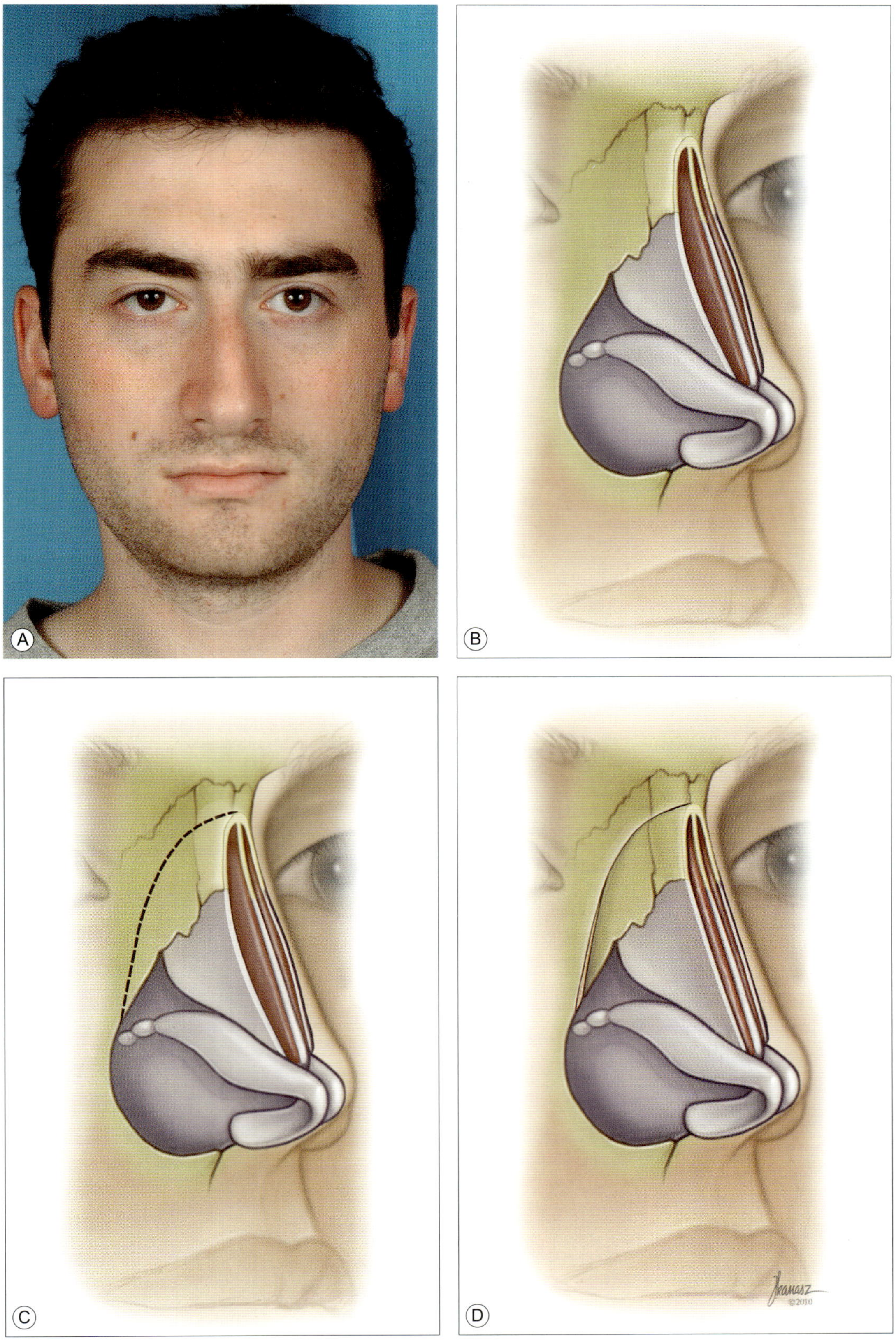

图 3.6　这张照片中的患者鼻骨较长，鼻骨内移时上外侧软骨也会大幅移动。示意图中显示截骨术后随着鼻骨移位的上外侧软骨

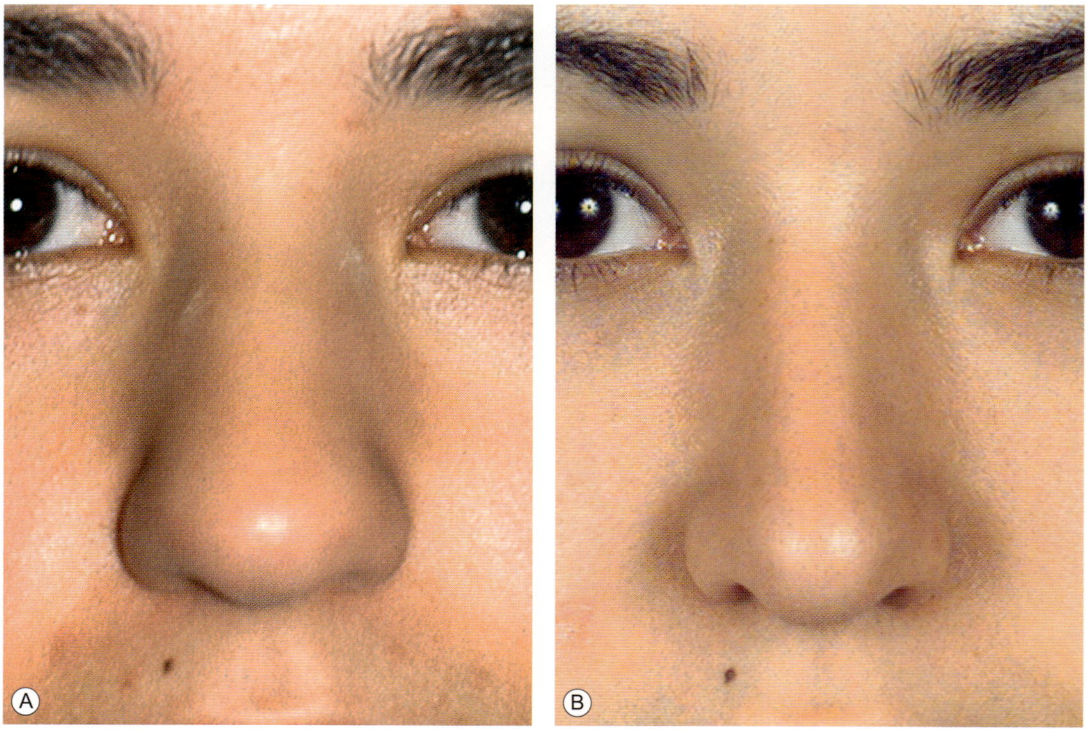

图 3.7　这位患者的术前、术后照片显示，鼻骨显著向中线移位，同时带来的更大改变是鼻气道缩窄

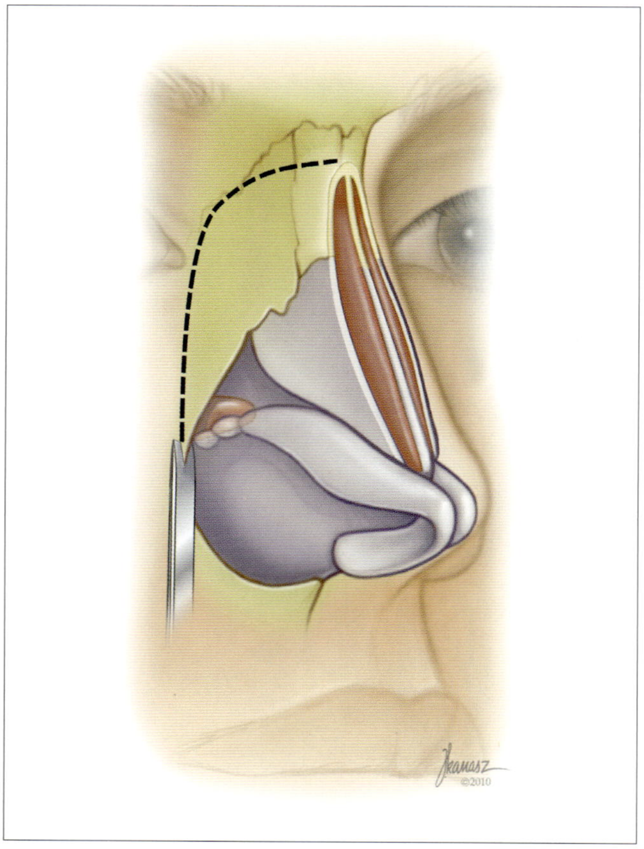

图 3.8　每当下鼻甲的前端位于截骨平面之上时，鼻甲就会随着截开的鼻骨一起向内侧移位

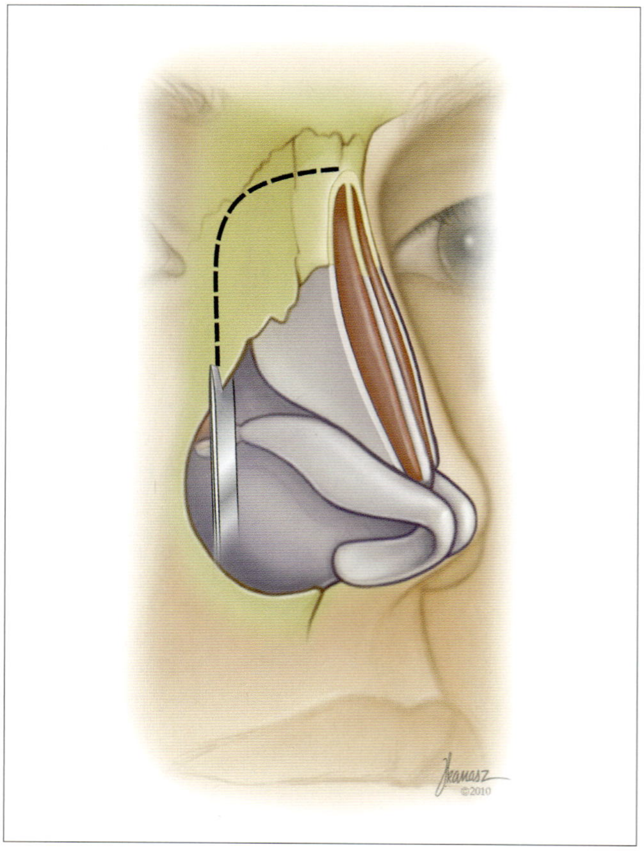

图 3.9　为了避免下鼻甲的内移，截骨的起点应该更靠上一些，之后再向后下方行进（高 - 低）

代替使用撑开型移植物的部分作用，会轻微地阻止上外侧软骨的内移。但是，如果去除的驼峰较大，必然会出现上外侧软骨的内移，虽然早期可能没有被发现，但是术后 6 ~ 12 个月会逐渐显现出倒 V 状的畸形。因此，去除驼峰较大时，使用撑开型移植物是明智之选。大多数情况下，单独使用撑开型移植物就可以；少数情况下，当上外侧软骨短小、薄弱时，使用扩展型移植物会更有利于术后鼻阀功能的改善 [4]。

切除鼻翼软骨头侧缘

切除鼻翼软骨头侧时，附着在头侧穹窿间的纤维韧带也可能被同时切除，从而造成穹窿部的分离（图 3.10），间接影响鼻尖的支撑结构。在修复案例中，常常会看到这种情况导致的鼻尖宽大（图 3.11）。为了避免切除后出现鼻尖宽大，可以根据情况实施如下的缝合来控制穹窿间距，如穹窿间缝合、跨外侧脚缝合、靠近穹窿的内侧脚间缝合等（图 3.12）。

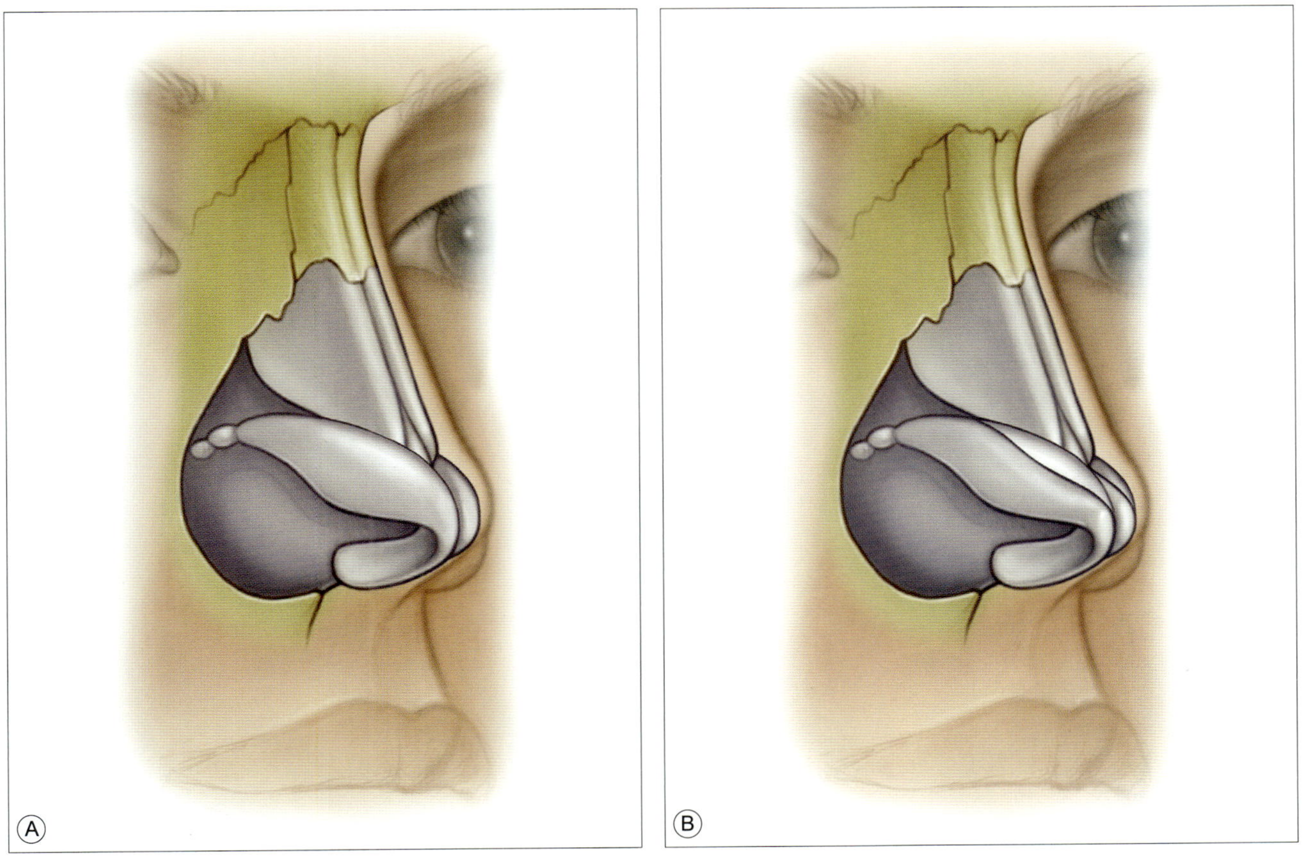

图 3.10　切除鼻翼软骨头侧的同时，也会切除穹窿间的纤维韧带，会导致穹窿间距变宽

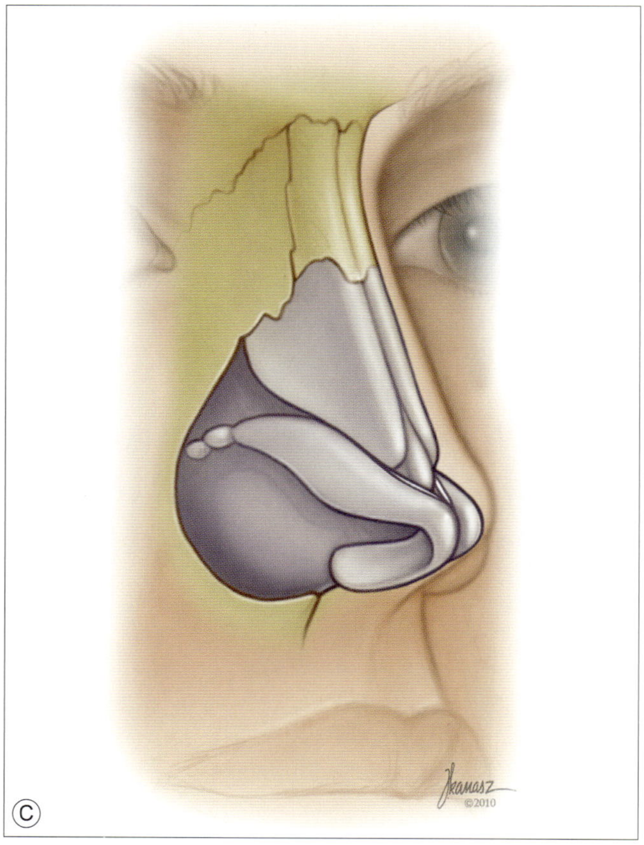

图 3.10（续）

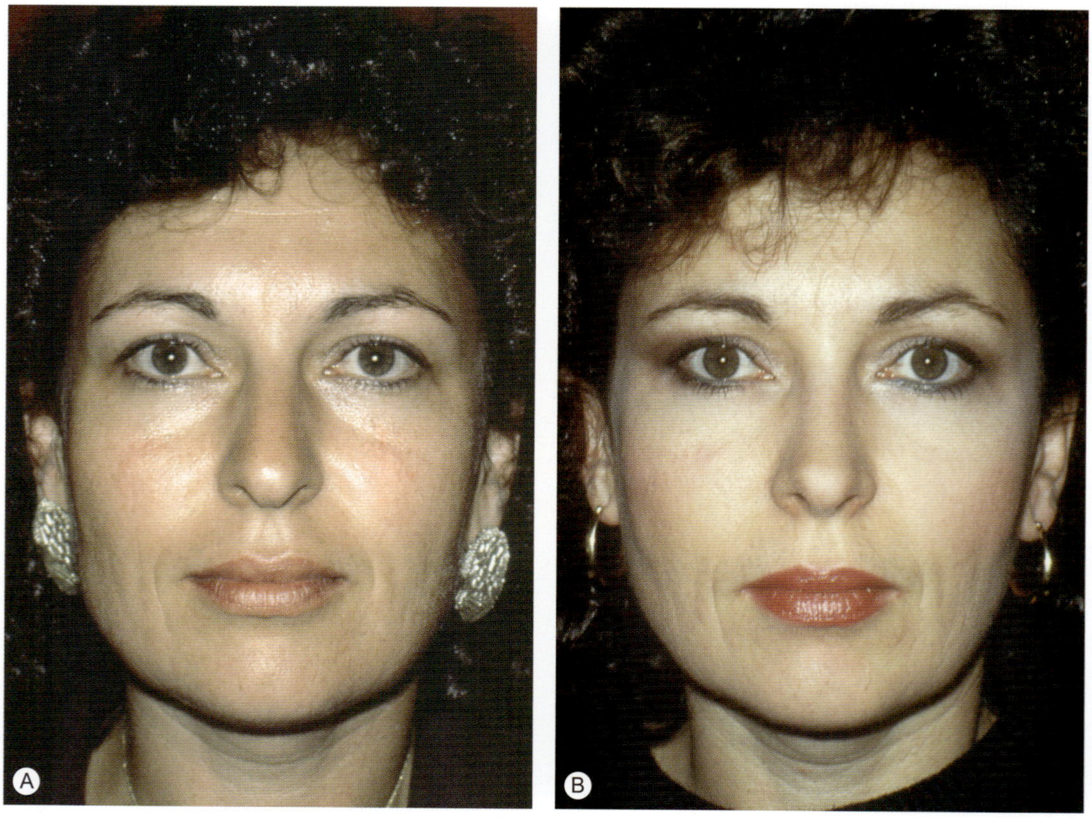

图 3.11　修剪过度发育的、肥大的鼻翼软骨头侧部分

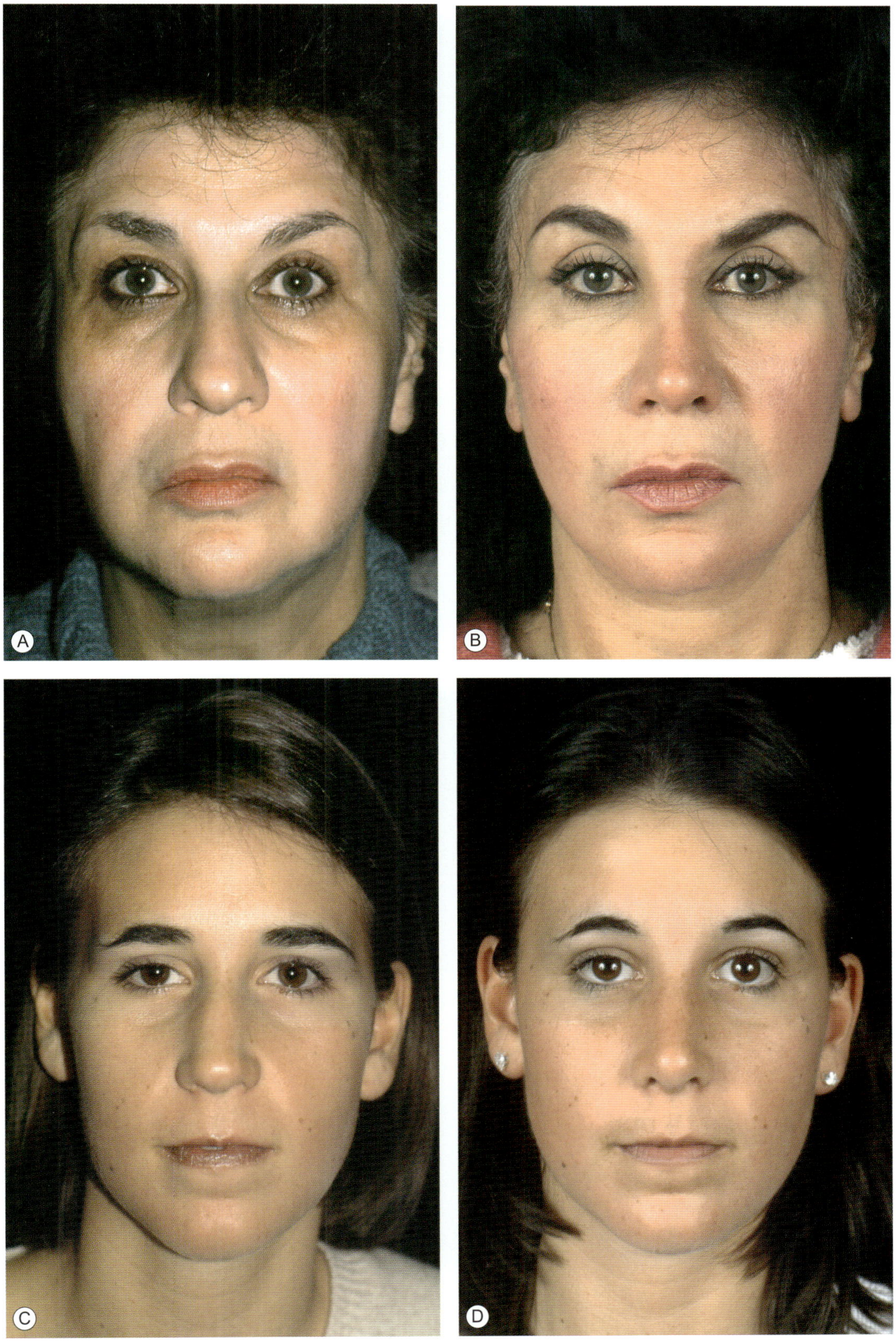

图 3.12 （A，B）显示切除鼻翼软骨头侧后，通过跨外侧脚缝合来控制穹窿宽度的患者对比照片；（C，D）显示通过穹窿间缝合来缩窄穹窿间距的患者对比照片

减少鼻尖突出度

通过下面描述的方法可以减少鼻尖的突出度。如果鼻翼软骨外侧脚的头侧部分突出，通过对头侧部分的修剪，会减少其突出度。从解剖结构上分析，切除部分是外侧脚头侧向前到穹窿部最突出的部分。如果鼻尖突出不是由该处解剖变异引起的（图 3.13），往往变化很小。

另一种降低鼻尖突出度的方法是对穹窿部的切除。这是一种破坏性很大的手术，应该谨慎使用。当鼻尖存在明显的过度突出、穹窿过宽、缩窄穹窿后鼻尖突出度进一步增加及穹窿部软骨存在扭曲畸形时，才可以使用降低穹窿顶部的这项技术。然而，为了避免出现不自然的外形和对功能的影响，当穹窿部比理想形态降低较大幅度时，可以使用一个帽状移植物，并将内侧脚和外侧脚缝合到帽状移植物上，恢复三脚架结构的连续性，维持外鼻阀的功能（图 3.14）。对于穹窿部形态比较理想的患者来说，可以通过重叠内、外侧脚的方式来降低鼻尖的突出度（图 3.15）。在针对穹窿部操作的过程中，需始终注意维持鼻三脚架结构的稳定性（详见第 9 章）。

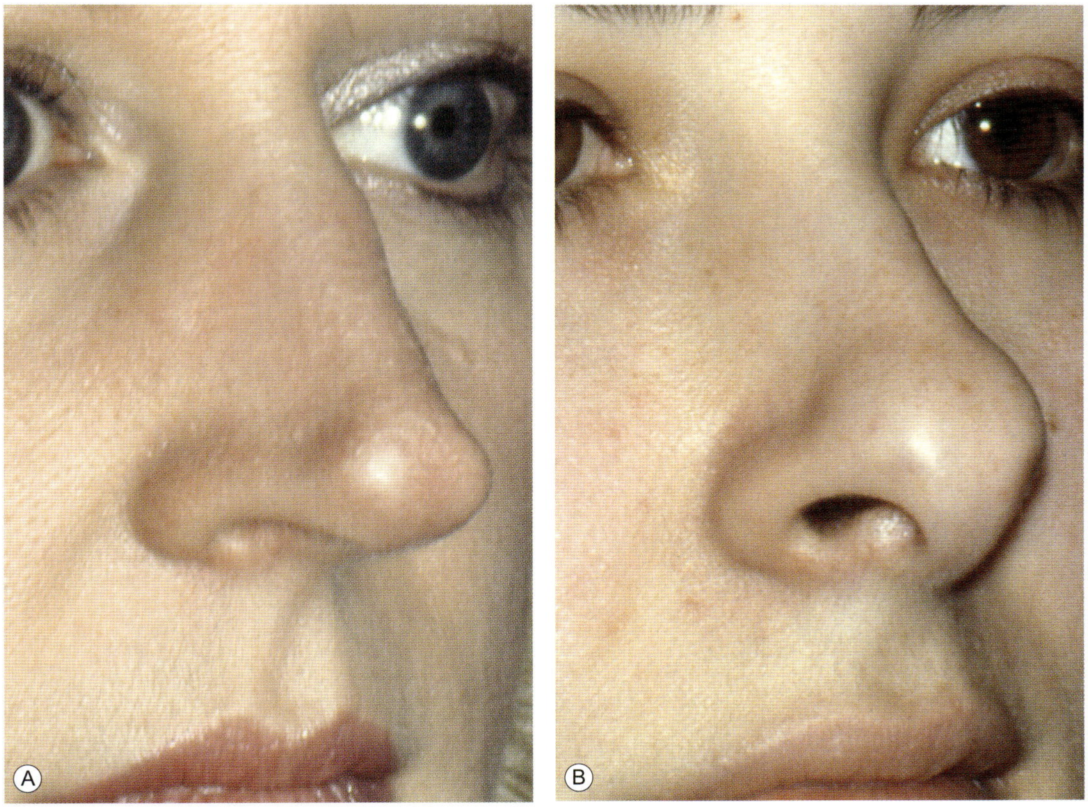

图 3.13　右边的患者（B）鼻翼软骨头侧部分突出，且鼻尖最突出的部分是穹窿前端，切除鼻翼软骨头侧将减少鼻尖的突出度；而左边的患者（A）鼻尖最高点位于穹窿部，修剪鼻翼软骨头侧就不会影响到鼻尖的突出度

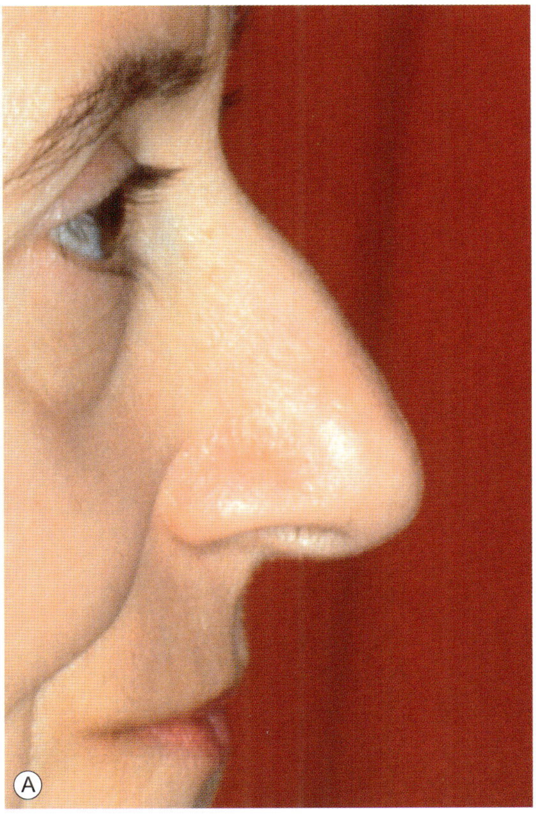

图 3.14　（A）患者的鼻尖过度突出、鼻背宽大，应该降低穹窿部

将踏板锚状缝合于鼻中隔尾端后脚也可以减少鼻尖的突出度。缝线穿过踏板后先轻轻打结，穿过鼻中隔尾端后脚后再次打结，可以使穹窿下端重新定位。踏板的锚状缝合通常会使鼻小柱和上唇的连接处（鼻唇交界点）显得很不自然，因此需要充分松解该处的软组织，尽可能地避免上唇和鼻小柱基底出现畸形。另外，踏板的锚状缝合会使上唇变长，也会使穹窿间距缩窄。操作前需要仔细观察，确定这些变化与整体的审美计划相符。踏板的锚状缝合适用于鼻尖稍宽、鼻尖过度突出和切牙过度显露（露龈笑）的患者。

当鼻背驼峰的尾端被去除后，穹窿部和内侧脚的支撑力会相应减弱，导致鼻尖突出度的缺失。鼻中隔软骨尾端前脚对鼻尖突出度的作用非常大，必须考虑到鼻部过度突出的患者，其鼻尖穹窿往往是悬挂于鼻中隔软骨尾端前脚的。在这种情况下，不但不需要通过其他方法减少鼻尖突出度；相反，在降低鼻背高度之后，还需要增加鼻尖的支撑力（图 3.16）。

降低鼻棘也可以使鼻尖突出度降低（图 3.17）。每当上颌骨向后移位时，都应该预计到鼻尖的高度也会相应下降。

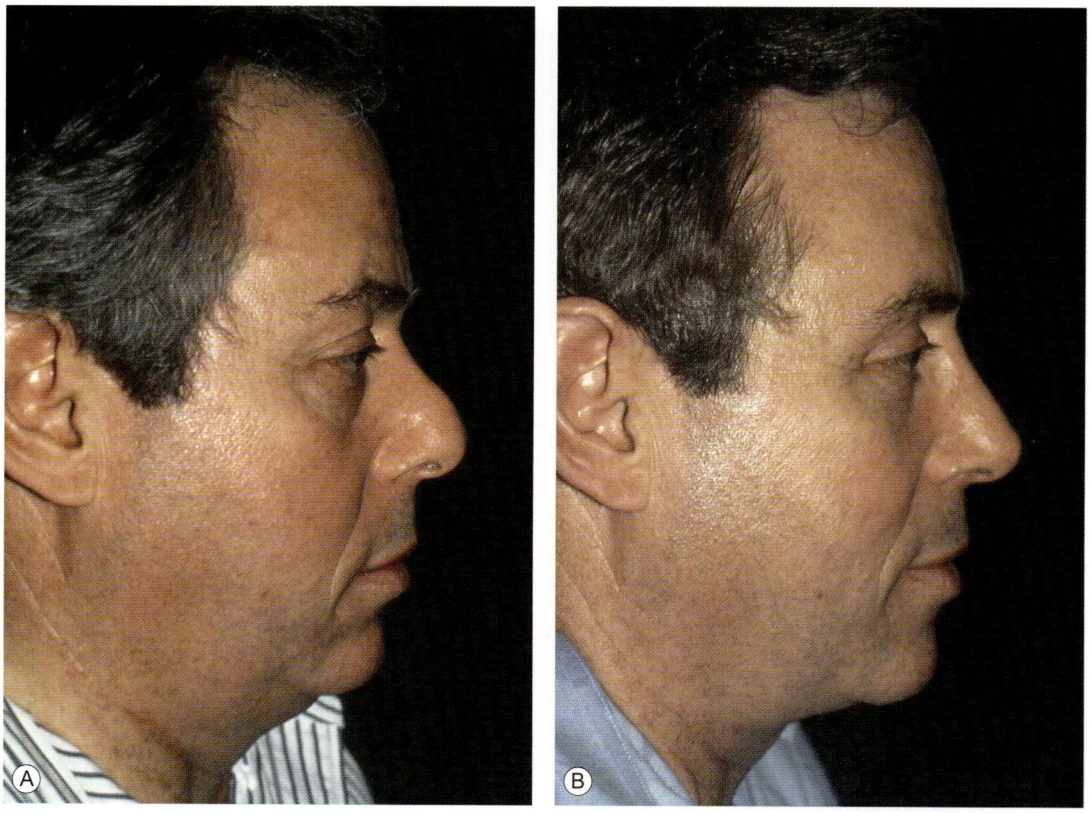

图 3.16　在这个案例中，鼻尖悬吊于鼻中隔软骨的尾端。去除鼻背驼峰后会导致鼻尖突出度丧失。这个案例不得不使用了鼻小柱支撑杆，以避免鼻尖丧失太多的支撑力

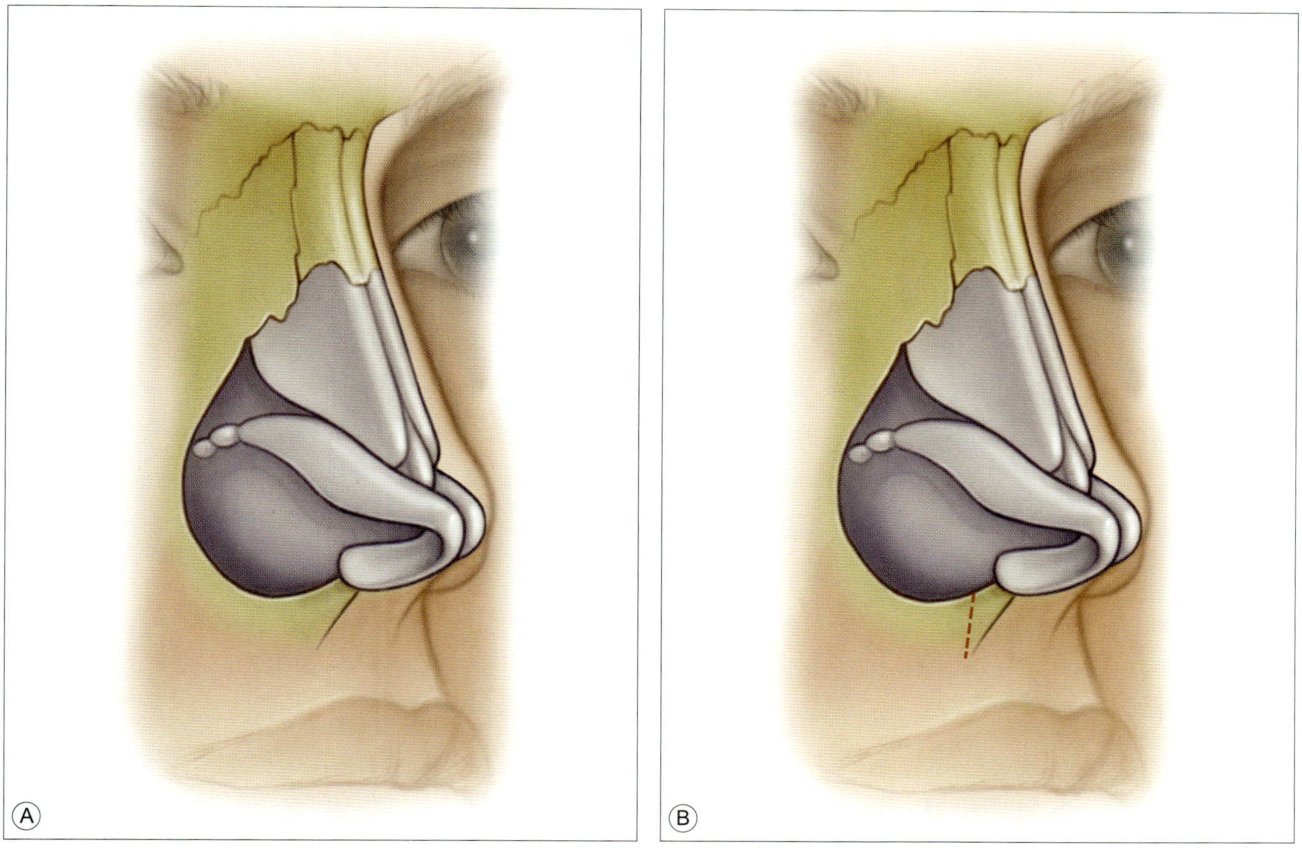

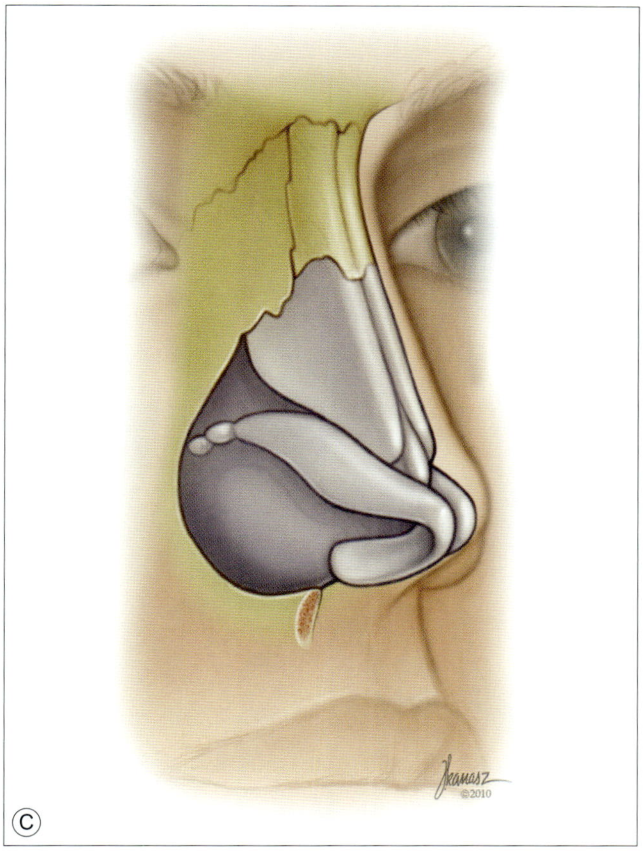

图 3.17　降低鼻棘和鼻中隔尾端前脚，会导致鼻尖突出度的降低

缩窄鼻尖

如果患者的穹窿部较宽，去除部分穹窿会使鼻尖缩窄，但是往往收效甚微。因为这是一种破坏性较大的操作，所以，只有当患者存在过宽或过度突出的畸形鼻尖时，才能作为最后的手段使用（图 3.18）。

此外，使用鼻尖移植物会使鼻尖看起来更窄。移植物的宽度决定了鼻尖的宽度。移植物越窄，鼻尖外观越窄。

如果穹窿顶部形态正常，但是两者相距较远，通过穹窿间缝合拉近穹窿间距会使鼻尖缩窄（图 3.19）。

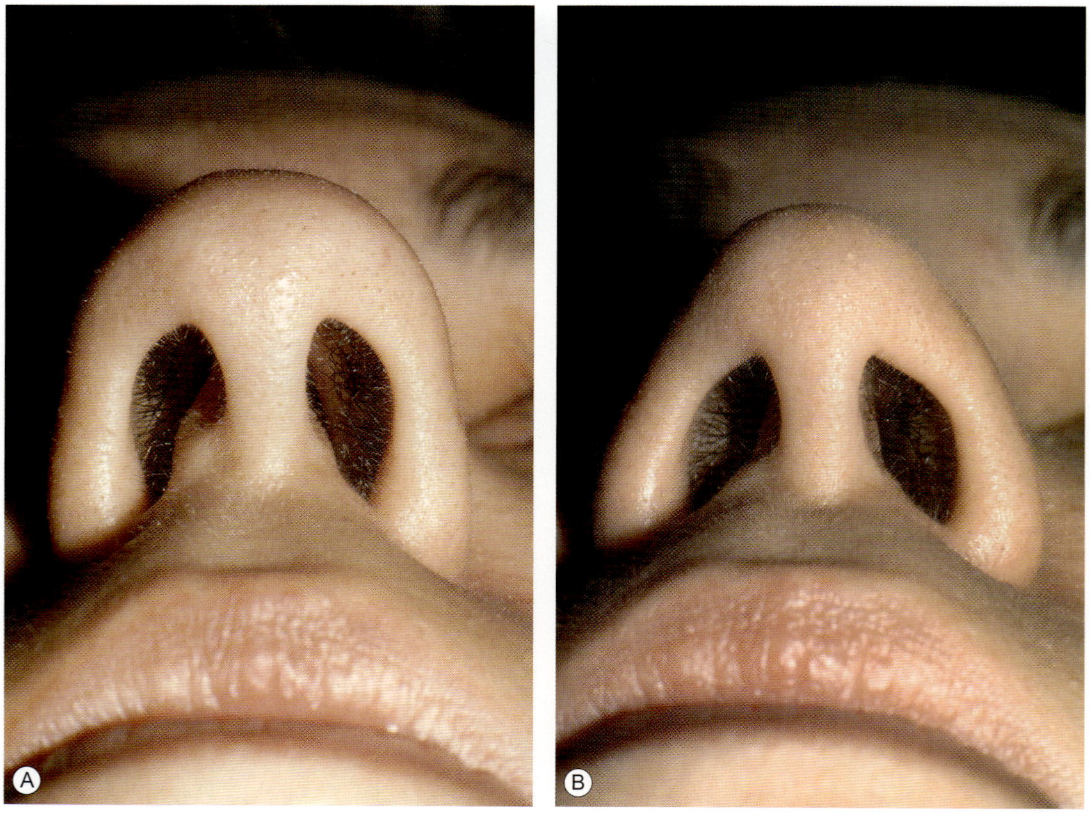

图 3.18　该患者鼻尖较宽且过于突出，A 图为术前，B 图为术后。通过穹窿中断技术，减少了穹窿的宽度和突出度，但是不提倡这样操作

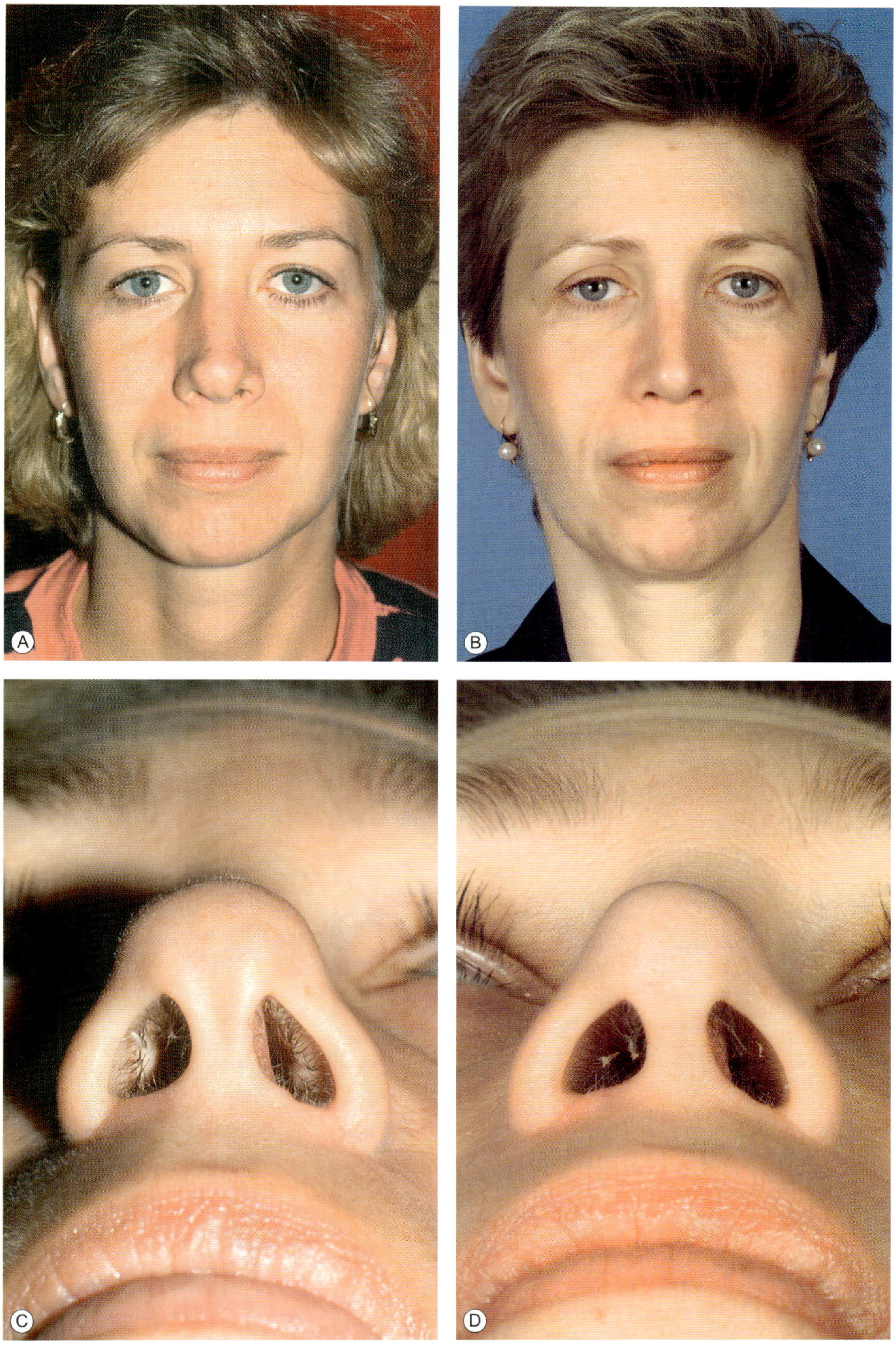

图 3.19 （A）在这个修复案例中，通过术前检查可以发现，多年前进行的头侧切除导致患者的鼻尖肥大；（B）通过穹窿间缝合缩小穹窿间距 10 年后；（C）基底面显示，修复前由于双侧内侧脚和穹窿的分离，而表现出的隐裂；（D）术后 10 年，显示隐裂被修复、穹窿被缩窄

贯穿穹窿缝合也会实现缩窄鼻尖的目的（图 3.20）。如果患者穹窿间距正常，但是穹窿拱太宽，就可以使用这种缝合（图 3.21）。此外，内侧脚缝合、跨外侧脚缝合、锚状缝合都可以缩小穹窿间距，使鼻尖变得更窄。

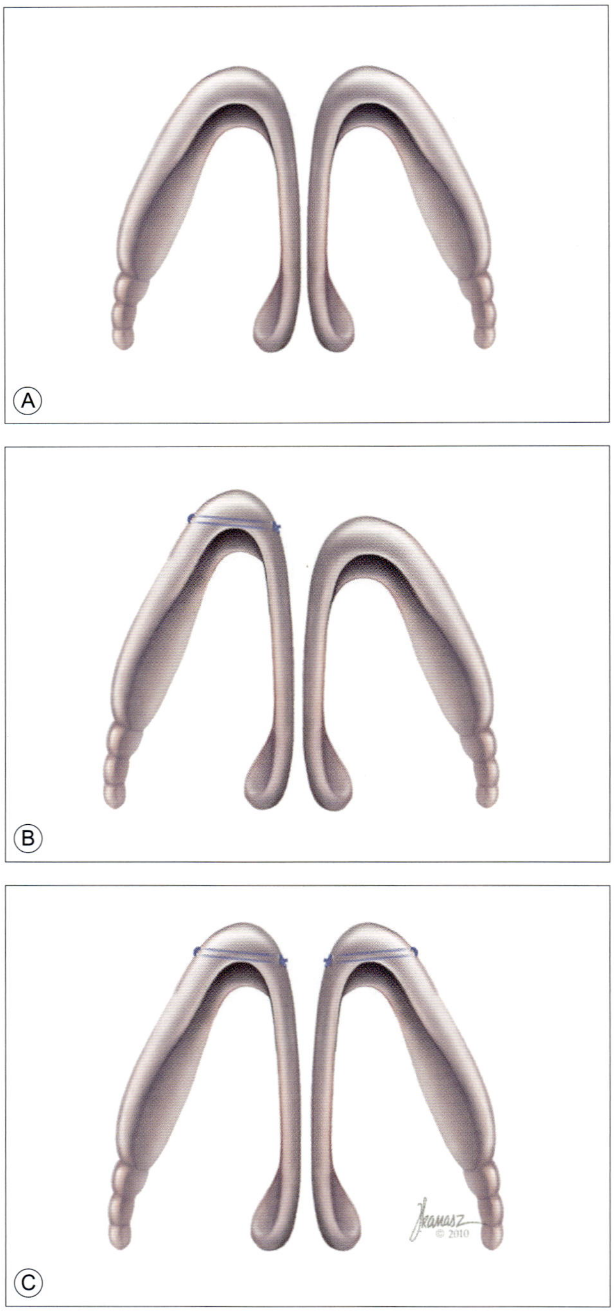

图 3.20　当患者的穹窿间距正常而穹窿拱太宽时，需要采用贯穿穹窿缝合

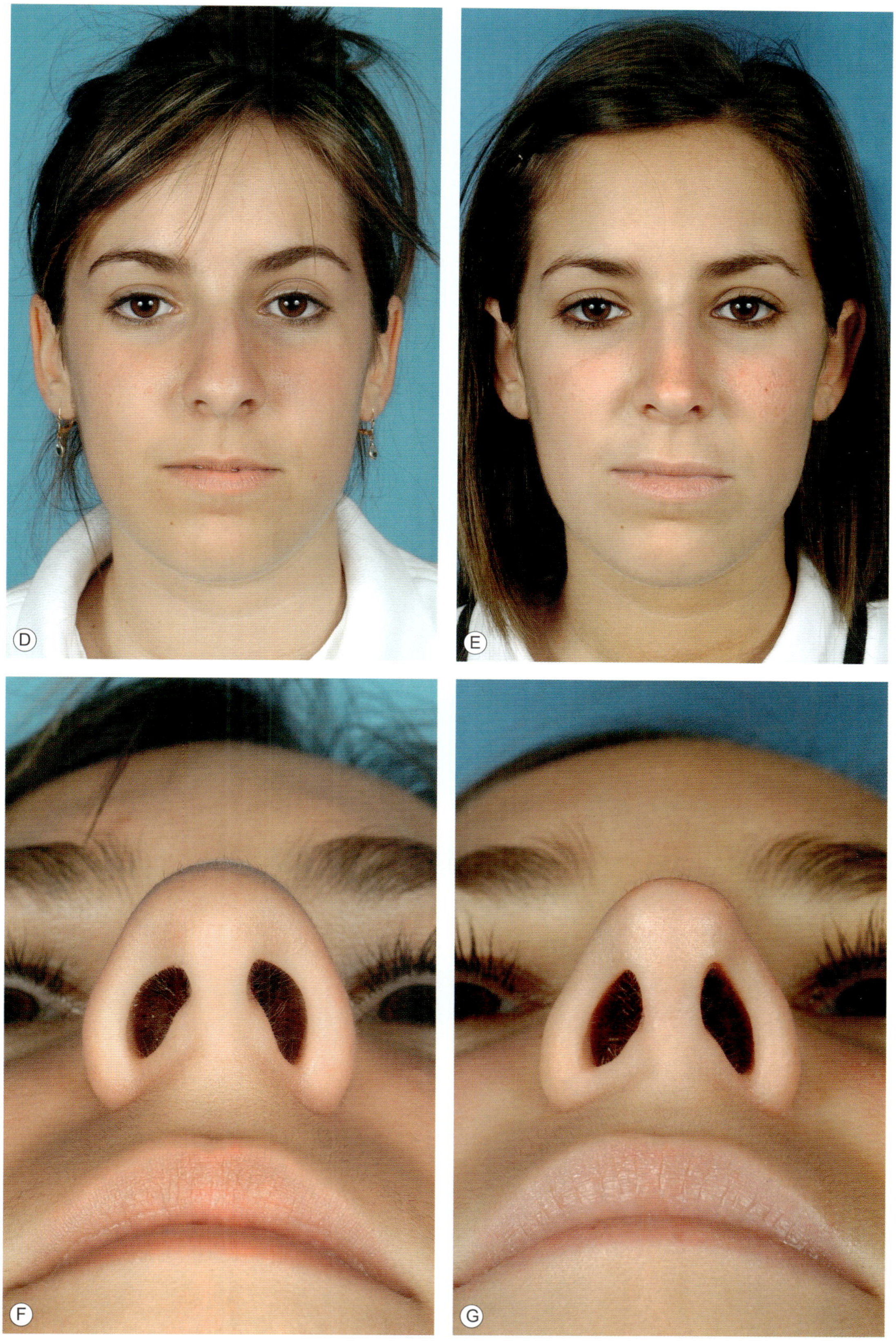

图 3.20　（续）

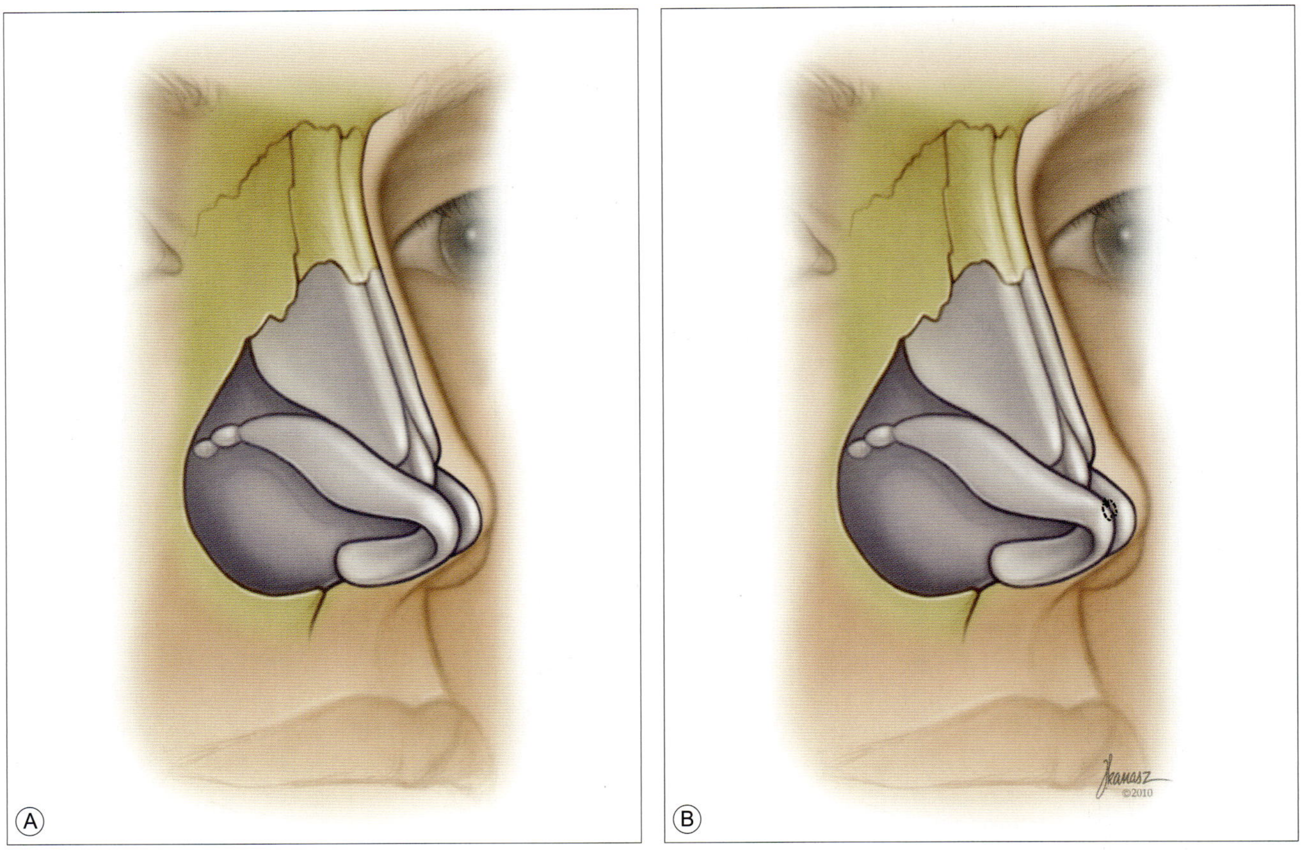

图 3.21　穹窿间缝合适用于拉近相距较远的双侧穹窿。该缝合也可以使双侧穹窿变得更加对称

增宽鼻尖

通常会使用一种或两种方法来增宽鼻尖。如果穹顶形态正常，但双侧穹窿相距太近，就需要在穹窿间插入移植物（图 3.22）。当每侧的穹窿拱都比正常形态窄，或者穹窿正常但是间距较窄时，就需要使用穹窿后移植物（图 3.23）。移植物被制作成 8 ~ 10 mm 长、1 mm 宽、1 mm 厚，在每侧穹窿下方剥离出一个小腔隙，将移植物先插入一侧后再插入到对侧的腔隙中，每侧分别用 6-0 可吸收线缝合，同时可使用穹窿间缝合来控制穹窿间距。此外，使用较宽的鼻尖移植物也可以使鼻尖增宽。

增加鼻尖突出度

如果鼻尖下小叶缺如，通常可以使用鼻尖移植物来增加鼻尖的突出度（图 3.24）。

如果鼻小柱短小、三脚架尾臂支撑力不足，使用鼻小柱支撑杆来增加鼻尖突出度是最好的选择（图 3.25）。要理解这两种移植物所带来的鼻尖突出的作用是不可互换的。另外，通过锚状缝合技术也可以

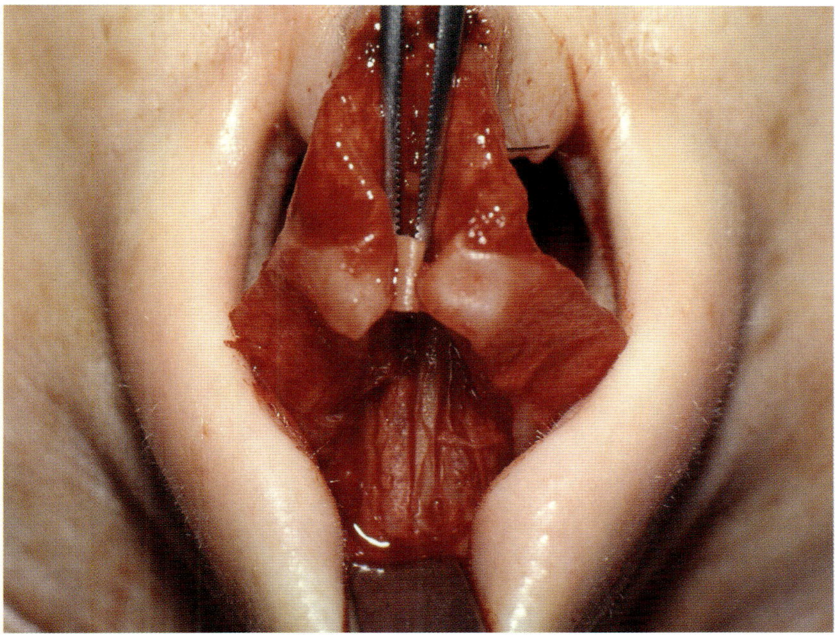

图 3.22　穹窿间移植物适用于穹窿弧度正常，但是穹窿之间相距太近的鼻尖

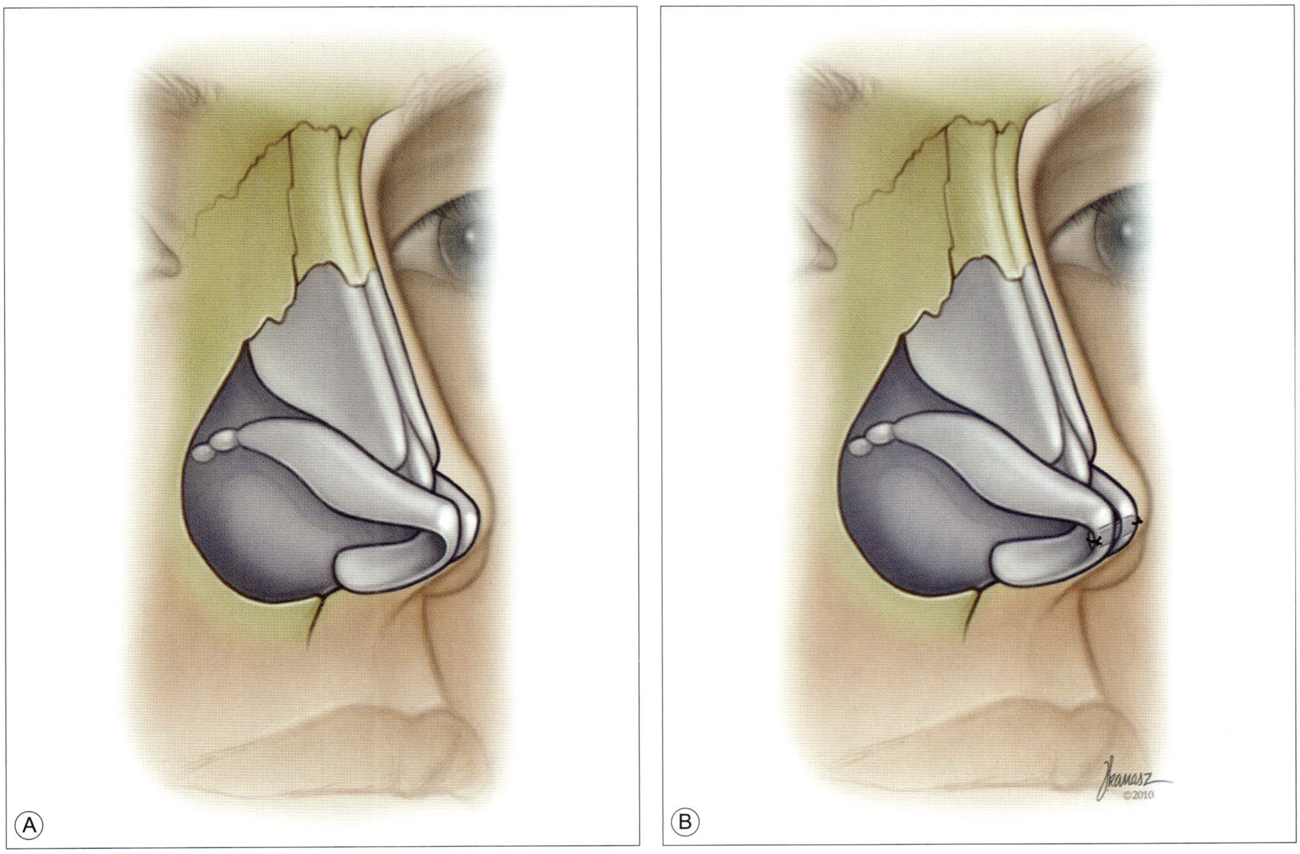

图 3.23　（A）术前，表现为狭窄的鼻尖；（B）术后，放置了穹窿后移植物

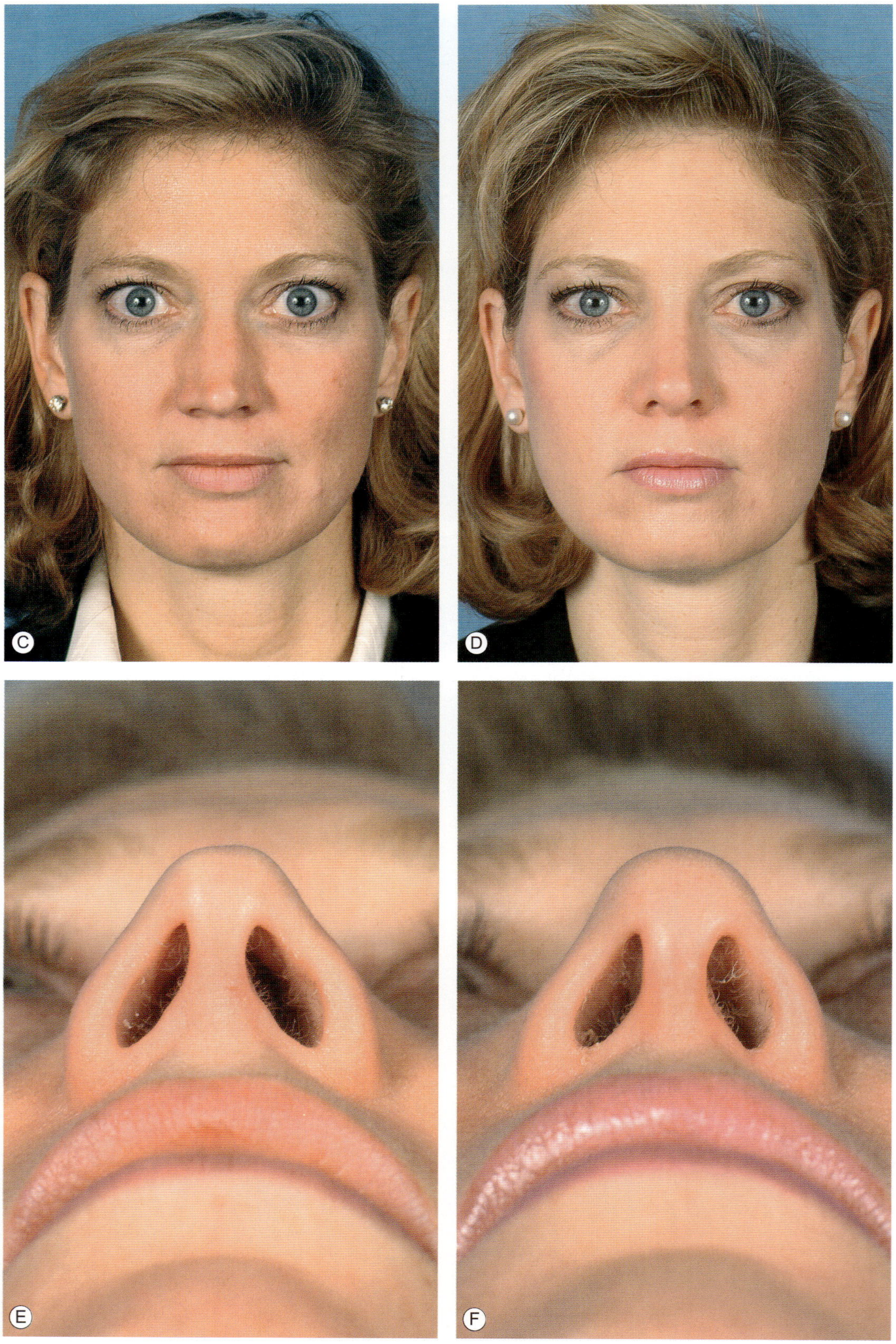

图 3.23（续）（C）术前患者正面观；（D）采用穹窿后移植物术后；（E，F）基底面观

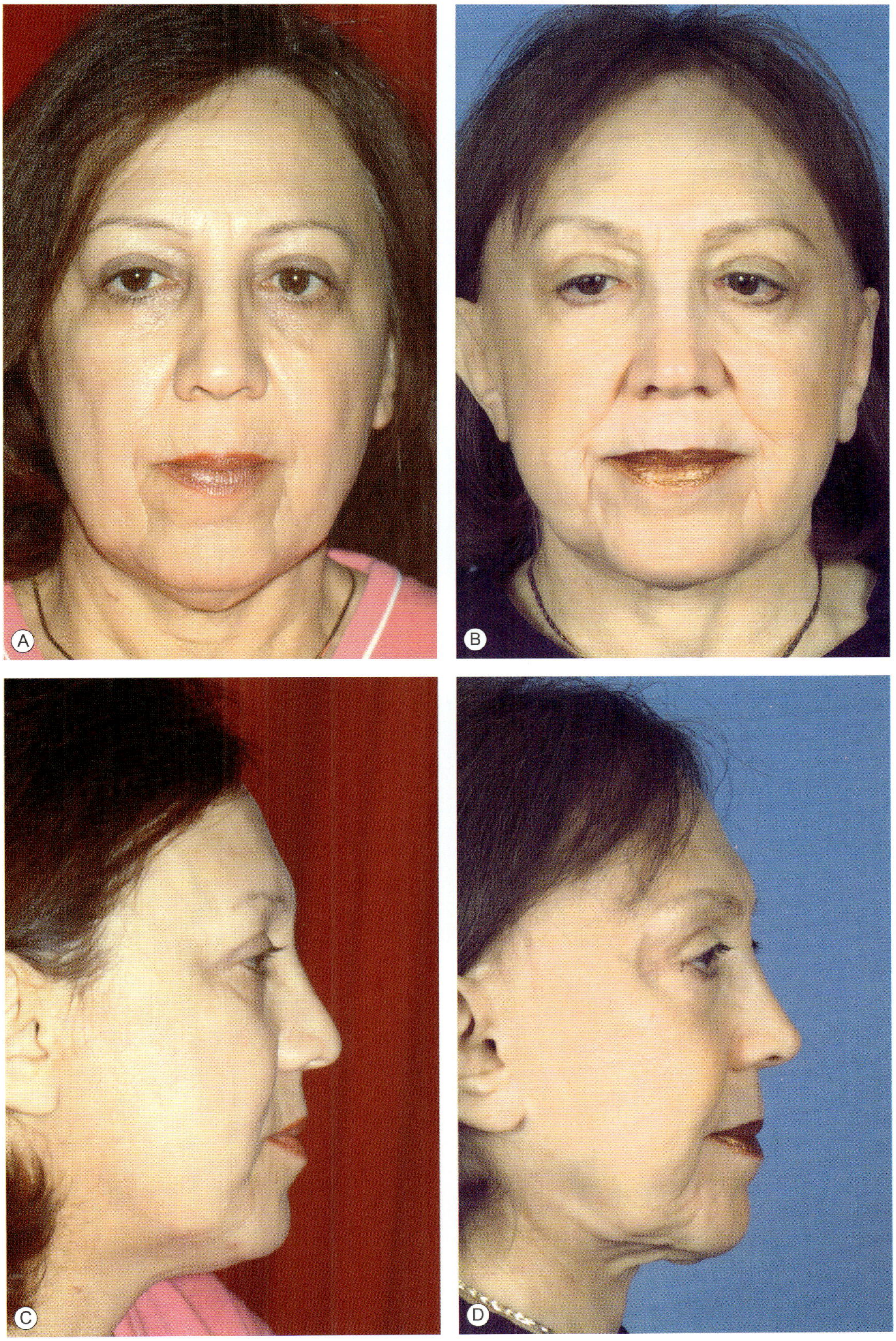

图 3.24　（A，C）术前；（B，D）术后 16 年。该患者通过联合应用鼻尖移植物和鼻小柱支撑杆来增加鼻尖的突出度

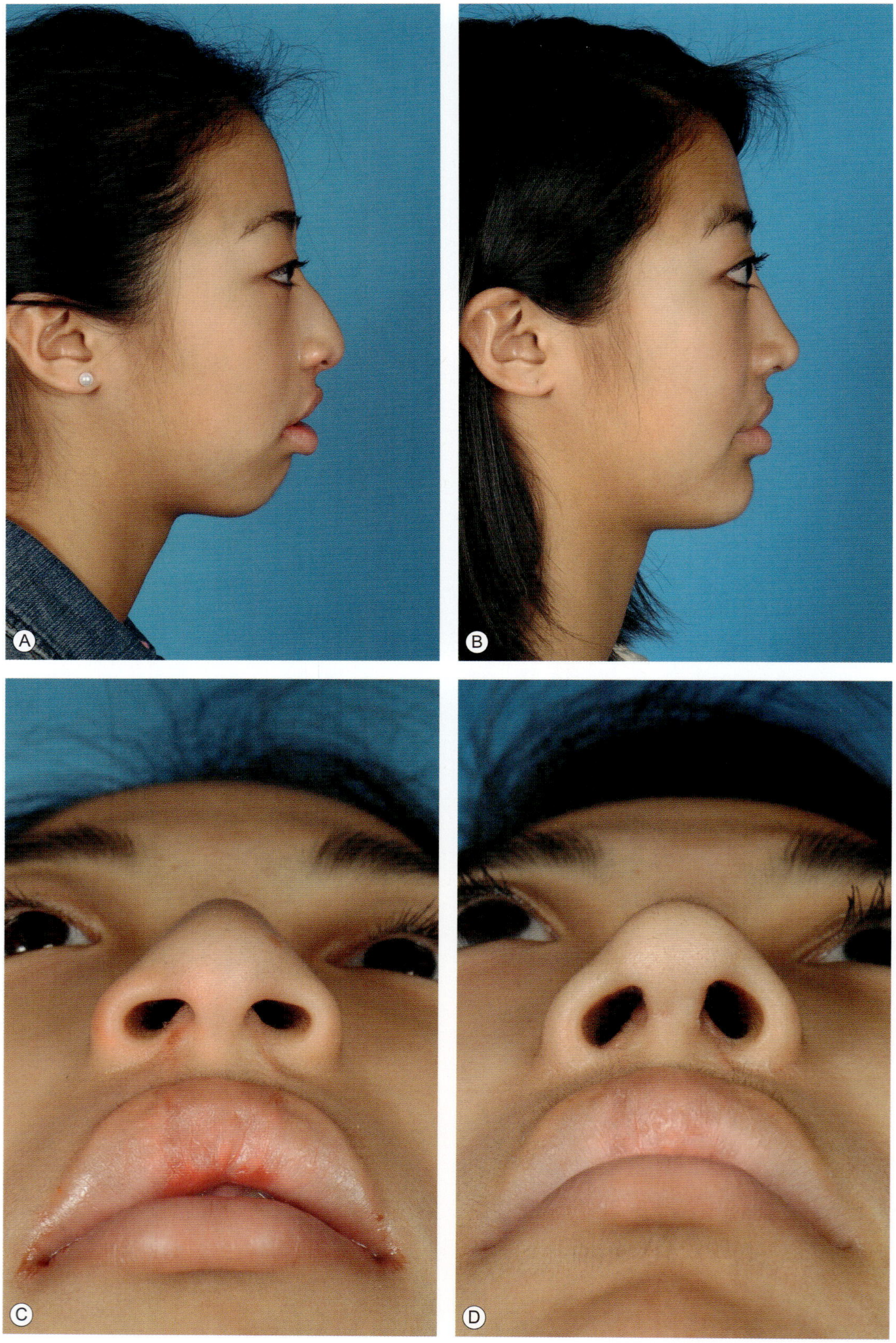

图 3.25 鼻小柱短小的案例。（A，C）术前；（B，D）术后。通过使用鼻小柱支撑杆来拉长鼻小柱，获得更多的鼻尖突出度

使鼻尖突出度增加，这似乎与之前讨论的锚状缝合可以使鼻尖降低的作用是相矛盾的。但是，如果缝合踏板后，缝合针穿过鼻中隔尾端更靠上的部位并递增式地打结后，就会使基底单元进一步抬高；同时，这样的缝合会使穹窿部轻度分离，必须注意修正（图 3.26）。

抬高鼻棘也会增加鼻尖的突出度。每当鼻小柱基底部分的支撑力被加强时，鼻尖突出度也会随之增加，这其中包括上颌骨的截骨前徙术（图 3.27）。

Gustavo Fred[5] 也介绍过一种增加鼻尖突出度的技术，具体操作如下：游离内侧脚后，将其缝合固定于更靠上的鼻中隔尾端来增加鼻尖突出度，同时会使悬垂的鼻小柱回缩。这项技术仅适用于鼻小柱悬垂和鼻尖突出不充分的患者（图 3.28）。

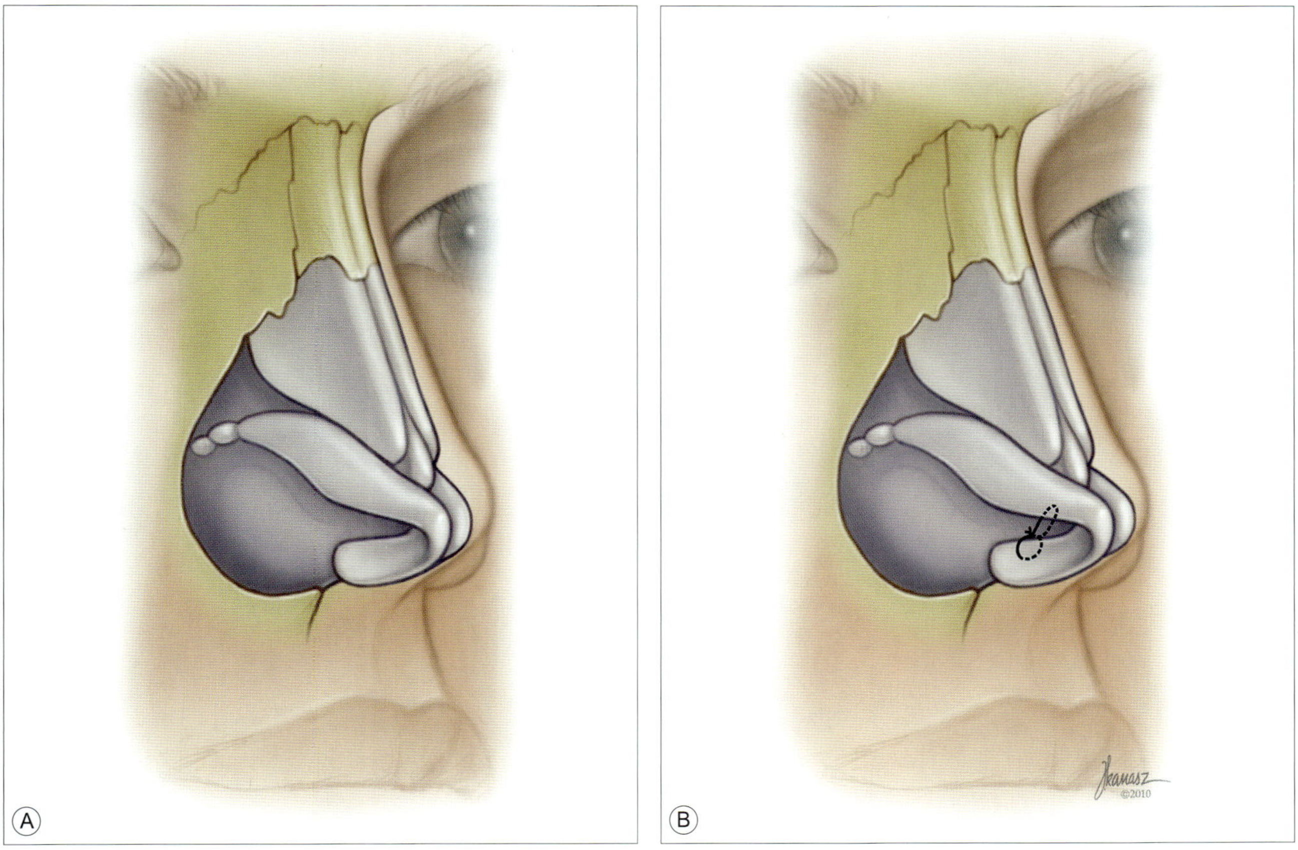

图 3.26 （A，B）示意图演示，通过内侧脚和鼻中隔尾端的锚状缝合，矫正过度向下突出的鼻尖

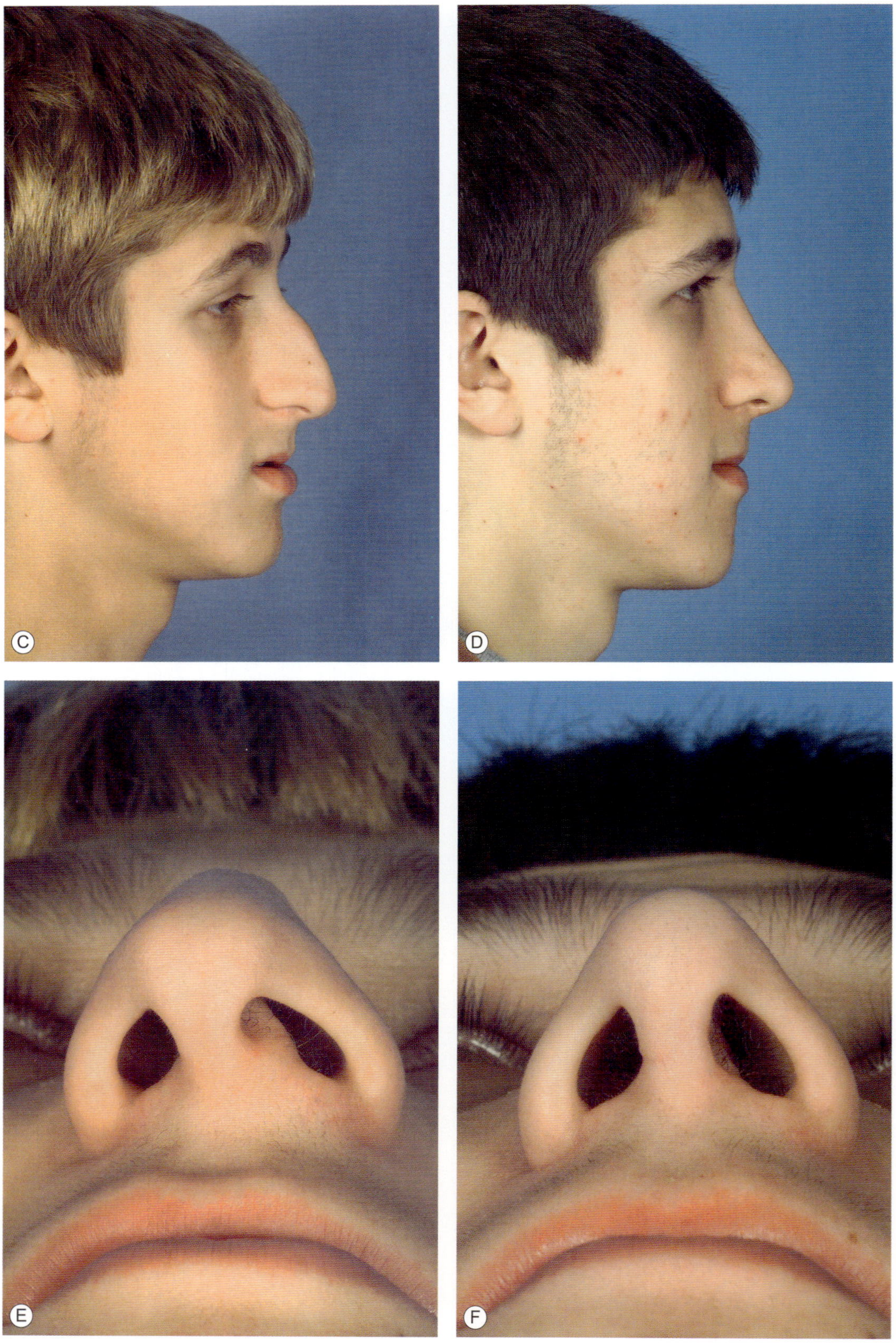

图 3.26（续）（C，E）患者的鼻尖向下突出并悬吊于鼻中隔尾端前脚；（D，F）进行锚状缝合术后

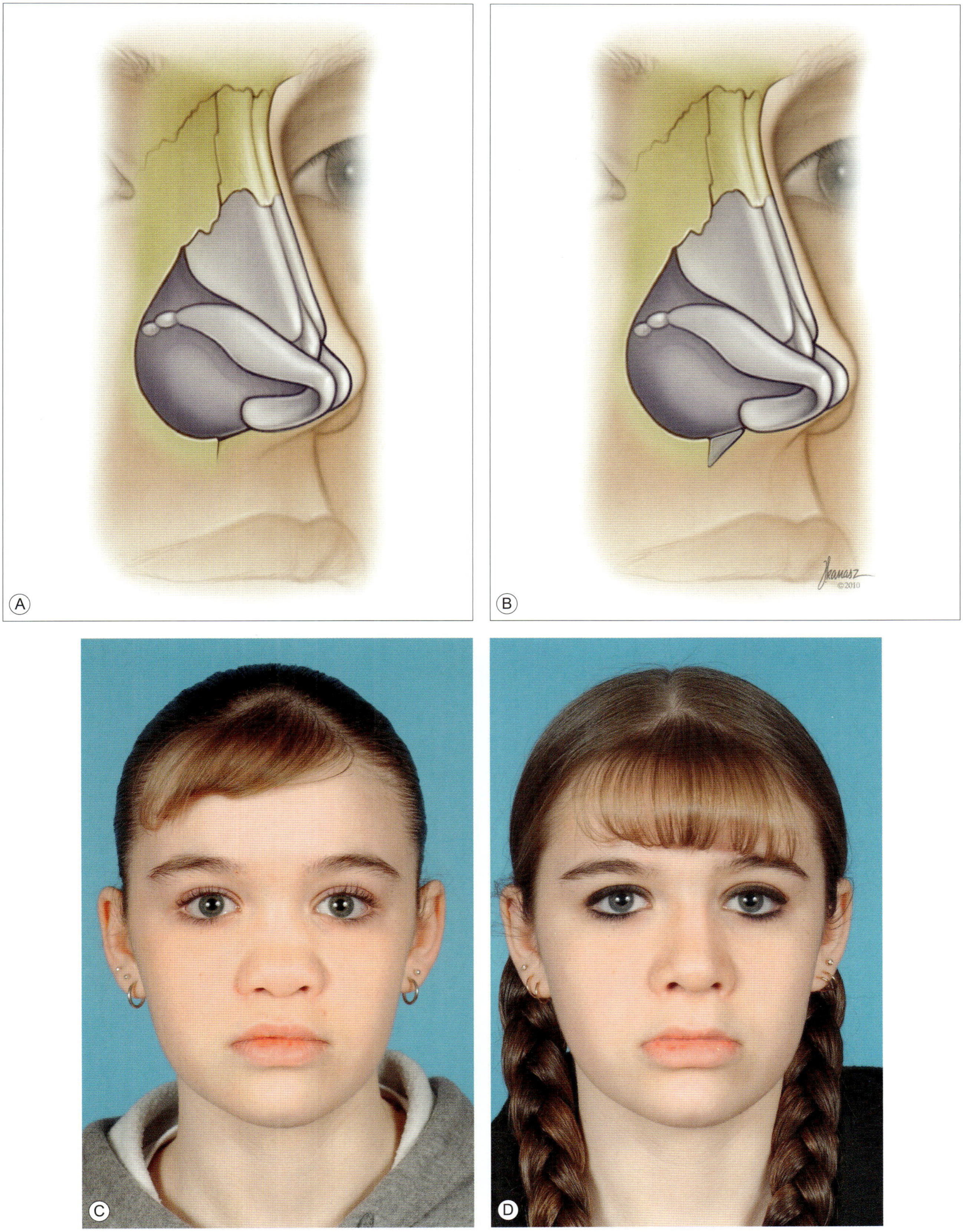

图 3.27　（A，B）示意图显示抬高上颌骨；（C，E，G）Binder 综合征患者术前

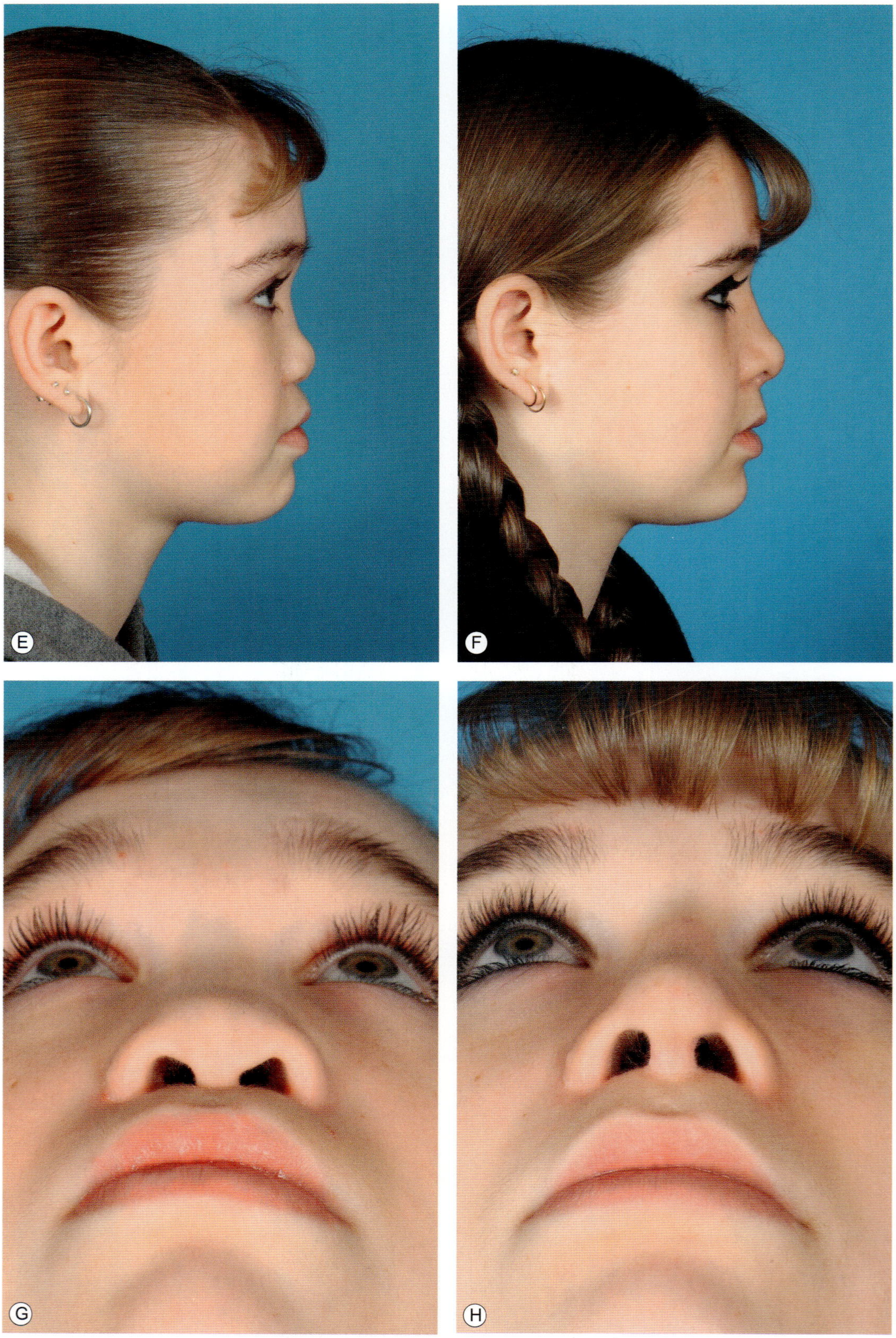

图 3.27（续）（D，F，H）术后。术中抬高了上颌骨和前鼻棘，并使用了鼻小柱支撑杆

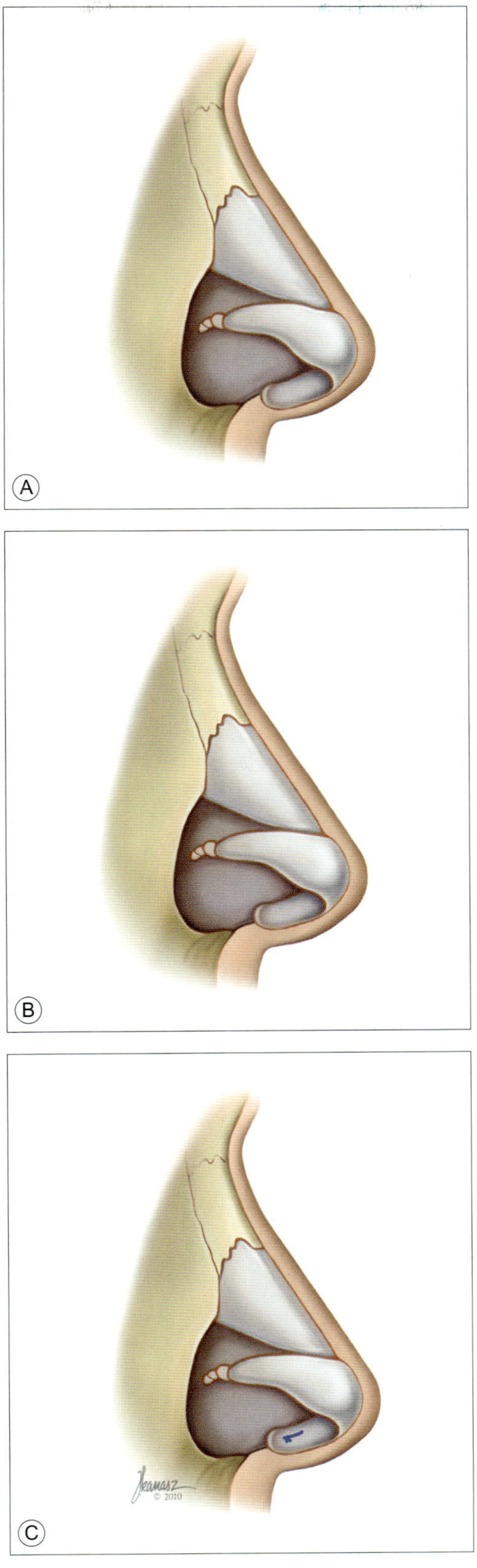

图 3.28 （A，B，C）示意图显示，通过 Fred 缝合技术，将分离的内侧脚移位并固定到鼻中隔尾端前脚

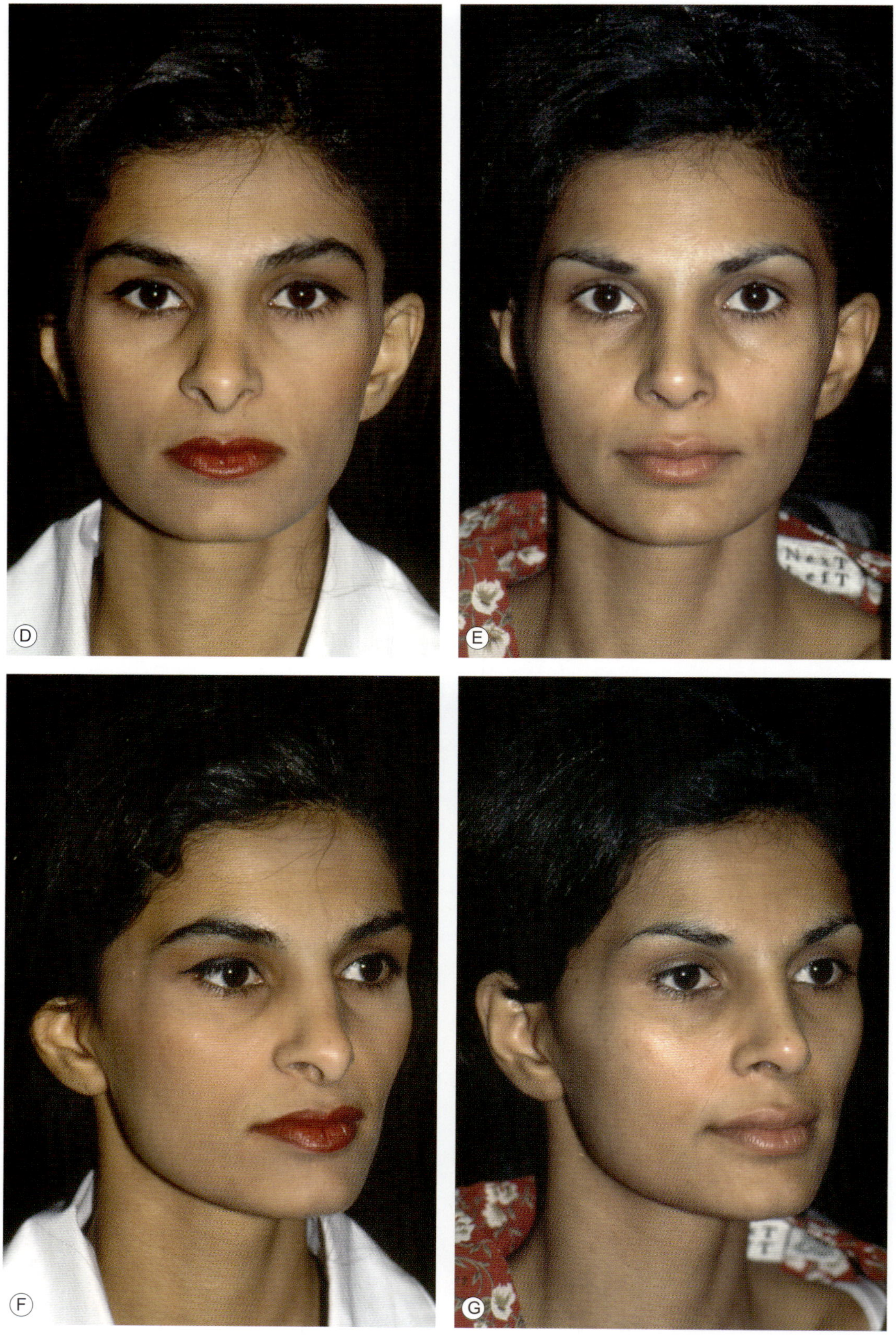

图 3.28（续）（D，F，H）术前；（E，G，I）术后。使用 Fred 缝合技术回缩悬垂的鼻小柱，将内侧脚提升到更靠前的鼻中隔尾端，以获得更多的鼻尖突出度

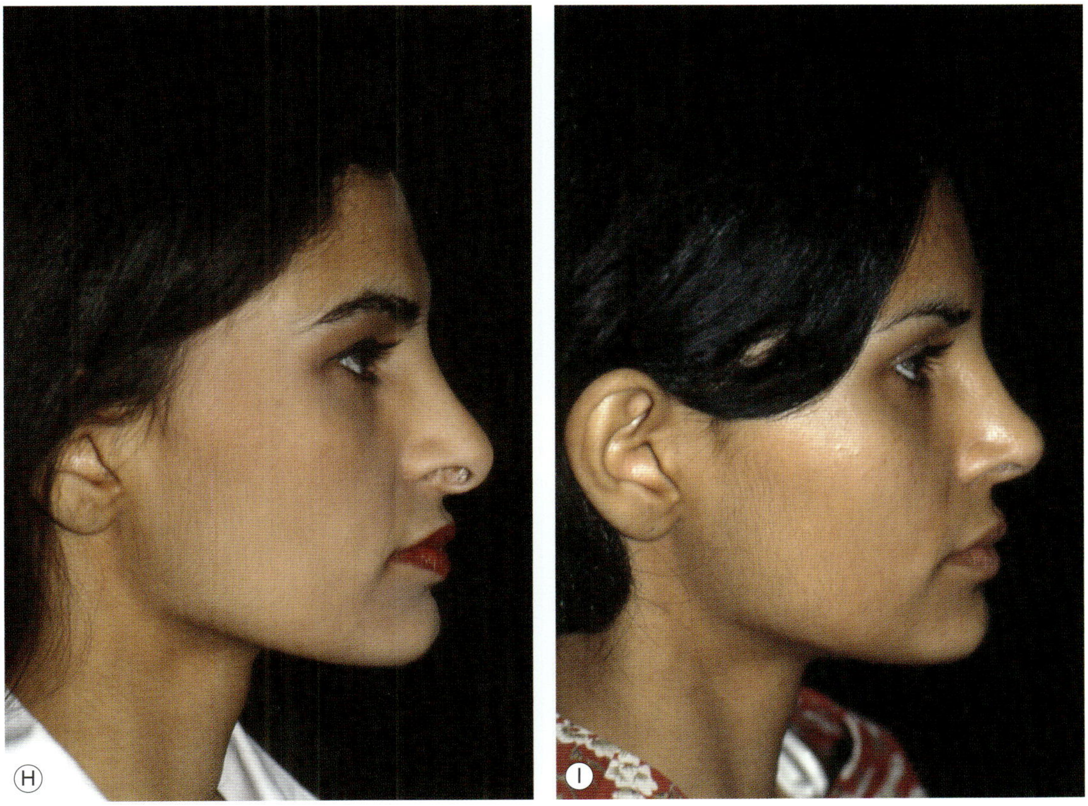

图 3.28（续）

向头侧旋转鼻尖

向头侧旋转鼻尖最为有效、可控和可行的方法是楔形切除鼻中隔尾端前脚的部分软骨，主要是比基底部更向尾端突出的那部分软骨（图 3.29），同时进行的操作包括：切除相应比例的膜性鼻中隔和通过旋转缝合将鼻尖固定到相应的位置（图 3.30）[6]。切除鼻翼软骨头侧部分（图 3.31）、放置鼻小柱支撑杆、拉拢踏板使鼻唇交界点抬高等这些操作，都会使鼻尖轻度向头侧旋转。此外，抬高鼻棘不仅仅会增加鼻尖的突出度，也会出现鼻尖向头侧旋转的效果（图 3.32）。此外，随着鼻背的降低，也会产生这样的视觉误差。

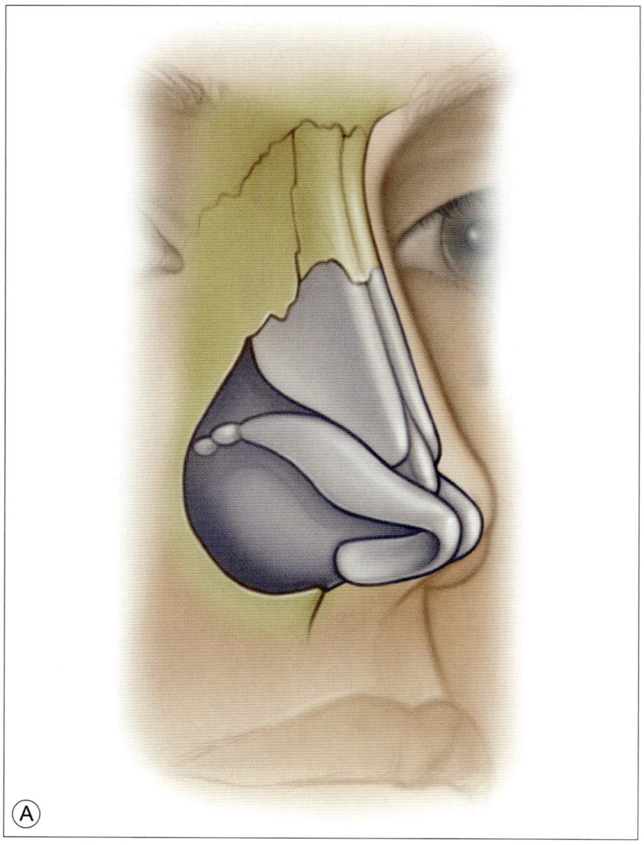

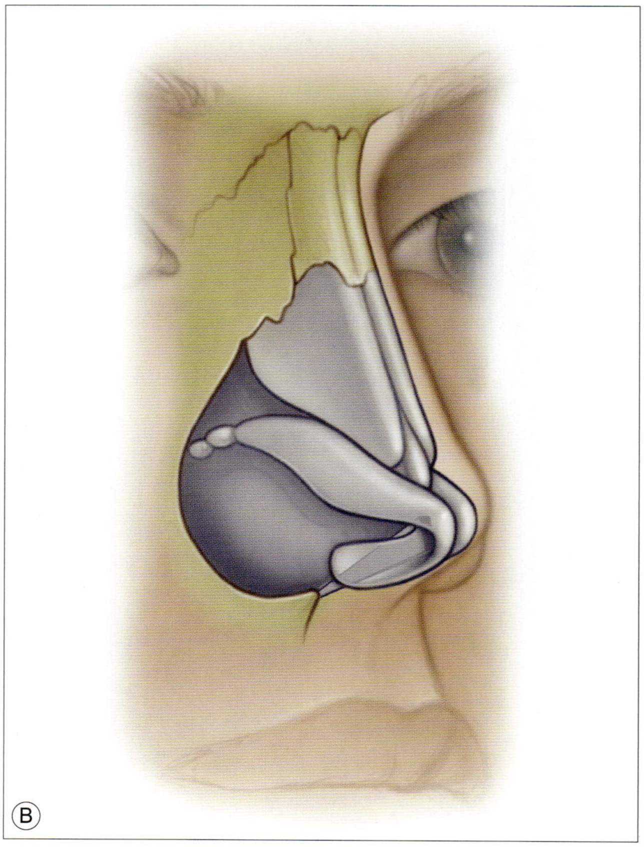

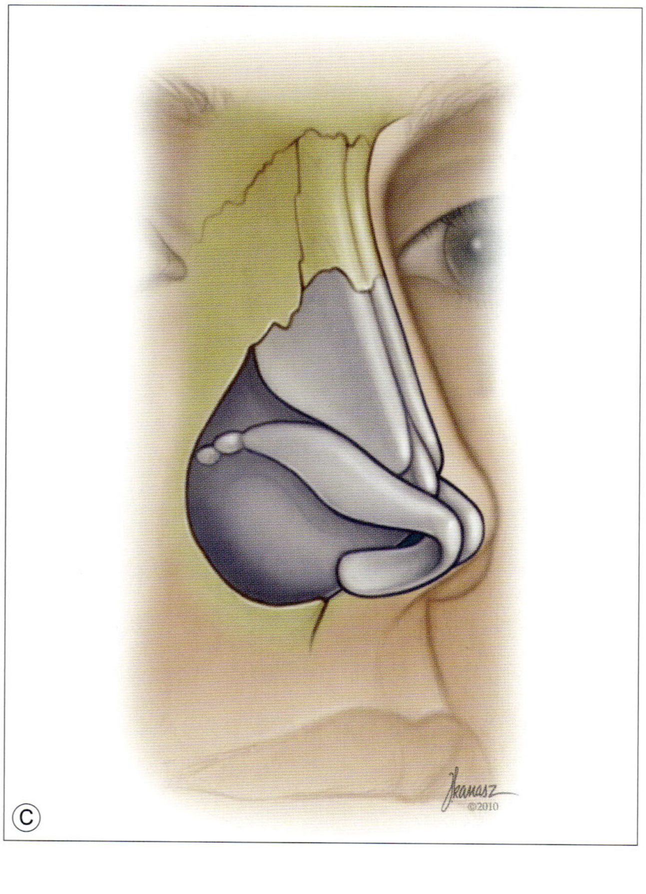

图 3.29　示意图显示，楔形切除突出于基底部的鼻中隔尾端前脚，会使鼻尖向头侧旋转

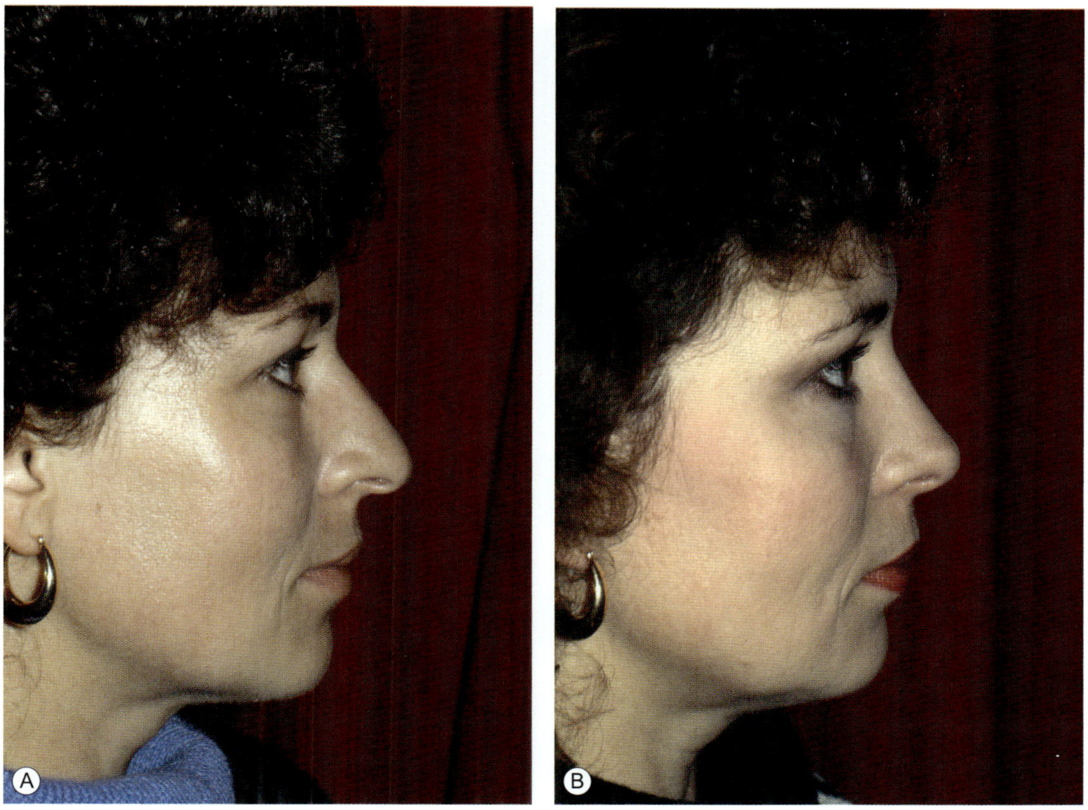

图 3.30　通过楔形切除使鼻尖向头侧旋转，术前（A）、术后（B）的案例对比照片

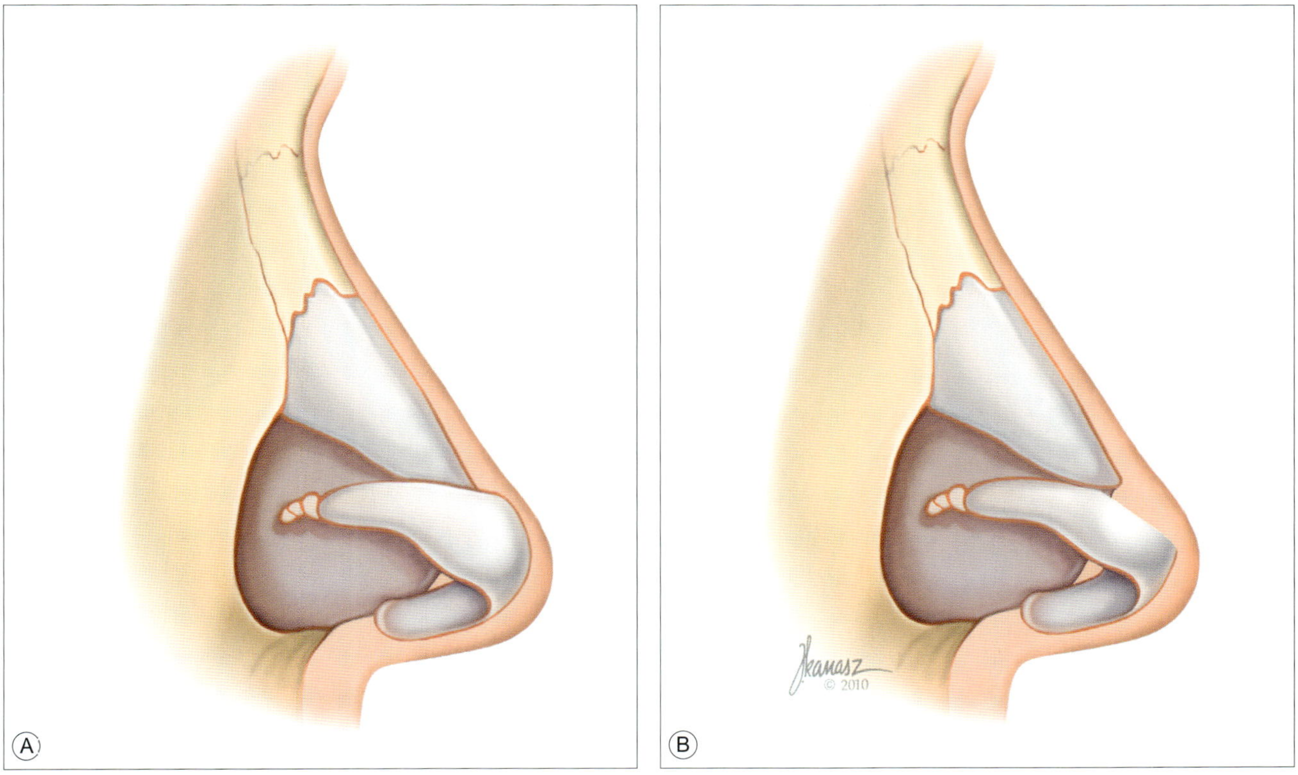

图 3.31　示意图显示，切除鼻翼软骨头侧，会使鼻尖向头侧旋转

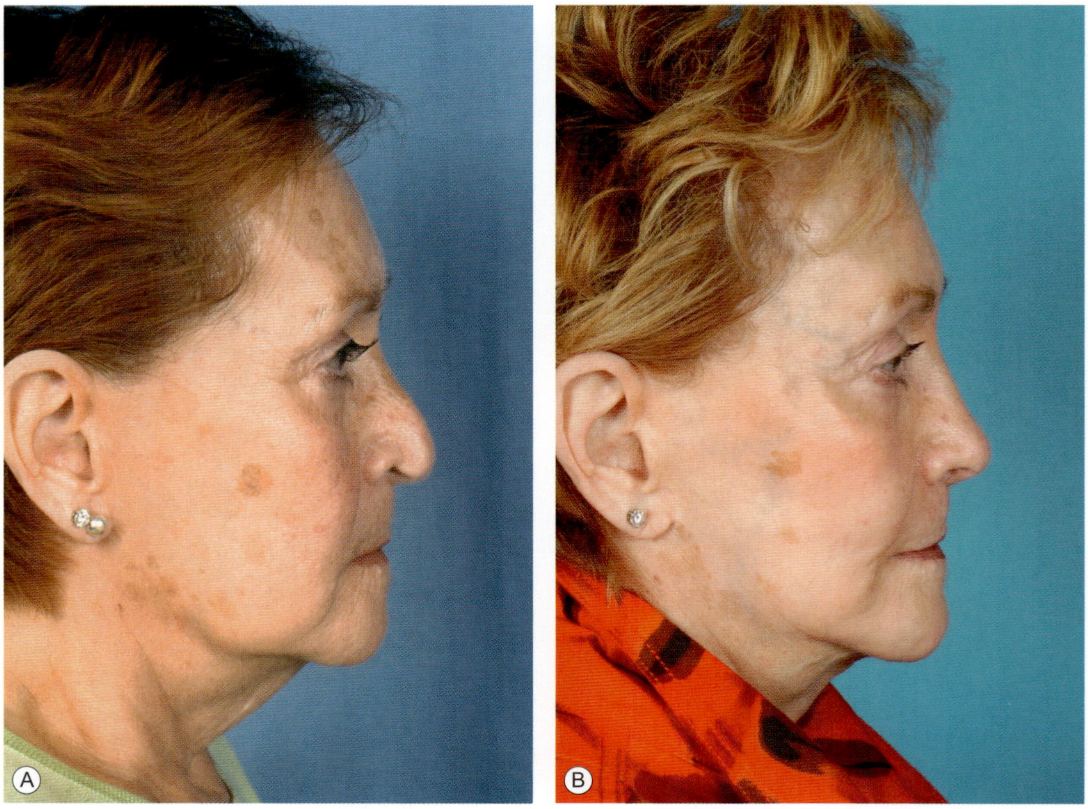

图 3.32　案例显示，拉拢踏板和使用鼻小柱支撑杆之后，导致鼻尖旋转的效果

抬高和降低鼻棘

使用鼻棘移植物会使上唇变短，使鼻尖突出度增加，同时使鼻小柱上唇夹角变钝（图 3.33）；相反，降低鼻棘会使上唇看上去更长，使鼻尖突出度降低，同时使鼻小柱上唇夹角变锐（图 3.34）。

调整内侧脚的踏板

踏板可以起到支撑鼻尖和控制鼻小柱宽度的作用，同时也影响着鼻孔的形态。拉拢踏板会增加鼻尖突出度、缩窄鼻小柱基底、向头侧旋转鼻尖和抬高鼻唇交界点（图 3.35）。如果不需要抬高鼻唇交界点，则可以切除踏板的外侧部分及踏板间的软组织，避免使相对正常的鼻小柱基底变得过于单薄。鼻中隔软骨尾端长期存在偏曲时，踏板也会发生扭曲，矫正鼻中隔偏曲后往往会发现踏板非常不对称；此时，就需要将踏板内侧重新固定到矫正后的鼻中隔尾端上，才能恢复鼻小柱基底的对称性（图 3.36）。

降低鼻尖突出度还可以导致一些其他的动态变化，如鼻翼底部变宽和鼻小柱尾端偏斜等（图 3.37）。

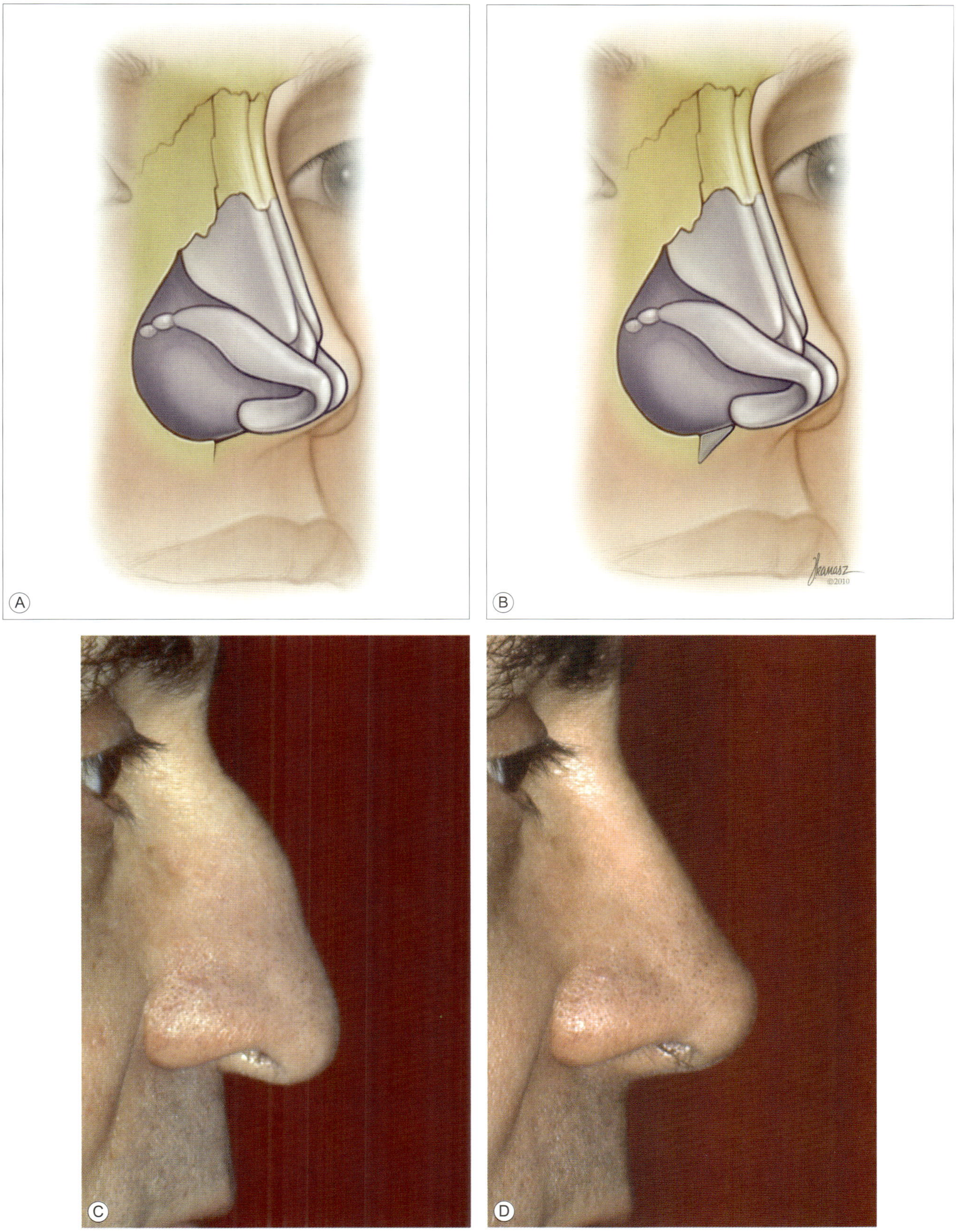

图 3.33 （A，B）示意图显示抬高鼻棘的效果；（C，D）案例显示抬高鼻棘所带来的相关改变，包括缩短上唇、增加鼻尖突出度和增大鼻小柱上唇夹角

放置鼻翼缘移植物

使用鼻翼缘移植物后会发挥非常微妙的作用，不仅会矫正鼻翼缘的凹陷、改变鼻翼缘尾端的位置及增加鼻孔的长度，同时还可以改善外鼻阀的功能（图 3.39）。

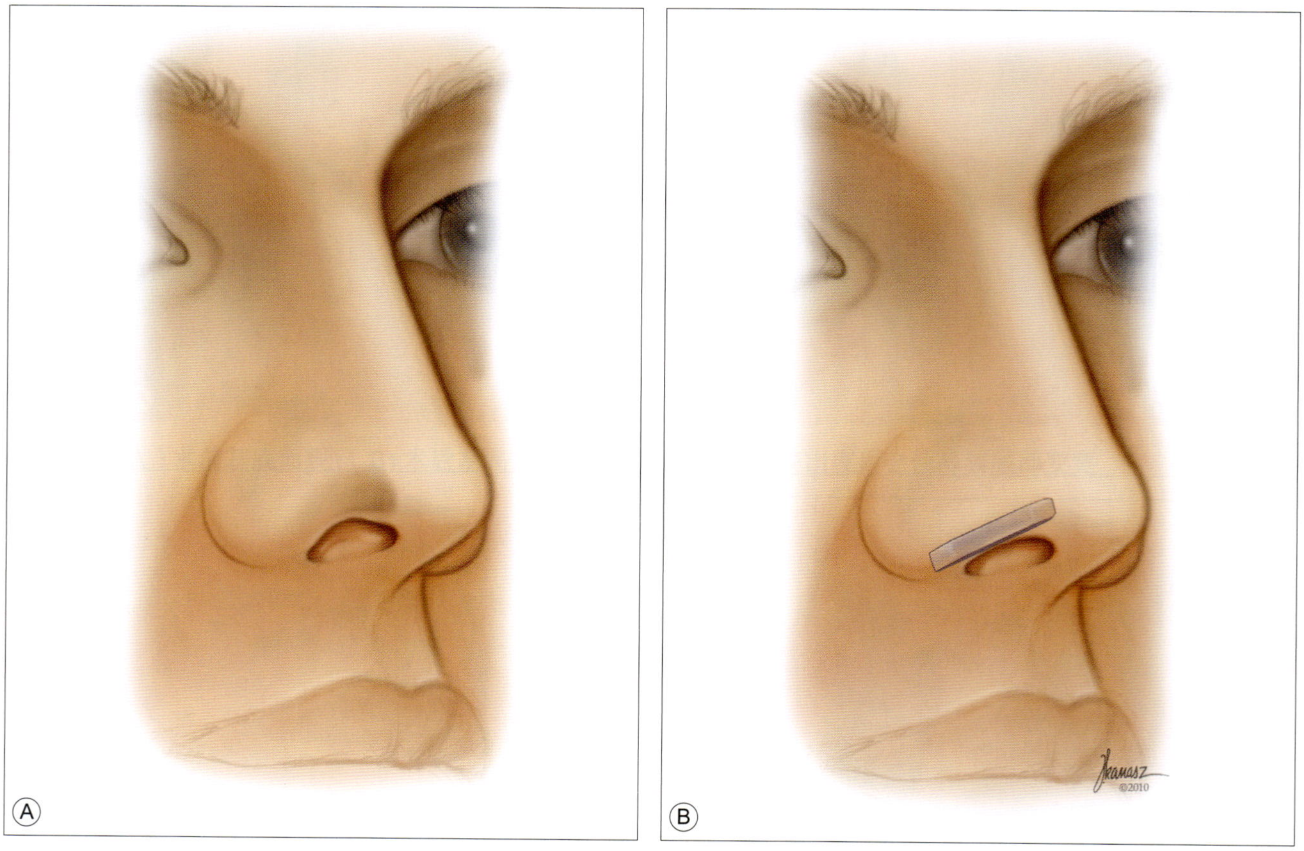

图 3.39　示意图显示，插入鼻翼缘移植物后，会矫正鼻翼缘的凹陷，同时也会延长鼻孔

小结

鼻整形手术在很多方面的动态变化是极其复杂和令人困惑的。清楚地理解每一步操作所带来的准确的术后变化是至关重要的。此外，还有很多操作表面上带来的术后效果是一致的，但实际上都存在微妙的、毋庸置疑的差异。准确地识别这些差异将有助于选择合适的操作，达到理想的术后效果。

参考文献

1. *Guyuron B. Cosmetic follow-up: dynamics in rhinoplasty. Plast Recon-str Surg 2000; 105(6): 2257–2259.*
2. *Guyuron B. Dynamics of rhinoplasty. Plast Reconstr Surg 1991; 88(6): 970–978.*
3. *Guyuron B. Nasal osteotomy and airway changes. Plast Reconstr Surg 1998; 102(3): 856–860.*
4. *Guyuron B, Michelow B, Englebardt C. Upper lateral splay graft. Plast Reconstr Surg 1998; 102(5): 2169–2177.*
5. *Fred GB. Postoperative dropping of the nasal tip after rhinoplasty. AMA Arch Otolaryngol 1958; 67(2): 177–181.*
6. *Guyuron B, Behmand RA. Nasal Tip Sutures Part II: The Interplays. Plast Reconstr Surg 2003; 112(4): 1130–1145.*

第 4 章

初次鼻整形术

章目录

要点

- 在鼻部首先注射含有 1∶20 万肾上腺素的利多卡因溶液，几分钟之后再次注射含 1∶10 万肾上腺素的利多卡因溶液，这会在确保毒副作用最小的同时使鼻部血管最大化地收缩。
- 保留鼻骨骨膜的完整性可以使浅层的肌肉组织得到保护，也可以尽可能掩盖瑕疵，使鼻部形态更加自然。
- 修剪鼻翼软骨头侧时，应当强调保留部分的对称性，而不是进行等量的切除。因为，大多数的鼻翼软骨是不对称的。
- 如果降低鼻根是手术计划中的一部分，通常应先降低驼峰，再降低鼻根。
- 去除鼻背驼峰的常规操作为：从鼻中隔上分开上外侧软骨，用圆刀切除驼峰的软骨部分，再用骨锉磨去驼峰的骨性部分。
- 分离上外侧软骨之前，应先分开覆盖在鼻中隔软骨尾端前脚的软组织。
- 为了保持鼻部黏软骨膜的完整性，可以使用末端锋利的鼻中隔剥离子进行剥离。
- 去除一个足够大的或不对称的驼峰，会使上外侧软骨从鼻骨的附着处分离，形成“漏屋”状的鼻背。
- 实施鼻中隔成形术时可以使用前端入路或 L 形切口入路。
- 鼻中隔成形术中保留部分的 L 形软骨支架，在鼻背端至少保留 15 mm 的宽度，在尾端至少保留 10 mm 的宽度。
- 术中可能发生鼻中隔黏软骨膜单侧或双侧破损，只要不是贯通的，不需要进行特殊处理。
- 对于贯通的鼻中隔穿孔，应将鼻中隔软骨或犁骨放回原处，大小应超过拟修复的缺损面积。
- 术中鼻中隔穿孔修补后应当使用 Doyle 支架或鼻中隔支架进行固定，术后至少保留 1 周。
- 长期存在的鼻中隔偏曲会引起对侧下鼻甲肥大，偶尔也会引起中鼻甲肥大。外观上通常会表现为鼻部向同侧偏曲。
- 用鼻甲剪将鼻甲肥大的部分剪除，保留均匀的、正常大小的下鼻甲后，用吸入式电凝轻轻灼烧创面。
- 内侧截骨可以用 4 ~ 6 mm 的骨凿完成，头端可以用 2 mm 的骨凿进行经皮截骨，外侧可以用带防护装置的骨凿进行低 - 低的截骨。
- 仅在两侧鼻骨相距太远时切除头侧的楔形骨块。

- 需要强调的是，只有在完成了鼻中隔或鼻骨的操作之后，才可以进行上外侧软骨的修剪，尤其在鼻部外观存在偏曲的情况下。
- 去除较大的驼峰后形成的开放式鼻背、原发性中鼻拱狭窄及内鼻阀塌陷的患者，通常需要使用撑开型移植物。
- 用 5-0 PDS 线将上外侧软骨和鼻中隔及撑开型移植物固定在一起，可以避免鼻背部塌陷。
- 鼻中隔尾端前脚存在偏曲时，可以使用鼻中隔旋转缝合技术矫正。
- 提起鼻小柱，植入鼻小柱支撑杆，可以抬高鼻尖。鼻小柱支撑杆通常从鼻中隔软骨上获取，其宽度往往为 3 mm，长度往往根据预期的美容目的来决定。
- 通过鼻中隔尾端前脚和相应膜性鼻中隔的三角形切除及鼻尖旋转缝合等技术的运用，可以使鼻尖向头侧旋转。
- 如果鼻唇交界点的位置合理，修剪部分内侧脚踏板后，可以用 5-0 PDS 线缝合缩窄踏板。
- 穹窿顶部过宽时，可以使用贯穿穹窿缝合。
- 如果穹窿顶部的形状正常，但是相距太远，就需要用穹窿间或内膝状点的缝合进行缩窄。
- 如果穹窿顶部过于狭窄或不对称，可以放置穹窿后软骨移植物，移植物的大小约为 1.5 mm × 1.5 mm × 10 mm。
- 鼻尖下小叶欠缺导致的鼻尖突出度不足，可以使用鼻尖帽状移植物。
- 鼻尖下小叶向尾端延伸不足时，可以使用盾牌移植物。
- 鼻部皮肤较厚的患者，可以使用鼻尖上缝合。
- 鼻小柱切口可以用 6-0 快吸收肠线缝合。
- 挑选鼻中隔软骨较薄的部分，制作成 13 ~ 15 mm 长、2 ~ 3 mm 宽的软骨条，通过鼻翼缘切口放入尽可能靠近鼻翼边缘的预制腔隙中。
- 鼻翼基底部分的缩窄。
- 术后联合使用胶布、热塑板、金属夹板来固定在鼻外部软组织上，可以限制肿胀和固定鼻部的形态。
- 术后 4 ~ 8 天拆除 Doyle 支架（译者注：固定鼻中隔的支架）。
- 拆除 Doyle 支架后，需再佩戴 7 ~ 8 天鼻背夹板。
- 术后嘱患者 3 周内避免剧烈运动，5 周内不要佩戴眼镜。
- 既往无痤疮史的患者可以在术中使用 10 mg 的地塞米松，术后口服一组甲泼尼龙。
- 如果术后鼻尖上区域出现肿胀，可以每晚用胶带进行局部加压，持续 6 周。

任何鼻整形手术的最终目标就是做出一个和面部五官协调的、赏心悦目的鼻子。因此，通过同比例照片进行整个面部的评估和分析就显得尤为重要[1]。如果忽略面部其他方面的缺陷，再理想的鼻子也会受到面部整体审美的影响。不论对鼻部的改变有多大，都应该始终强调鼻部和面部结构的统一性，否则做出的就可能是一个“手术鼻”。创造鼻部自身不同部分之间的最佳平衡，是鼻整形手术成功的另一个重要原则。术中的每一个步骤必须合乎逻辑、目的明确，而且也应该充分认识到与之相伴随的动态变化。

手术操作

如第 2 章所述，将经过头面部软组织测量分析后的同比例照片悬挂在手术室中，便于术中参考 [1]。笔者的经验是，除了一些简单的修改手术，几乎所有的操作步骤都需要在全身麻醉下完成。用弯虹膜剪修剪鼻孔内的鼻毛，用棉签清洁鼻孔。鼻腔内部和面部皮肤使用聚维酮碘（碘伏）、生理盐水消毒。

收缩术区血管

如果鼻甲切除是手术计划中的一部分，可以用 35 G 锐针在鼻甲黏膜内注射含 1∶20 万肾上腺素的利多卡因溶液。鼻腔内填塞含盐酸羟甲唑啉或苯福林溶液的纱布，纱布尽可能放置得靠近头端和后方，以便使血管充分收缩，因为越靠近头侧的区域越难以注射。外鼻的浸润麻醉可以从鼻根开始，沿鼻骨的外侧和内侧表面的软组织进行注射；接下来注射基底和鼻小柱区域；注射鼻中隔背部区域时尽可能从每侧鼻腔内穹窿后方进针；注射犁骨两侧的衬里时沿鼻腔底部尽量向后、尾端注射，这样可以尽可能地减少鼻中隔操作过程中的出血。等待几分钟，等肾上腺素发挥作用后，进行再次注射。这次使用含有 1∶10 万肾上腺素的 0.5% 罗哌卡因溶液。通过这两次注射后，可最大限度地减少全身不良反应，并可提供几个小时的局部麻醉效果。如果用含 1∶10 万肾上腺素的溶液进行初始注射，常常会诱发高血压、心动过速甚至心律失常等并发症。罗哌卡因和肾上腺素的联合应用可以将术后早期的不适降到最低，同时也会减少患者对镇痛药物的需求。

切口

用钝头双爪拉钩提起双侧穹窿部，在鼻小柱最窄处设计切口。切开皮肤之前放开双爪拉钩，避免使切口靠鼻孔太近。等肾上腺素发挥收缩血管的作用后，沿设计线切开鼻小柱正面的皮肤，鼻孔内顺着鼻翼软骨内侧脚和外侧脚的尾缘延续（图 4.1）。这样的切口可以使术后的可见瘢痕最小，也方便在缝合时准确对位。

接下来，将一个皮钩放在右鼻孔下缘，用示指顶住皮肤面，使鼻翼缘外翻，露出鼻翼软骨外侧脚的尾缘，将切口向头端延续。以类似的方式在左侧进行。在软组织和软骨之间使用剪刀钝 - 锐结合分离，暴露内侧脚、穹窿部及外侧脚前内侧 2/3 的软骨。如果患者皮肤较薄，应尽可能多地将软组织保留在皮瓣侧。如果患者外被软组织较厚，在不影响皮瓣血运的前提下，可以在鼻尖及外侧脚软骨表面留下部分纤维脂肪组织，保留部分可以随后切除。用剪刀沿着鼻背向上分离，达鼻骨后更换骨膜剥离子继续向上分离，尽一切努力保持在骨膜下平面进行。完整的骨膜可以保护浅层的肌肉组织，可以使术后形态更加自然。如果鼻背的骨膜及软组织太薄，可能很容易暴露各种细小的瑕疵，如鼻背做表情时出现的粘连及毛细血管扩张等，之前经历过多次手术的患者很容易出现这样的并发症。

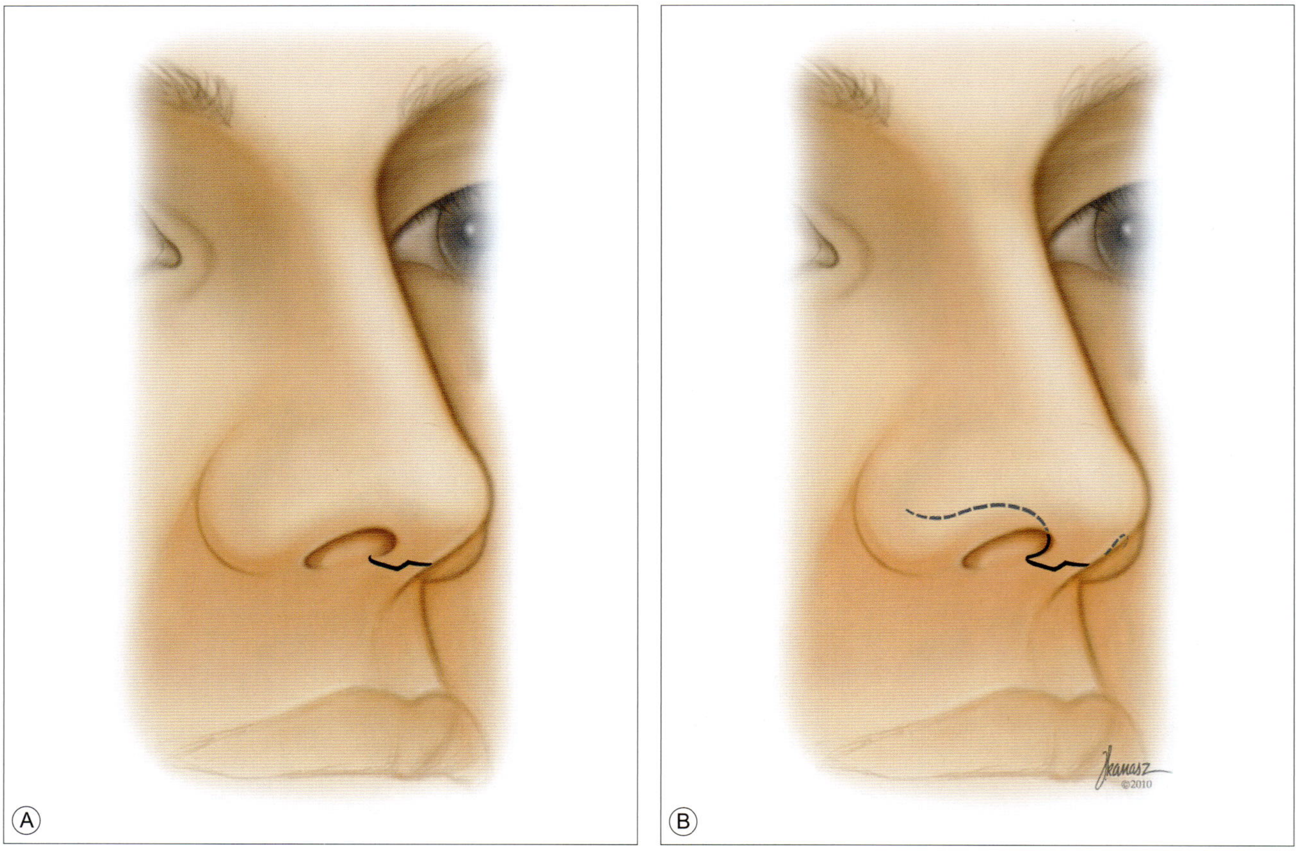

图 4.1 鼻小柱阶梯状切口的设计

鼻背剥离的腔隙中，可填塞含 1∶5 万肾上腺素溶液的纱条并保留几分钟，待肾上腺素发挥作用后取出。

评估出血

术中的出血情况应仔细评估。出血过多时，可以由麻醉医生测量患者的血压。如果收缩压大于 120 mmHg，可以由麻醉医生将血压降至正常水平。血压不高的情况下如果出血过多，往往是因为患者本身患有血友病或在术前服用了阿司匹林类或非甾体抗炎药，这种情况下，可以将 0.3 μg/kg 的去氨加压素（DDAVP）溶于 50 ml 生理盐水中，于 30～45 min 内静脉滴注 [10]。

降低鼻根

充分掀起鼻根部的骨膜后，如果需要降低鼻根，可以用一个带有保护罩的小骨钻来完成（图 4.2）[2]。使用骨钻时，需要轻轻地左右移动，而不是头尾向移动，以避免穿透额窦。骨钻的中间部分

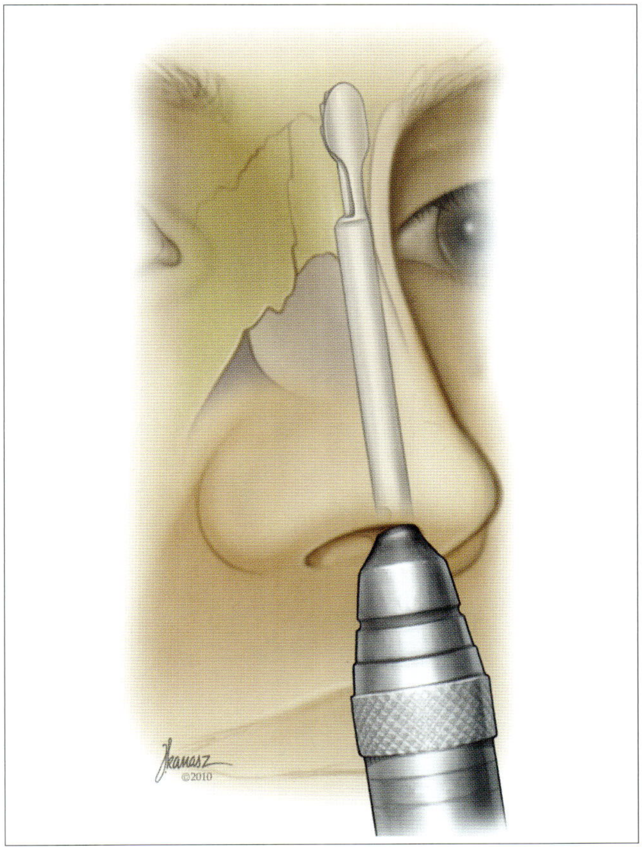

图 4.2　用带保护罩的骨钻降低鼻根

需和上睑重睑线保持水平。骨钻作用力较强，可以毫不费力地降低鼻根；但是如果在同一部位长时间操作，所产生的热量会灼伤周围的软组织，所以应该递进式地逐渐进行。

去除鼻背驼峰

完成鼻根降低的操作后可以进行鼻部驼峰的去除。但是，如果患者存在较大的驼峰，则需要先去除驼峰，否则，在使用骨钻降低鼻根时会有向上的阻力影响骨钻的操作。理想的鼻部结构中，鼻根比鼻背更低，外被软组织也更厚。降低骨性驼峰时可以使用骨锉。锉磨时，骨锉的尾端应该斜向上方，而不是平行于鼻背长轴进行，这样操作可以尽量避免鼻中隔发生意外的断裂。操作时将左手的拇指和示指分别放在鼻骨的两侧。如果骨锉发生滑动，手指可以避免骨锉损伤到中隔支架（图 4.3）。应该采取递增式的方式锉磨，直到鼻骨部分高度合适，鼻骨和软骨之间显现足够的台阶，此时，表明骨性驼峰已经被去除，而软骨性的驼峰部分仍然保留。

切除鼻翼软骨头侧缘

可以用外侧脚固定器固定住鼻翼软骨。外侧脚前端保留 4 ~ 5 mm 宽、后端保留 6 mm 或更宽，多

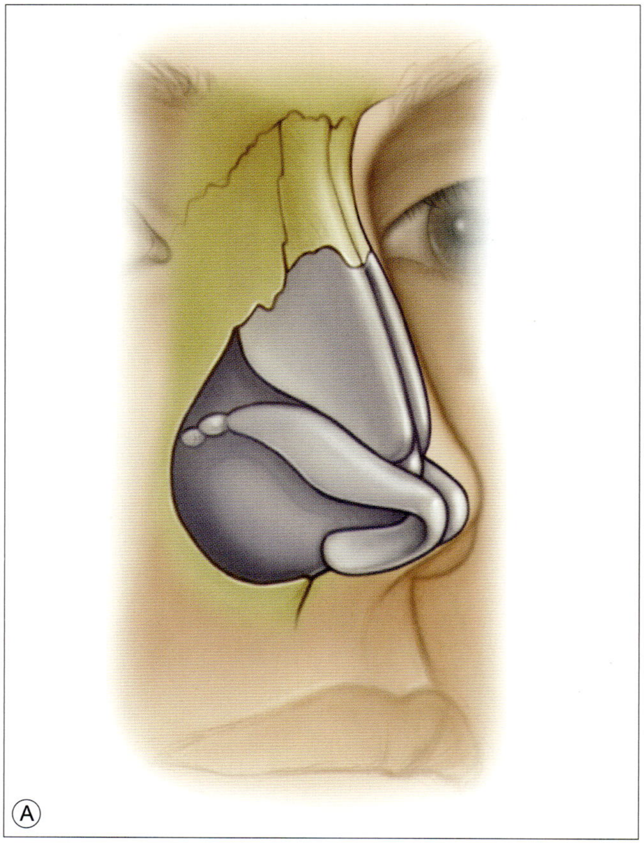

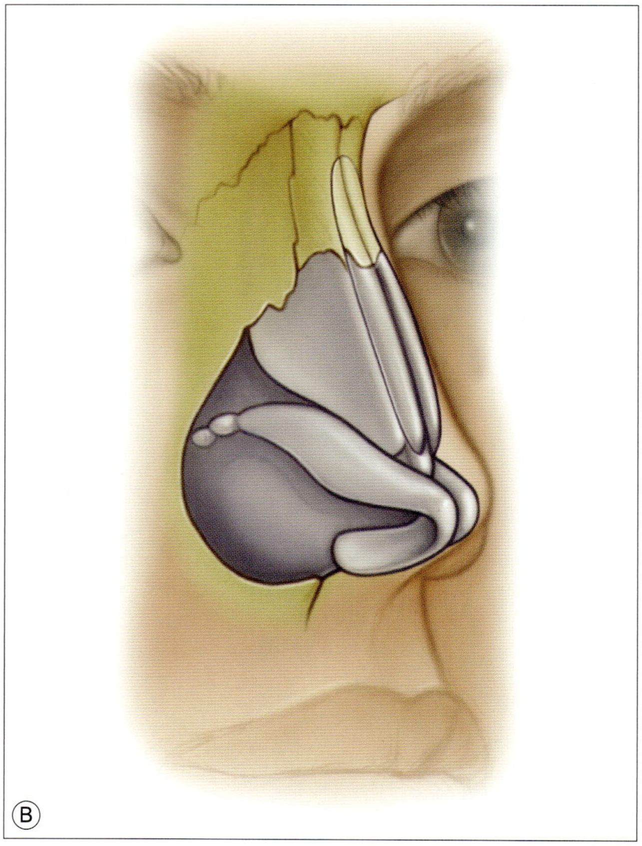

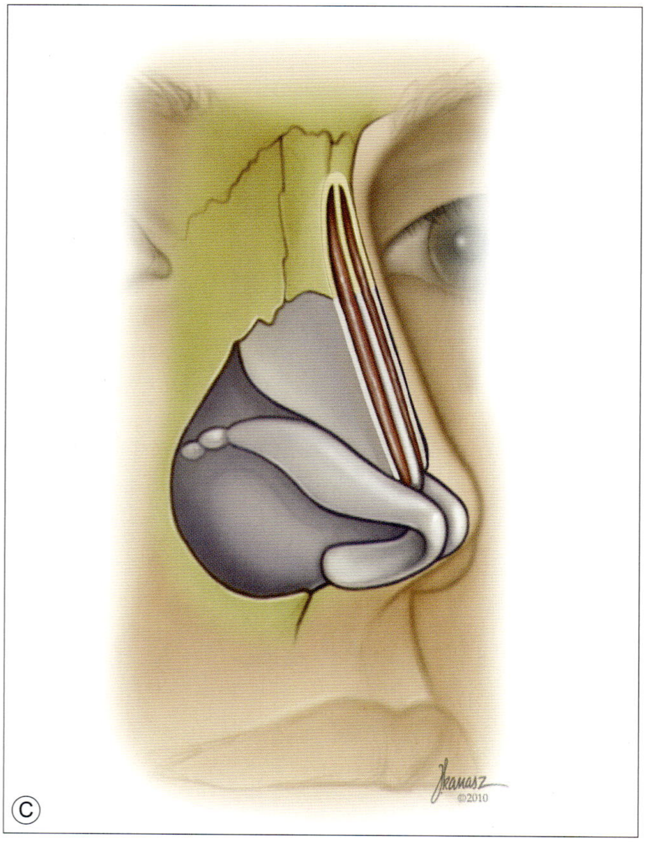

图 4.3　去除鼻背驼峰

余部分可予以切除（图 4.4）[3]。用 15 号圆刀切开软骨，用虹膜剪剥离并切除多余部分。需尽可能地保持黏软骨膜的完整性。切下的软骨如果厚度和硬度足够，可以用来做鼻翼缘移植物。应该强调保留部分软骨的对称性，因为很多时候鼻翼软骨本身是不对称的。如果过分地强调等量切除，会导致保留部分软骨的不对称。

暴露鼻中隔软骨尾端前脚

保持黏膜软骨膜完整的前提下，切开覆盖在鼻中隔软骨前脚的软组织，可以暴露上外侧软骨和鼻背。对于鼻背驼峰较小（≤1 mm）的患者来说，这部分的黏软骨膜可以视为一种内在的撑开型移植物。除了鼻背较直或仅有轻微驼峰的患者，大多数情况下，可以用 Joseph 剪刀剪开鼻中隔和上外侧软骨之间的连接。此时，可以切除驼峰的软骨部分，但上外侧软骨仍暂时保留。

鼻中隔成形术

如果准备进行鼻中隔成形术，如前所述，可以通过左侧通道掀起该侧的黏软骨膜瓣，也可以利用左侧的 Killian 切口入路进行操作。如果鼻中隔需要复位的话，则需要将黏软骨膜从鼻中隔软骨的尾端分开。鼻中隔软骨尾端需要用末端锋利的剥离子来剥离。找到正确的层次之后，用钝头剥离子可以很轻松地分离开头端和后下端。

如果前面的操作不足以暴露鼻中隔软骨的尾端，只要在手术操作范围内，分离开双侧内侧脚后便可达到这一目的。内侧脚被分开后，可以切除踏板之间包括部分降鼻中隔肌的软组织。降鼻中隔肌能起到缩小鼻小柱 - 上唇夹角和微笑时下拉鼻尖的作用。切除内侧脚之间的这部分软组织，可以起到减少鼻尖下拉力量、缩窄踏板和下移鼻唇交界点的作用。

后下方黏骨膜和黏软骨膜的分离比较容易，但是犁骨前端和鼻中隔软骨的粘连比较致密，分离起来比较困难。因此，更为安全简单的操作顺序是从后向前的方式。左侧的鼻中隔黏软骨膜被充分剥离开之后，在背侧至少保留 15 mm、尾端至少保留 10 mm 的 L 形支架的情况下，用锋利的骨膜剥离子切开鼻中隔软骨。事实上，只有在需要切取鼻中隔软骨作为移植物或为了切除偏曲部分软骨的时候，这个步骤才需要进行。按照传统的理念，如果在背部只保留 10 mm 的软骨支架，会导致鼻背下降或鞍鼻的发生。通常，如果患者本身有一个小的驼峰时，这种细微的变化不会很明显，尤其在术中或术后即刻。

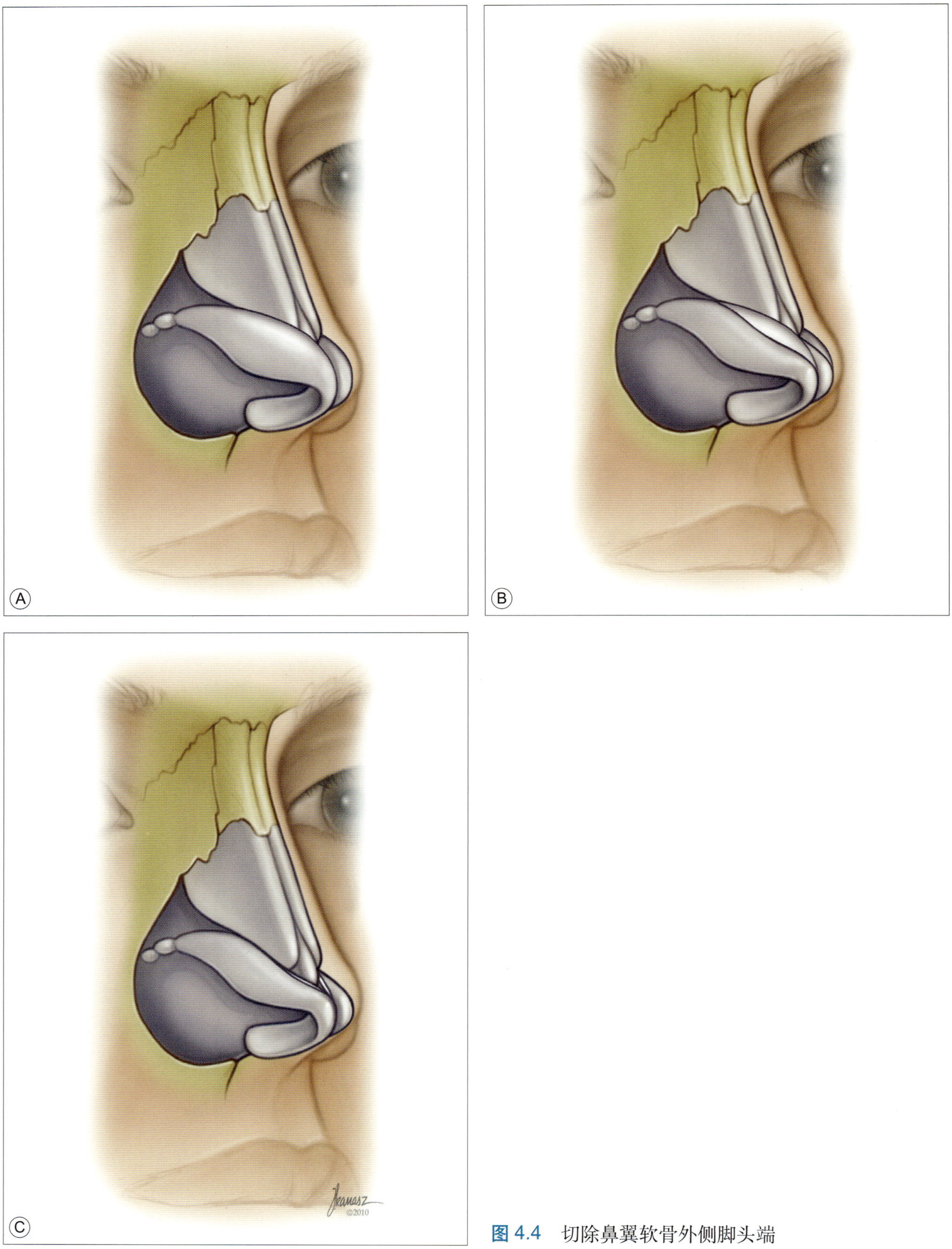

图 4.4　切除鼻翼软骨外侧脚头端

通过软骨的 L 形切口，用钝头的骨膜剥离子分离右侧的软骨和黏软骨膜，向后下方分离，直到完全暴露这部分鼻中隔软骨。通常会发现鼻中隔软骨的尾端会滑脱至犁骨的一侧，用尖头的骨膜剥离子从犁骨上剥离这部分软骨时一定要注意，避免造成局部穿孔，从后向前剥离会更容易些。最后，用尖头剥离子轻轻地将软骨从筛骨垂直板上撬下来。

黏软骨膜单侧小的穿孔不需要修补，即便是双侧不对位的穿孔也无须修补。但如果穿孔是对位的，就需要回植一块直的鼻中隔软骨或筛骨垂直板，提供一个黏软骨膜爬行愈合的基础，以避免后期造成两侧鼻孔的贯通。穿孔部位不需要进行贯穿缝合，但是需要用 Doyle 支架或超聚酰胺夹板固定，根据穿孔的大小，固定 10 天到 3 周。

通常，犁骨或整个上颌骨冠突也会偏向鼻中隔的一侧，可以用咬骨钳去除偏离部分的犁骨，前鼻棘的偏离部分可以通过截骨矫正。如果前鼻棘过于凸出，一定要进行矫正。如果鼻中隔软骨后下端存在多余的软骨，需要将重叠的部分去除，否则很容易像“摇摆门”一样向一侧凸出。用 5-0 PDS 线将活动的鼻中隔软骨尾端固定在新的位置上。通常，软骨和前鼻棘之间缝合 1 针就够了。固定前一定要确保前鼻棘在正确的位置上。如果固定在一个不端正的前鼻棘上，会导致鼻中隔尾端和鼻小柱的继发性偏曲。

鼻甲切除术

长期存在鼻中隔偏曲的患者，对侧的下鼻甲甚至部分中鼻甲会变得肥大，增生部分应该予以切除。用鼻甲剪剪去过度增生的部分，均匀地保留正常大小的部分鼻甲（图 4.5）。如果只是剪去前端或后端凸出的部分鼻甲，那么剩余部分会在后期出现增生，继续侵占同侧气道。多余部分的鼻甲被切除之后，创面可以用吸入式电凝轻轻地烧灼止血。下鼻甲也可以使用低温消融来缩小，可以将输出功率设定为 6 mJ，每次持续 10 s，连续 2 次来进行消融治疗；但是，笔者发现低温消融这种方法更昂贵，也难以预见后果。

鼻中隔成形术后，鼻腔内放入 Doyle 支架，并在膜性鼻中隔处用 4-0 聚丙烯线缝合固定。最好在截骨之前插入支架，以确保鼻骨不向内侧过度移位。缝合线的末端应留得长些，并放置在支架管内避免刺激鼻衬里，而且拆线时也很容易被找到。

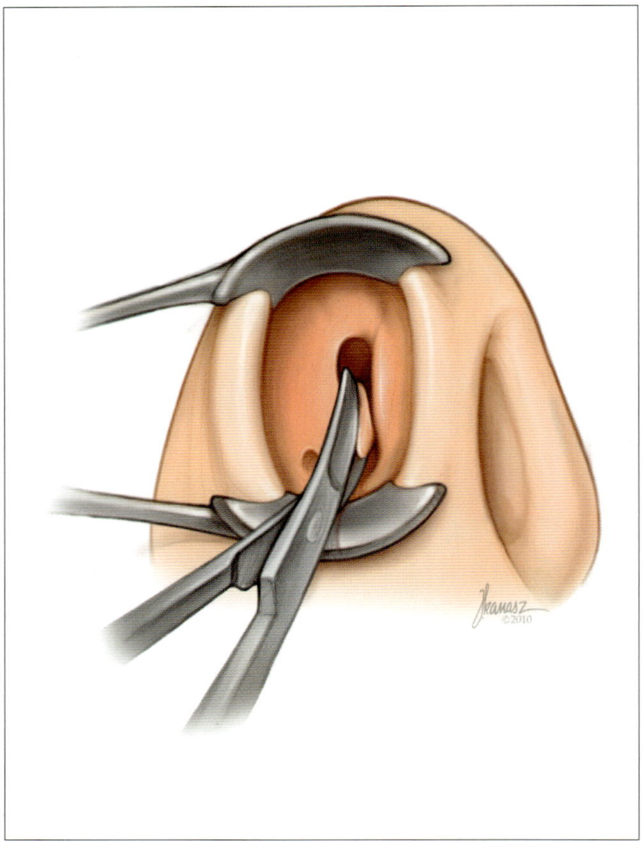

图 4.5　用鼻甲剪均匀地剪去凸出部分的鼻甲

鼻骨截骨术

内侧截骨可以用 4 ~ 6 mm 的骨凿进行。骨凿首先放置在内侧鼻骨，然后向头侧轻轻夯实，用骨锤渐渐推进。鼻骨重新定位时，如果鼻骨距鼻中隔太远，可以切除一个楔形的小骨块（图 4.6）。之后，在头端用 2 mm 的骨凿进行经皮前后截骨。要正确地做到这一点，需要准确地触及鼻骨后，点状进行（图 4.6）。这种方式的截骨，可以不依赖解剖标志在鼻骨上进行断续地或连续地点状截骨。如果固定一个解剖点作为经皮截骨的导向，太近头侧，会使操作变得困难；太近尾侧，会增加鼻背凹凸状外观的发生概率。骨凿可以在稍微靠上些的位置作为穿刺点，穿过皮肤和肌肉，以免伤及内眦动脉（图 4.7）。然后在骨膜下滑动操作，几个中断的截骨点需连成一条直线。

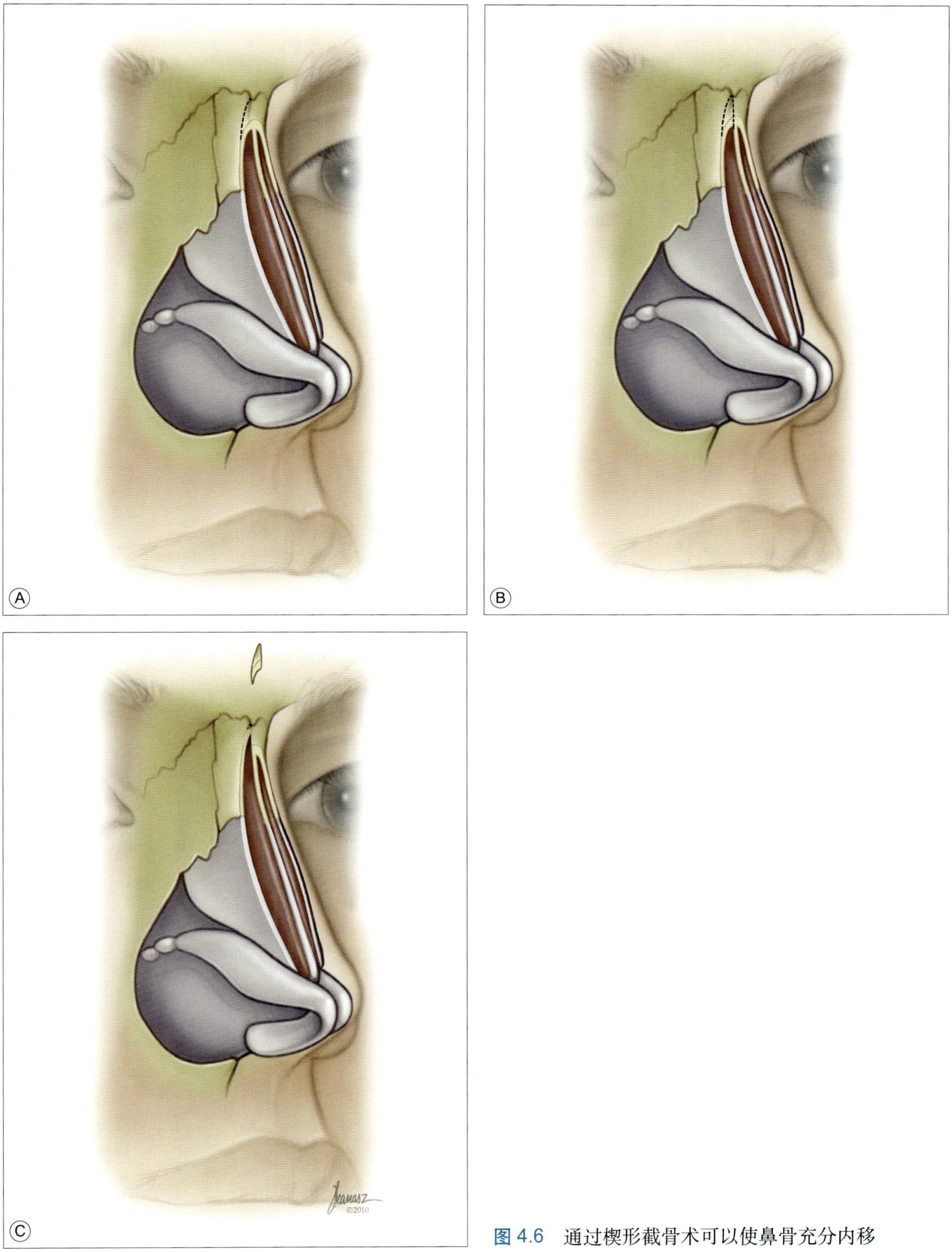

图 4.6　通过楔形截骨术可以使鼻骨充分内移

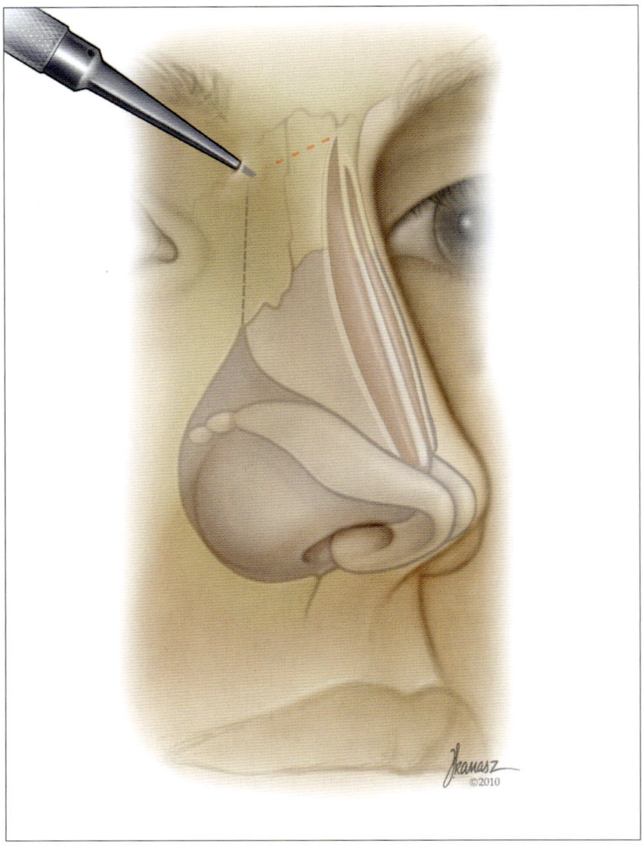

图 4.7　使用 2 mm 的骨凿来完成经皮垂直截骨术

接下来，在近犁状孔的前庭衬里处，用 15 号圆刀做一个小切口。用 Joseph 骨膜剥离子剥离骨膜。骨膜可以视为对周围软组织的保护屏障，可以避免术中的出血扩散到眶周软组织中，从而减少眶周淤血。然后，沿着鼻面沟进行低 - 低的截骨（图 4.8）。这条截骨线位于鼻骨下方的上颌骨鼻突上，可以避免出现台阶样畸形，类似畸形在修复的案例当中会经常见到。

修剪上外侧软骨

当鼻骨和鼻中隔重新定位后，上外侧软骨的修剪就显得尤为重要，尤其是歪鼻患者。否则，当鼻背被矫正后，上外侧软骨的不对称就会显得愈发明显。

规划软骨移植物

接下来，设计软骨移植物。根据手术目的，最有效地利用切下来的鼻中隔软骨，使其成为最为合理的片段。如有必要，优先考虑为鼻背或鼻小柱设计一条直的软骨片；其次是撑开型移植物；之后考虑鼻尖移植物，如穹窿后移植物、帽状移植物或盾牌移植物等；再之后考虑鼻翼缘移植物；最后考虑鼻根或鼻棘移植物。

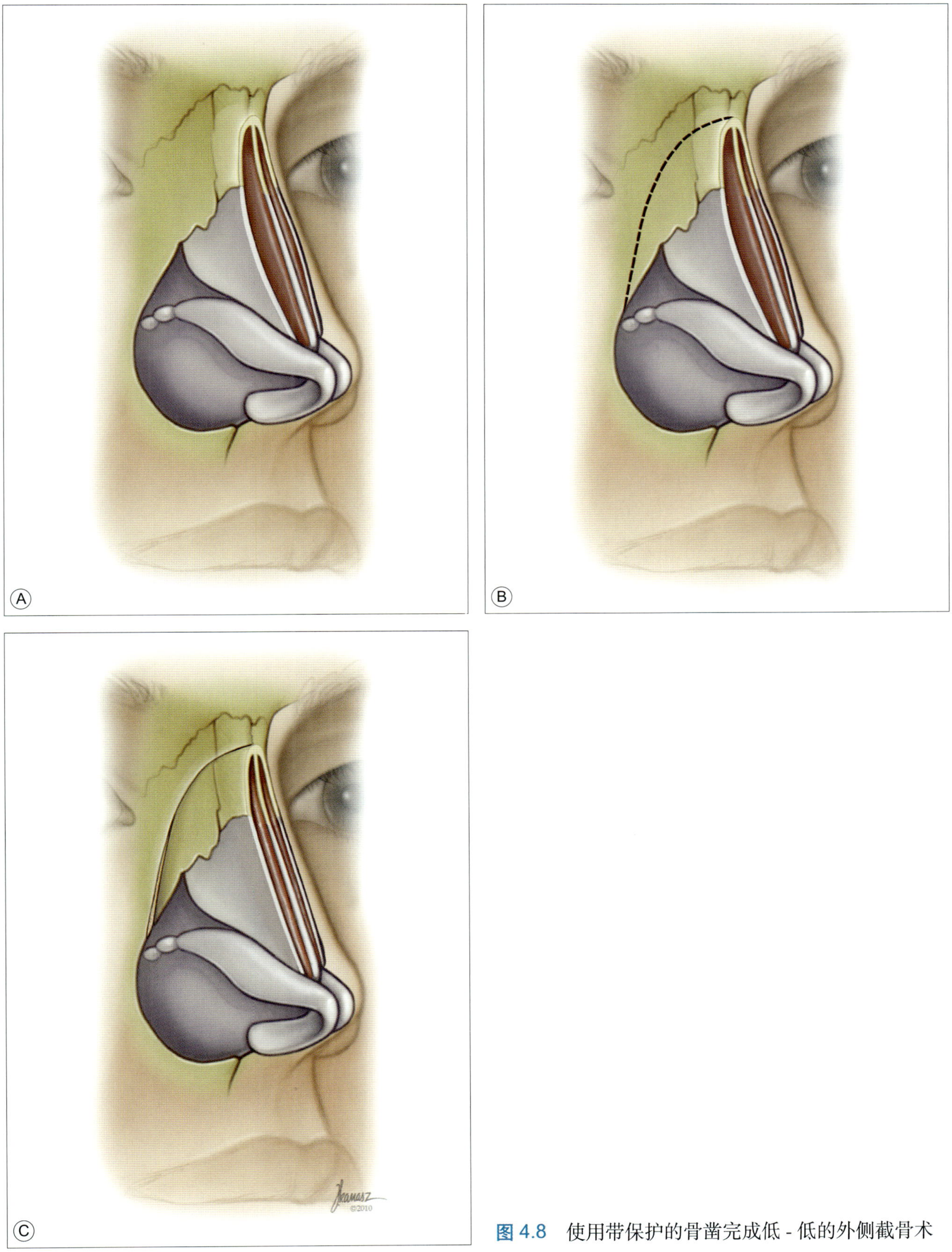

图 4.8　使用带保护的骨凿完成低 - 低的外侧截骨术

放置撑开型移植物

鼻背存在明显驼峰的患者，去除驼峰和截骨之后，因中鼻拱的塌陷或上外侧软骨的内移，鼻背会呈现倒 V 状畸形。这部分患者将受益于撑开型移植物的使用。笔者在每当犹豫要不要使用撑开型移植物的时候，往往最终还是青睐于使用它。完成截骨术之后，用拇指和示指夹住中鼻拱压迫数分钟后再仔细观察，确定是否需要使用撑开型移植物。如果松开手指后，中鼻拱区域出现变窄的鼻背轮廓线，就应该使用撑开型移植物。极少数情况下，需要使用单侧的撑开型移植物，来对抗鼻中隔前端的偏曲。而大多数情况下，需要制备两片 3 mm 宽的软骨条，分别置于两侧，头侧伸入鼻骨末端 1 ~ 2 mm，尾侧达到修剪好的鼻翼软骨水平。移植物的末端需削成斜面，避免形成可触及的或可见的棘状凸起。用 5-0 的可吸收线将移植物缝合固定于鼻中隔软骨上（图 4.9）。缝针穿过软骨后需再次调整软骨位置，之后再将缝线拉紧，以确保撑开型移植物在最终固定前准确地对齐鼻背。通常缝合 2 ~ 3 针，以免移植物发生移位或旋转。

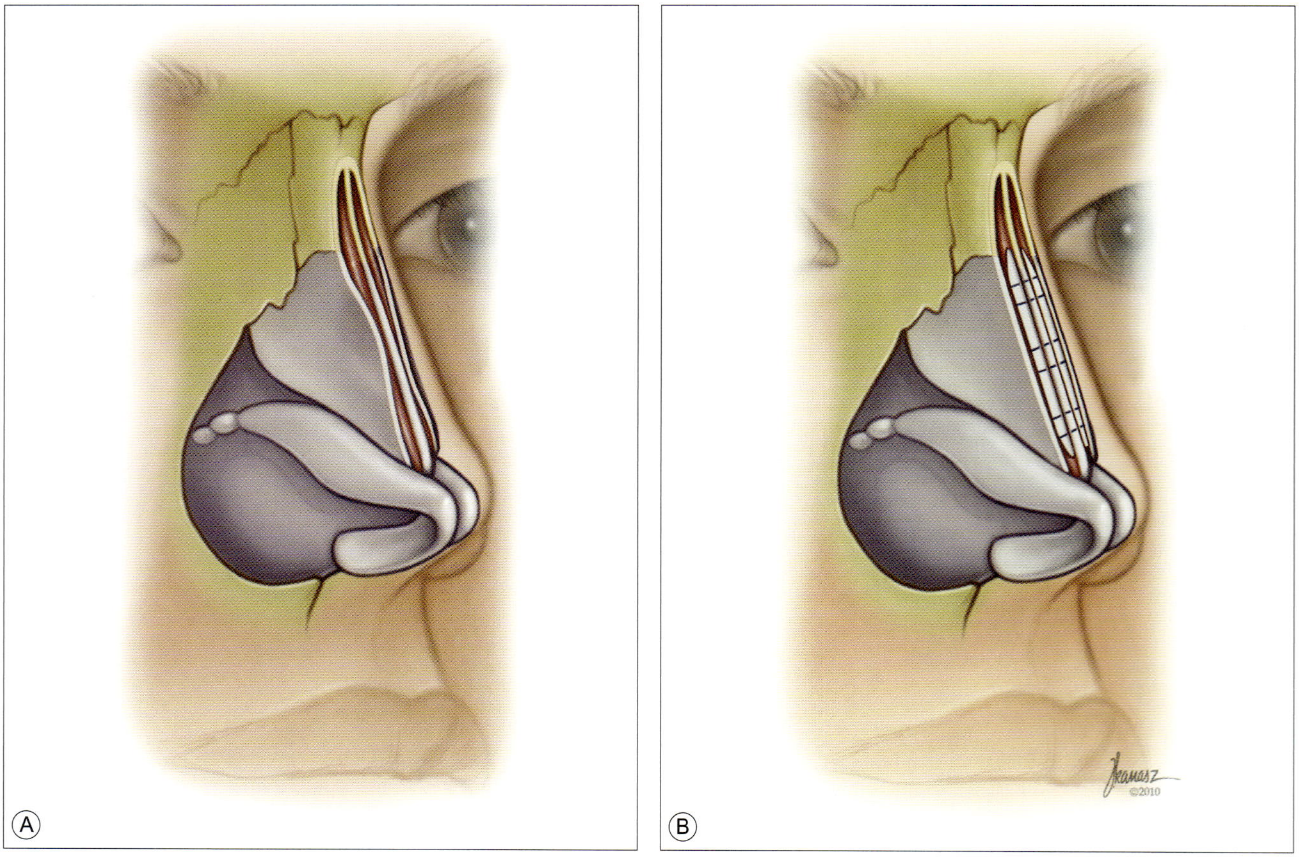

图 4.9　放置撑开型移植物，并用 5-0 可吸收线缝合固定

上外侧软骨的复位

这步操作最关键的作用是重新将上外侧软骨固定到鼻中隔软骨上，并形成鼻背的轮廓线。可以用 5-0 的 PDS 线进行缝合。这样的缝合也可以起到将撑开型移植物加强固定到鼻中隔软骨上的作用。

鼻中隔旋转缝合

如果鼻中隔尾端仍存在偏斜，就应该使用这种旋转缝合技术。通过褥式缝合将鼻中隔和上外侧软骨拉拢在一起时，偏斜相反一侧的出针点需更靠近头侧（图 4.10）。打结后，会使鼻中隔向中线移位[4]。通常需要进行两次这样的缝合，以避免上外侧软骨出现弯曲。褥式缝合应尽可能地靠近尾端，以防止内鼻阀变窄。

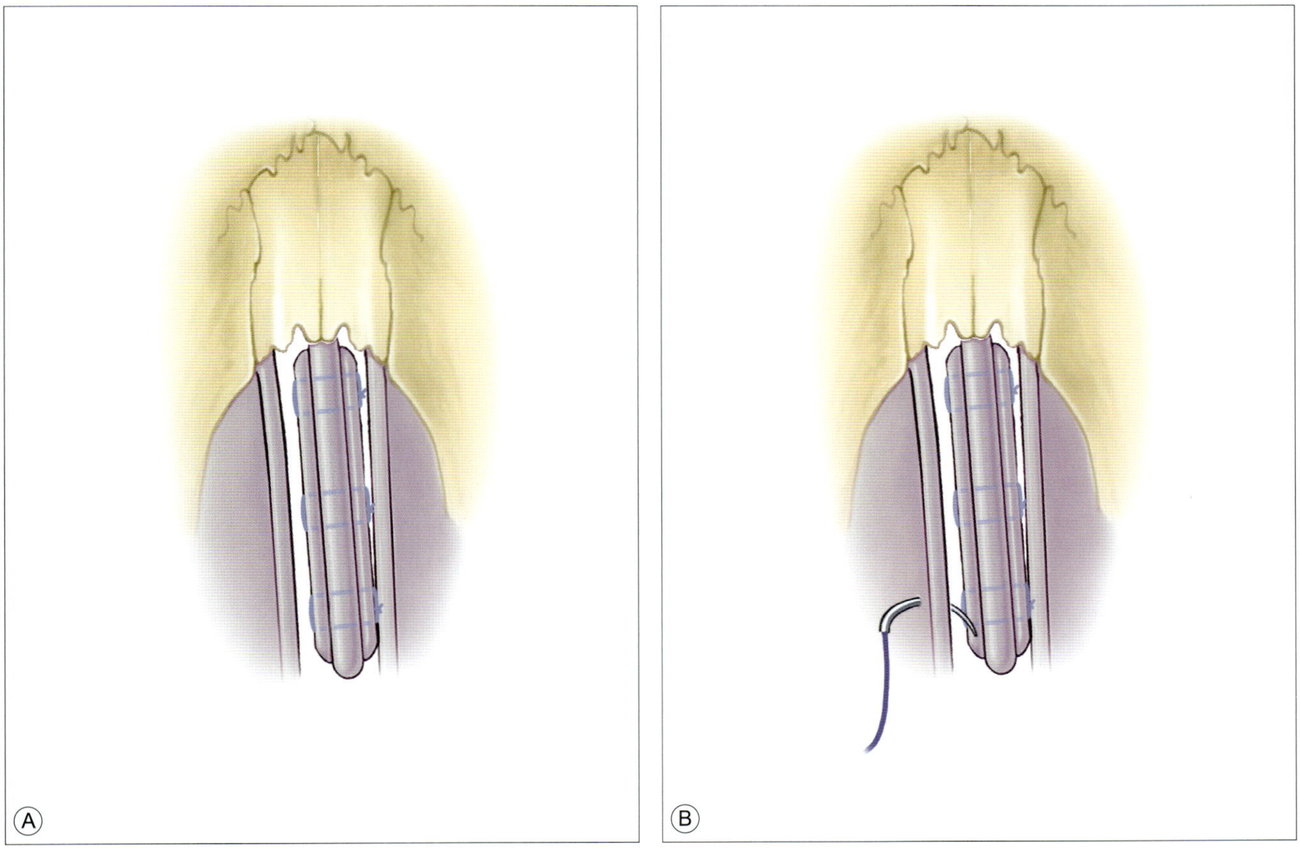

图 4.10 通过鼻中隔旋转缝合矫正鼻前端的偏斜

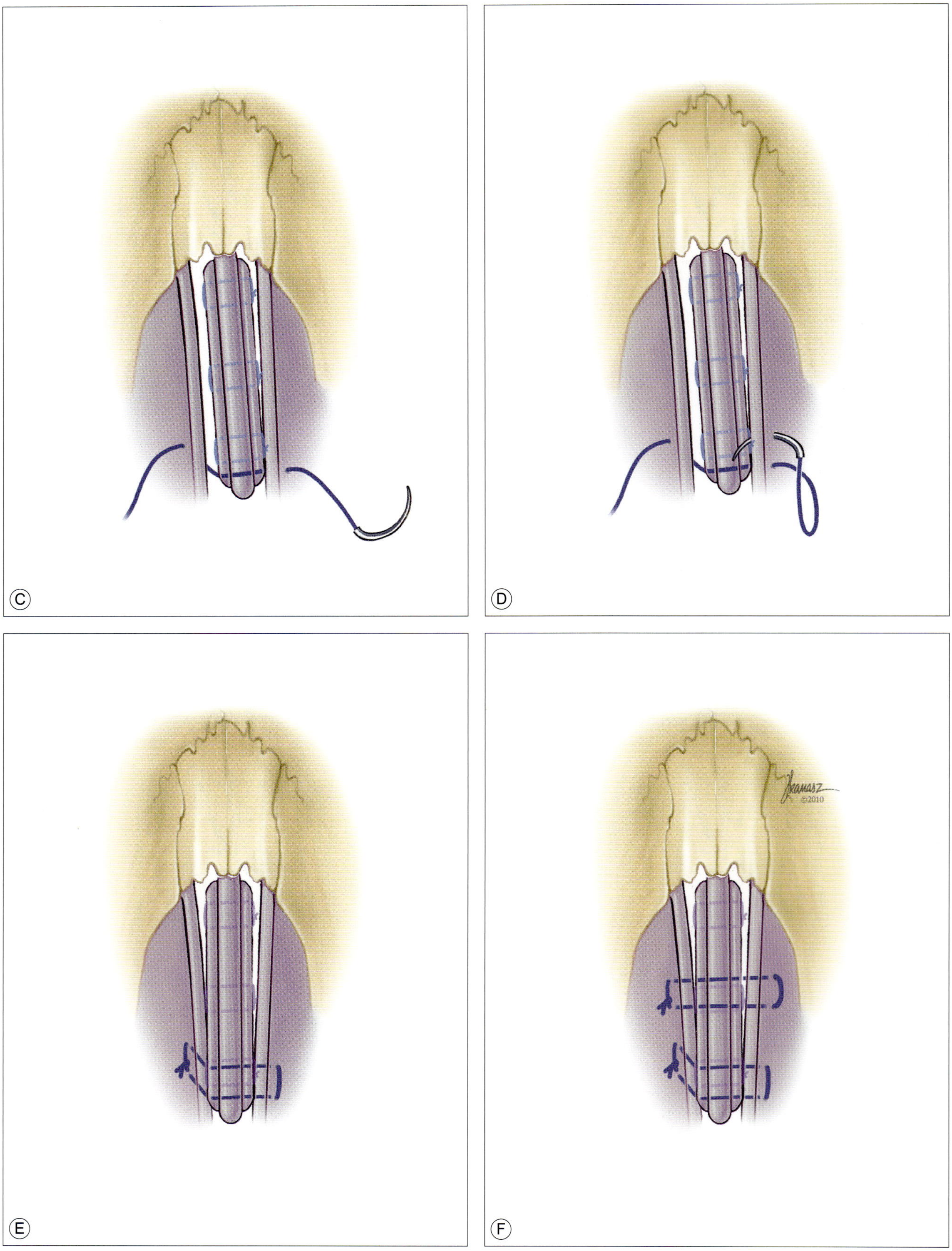

图 4.10（续）

放置鼻小柱支撑杆

鼻小柱支撑杆可以从一块较长、较厚的鼻中隔软骨或耳郭软骨上获取。如果鼻翼软骨内侧脚没有被分开，可以将一个宽的双爪拉钩放置在鼻孔下方，向前方拉起穹窿部，并且在内侧脚上做标记（图 4.11）。如果内侧脚已经分开，且中间的软组织已经被切除，可以先将鼻小柱支撑杆置入其中，然后再向前方拉起穹窿部，用 2 个 25 G 针头穿刺固定。刺入的针尖蘸满亚甲蓝后拔出针头，在双侧内侧脚和支撑杆上留下标记。穹窿顶部最理想的位置应该高于鼻背尾端 6 ~ 10 mm，当然也得根据鼻尖皮肤的厚度而定。如果鼻尖皮肤较厚，需要将穹顶抬得更高才能形成鼻尖上转折区。需根据不同的审美目的来决定支撑杆的长短。在这个操作步骤中需注意：确保内侧脚和穹窿部能够正确地对齐、支撑杆放置的位置准确、支撑杆和内侧脚严格按标志点固定。如果需要更多的鼻尖突出度，需要将支撑杆尽可能地靠近前鼻棘来固定。内侧脚和支撑杆用 5-0 可吸收线缝合固定两针，避免鼻小柱支撑杆发生旋转。在修复手术中经常会看到，因为放置了鼻小柱支撑杆而导致鼻小柱继发性地增宽，如果移植物本身厚度正常，可以沿着内侧脚的尾缘缝合 1 ~ 2 针，缩窄鼻小柱的宽度。

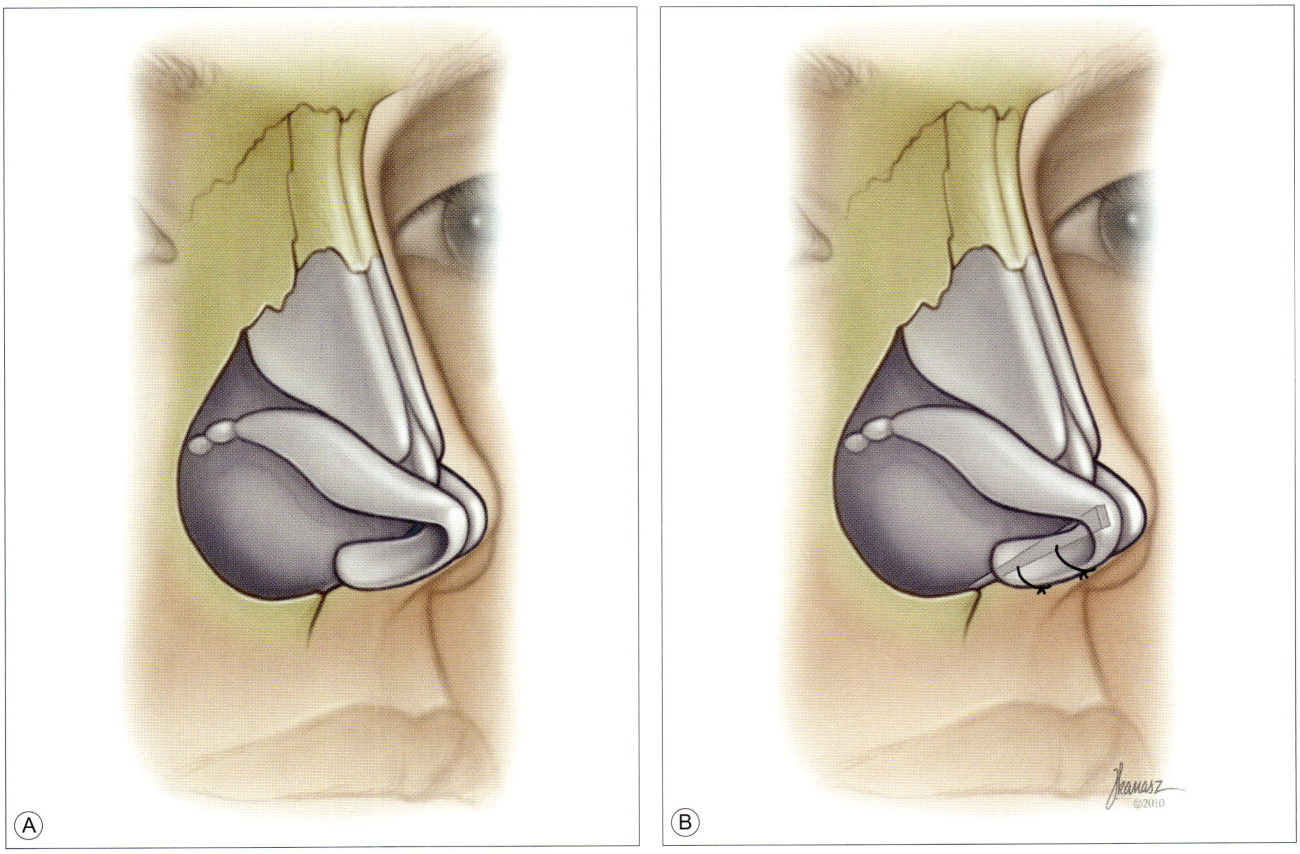

图 4.11　放置鼻小柱支撑杆

控制鼻尖的角度

如果鼻尖需要向头侧旋转，可在鼻中隔软骨尾端做贯穿切口，切除一块三角形的、基底向前的鼻中隔软骨和相应的部分膜性鼻中隔（图 4.12）。如果膜性鼻中隔不切除，术后冗余的软组织会使鼻尖向尾侧旋转。通过鼻尖旋转缝合也可以进一步将鼻尖旋转、固定至理想的位置[1]。用 5-0 尼龙线先在中隔尾端前脚和内侧脚头端之间缝合，打一个结，再缝合内侧脚尾端，渐进式地收紧缝线并打结后，鼻尖会向头侧旋转，并牢固地保持在理想的位置。这种固定方法在老年患者和中东患者的手术中会经常使用。

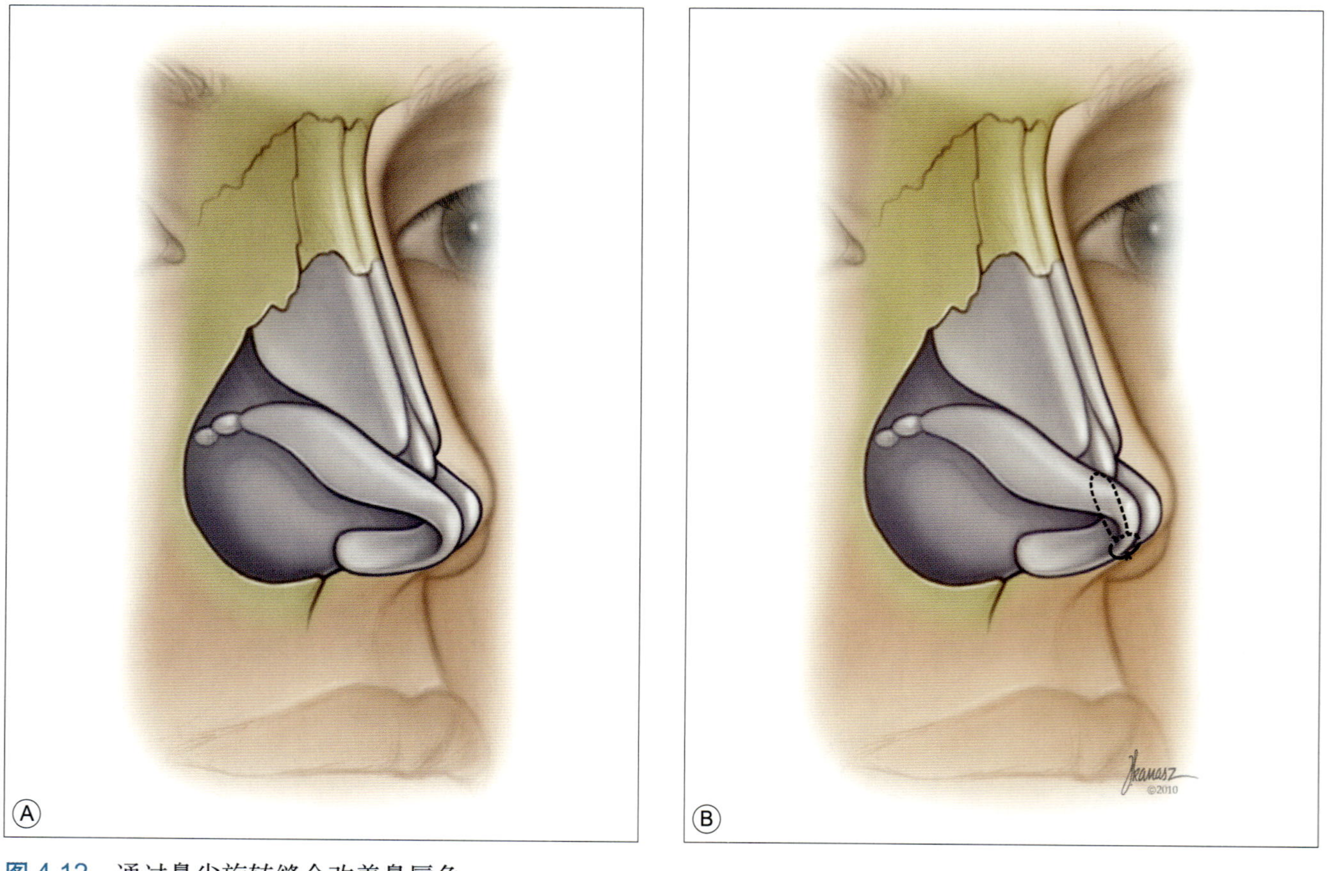

图 4.12　通过鼻尖旋转缝合改善鼻唇角

拉拢踏板

如果需要缩小内侧脚踏板之间的距离，对于鼻唇角不退缩的患者来说，踏板过度突出的部分可以通过之前的贯通切口修剪；对于鼻唇角退缩的患者，将踏板完整地向内侧移动是最为理想的。如果贯通切口不是手术计划的一部分，可以在膜性鼻中隔或踏板的头侧缘做一个 4 ~ 5 mm 的切口，暴露踏板后缝合两侧软骨，收紧缝线后可以产生缩窄鼻小柱底部和使鼻唇角软组织向尾端移位的效果。如果软组织的突出被认为是不利于术后审美的，可以经贯通切口进行部分切除。踏板的拉拢会使鼻三脚架尾臂的基底部更加稳定（图 4.13）。之后，用 5-0 铬线缝合膜性鼻中隔上的切口，并用 5-0 铬线通过贯穿缝合来关闭踏板之间、鼻中隔尾端和鼻小柱支撑杆之间的腔隙。

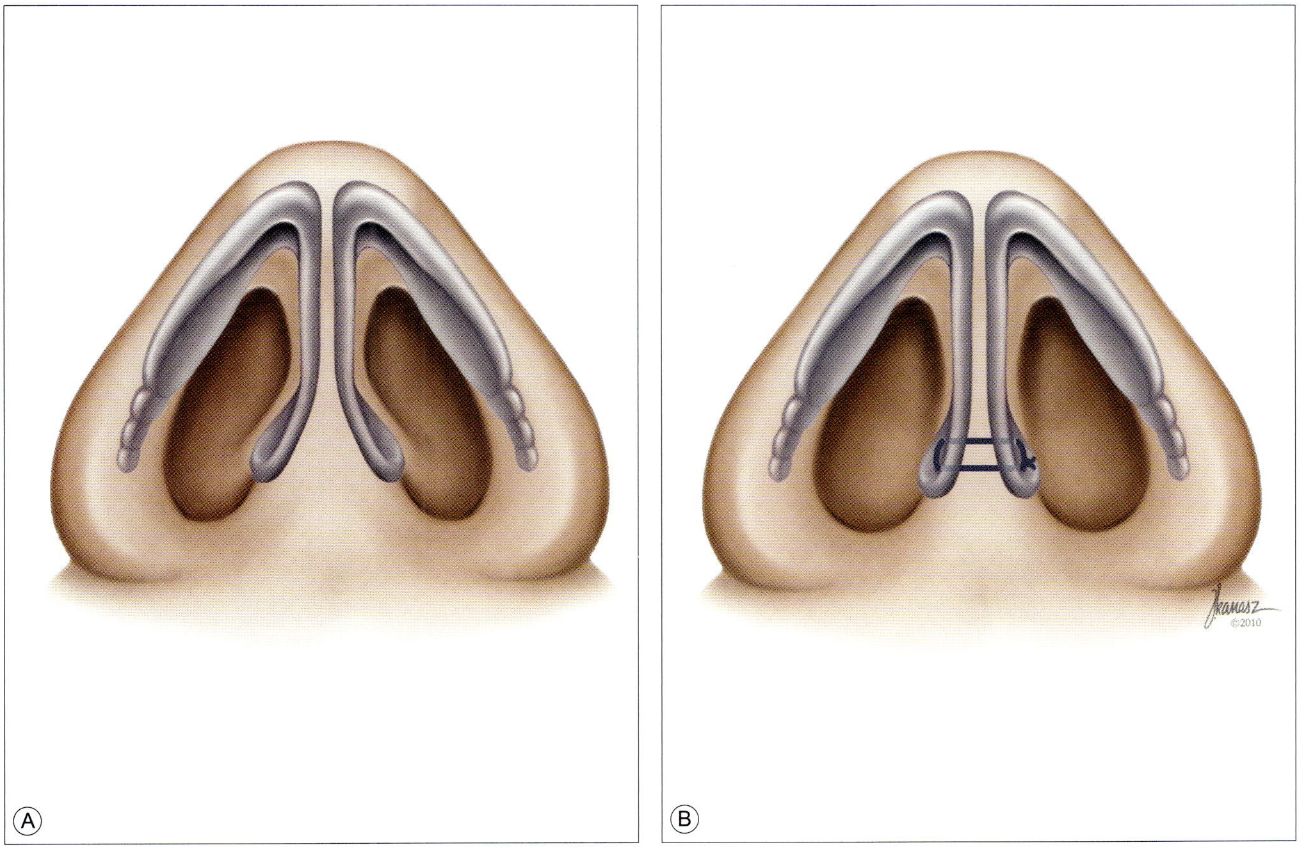

图 4.13　拉拢踏板

评估鼻尖轮廓

评估穹窿部，如果穹顶太宽，可以进行贯穿穹窿缝合（如第 6 章中图 6.2）。如果穹窿本身形状较为理想，只是由于内侧膝过度分离而导致的相距太远，可以进行穹窿间缝合（如第 6 章中图 6.1）[5]。如果穹顶太窄或不对称，可以使用穹窿后移植物来矫正[6]。相关缝合细节，请参考本书第 6 章中的内容。

使用穹窿后移植物

可以制备一个 1.5 mm × 1.5 mm × 10 mm 大小的软骨条作为穹窿后移植物（图 4.14）。用虹膜剪分别于每侧穹窿下方分离出一个小腔隙，将软骨条先放入一侧腔隙中，再伸入到对侧的腔隙中，用 6-0 可吸收线至少缝合两针，将软骨条固定在适当的位置上。

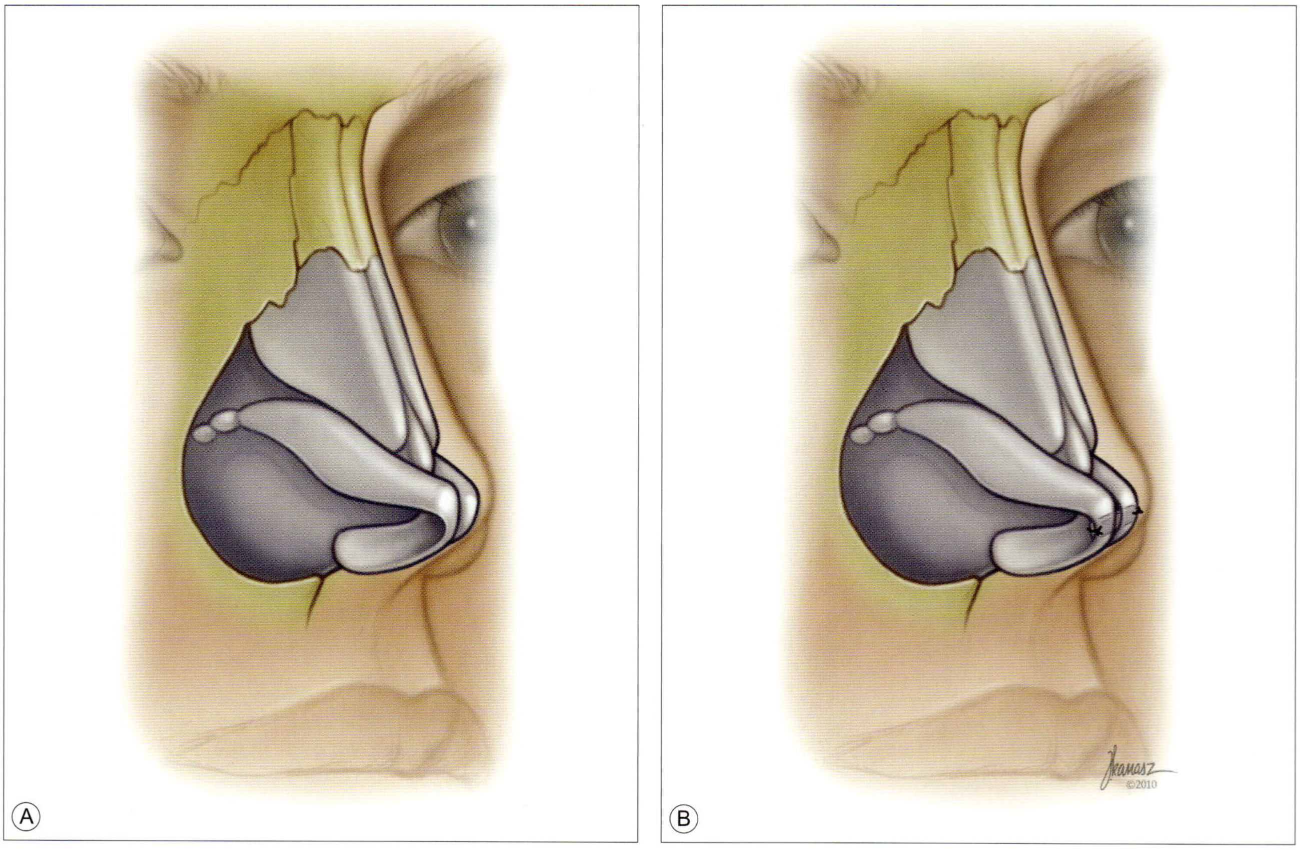

图 4.14　放置穹窿后移植物

放置鼻尖移植物

对于缺乏鼻尖下小叶而引起鼻尖突出度不足的患者，可以使用帽状或盾牌状移植物。如果仅仅是鼻尖突出度不足，可以用鼻尖冲压器制成的帽状移植物来矫正（图 4.15）；如果既存在鼻尖突出度的不足，又存在下小叶的缺乏，则需要用盾牌冲压器制备盾牌移植物来矫正（图 4.16）。无论哪种方式，移植物都应该放置在准确的位置上，通过多角度的观察确定后，再用 6-0 可吸收线对称地缝合固定。

鼻尖上缝合

先暂时缝合鼻小柱切口，进行观察，如果发现患者鼻部皮肤较厚，则需要使用鼻尖上缝合（图 4.17）[7]。选定鼻尖上转折区的位置后，用蘸取亚甲蓝的 25 G 针头穿过皮肤及鼻中隔前脚进行标记，然后拆除鼻小柱的临时缝线，用 6-0 可吸收线松松地挂住鼻尖上区域所对应处的皮下软组织和鼻中隔前脚。打结时不宜过紧，否则可能会导致该区域软组织的坏死。

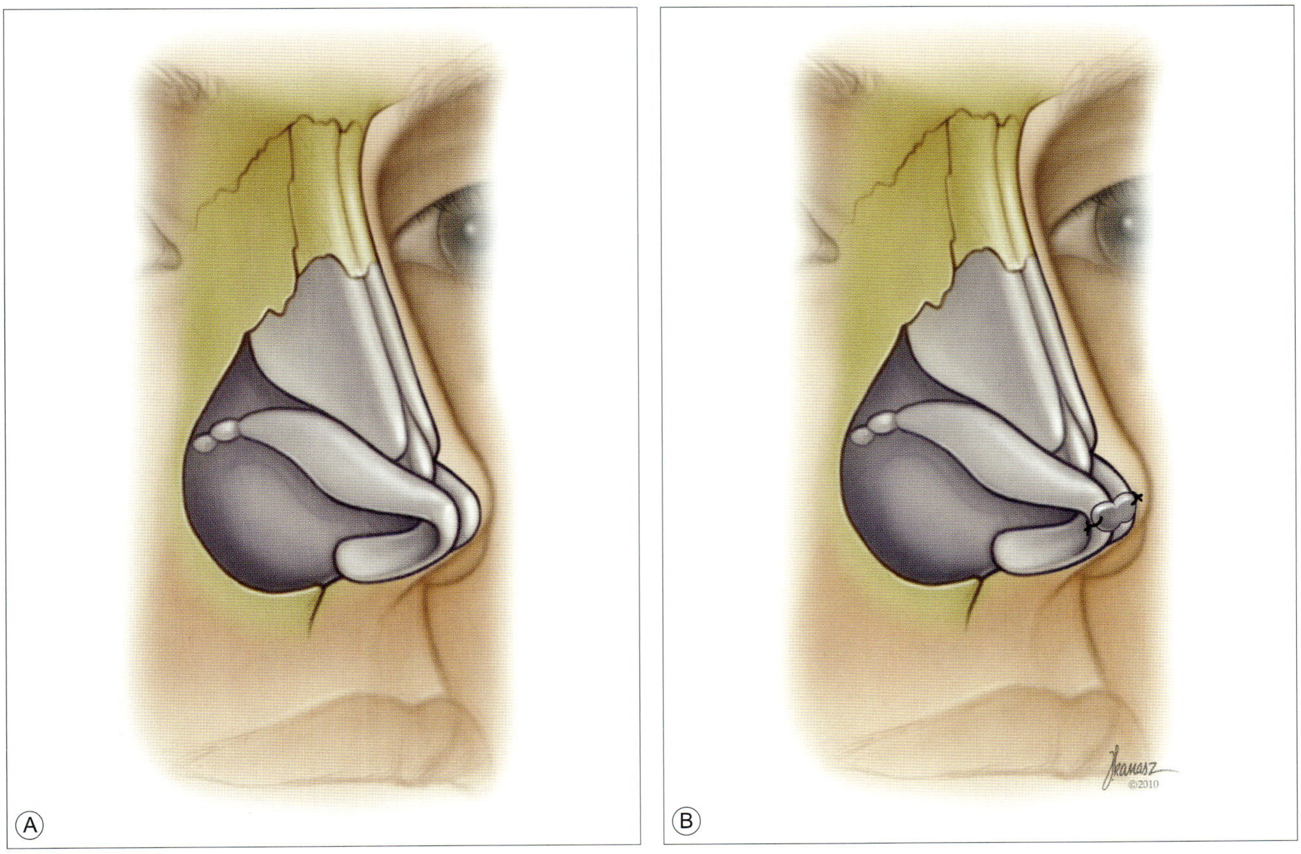

图 4.15　放置鼻尖帽状移植物

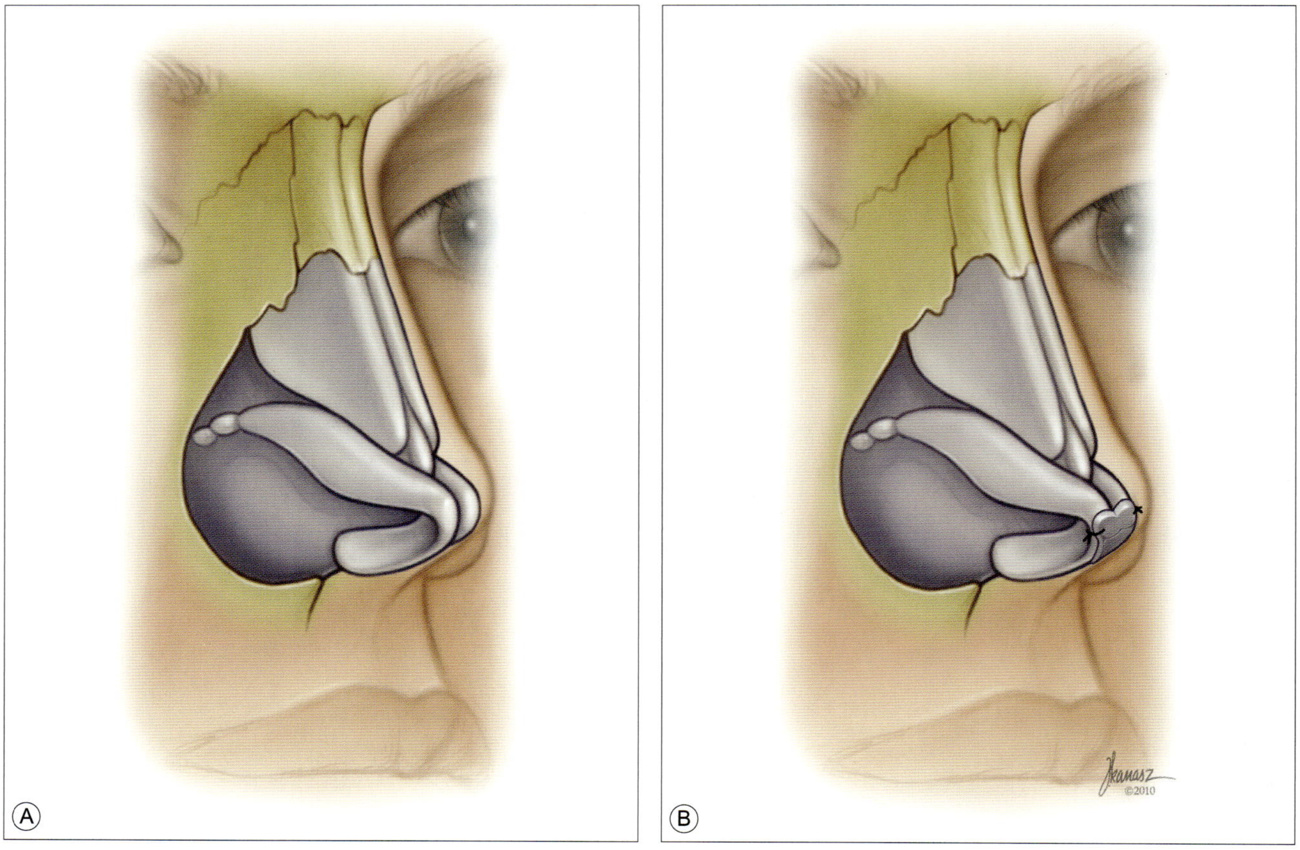

图 4.16　放置盾牌移植物

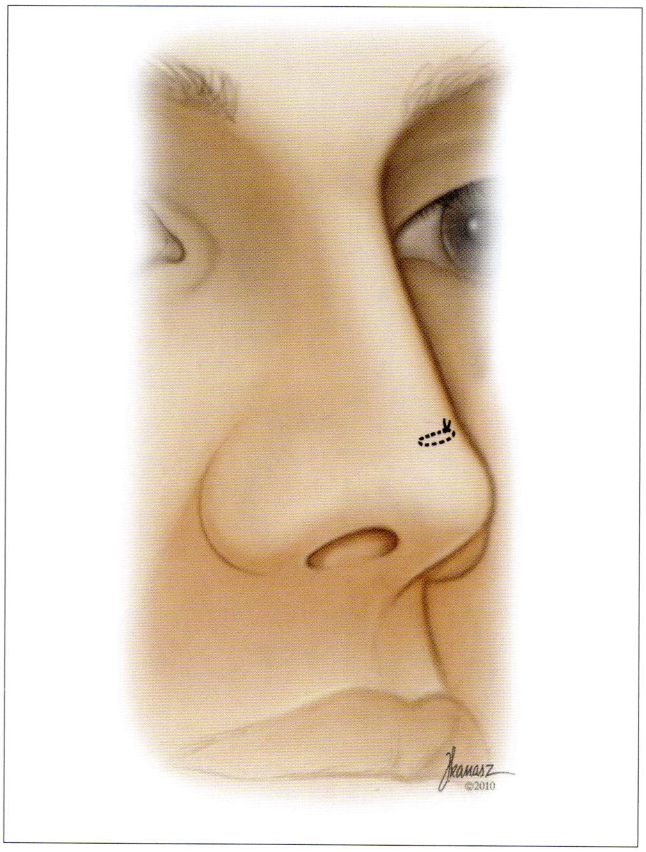

图 4.17　鼻背尾端皮肤较厚的情况下使用鼻尖上缝合

缝合鼻小柱切口

调整鼻小柱皮瓣的角度，准确对位标志线后，用 6-0 快吸收线缝合切口。切口两侧的皮瓣尽量对合平整，避免出现凹凸不平。

放置鼻翼缘移植物

如果发现鼻翼缘缺乏支撑，外观轮廓线出现凹陷或切迹时，就有必要使用鼻翼缘移植物。移植物被雕刻成 13 ~ 15 mm 长、2 ~ 3 mm 宽的软骨条，往往取自最薄弱的鼻中隔软骨或鼻翼软骨外侧脚头端切下来的软骨（图 4.18）。在尽可能靠近鼻翼缘并可行的厚度内，用虹膜剪剥离出一个腔隙，插入移植物后，用 6-0 可吸收线固定在合适的位置上[8-9]。移植物的末端削成斜面，既可预防术后显形，又能使鼻翼到鼻尖的过渡顺畅。

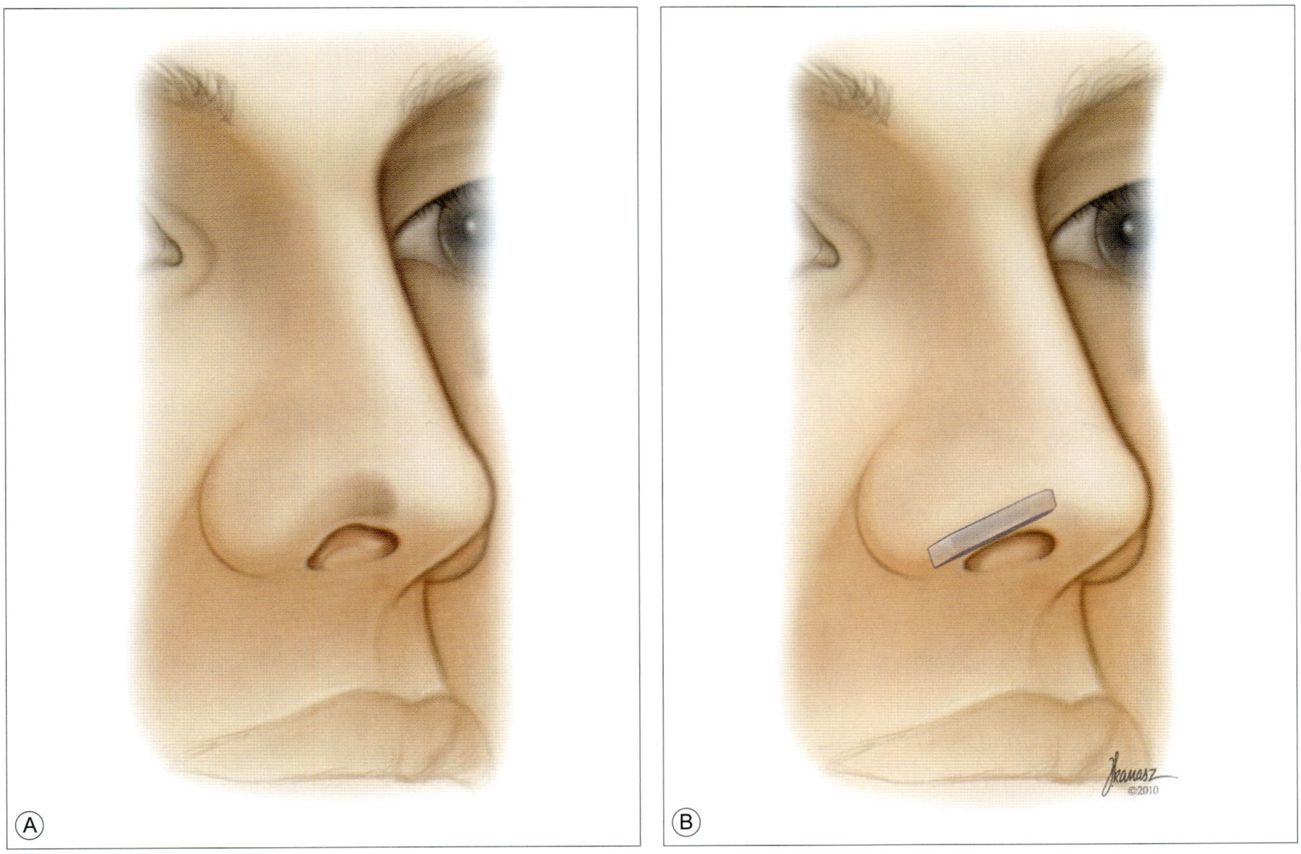

图 4.18　放置鼻翼缘移植物

调整鼻翼底部

如果有必要，接下来可以缩小鼻翼的基底部（详见第 12 章）。设计切口时，以维持外侧鼻孔的形态正常、使鼻翼基底部到鼻孔的过渡自然、避免出现切迹或成角畸形为基本原则。重点强调释放鼻翼基底部的肌张力，减少潜在的继发性外扩风险。在这步操作中，需要尽可能地注重细节。切口可以用 6-0 快吸收线缝合。

鼻夹板的应用

术后包扎是鼻整形手术重要的一部分，合理的包扎可以使软组织和下面的支架结构紧密地贴合在一起。用 Mastisol® 可以增加皮肤和胶布之间的黏性。常规先在皮肤面用胶布加压，再用热塑板和铝夹板固定。热塑板可以提供稳定性，铝夹板可以进一步固定热塑板的外形。铝夹板外面再用胶布进行固定。

术后护理

术后外部的鼻夹板和鼻孔内的 Doyle 支架均保留 8 天。患者在佩戴 Doyle 支架期间应全程使用抗生素，以最大限度地避免出现中毒性休克。去除包扎时为了避免鼻骨的横向移位，应先去除鼻孔内的 Doyle 支架后，再摘除鼻夹板。多数患者在去除夹板后不需再用胶带加压，而对于鼻尖上区域存在肿胀的患者，需要每晚用胶带加压该区域，持续 6 周。只要患者没有痤疮等禁忌证，术中可常规使用 10 mg 地塞米松，术后口服一组甲泼尼龙，以减少肿胀和淤青。术后嘱患者 3 周内避免剧烈运动，5 周内禁止佩戴眼镜，5 周后不限制剧烈运动。

参考文献

1. *Guyuron B. Precision rhinoplasty. Part I: The role of life-size photo-graphs and soft tissue cephalometric analysis. Plast Reconstr Surg 1988; 81(4): 489–499.*
2. *Guyuron B. Guarded burr for nasofrontal deepening. Plast Reconstr Surg 1989; 84(3): 513–516.*
3. *Guyuron B, Pinsky B. The calibrated lateral crus stabilizer. Plast Re constr Surg 2005; 116(6): 1776–1779.*
4. *Guyuron B, Uzzo C, Scull H. A practical classification of septonasal deviation and an effective guide to septal surgery. Plast Reconstr Surg 1999; 104(7) 2202–2209.*
5. *Guyuron B, Behmand RA. Nasal tip sutures. Part II: The interplays. Plast Reconstr Surg 2003; 112(4): 1130–1145.*
6. *Guyuron B, Poggi JT, Michelow BJ. The subdomal graft. Plast Reconstr Surg 2004; 113(3): 1037–1040.*
7. *Guyuron B, DeLuca L, Lash R. Supratip deformity: a closer look. Plast Reconstr Surg 2000; 105(3): 1140–1151.*
8. *Guyuron B. Alar rim deformities. Plast Reconstr Surg 2001; 107(3): 856–863.*
9. *Rohrich RJ, Ranier J, Ha RY. The alar contour graft: correction and prevention of alar rim deformities in rhinoplasty. Plast Reconstr Surg 2002; 109(7): 2495–2505.*
10. *Totonchi A, Eshraghi Y, Beck D, et al. Von Willebrand disease: screen- ing, diagnosis, and management. Aesth Surg J 2008; 28(2): 189–194.*

第 5 章

鼻骨截骨术的变化：结局和技术细节

章目录

要点

- 如果下鼻甲的前端向前延伸至超过截骨线的平面，在完成外侧截骨后，鼻甲的前端也会随着鼻骨一起向内侧移位。
- 如果鼻甲位置靠前，外侧高 - 低的截骨术比低 - 低的截骨术对气道的不良影响更小。
- 当鼻骨向内侧移位时，上外侧软骨也会随之内移。鼻骨越长，移位越多。
- 如果术中确认下鼻甲已经向内侧移位了，可以将凸出部分谨慎地切除。
- 楔形截骨时，应该强调先完成外侧部分的截骨；如果先完成内侧部分的截骨，就会使该处鼻骨变得不稳定，使随后进行的外侧截骨变得非常困难。
- 单纯实施外侧截骨时，如果没有进行内侧或头侧截骨，就会沿着鼻骨最薄弱的部分产生一条不良骨折线，导致鼻骨前端外形的不规则。
- 实施鼻骨外侧低 - 高的截骨术后，鼻骨可能会出现阶梯状或沟槽状畸形，从而影响鼻部美观。
- 为了矫正继发于之前截骨术后的鼻骨沟槽状畸形，需要再次实施鼻骨截骨术，使残留的外侧段复位。

鼻骨截骨术是鼻整形手术中非常重要的步骤，然而其重要性尚未引起足够的重视。即便施以恰当的截骨，都有可能会出现一些并发症；如果能合理地规避这些并发症，会使鼻整形术后的效果更佳。在本书第 4 章中，已经讨论过鼻骨截骨术的具体操作方法，本章中我们将重点讨论鼻骨截骨术的结局和技术细节。

几乎任何时候，在去除鼻背驼峰时，为了避免鼻背过宽都应该考虑进行鼻骨截骨术。针对鼻梁外观较窄的驼峰鼻患者，术前设计时有可能会觉得不需要截骨，但是有经验的术者都会意识到实施截骨术的必要性。通过对鼻面交界处仔细的触诊，可以帮助医生做出正确的判断。切除较大的驼峰后，通常会形成正方形或宽背结构的开放式鼻背（图 5.1）。在调整鼻背宽度时，应尽力保持黏骨膜的完整性。截骨术的选择会受多种因素的影响，下文中将会具体讨论。

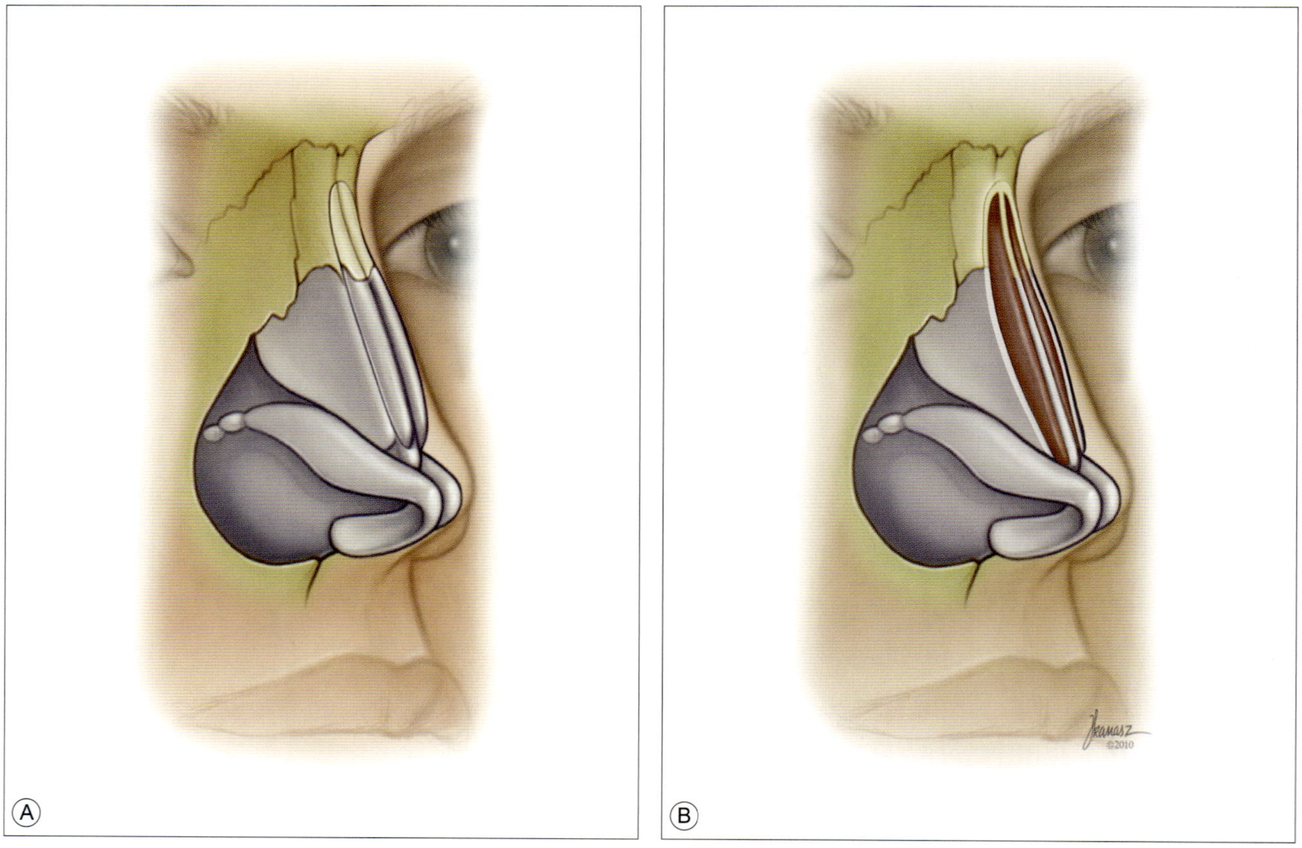

图 5.1　切除鼻背驼峰后（A），鼻背会变宽（B），必须同时实施外侧截骨术

鼻骨截骨术的功能性结局

在一项涉及术中测量下鼻甲和鼻中隔距离的研究中，笔者的团队清楚地证明，截开并内推鼻骨时，如果下鼻甲的前部向前延伸至超过截骨平面，鼻甲也会随着鼻骨向内侧移位 [1]，这必然会导致气道的狭窄（图 5.2a）。这种对气道的不利影响可以通过下面介绍的几种方法来避免。首先，应尽量避免实施低 - 低的截骨术，即便必须实施，也需要从下鼻甲最前端的上方开始，然后沿鼻面交界沟向头侧推进（图 5.2b）；换而言之，尽量实施高 - 低的截骨术，而不是低 - 低的截骨术。其次，针对已经随着鼻骨向内侧移位的部分下鼻甲，可以进行修剪并轻轻灼烧残留的创面。最后，从审美角度出发，如果认为鼻骨宽度尚可，应尽量避免实施截骨术。另外，上外侧软骨头端是附着于鼻骨内侧面的，完成截骨后，随着鼻骨的内移，上外侧软骨也会随之移位（图 5.3）。因此，在这种情况下很有必要使用撑开型移植物或将上外侧软骨内折来防止其过度内移。根据可用软骨的厚度，决定需要使用一层或两层移植物。这不仅对功能有益，也会降低鼻背发生倒 V 状畸形的风险。根据鼻背皮肤软组织的厚度，倒 V 状畸形

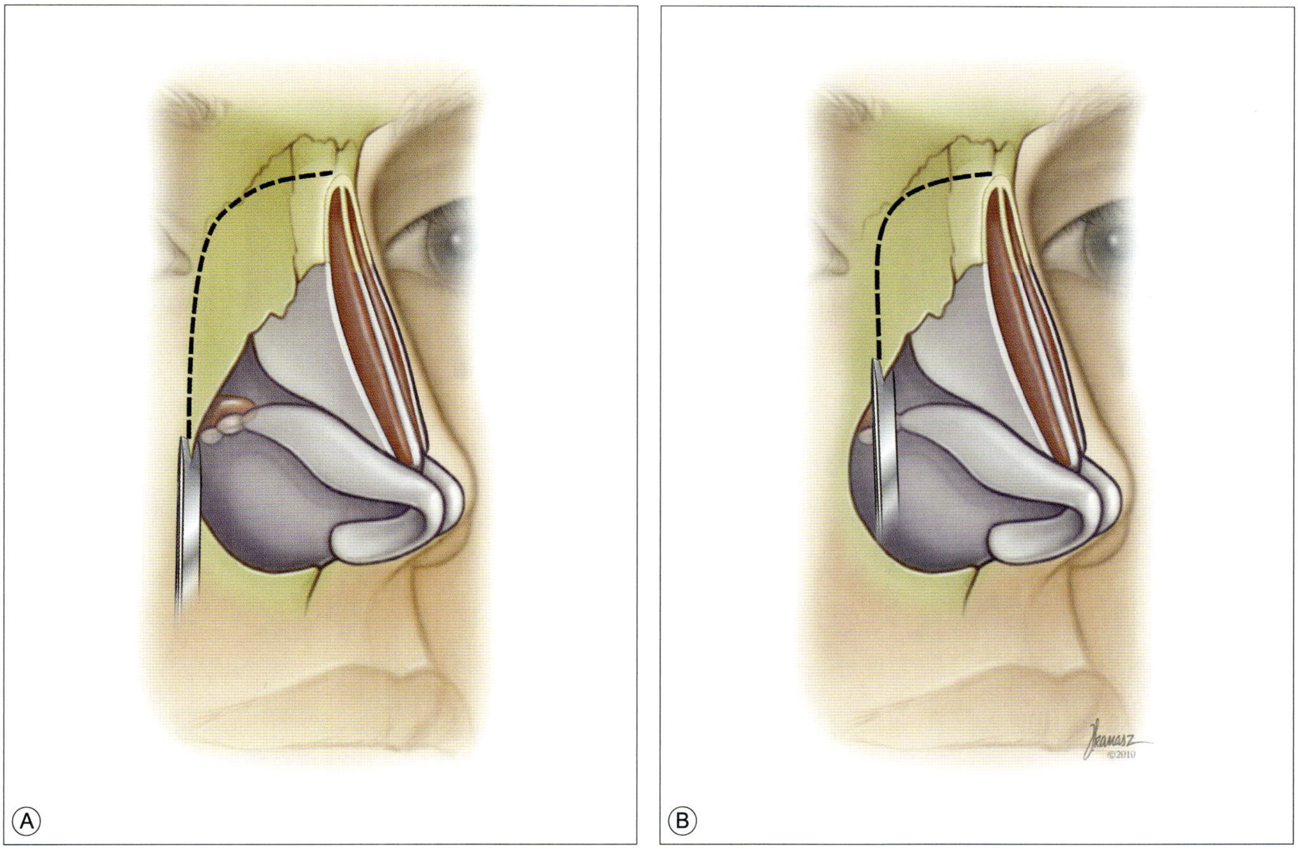

图 5.2　（A）如果下鼻甲前端向前延伸至截骨线平面，术后随着鼻骨的内移，下鼻甲也会发生内移，从而引起继发性的气道受阻。（B）为避免上述情况，需提高截骨术的起点

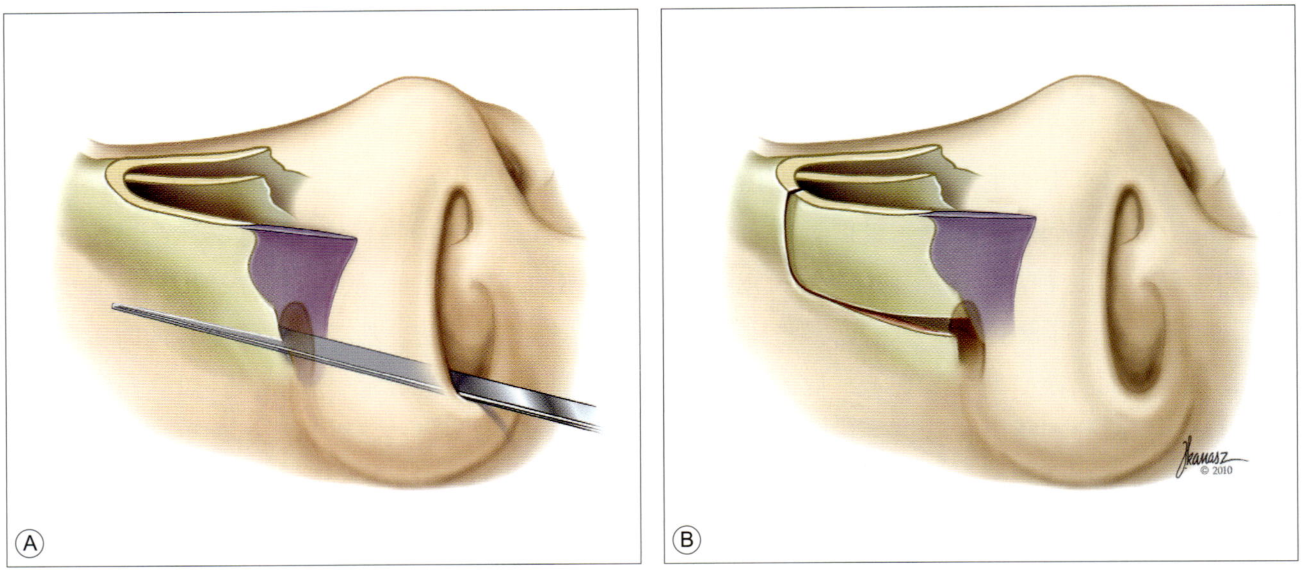

图 5.3　完成内、外、头端截骨后，随着鼻骨向内侧的移动，上外侧软骨也会随之移位

往往继发于鼻整形术后数月至数年后。这种畸形几乎总会伴发内鼻阀的功能障碍，特别在晚上患者仰卧位时，对呼吸的影响更加明显。

美学效果

不受控制的截骨会让鼻背轮廓变得不规则，往往也是最容易导致进行修复手术的原因之一。所以，在第 4 章中强调了联合实施内侧、外侧和头端截骨的重要性。个别情况下，鼻骨头端的宽度和外形都比较理想，仅仅是鼻骨尾端较宽，可以单纯实施外侧截骨术进行矫正；可是，这种情况比较少见。外侧鼻骨和中线之间如果存在多余的部分，会阻碍鼻骨向内侧移位，导致术后鼻部过宽或不对称，影响术后效果。通过鼻骨的楔形切除往往可以避免这种情况的发生（图 5.4）。用 4 ~ 6 mm 的骨凿进行楔形截骨时，必须按照先截外侧、后截内侧的顺序；否则，如果先完成内侧截骨，鼻骨就会变得不稳定，使外侧截骨变得非常困难。内侧的楔形截骨术从旁开鼻中隔处起始，向头端延伸汇入已经截开的外侧截骨线，全层地切除一个楔形骨块。若楔形骨块的外侧段有残留，会严重影响到鼻骨向中线的移位。接下来，通过经皮不连续的截骨术可使鼻骨进一步地向内侧移位。不连续截骨点的设置应当以能使鼻骨准确地、理想地向内侧移位为原则，不能将内眦或重睑线等体表解剖标识作为参考；否则，截骨术将会变得非常笨拙，而且也不能理想地移动鼻骨。确保鼻骨不发生过度的游离和向外侧下沉也是至关重要的。如果发生这种情况，需要在上外侧软骨相对应的位置植入撑开型移植物，利用鼻中隔软骨来固定上外侧软骨和鼻骨。如果鼻骨的稳定性发生任何问题或鼻中隔沿着鼻骨形成塌陷，可以用水平贯

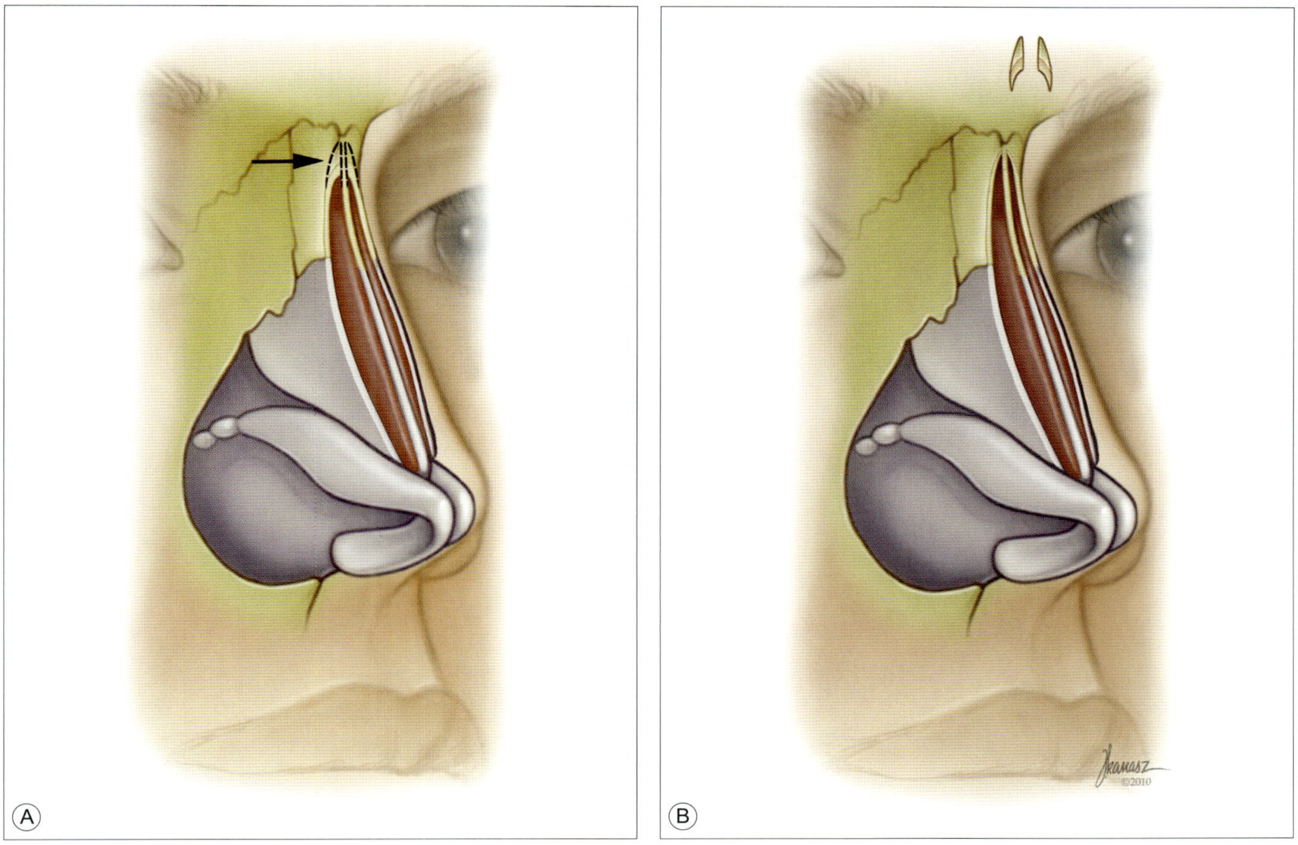

图 5.4　鼻骨过宽的情况下，需要楔形地切除一小块头端鼻骨，使外侧鼻骨能够充分地内移

穿两侧皮肤的克氏针来固定鼻骨和鼻中隔。克氏针需固定 2 ~ 3 周，待鼻骨愈合后再拔除。

在罕见的情况下，如果鼻部外观表现为涉及右侧鼻骨的 C 形弯曲，或涉及左侧鼻骨的倒 C 形弯曲，鼻骨不但不居中，而且还存在单侧鼻骨形状上的畸形。实施楔形截骨并将鼻骨内移后，鼻骨外观仍不平整，可以用一个能使鼻骨变形的器械或大的血管钳撬裂鼻骨，使其变得平整。当然，这种情况比较罕见，通常通过截骨后，两侧就可以对称。

如果不采用可控的截骨术，仅仅施以低 - 低或低 - 高的截骨，而没有进行头端和内侧的截骨，会在鼻骨侧壁阻力最小的部分形成非预期的骨折。这种骨折会使骨块向侧面凸起。虽然在术中难以识别，但是，根据骨块大小和外被软组织厚度的不同，术后的几个月后或数年后会逐渐显现。因此，联合内侧、头端和外侧可控的截骨术可以避免上述的非预期骨折。如果术中通过仔细触诊发现了这种情况，可以用咬骨钳将凸起的部分去除，这种情况下用咬骨钳比骨锉更实用。

在鼻修复手术中，常常可以看到或摸到鼻骨呈阶梯状或沟槽状的畸形，尤其是 20 世纪 70 和 80 年代，低 - 高的截骨术被普遍提倡期间进行鼻整形手术的案例。这种结构畸形很少出现在进行首次鼻整形手术的患者当中。不管这种情况是原发的还是继发的，解决方案都是在鼻面交界处再次实施更低位的低 - 低截骨术，使外侧残留的骨片向内侧移位，以恢复鼻侧部轮廓的自然过渡。

参考文献

1. *Guyuron B. Nasal osteotomy and airway changes. Plast Reconstr Surg 1998; 102(3): 856–860.*

第 6 章

鼻尖缝合

章目录

要点

- 每一项鼻尖缝合技术，在达到预期目的的同时，也会产生一些其他的相关变化。只有对其进行全面的了解，才能使缝合技术更好地为术后效果服务。
- 需要通过缝合来改变软骨形状时，用可持续数周的可吸收线缝合就足够，无须用不可吸收线。
- 需要对抗重力等这种持续的力量或进行鼻尖旋转缝合时，用不可吸收线会更加可靠。
- 穹窿间缝合会起到：使鼻尖变窄、加强鼻尖的支撑力、增加小叶的体积、缩窄鼻尖的整体宽度及消除穹顶间裂隙等作用。
- 贯穿穹窿缝合会起到：使鼻尖变窄、增加鼻尖突出度、增加鼻尖下小叶的体积、使外侧脚变平或变凹及缩短穹窿间距等作用。

- 如果在靠近尾端的位置实施贯穿穹窿缝合，会使外侧脚向尾端旋转；如果在靠近头端的位置缝合，则会使外侧脚向头侧旋转。
- 中间脚和内侧脚的缝合位置可以在尾端或头端进行，也可以在内侧脚的中间部分进行。
- 中间脚和内侧脚的缝合会缩窄鼻小柱的宽度，缩窄穹窿间距，为鼻三脚架的尾臂提供更好的稳定性。沿着内侧脚的尾缘缝合可以使外侧脚向尾端旋转，沿着中间脚的头侧缘缝合可以使外侧脚向头端旋转。
- 内侧脚缝合会使鼻孔变大，而且也可能使尾端变得丰满。
- 靠前的内侧脚 - 鼻中隔锚状缝合会增加鼻尖突出度。如果穹顶没有被缝合在一起，会使穹窿间距轻微地增加，也会使鼻尖向头侧旋转，使鼻唇角变钝，延长鼻小柱和鼻孔。
- 靠后的内侧脚 - 鼻中隔锚状缝合不仅会减少鼻尖突出度，在穹窿没有稳定的情况下还会缩小它们之间的距离，也会使鼻尖向尾端旋转，缩短鼻小柱和鼻孔。
- 鼻尖旋转缝合不仅会使鼻尖向头侧旋转，还会使鼻小柱轻微地回缩。
- 跨外侧脚缝合不但可以降低鼻翼软骨的凸度，还可以缩小穹窿间距、回缩鼻翼和延长鼻中部。
- 外侧脚凸面缝合可以改变软骨的形状，并能使鼻部轻微地延长，使鼻尖更加精致。
- 踏板缝合可以缩窄呈分离状踏板的间距，为鼻三脚架结构的尾臂提供更好的稳定性，同时还能起到抬高鼻唇交界点尾端及减弱降鼻中隔肌张力的作用。
- 缝合技术的并发症包括过分缩窄鼻尖、鼻翼退缩、感染、显形及夹捏等。

准确运用和不断改良鼻尖的缝合技术，是鼻整形术后达到近期和远期效果的基本因素之一。在修复手术中最常见的情况之一是曾经实施过不恰当的鼻尖缝合术。所以，理解每种缝合技术的适应证、清楚缝合所能导致的预期和非预期效果，并完全熟练地掌握这项非常实用的技术，在鼻整形手术中是非常重要的。

Joseph[1] 率先提出通过锚状缝合把内侧脚固定到鼻中隔上，实现缩小穹窿间距和使鼻尖向头侧旋转的效果，他将此项技术称为“整形外科缝合术”，而且在 1931 年进行了发表。此后，多个关系到鼻尖和鼻中隔偏曲等具体问题的缝合技术被相继报道。其中一些早期的鼻尖缝合术主要用于矫正唇裂鼻畸形中扭曲的鼻翼软骨和穹窿部 [2]。McCullough[3] 和 Tardy[4] 最早报道了贯穿穹窿缝合术，这项技术到现在也被普遍用来控制穹窿顶部的宽度。Daniel[5] 和 Tebbetts[6-7] 又进一步使鼻尖缝合技术变得更加精确。1997 年，Gruber[8-9] 报道了外侧脚凸面缝合，笔者 [10] 也报道了控制踏板的缝合术。另外在一篇综述中，笔者曾讨论过各种不同缝合术的目的，并且罗列出了各种缝合术有可能带来的美学及非美学的改变 [11-12]。

基本上每一种鼻尖缝合都可以通过内入路完成，但是开放入路会使操作变得更加方便和准确。在本章中，我们会介绍各种缝合所实现的预期目的和每种缝合可能会引起的动态变化。其中很重要的一点是，需要意识到这些缝合是不可互相替换的，因为每一种缝合都具有一个定义明确的作用，其具体目的也是有针对性的。此外，必须清楚各种缝合会带来的相互影响，包括协同作用、对抗作用或与鼻整形手术的整体审美无关的作用等。3 年前，笔者根据自己的实践做过关于缝线持久性的研究，虽然之前报道的很多缝合都是使用永久性的缝合材料来完成的，但是笔者的研究团队证明，能维持 6 周的缝合材料足以提供和永久的缝合材料相同持久的作用[13]。因此，笔者在现在的操作中会使用 5-0 PDS 线来改变鼻尖软骨的形状，只有在缩短内侧脚和鼻中隔尾端前脚之间的距离，或为了克服持续施加在鼻尖上的重力或降鼻中隔肌的作用力时（如鼻尖旋转缝合或悬吊缝合），才会使用 5-0 透明的尼龙线来缝合。

鼻尖缝合

穹窿间缝合

目的：缩窄双侧穹窿之间的距离。

适应证：适用于穹窿之间的距离相距太远。

操作方法：用 5-0 PDS 线缝合，线结需放置到低于穹顶水平的位置。可以是单纯环形缝合或八字缝合。环行缝合可以在双侧穹窿软骨相对应的位置进针（图 6.1）；八字缝合时，进针位置可以进行相应的调整，如果穹窿位置存在头尾方向上的不对称，可以将其排列对称后再进行缝合。

作用：虽然这种缝合术的主要目的是用来缩窄呈分离状的穹窿间距的，但是，根据缝合位置的不同会产生一些不同的变化。如果沿着头侧缘缝合，会使外侧脚轻度向头侧旋转；如果靠近尾端缝合，会产生相反的作用，使外侧脚向尾侧旋转；当在中间部位缝合时，只会缩窄穹窿间距而不会引起外侧脚的旋转；如果沿着穹窿前面更靠外的位置缝合、打结后，会从外侧脚借用来一部分软骨添加到穹窿部，会获得更多的鼻尖突出度，也会减少外侧脚的凸度。虽然穹窿间缝合会进一步缩窄鼻尖，但是只适用于盒形鼻尖或缺乏鼻尖突出度的患者。

穹窿间缝合不仅可以缩小穹窿间距，还可以加强鼻尖的支撑力，增加鼻尖下小叶的体积，缩窄鼻尖的宽度，消除穹窿间的裂隙。

贯穿穹窿缝合

目的：减少穹窿拱顶的宽度。

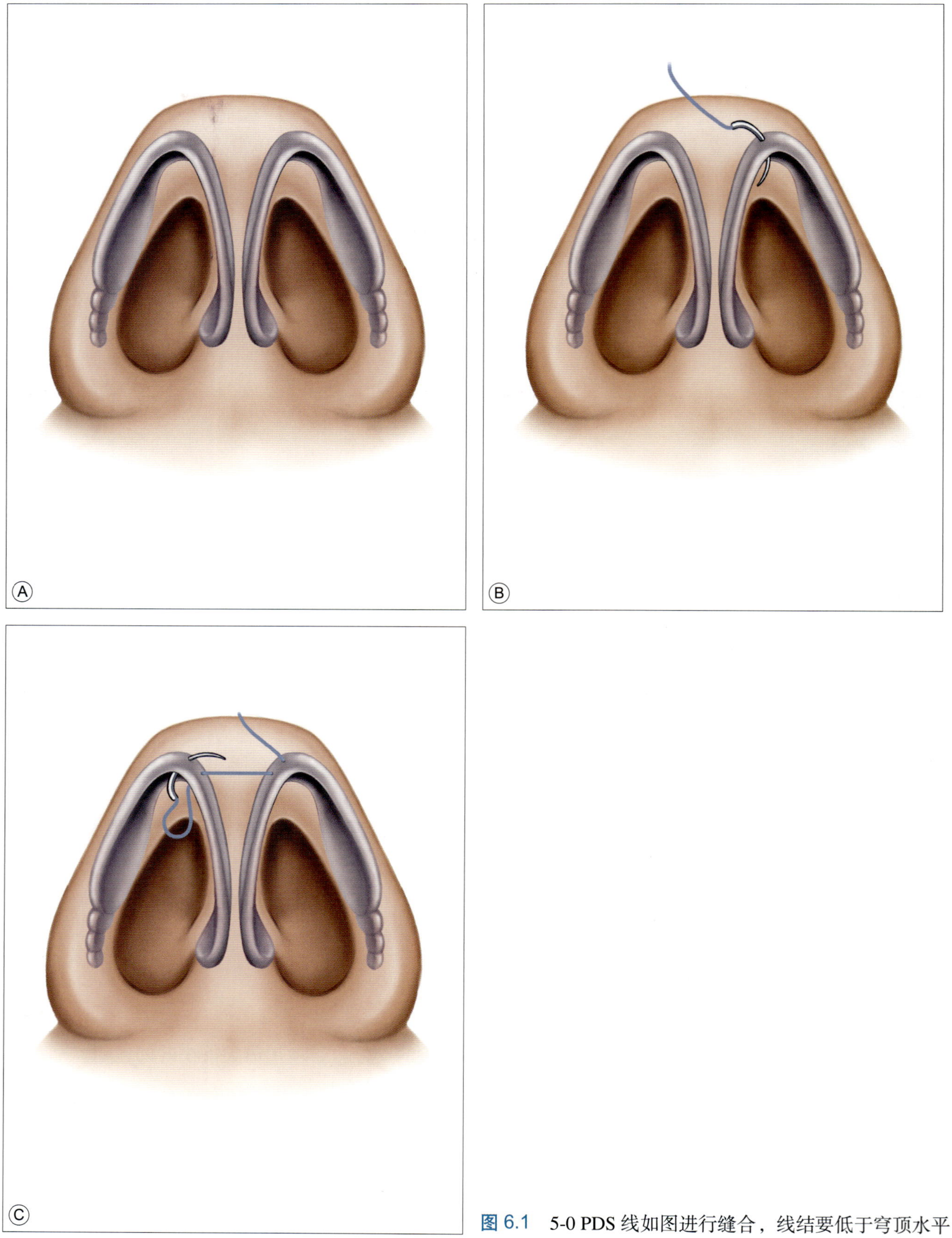

图 6.1　5-0 PDS 线如图进行缝合，线结要低于穹顶水平

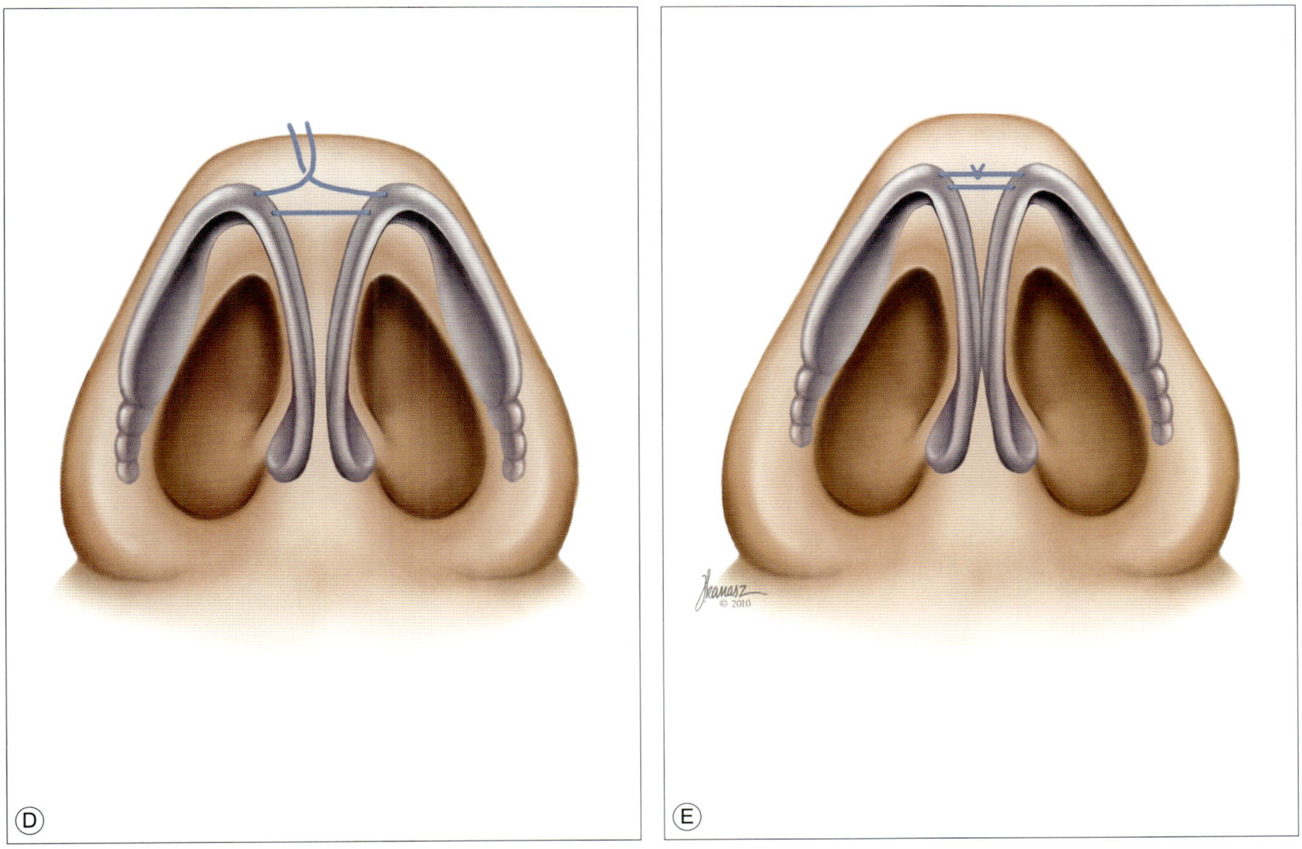

图 6.1（续）

适应证：适用于穹窿拱顶较宽的患者。

操作方法：虽然可以选择贯穿双侧穹窿后在中间打结的方式，但是双侧的鼻翼软骨和穹窿部往往存在不同的厚度，薄的一侧比厚的一侧承受更多的缝合力，导致双侧不对称的缩窄。因此，正确的方式是进行每一个穹窿的单独缝合。在不穿透衬里的前提下，从一侧穹窿的内侧进针，穿过外侧后，再从外侧进针返回到内侧，把结打在穹窿内侧（图 6.2）。

作用：缝合的位置不同，对外侧脚的影响也不同。如果在远离中间部分的尾端缝合，会使外侧脚向尾端旋转；如果在头端缝合，会使外侧脚向头端旋转；在中间缝合，只会缩小穹窿宽度而不会引起外侧脚的旋转。大多数情况下，这种缝合会导致穹窿尾缘向头侧退缩，从而导致鼻尖下叶的退缩。贯穿穹窿缝合还会缩小穹窿之间的距离，增加穹窿的突出度，使外侧脚变平或变凹。

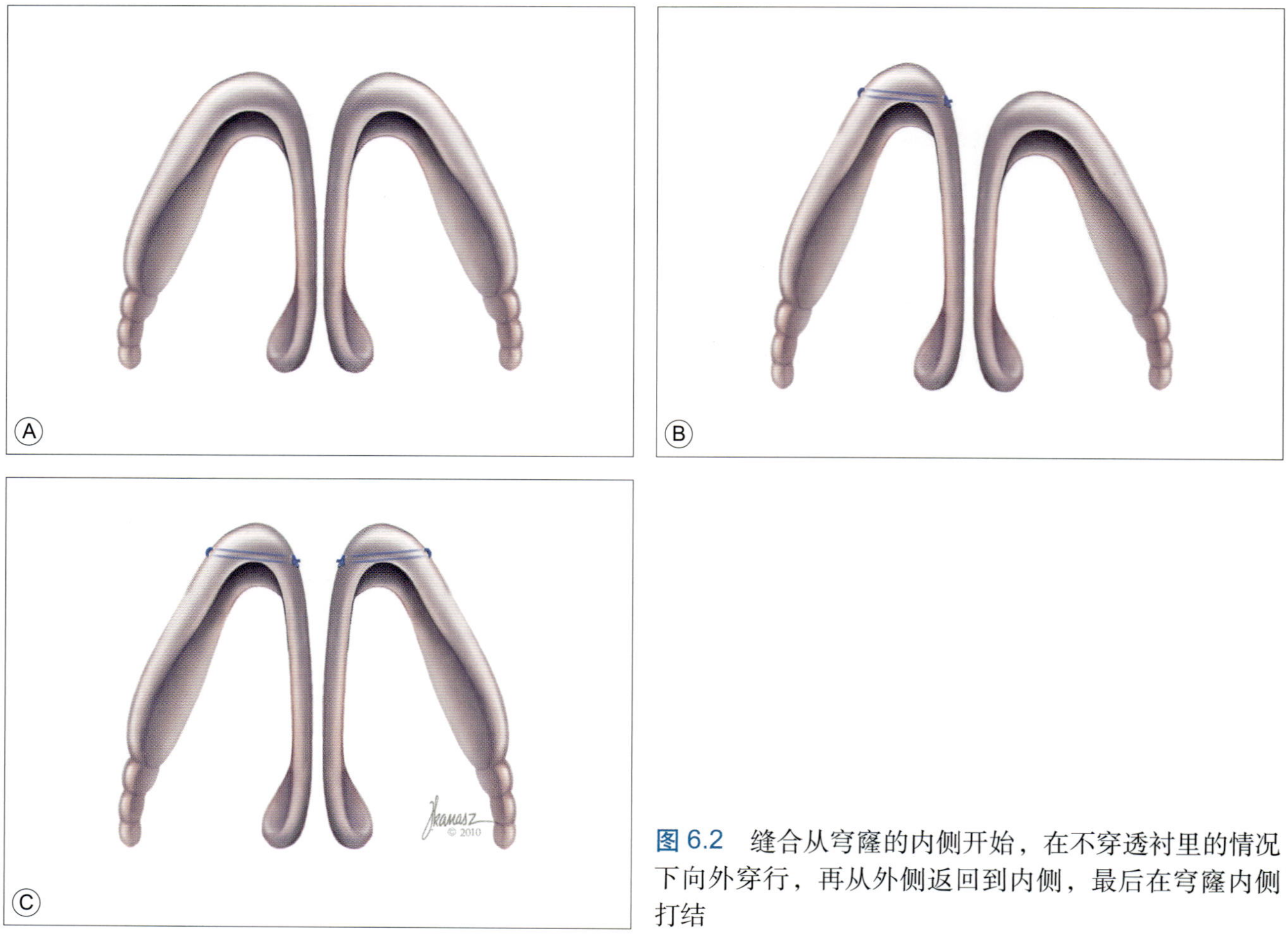

图 6.2　缝合从穹窿的内侧开始，在不穿透衬里的情况下向外穿行，再从外侧返回到内侧，最后在穹窿内侧打结

中间脚缝合

目的：缩小中间脚之间的距离，加强鼻小柱和鼻三脚架结构尾臂的支撑力。

适应证：鼻尖支撑力较弱、鼻小柱较宽、双侧中间脚过度分离的情况下适用。

操作方法：缝合位置可以在中间脚的头侧缘、尾侧缘以及中间（图 6.3）。大多数情况下，应该在中间部分进行，线结也不容易被触及。打结时可以控制中间脚和穹窿之间的理想距离。根据皮肤的厚度，缝合后应尽量使双侧穹窿外侧的宽度保持在 8 ~ 10 mm。

作用：缝合越靠前，结打得越紧，中间脚之间的距离就缩短得越多，鼻尖缩窄的效果就越明显。中间脚缝合比穹窿间缝合造成穹窿缩窄的效果要差一些。缝合越靠前，它对穹窿间距离的影响就越大。中间脚缝合可以使鼻三脚架尾臂的稳定性提高，进而增加鼻尖的支撑力；同时也会将软组织向前推进，

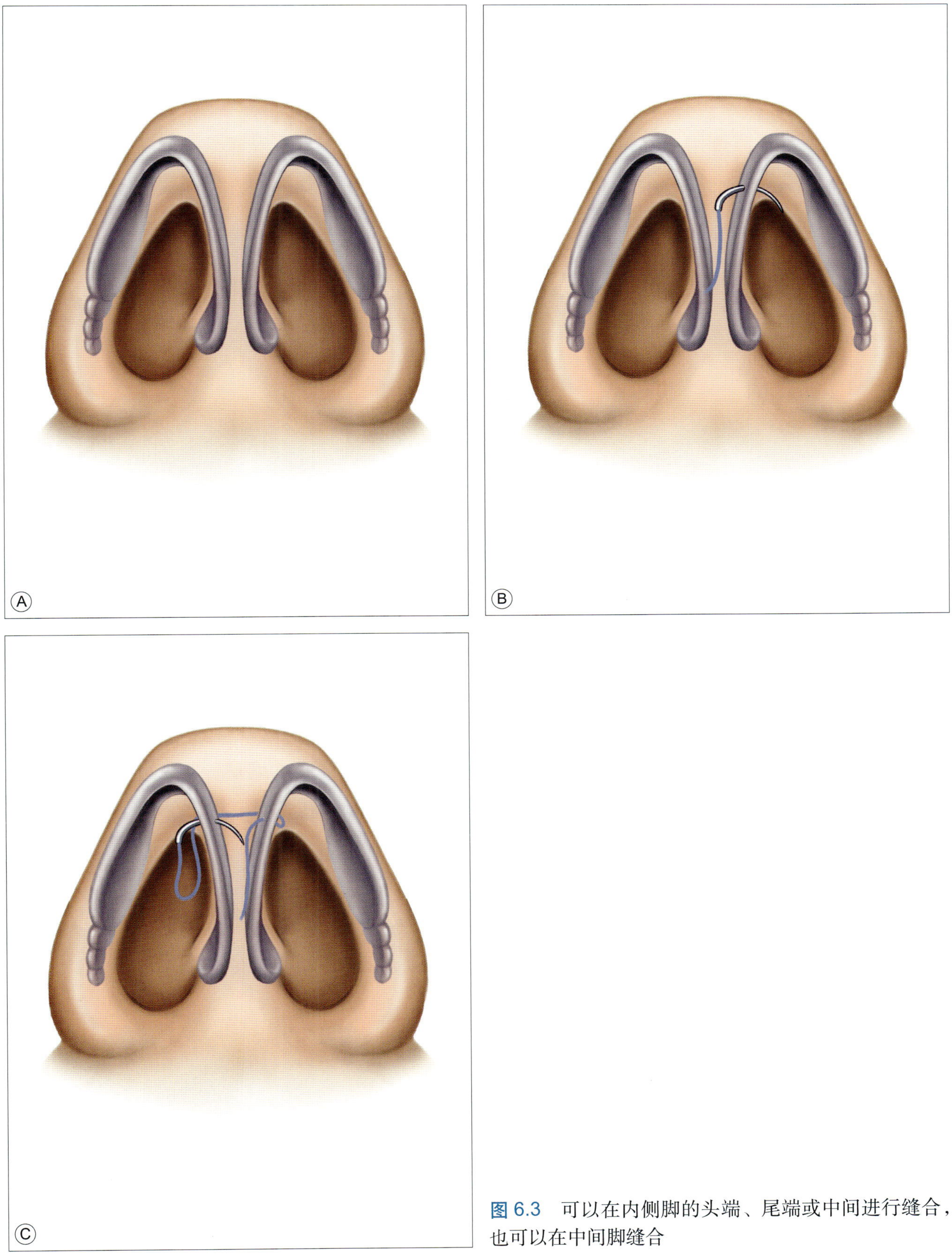

图 6.3　可以在内侧脚的头端、尾端或中间进行缝合，也可以在中间脚缝合

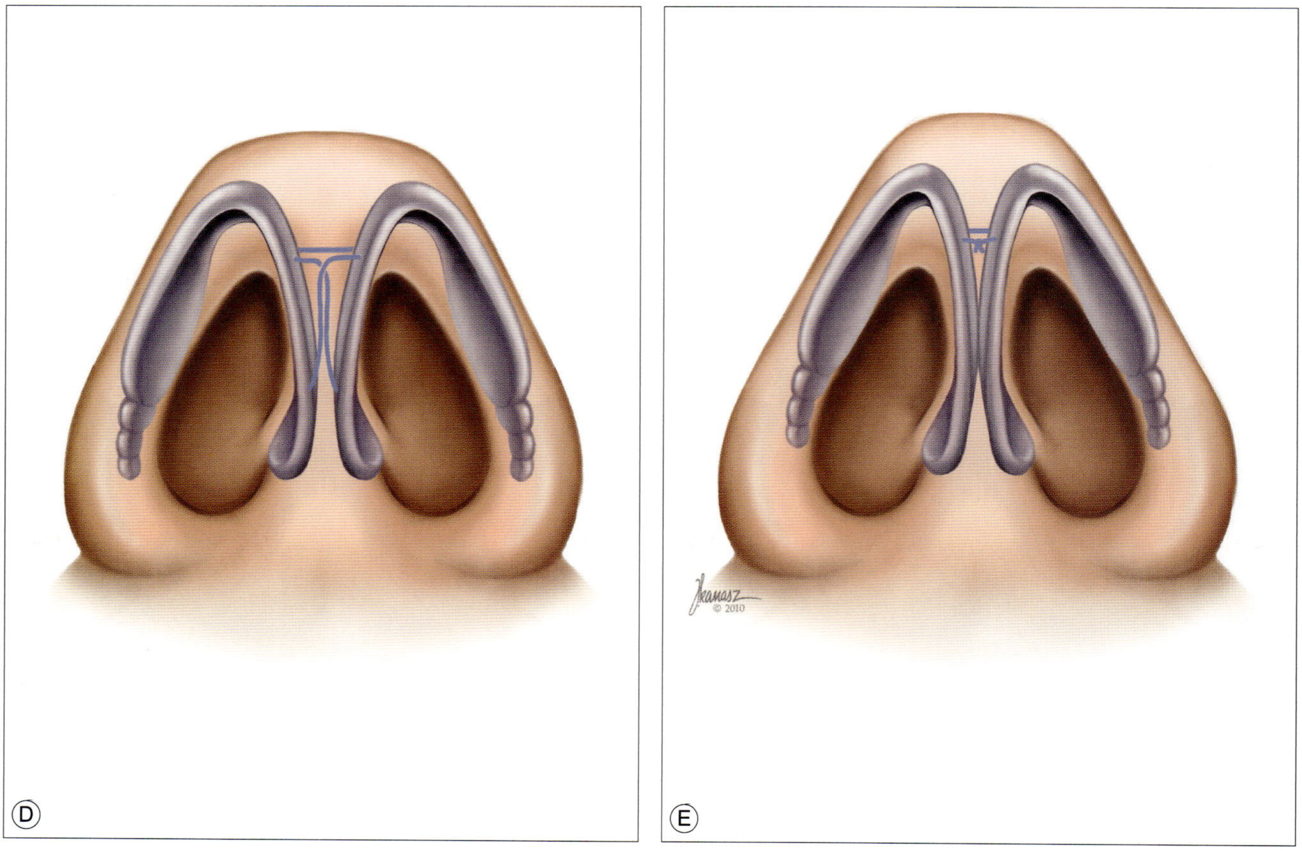

图 6.3（续）

使鼻尖的突出度更加明显。由于缝合后中间脚有向内侧旋转的效果，所以可能会使鼻尖下小叶轻微地向尾端移动。中间脚缝合会使鼻孔的前部向中间移动，随着鼻小柱宽度的缩窄，鼻孔的前部也会变宽。此外，如果这种缝合被放置在中间脚的尾缘，外侧脚则会向尾端旋转；如果放置在中间脚的头侧缘，那么外侧脚就有可能在一定程度上向头侧旋转。

前内侧脚-鼻中隔锚状缝合

目的：将内侧脚悬挂到鼻中隔尾端前脚，获得更多的鼻尖突出度。

适应证：因鼻小柱短小而导致的鼻尖突出度不足的情况下适用。

操作方法：通过贯穿切口最小限度地暴露内侧脚或踏板（图 6.4），用 5-0 尼龙线，先穿过踏板或者内侧脚之后先打一个结，再穿过鼻中隔软骨尾端前脚，收紧缝线并打结时，可以发现基底部的整个单元会向前移动。为了避免踏板之间互相重叠、过度分离或过多地骑跨在鼻中隔尾端上，缝线穿过踏板后应先打结，之后再穿过鼻中隔软骨尾端前脚。如果鼻中隔软骨尾端和内侧脚头端直接缝合，会使稳定性下降。

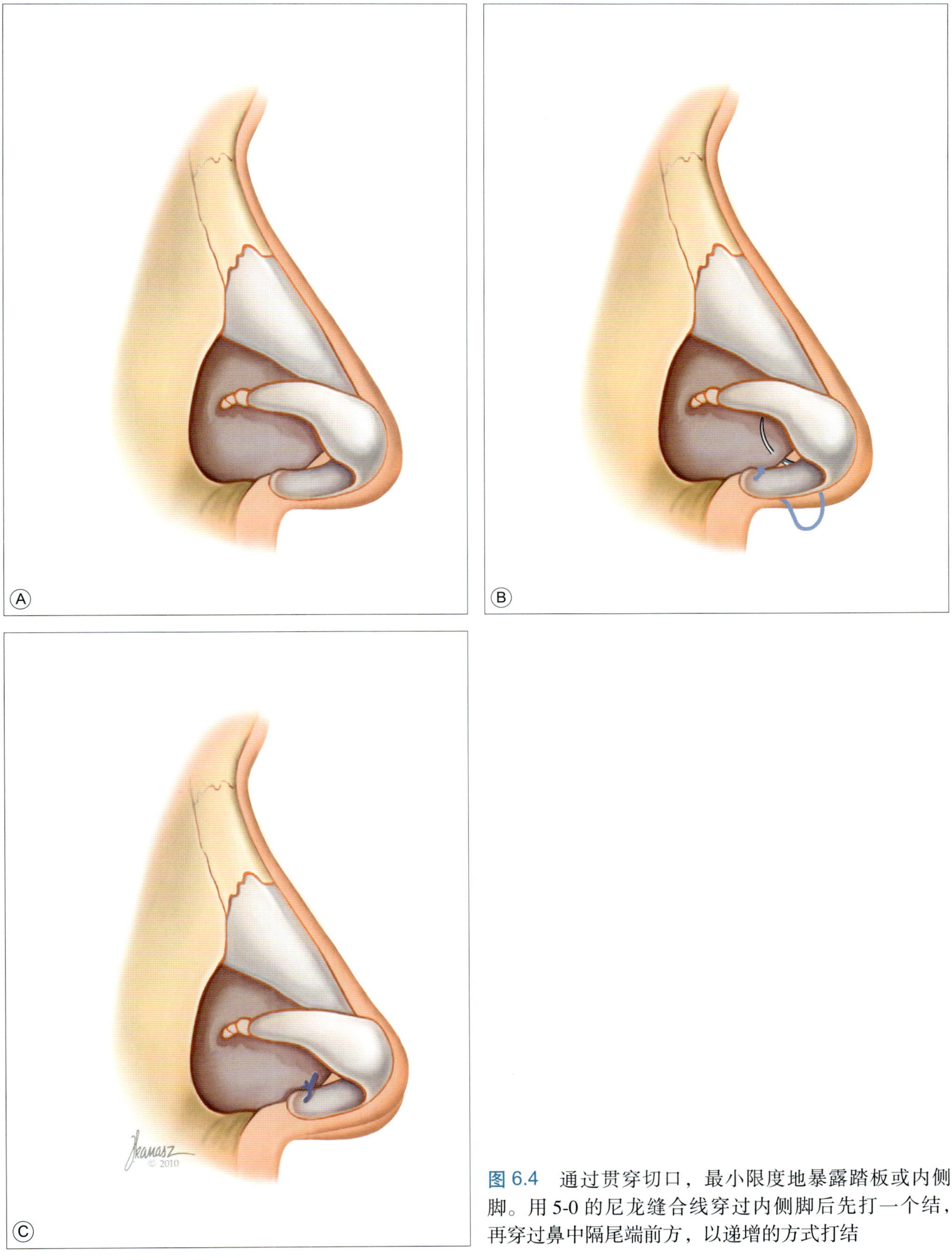

图 6.4　通过贯穿切口，最小限度地暴露踏板或内侧脚。用 5-0 的尼龙缝合线穿过内侧脚后先打一个结，再穿过鼻中隔尾端前方，以递增的方式打结

作用：缝线被系紧后，鼻尖突出度会增加，穹窿部会略微分开，鼻尖会变宽且向头侧旋转。此外，也会拉长鼻小柱和鼻孔。

后内侧脚-鼻中隔锚状缝合

目的：通过缝合将内侧脚及踏板向后移动。

适应证：适用于因鼻小柱过长而导致的鼻尖过度突出。

操作方法：通过贯穿切口最小限度地暴露内侧脚或踏板（图 6.5），用 5-0 尼龙线穿过内侧脚或踏板之后先打一个结，然后从鼻中隔的尾端接近鼻棘处穿过，系紧缝线后，会发现整个基底部分会向后移动。为了避免踏板之间互相重叠、过度分离或骑跨于鼻中隔尾端，缝线穿过踏板后需先打结，之后在再穿过鼻中隔软骨。

作用：当缝线被系紧后，会把鼻尖和鼻小柱拉向后下方，穹窿之间的距离会变窄，鼻尖也会向尾端旋转。此外，也会使鼻小柱及鼻孔变短。

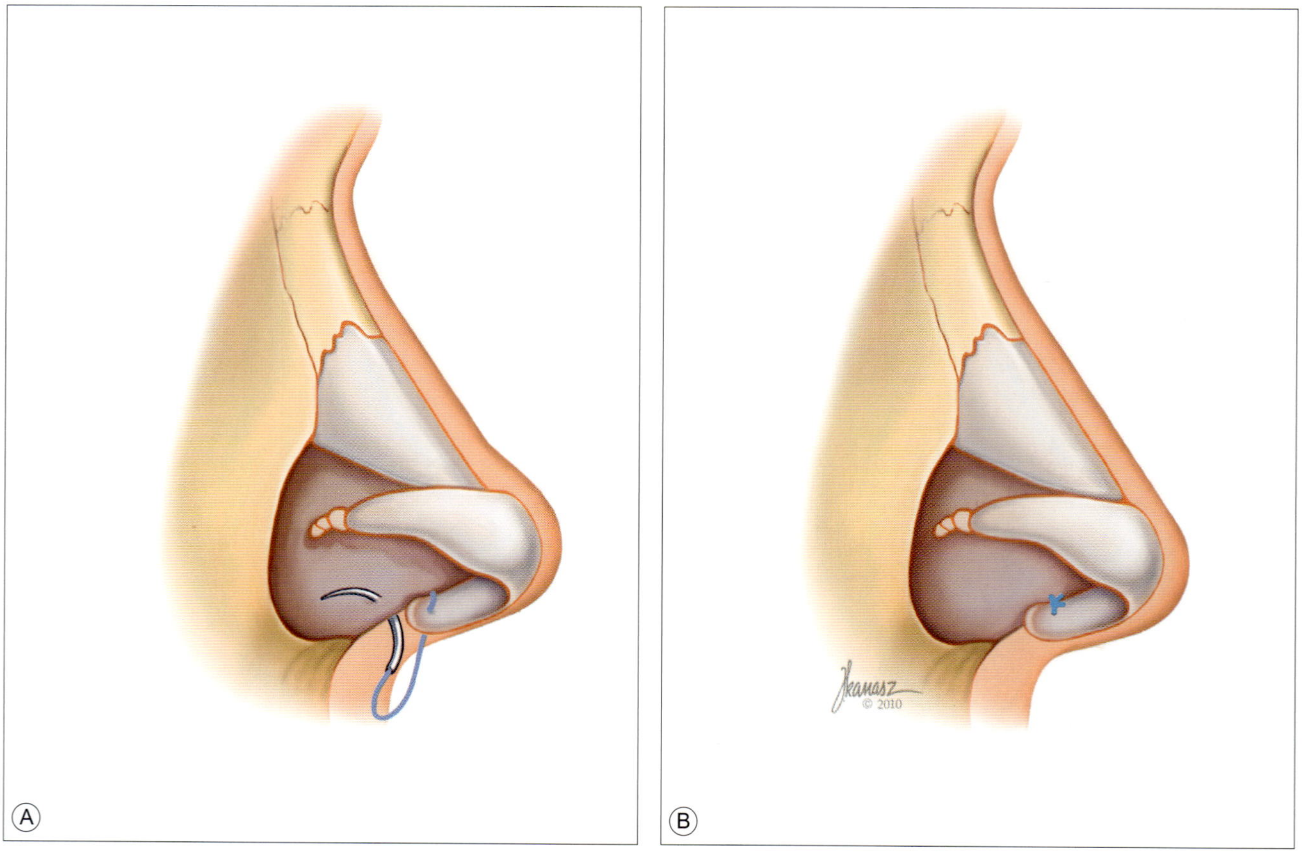

图 6.5　最小限度地暴露内侧脚或踏板。缝合线穿过踏板后先打一个结，再穿过鼻中隔尾端后方，以递增的方式打结

鼻尖旋转缝合

目的：将内侧脚头端拉向鼻中隔尾端前脚，增大鼻小柱 - 上唇夹角。

适应证：适用于鼻部较长、鼻小柱 - 上唇夹角较窄的患者，尤其适用于老年患者。

操作方法：可以先用 5-0 的透明尼龙线穿过内侧脚的尾端（图 6.6），沿着内侧脚尾缘打结，之后再进行鼻尖旋转缝合，仍然用 5-0 的透明尼龙线从一侧外侧脚内侧进针，软骨下向外潜行 4 mm 后从软骨表面出针，横向跨过鼻背后，从对侧外侧脚的外侧软骨表面进针，同样潜行后从内侧出针，双侧平行且对称地收紧缝线并打结，打结时可以让助手用无齿镊夹住线结辅助完成。接下来，缝针横向穿过一侧内侧脚，挂住鼻中隔软骨尾端前脚，再横向穿过另一侧内侧脚，收紧缝线并打结，打结期间注意观察鼻尖向头侧移位的幅度。如果缝合时内侧脚的缝合点靠下，而鼻中隔尾端的缝合点更靠上，就会类似前内侧脚锚状缝合，增加鼻尖的突出度。当然，也可以在内侧脚的头侧缘和鼻中隔软骨尾端前脚之间直接进行缝合。

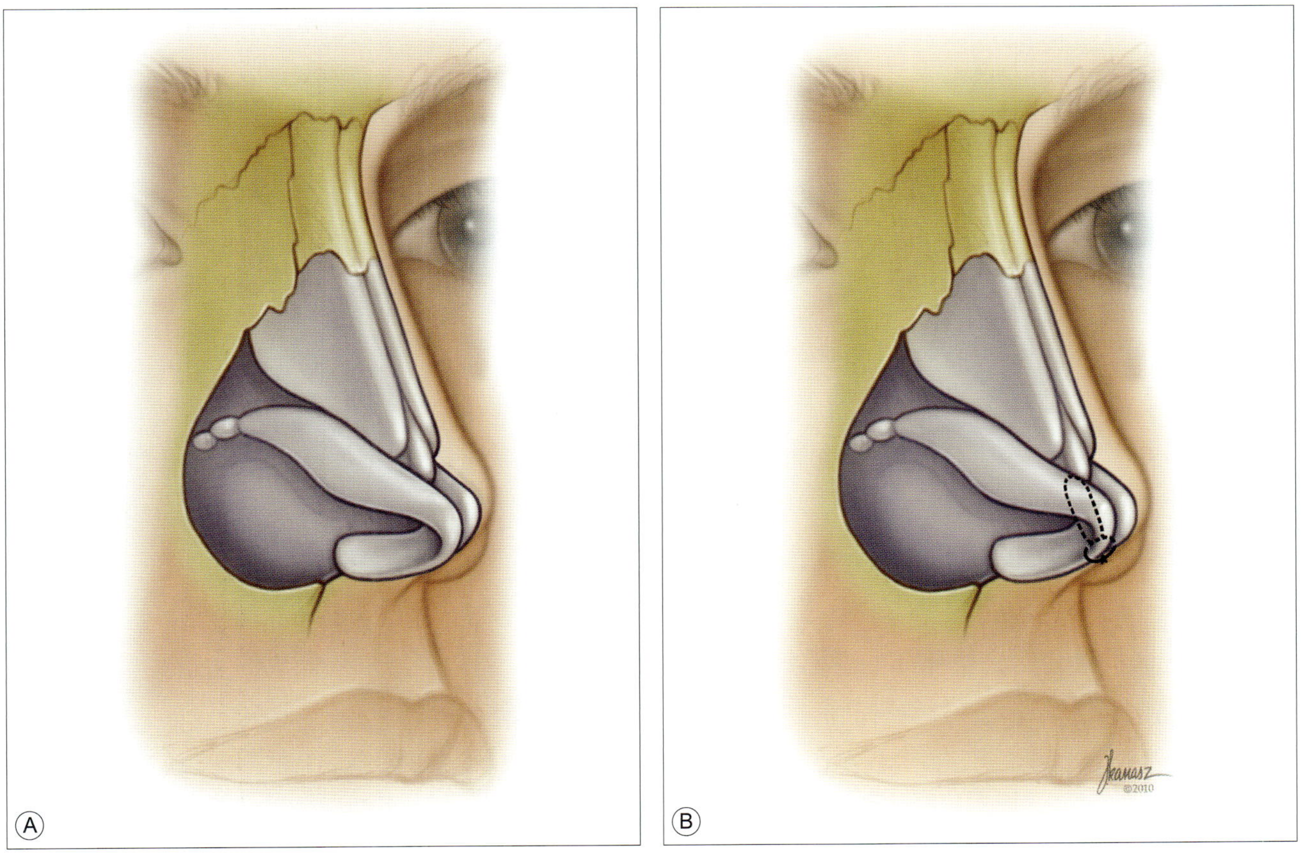

图 6.6　用 5-0 的透明尼龙线缝合内侧脚尾缘并打结。如果使用了鼻小柱支撑杆，就从内侧脚和支撑杆之间向上穿行，挂住鼻中隔尾端，穿过另一侧的内侧脚和支撑杆，然后逐渐收紧缝线，打结的同时调整鼻尖的旋转度

作用：鼻尖旋转缝合往往会导致鼻小柱轻微地退缩，这样的改变不一定适合所有患者的审美需求。如果内侧脚的缝合点不在尾端而在头端，就有可能导致内侧脚尾端的分离，使鼻小柱和鼻尖下小叶变宽。

跨外侧脚缝合

目的：减少鼻翼软骨的凸度。

适应证：鼻翼软骨明显凸出，尤其是短鼻患者适用。

操作方法：该缝合属于横向褥式缝合。缝合从一个外侧脚的内侧面进针，向外侧穿行 4 mm 后从软骨表面出针，横向越过鼻背后，从另外一侧外侧脚的软骨表面进针，同样穿行后从内侧出针。采用递增式的方式打结，打结时为了避免太紧，可以让助手用无齿镊夹住线结，控制松紧度（图 6.7）。

作用：这种缝合方式的主要目的是用来减少鼻翼软骨的凸度，并且还可以使穹窿间的距离变窄，使鼻翼退缩，同时延长鼻中部。缝合位置靠前或靠后会导致不同的变化，靠前会使穹窿间距缩小更多、鼻翼退缩更少、对凸度的影响更小；靠后的缝合对穹窿间距的影响会变小、使鼻翼退缩得更多，并且有可能会导致外鼻阀的功能紊乱。

外侧脚凸面缝合

目的：根据缝合位置的不同，可以起到控制外侧脚的凸度或凹度的作用[8]。但是，在消除凸面的同时，外侧脚会变得更长，同时也会使鼻尖向尾端移动。这种缝合也可能使鼻翼缘轻微地向尾端移动。

适应证：鼻翼软骨外侧脚过于凹陷或过于凸出时适用。

操作方法：为了减少凸度，从外侧脚头端垂直于软骨的长轴进针，挂住至少 3 mm 的软骨（图 6.8）之后，在尾端以同样的方式挂住软骨，中间大约间隔 6 mm，收紧缝线并打结，直到软骨的凸面变平为止。如果软骨外观过凹，可以在软骨的内侧面行同样的褥式缝合。

作用：这种缝合也会使鼻部轻度地延长。如果操作恰当，通常会增加外侧脚的力量并且会对鼻尖提供更好的支撑力。另外，外侧脚凸面缝合也会使鼻翼底部向外侧移动。

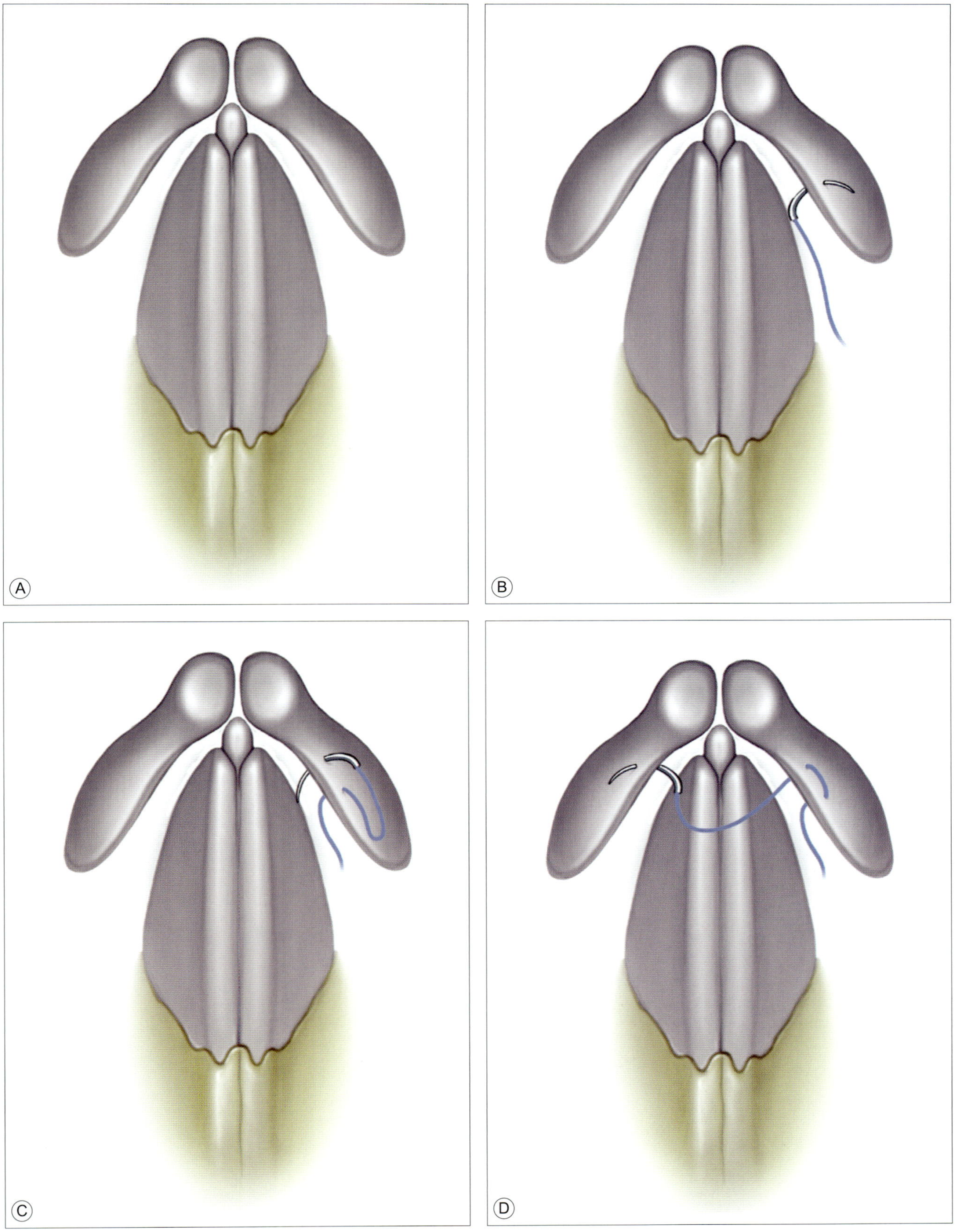

图 6.7　水平的褥式缝合从外侧脚的中间部分开始，从一侧外侧脚的内侧面进针，向外侧穿行后从软骨表面出针，横向越过鼻背，从另外一侧外侧脚的软骨表面进针，同样穿行后从内侧出针，在助手用无齿镊辅助控制下，逐渐收紧缝线并打结

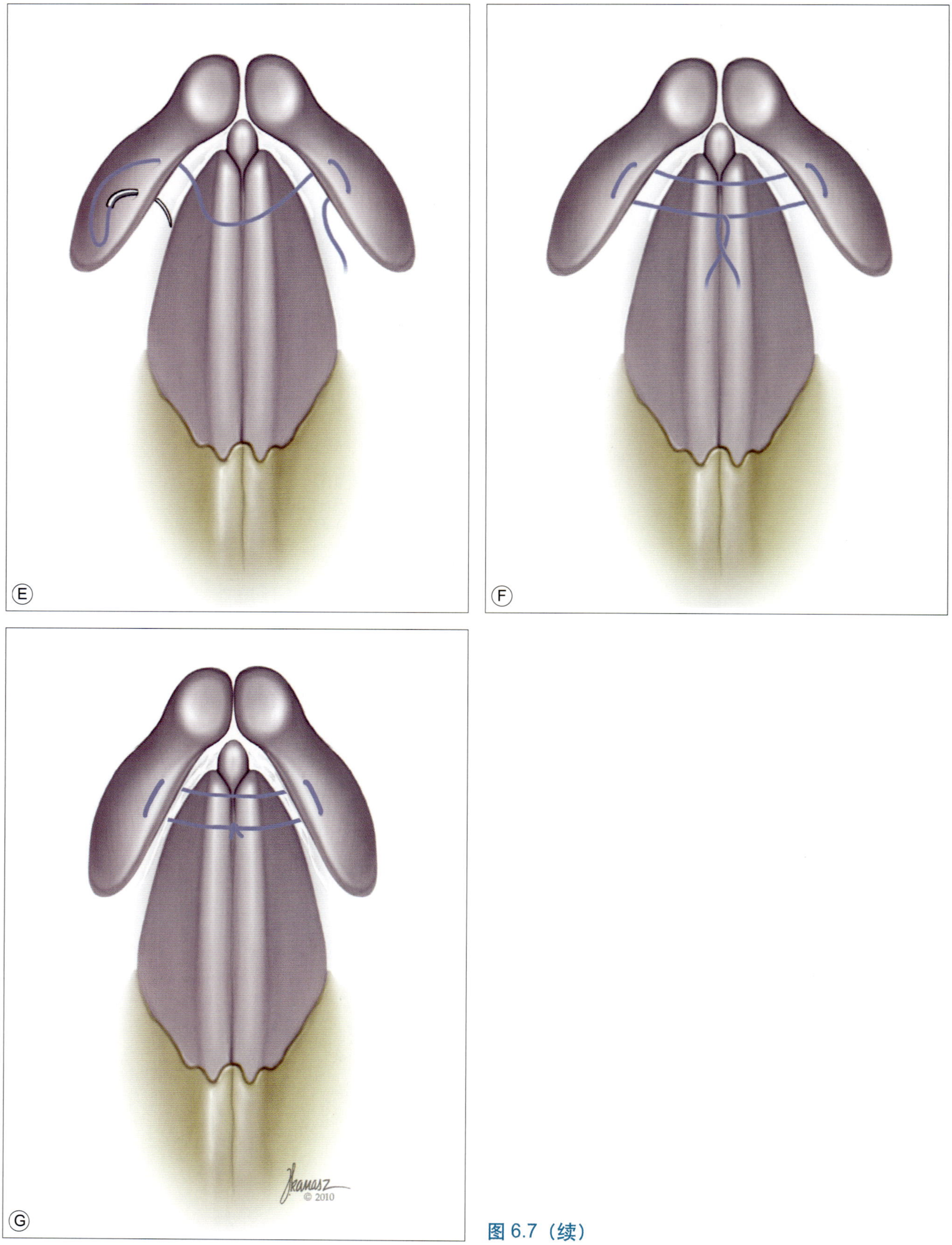

图 6.7（续）

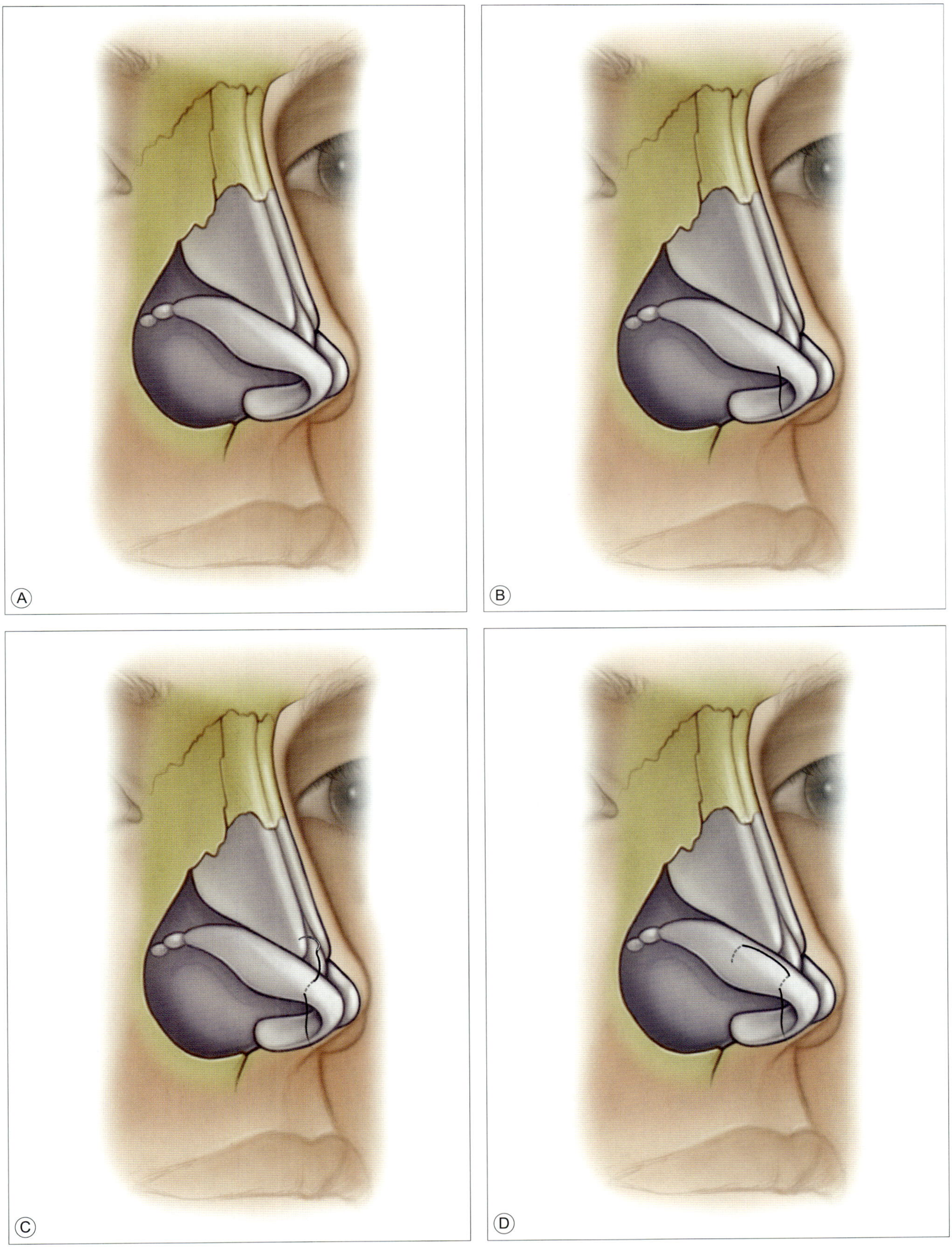

图 6.8　为了减少外侧脚的凸度，从前端垂直于软骨的长轴进针，挂住至少 3 mm 的软骨

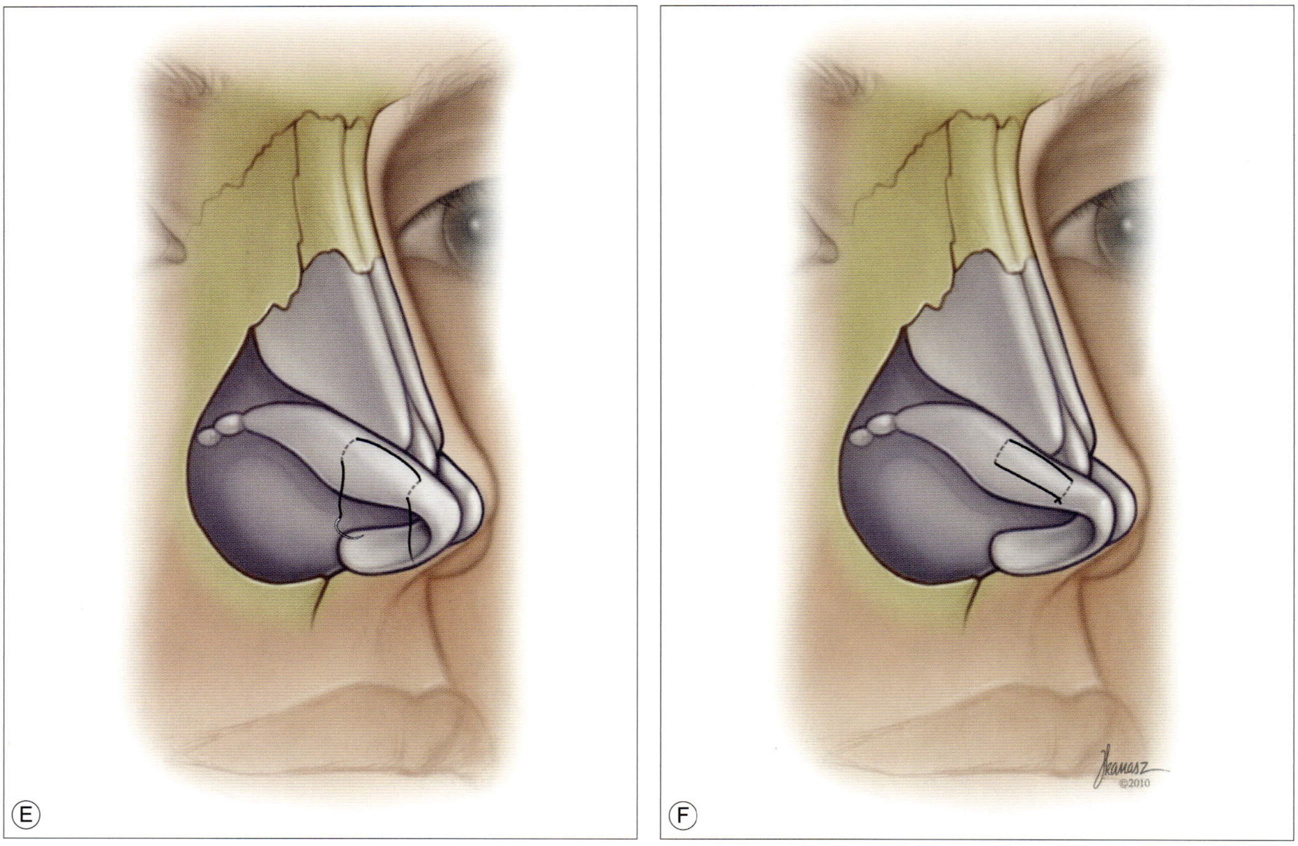

图 6.8（续）

拉拢踏板缝合

目的：缩窄鼻小柱基底部。

适应证：踏板呈分离状时适用。

操作方法：如果已经有一个贯通切口存在，就可以利用这个切口进行操作；如果没有的话，可以在靠近踏板处做一个 5 mm 大小的切口（图 6.9），暴露双侧踏板。如果鼻唇交界点位置正常或仅需最小幅度的缩窄，可以切除多余部分的踏板；如果鼻唇交界点需要大幅缩窄，就不需要修剪踏板。用 5-0 PDS 线穿过右侧踏板和用虹膜剪分离出来的鼻中隔与踏板之间的隧道，穿过左侧踏板后出针，再从左侧向右侧踏板穿回去。拉拢踏板时，需要对踏板移动的位置进行仔细的观察。

作用：这种缝合会为鼻三脚架结构的尾臂提供良好的稳定性，同时会使鼻唇交界点向尾端移动；另外，也会使降鼻中隔肌的张力减弱。

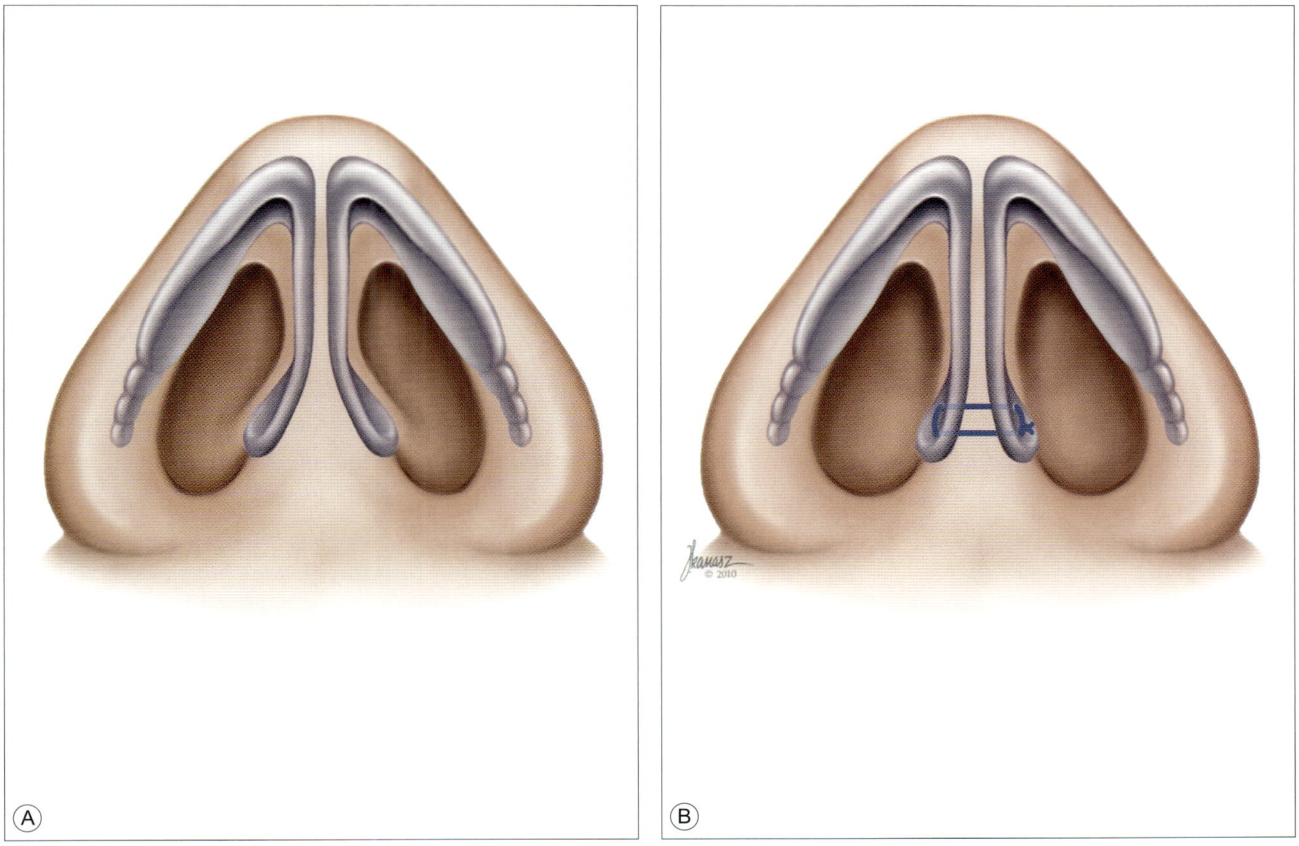

图 6.9 如果已经做了贯穿切口，就可以利用这个切口进行缝合；如果没有，就需要在靠近踏板处做一个 5 mm 大小的切口，谨慎地暴露双侧踏板。如果鼻唇交界点位置正常或只需进行少量的缩窄时，可以切除多余部分的踏板

鼻尖缝合的并发症

虽然行之有效，但鼻尖缝合技术也会出现并发症或不理想的效果。缝合过程中为了避免产生不理想的效果，必须进行非常细致的观察。其中最常见的一种并发症是缩窄穹窿间距后导致鼻尖过窄。除了穹窿间缝合，其他相关的缝合也有可能导致这种并发症的发生，如贯穿穹窿缝合、跨外侧脚缝合、外侧脚凸面缝合或内侧脚缝合等。如果出现这种并发症，可以使用穹窿后移植物进行矫正 [14]。

另外一个常见的并发症是鼻翼退缩。通过在缝合过程中仔细地观察以及打结时控制好恰当的松紧度，可以有效地避免这种情况的发生。然而，即便在理想的情况下，修剪鼻翼软骨头侧后或进行一些必要的缝合后，仍然会导致鼻翼退缩的情况出现。使用鼻翼缘移植物就可以尽可能地避免这种情况的发生。除此之外，其他的并发症还包括感染、排异和显形等。其中感染是最不容易发生的，如前文所述，缝合过程中尽可能地使用可吸收线，减少不可吸收线的使用，会尽量避免感染的发生。缝线外露是因为缝线离皮肤或衬里太近而导致的，通常比较少见。

参考文献

1. *Joseph J. Nasenplastick und sonstige Gesichtsplastik nebst einen Anhang ueber Mammaplastik. Leipzig: Verlag von Curt Kabitzsch; 1931.*
2. *McIndoe A, Rees TD. Synchronous repair of secondary deformities in cleft lip and nose. Plast Reconstr Surg 1959; 24: 150.*
3. *McCullough EG, English JL. A new twist in nasal tip surgery: an alter- native to the Goldman tip for the wide or bulbous lobule. Arch Otolaryngol 1985; 111: 524.*
4. *Tardy Jr ME, Cheng E. Transdomal suture refinement of the nasal tip. Facial Plast Surg 1987; 4: 317.*
5. *Daniel RK. Rhinoplasty: creating an aesthetic tip. A preliminary report. Plast Reconstr Surg 1987; 80: 775.*
6. *Tebbetts JB. Controlled non-destructive tip rhinoplasty: a new approach for shaping and positioning nasal tip elements. Presented at the 58th Annual Meeting of the American Society for Aesthetic Plastic Surgery, San Francisco, October 1989.*
7. *Tebbetts JB. Secondary tip modification: shaping and positioning the nasal tip using nondestructive techniques. In: Tebbetts JB, editor. Primary rhinoplasty: a new approach to the logic and the techniques. St Louis: Mosby; 1998.*
8. *Gruber RP, Peck GC. Rhinoplasty: state of the art. St Louis: Mosby; 1993. 61–74.*
9. *Gruber RP. Suture correction of nasal tip cartilage concavities. Plast Reconstr Surg 1997; 100: 1616.*
10. *Guyuron B. Footplates of the medial crura. Plast Reconstr Surg 1998; 101: 1359.*
11. *Guyuron B, Behmand RA. Nasal tip sutures. Part II: The interplays. Plast Reconstr Surg 2003; 112(4): 1130–1145.*
12. *Behmand RA, Ghavami A, Guyuron B. Nasal tip sutures. Part I: The evolution. Plast Reconstr Surg 2003; 112(4): 1125–1129.*
13. *Iamphongsai S, Eshraghi Y, Totonchi A, et al. Effect of different suture materials on cartilage reshaping. Aesth Surg J in press.*
14. *Guyuron B, Poggi JT, Michelow BJ. The subdomal graft. Plast Reconstr Surg 2004; 113(3): 1037–1040.*

第 7 章

实现理想的鼻尖突出度

章目录

要点

- 鼻尖是整个鼻部最重要的审美单元。不论鼻部其他部位多么协调，只要鼻尖的突出度不足，就往往会导致鼻整形手术的失败。
- 如果术前不能发现鼻尖本身突出度不足的问题，那么，术中的操作和术后的变化，都会在鼻尖突出度不足的基础之上产生。
- 如果鼻中隔尾端前脚和穹窿部的高度相同或比穹窿部更高，那么，随着鼻背驼峰的去除，鼻尖的突出度也会随之降低。
- 可以通过分别使用鼻小柱支撑杆、鼻尖移植物或将内侧脚悬挂到鼻中隔软骨上这三种方式中的一种，或不同的组合，来加强鼻尖的支撑力。
- 切除鼻翼软骨头侧缘、贯穿切口、降低鼻棘或降低驼峰的尾端，都会降低鼻尖突出度。

- 增加鼻尖突出度的不同方法之间存在着细微的差别，且不可互换；每一种方法都有其特定的针对性。
- 用贯穿穹窿缝合的方式来增加鼻尖突出度，会使鼻尖下小叶的体积增加。
- 外置鼻尖（帽状）移植物通常适用于鼻尖下小叶体积不足的患者，不适用于鼻小柱短小和鼻尖下小叶体积很大的患者。
- 短鼻且鼻尖缺乏突出度的患者，适合使用盾牌移植物，不适合使用外置鼻尖（帽状）移植物。
- 穹窿后移植物的主要目的是控制穹窿间距和使穹窿对称；这种方法同时也会为鼻尖提供更强的支撑力，增加鼻尖的突出度和立体感。
- 鼻小柱支撑杆适用于鼻小柱短小的患者。这种方法不仅仅能够增加鼻尖的突出度，还会使鼻小柱变长，使鼻唇角变钝，并且使鼻唇交界点向尾端移动。在没有使用内侧脚尾端缝合来控制鼻小柱宽度的情况下，也会使鼻小柱变宽。
- 鼻小柱短小的患者使用内侧脚锚状缝合，不仅会拉长鼻小柱，还会使鼻尖向头侧旋转；在没有使用穹窿间缝合的情况下，还有可能使穹窿间距变宽，同时也可能使鼻小柱轻微地退缩。
- 在内侧脚之间置入鼻小柱支撑杆的同时，抬高鼻棘和上颌骨，会对鼻尖突出度造成非常大的影响。
- Fred（弗莱德）技术是指借鼻中隔软骨尾端前脚的力量来提升内侧脚，该方法对鼻小柱悬垂的患者适用。

鼻尖是整个鼻部最重要的审美单元，要想使鼻部更具吸引力，鼻尖的突出程度起到了很重要的作用。鼻尖突出度不足经常会导致鼻整形手术的失败。咎其原因可能源于判断上的失误，也有可能是术中不规范的操作所致；其中最常见的原因是术前没有注意到鼻尖支撑结构本身的不足；另外，使鼻尖支撑结构变弱的一些操作也是导致鼻尖突出度降低的原因；术后恢复期当中的变化也会减弱鼻尖的支撑力。

图 7.1 中的患者看起来鼻尖似乎过高，但事实上他的鼻尖是悬吊在鼻中隔软骨尾端前脚的。如果鼻背的高度随着驼峰的去除而降低，鼻尖的支撑力也就会被大幅度地减弱。通过对鼻尖及鼻尖上结构的触诊，可以鉴别鼻尖是这种类型的过度突出还是本身过度突出。每当鼻中隔尾端前脚和穹窿部的高度相同或比穹窿部更高时，随着鼻背驼峰的去除，鼻尖的突出度就会明显地被降低。鼻三脚架的尾臂相对来说比侧臂弱一些，因此，尾端鼻中隔在维持三脚架结构的稳定性当中就起到了非常重要的作用（详见第 9 章）；如果鼻背尾端被降低，就必须通过加强尾臂的支撑力来维持或改善鼻尖的突出度，除非鼻尖的确明显地突出。可以通过分别使用鼻小柱支撑杆、鼻尖移植物或将内侧脚悬挂到鼻中隔软骨上这三种方式中的一种，或不同的组合，来加强鼻尖的支撑力。

如第 3 章所述，很多术中操作都会使鼻尖突出度降低，诸如：切除鼻翼软骨的头侧缘可以使鼻翼软骨头端的突出度降低；贯穿切口会切断内侧脚和鼻中隔尾端之间的纤维连接，从而降低鼻尖的突出度；降低鼻棘时，踏板底部的支撑力也会随之减弱；通过开放入路切断鼻翼软骨的内、外侧脚会使鼻

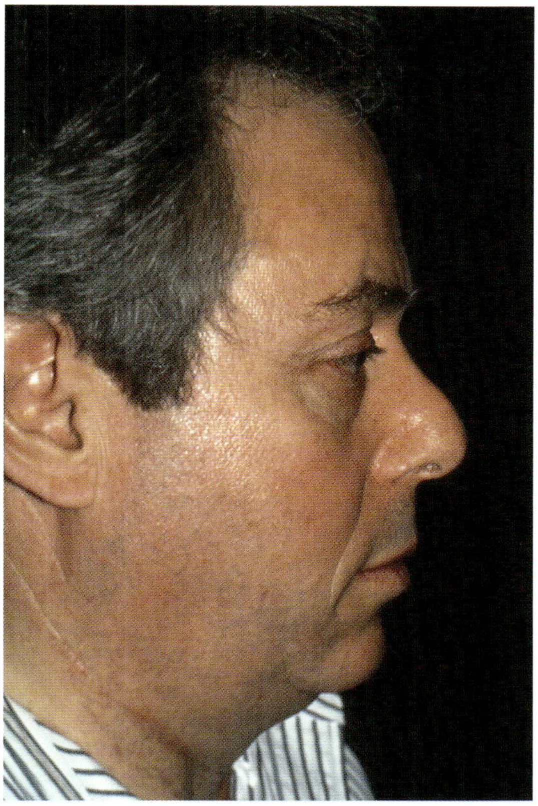

图 7.1　患者的侧面照片显示，鼻尖突出度过高是由于鼻尖上区域过于突出而导致的。但是，随着鼻中隔尾端的降低，鼻尖突出度也会明显地降低

尖突出度降低等 [1]。然而，如前文所述，最容易导致鼻尖突出度降低的操作还是降低鼻背尾端的高度。

贯穿切口除了在术中削弱了纤维韧带的支撑作用之外，术后的瘢痕挛缩也是导致鼻尖降低的一个原因。支撑移植物力度的减弱和悬吊缝合的松弛都会在远期出现鼻尖上的畸形。

为了预防鼻尖突出度的降低，需要对鼻部周围结构进行仔细的评估，那些从原理上减弱鼻尖支撑力的操作应该慎用。术中的操作应该能够在鼻部完全恢复后，鼻三脚架结构的尾臂仍然比较稳定，仍能对鼻尖提供足够的支撑力。

在框 7.1 中罗列出了恢复及增加鼻尖突出度的常用操作。其中每一种操作都有相应的适应证和作用，它们之间不能互相替换。充分地理解应该在何时使用加强支撑力的操作，了解各种操作所导致的远期变化是至关重要的。其中的一些操作已经在第 3 章中介绍过了。在鼻整形手术中应该不断回顾总结这些操作对鼻尖所发挥的作用。

框 7.1

增加鼻尖突出度的操作

- 贯穿穹窿缝合
- 外置鼻尖（帽状）移植物
- 盾牌移植物
- 穹窿后移植物
- 鼻小柱支撑杆
- 内侧脚间缝合
- 鼻中隔尾端前脚和内侧脚之间的锚状缝合
- 拉拢踏板
- 抬高鼻棘和上颌骨
- Fred技术

贯穿穹窿缝合

如第 3 章和第 6 章中所述，这种缝合可以借助外侧脚的力量来增加鼻尖的突出度。它使穹窿横向变窄的同时，还能增加穹窿的垂直距离；可以在不缩小鼻尖下小叶体积的情况下增加鼻尖的突出度。贯穿穹窿缝合对整个鼻部的平衡有弊有利。可以参考第 13 章中所提及的操作方法来维持鼻尖下小叶的长度和鼻孔大小之间的平衡。贯穿穹窿缝合除了在原本穹窿较窄的情况下能够增加鼻尖突出度之外，还能增加穹窿部的硬度，在外被皮肤张力不足的情况下为鼻尖提供更好的支撑力（见第 6 章中图 6.2）。根据术前穹窿的宽度，贯穿穹窿缝合会使突出度增加 1 ~ 2 mm，也经常会使外侧脚稍显凹陷，所以，有时需要使用鼻翼缘移植来避免术后鼻尖出现三叶草样畸形。在鼻尖较宽且突出度不足，尤其是鼻尖下小叶体积不足的情况下，适合使用贯穿穹窿缝合（图 7.2）。

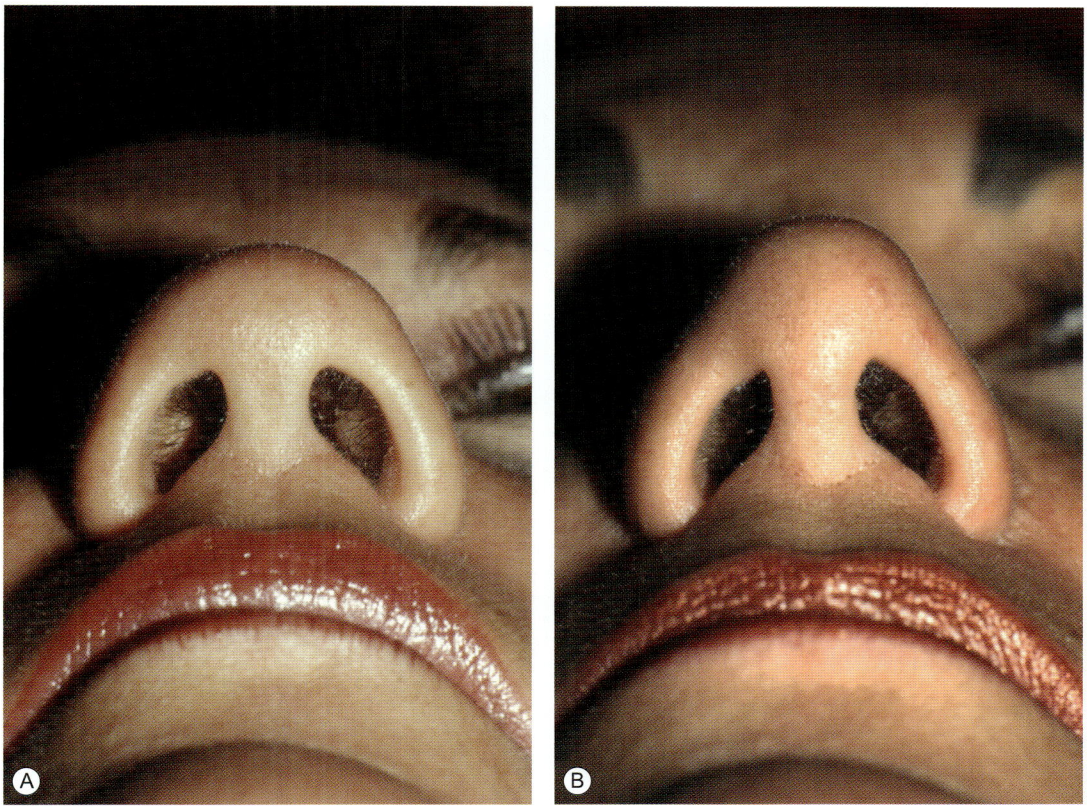

图 7.2　仰头位显示，缩窄宽大的穹窿部可以增加鼻尖的突出度

外置鼻尖（帽状）移植物

根据移植物的厚度、层数以及整体结构在移植后的稳定性，这种鼻尖移植物能够增加鼻尖突出度的程度是不同的。它常常能够增加鼻尖下小叶的体积，所以，针对鼻尖下小叶的体积不足的患者适用，对鼻尖下小叶体积较大或鼻小柱短小的患者不适用。根据移植物的宽窄，可能会产生使鼻尖变窄的视觉效果。此外，根据它被放置在穹窿上方的位置，会使鼻尖产生向头侧旋转的效果。移植物被放置得越靠近穹窿头侧，这种向头侧旋转的效果就越明显；因此，外置鼻尖（帽状）移植物对于短鼻的患者可能不适用。另外，这种移植物对于鼻尖下小叶的体积不足及鼻唇角较小的患者来说很适用，可以和其他增加鼻尖突出度的操作一起进行。该移植物可以通过闭合入路或开放入路植入。

外置鼻尖（帽状）移植物可以通过专用的切取器 [2] 从鼻中隔软骨或者耳郭软骨上获取。全方位地观察好拟放置的位置后，用 6-0 可吸收线缝合固定（图 7.3）。对于皮肤较薄的患者，可以先轻轻地夹捏移植物，使轮廓的可见度最小化，预防移植后轮廓显形（图 7.4）。将移植物的边缘削成斜面也可使鼻尖到鼻翼过渡得更加自然。当然，盾牌移植物也能达到同样的效果，但盾牌移植物同时也会使鼻尖下小叶向尾端突出（框 7.2）。

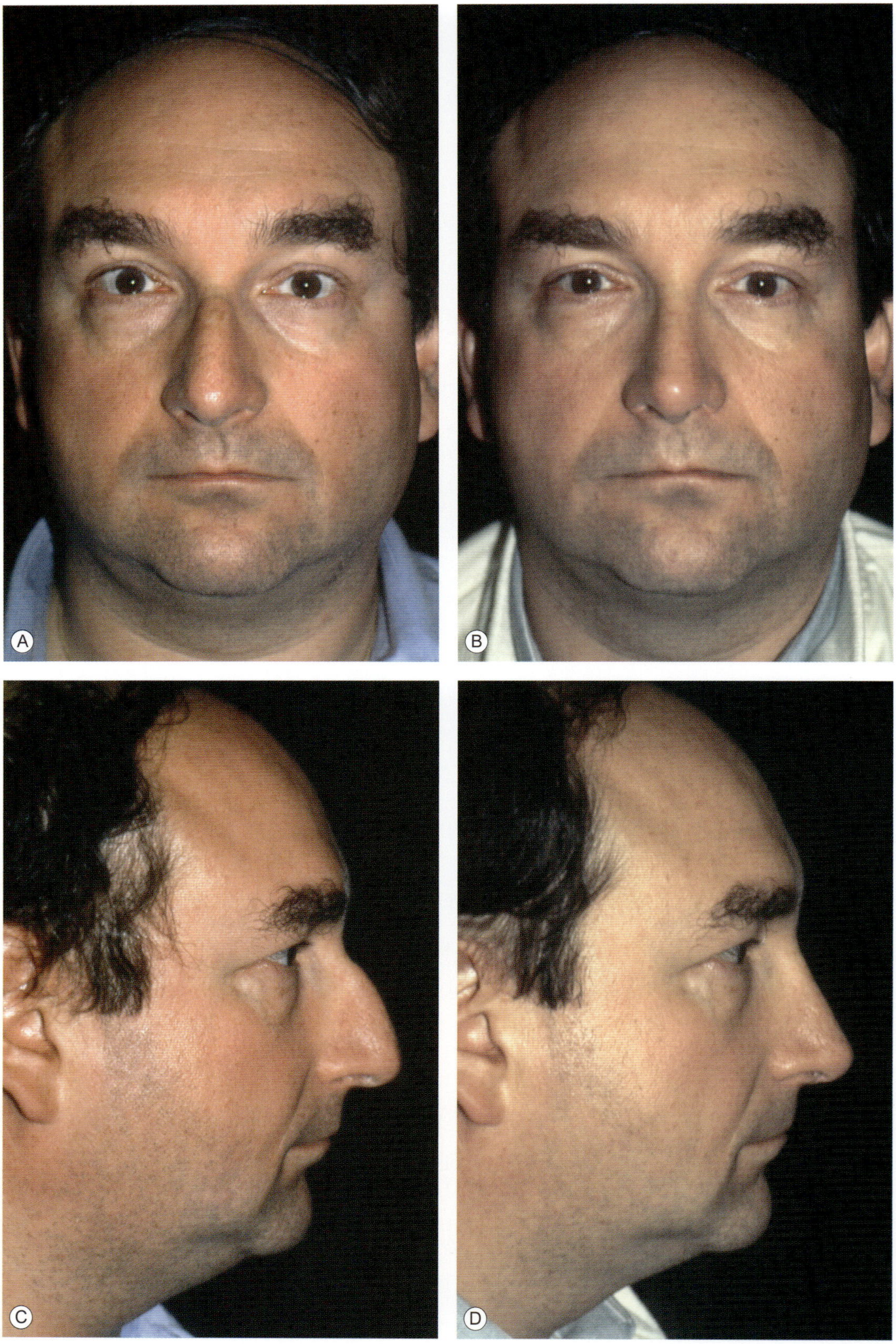

图 7.3　患者术前（A，C，E，G）和术后（B，D，F，H）照片。植入鼻尖移植物后，患者鼻尖的突出度显著增加。（I，J）为软组织和骨骼调整的示意图

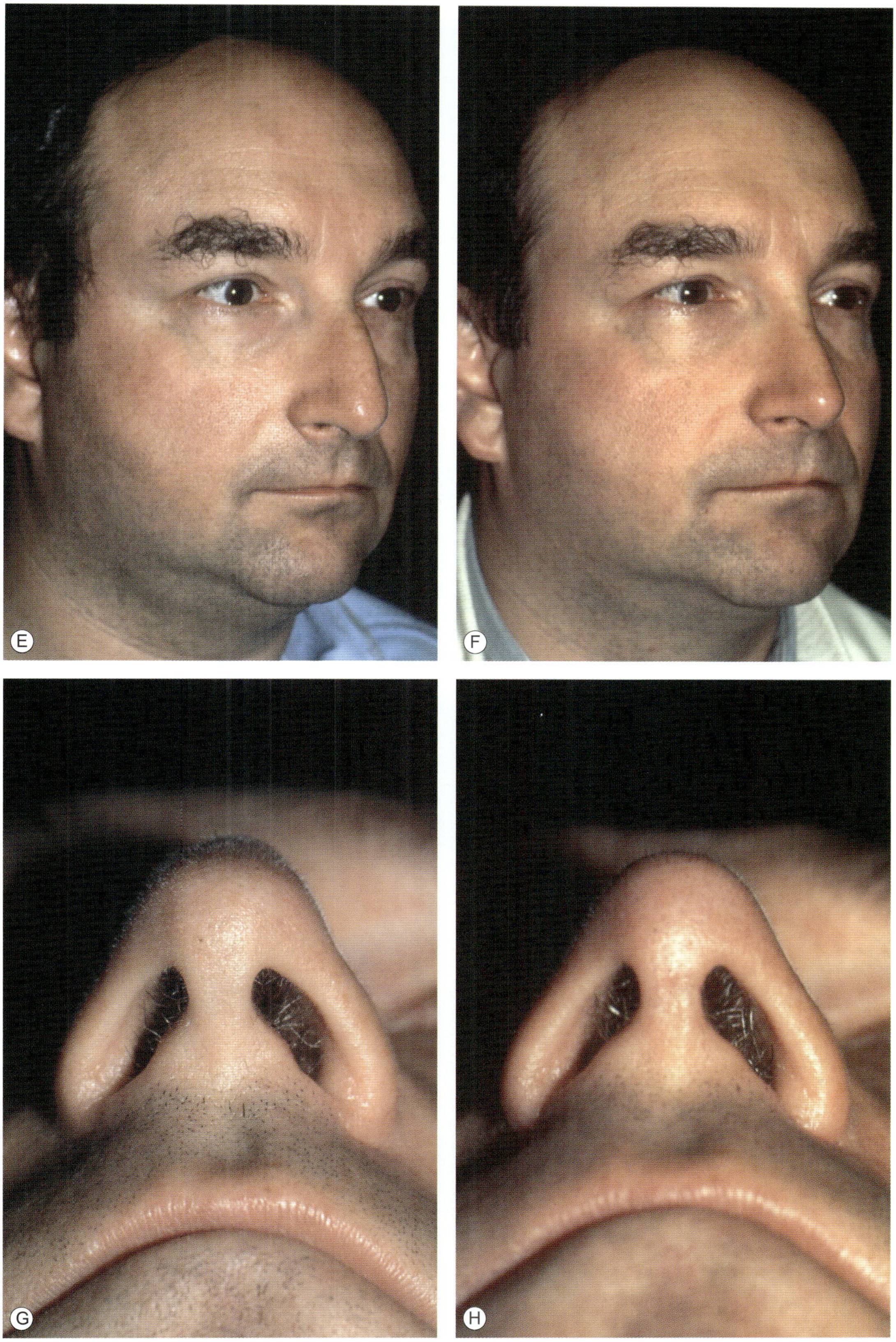

图 7.3（续）

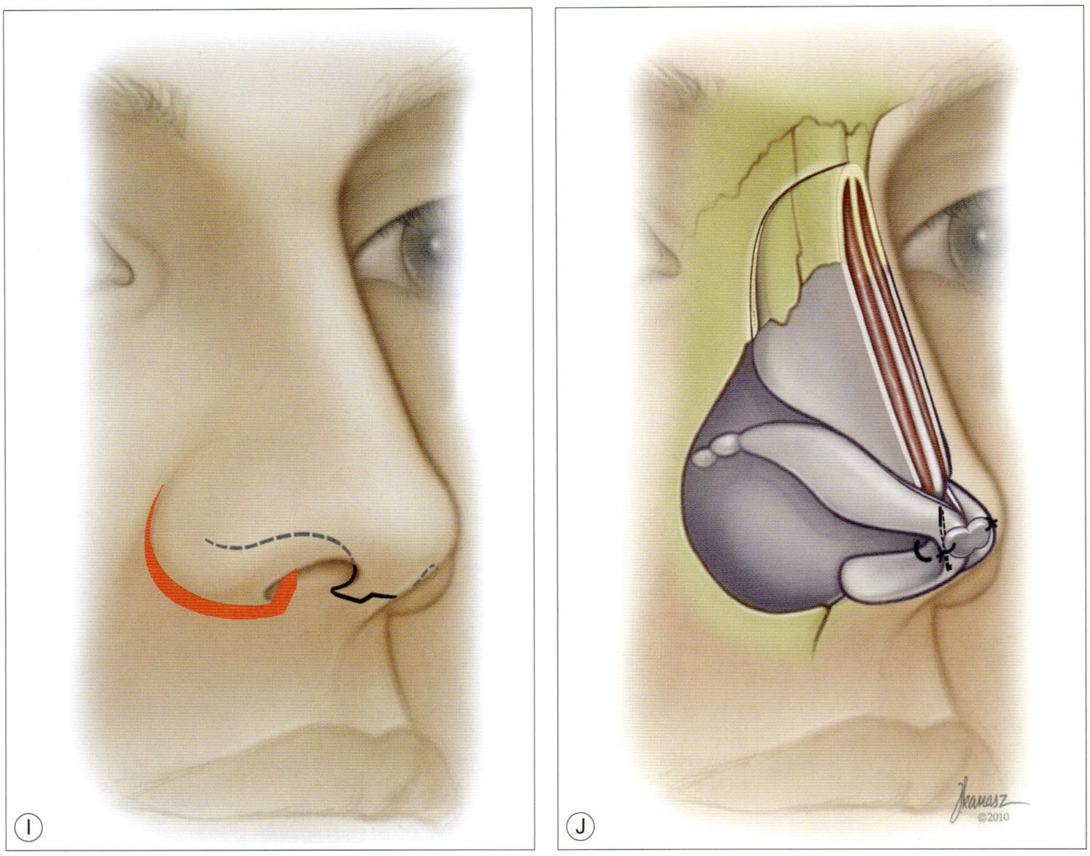

图 7.3（续）

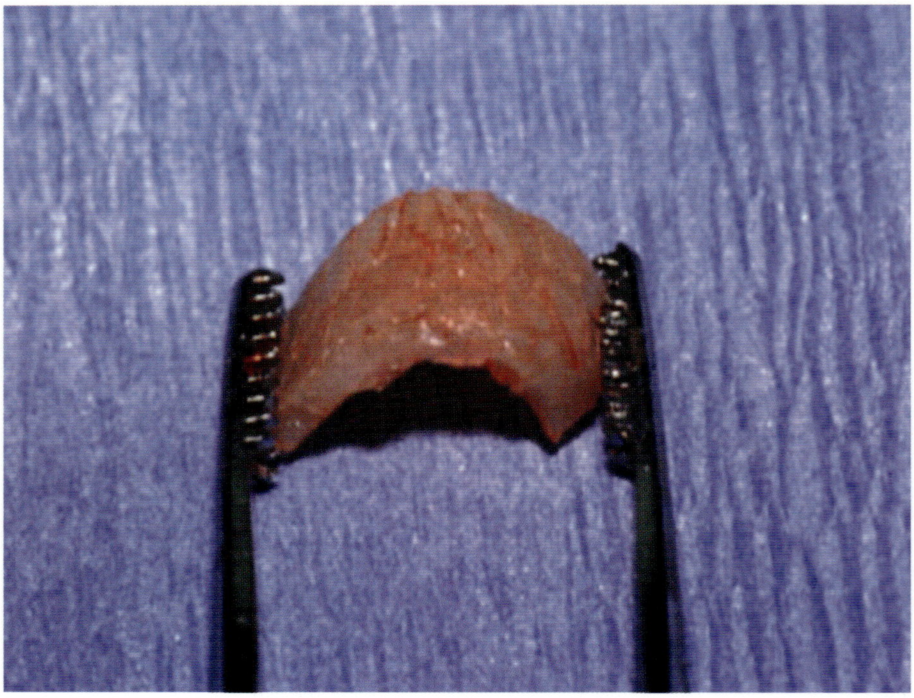

图 7.4　针对皮肤较薄的患者，为了避免移植物显形，可以轻轻夹捏软骨移植物，使其外观变得略粗糙些

框 7.2

手术步骤：图7.3

- 开放入路操作
- 切除鼻翼软骨外侧脚头端部分
- 去除驼峰
- 开放入路行鼻中隔形成术
- 双侧低–低截骨术
- 双侧内侧截骨术
- 拉拢内侧脚
- 贯穿穹窿缝合
- 外置鼻尖（帽状）移植物
- 楔形切除鼻中隔软骨的尾端，同时切除等比例的膜性鼻中隔
- 通过联合切除的方式缩窄双侧鼻翼底部

穹窿后移植物

植入穹窿后移植物的主要目的是控制穹隆间距，均衡双侧穹窿头 - 尾方向上的位置，为鼻尖提供更多的稳定性，增加鼻尖的突出度和立体感[3]。

将软骨雕刻成 10 mm 长、1.5 mm 厚和 1.5 mm 宽的条形移植物，在双侧穹窿下分别分离出一个隧道，将移植物从一侧穹窿下隧道插入，直至另一侧穹窿下的隧道中，用 6-0 可吸收线分别将两侧穹窿和移植物缝合固定。穹窿之间也需要缝合，以保持理想的穹窿间距。

鼻小柱支撑杆

设计准确的鼻小柱支撑杆不但可以增加鼻尖突出度，还可以延长鼻小柱、增加鼻小柱 - 上唇夹角、前移鼻唇交界点，也会使鼻小柱变宽，尤其在内侧脚本身间距不合理时更容易导致鼻小柱变宽。将支撑杆放置到稍靠近头侧的位置，用 5-0 PDS 线拉拢缝合内侧脚的尾端，可以避免鼻小柱过宽的发生。鼻小柱支撑杆在鼻小柱短小、支撑力不足、鼻小柱 - 上唇夹角过窄及鼻唇交界点退缩的情况下最为适用（图 7.5；框 7.3）。应当避免鼻小柱支撑杆和鼻棘的紧密接触，否则容易发生单侧偏斜，或者在推动鼻尖时出现弹响。因此，鼻小柱支撑物的下端应该被雕刻得圆一些以利于其活动；当然，也可以用 5-0 的尼龙线将鼻小柱支撑杆的下端和基底结构固定起来，以避免发生单侧偏斜或异响。植入鼻小柱支撑杆的具体操作详见第 4 章。

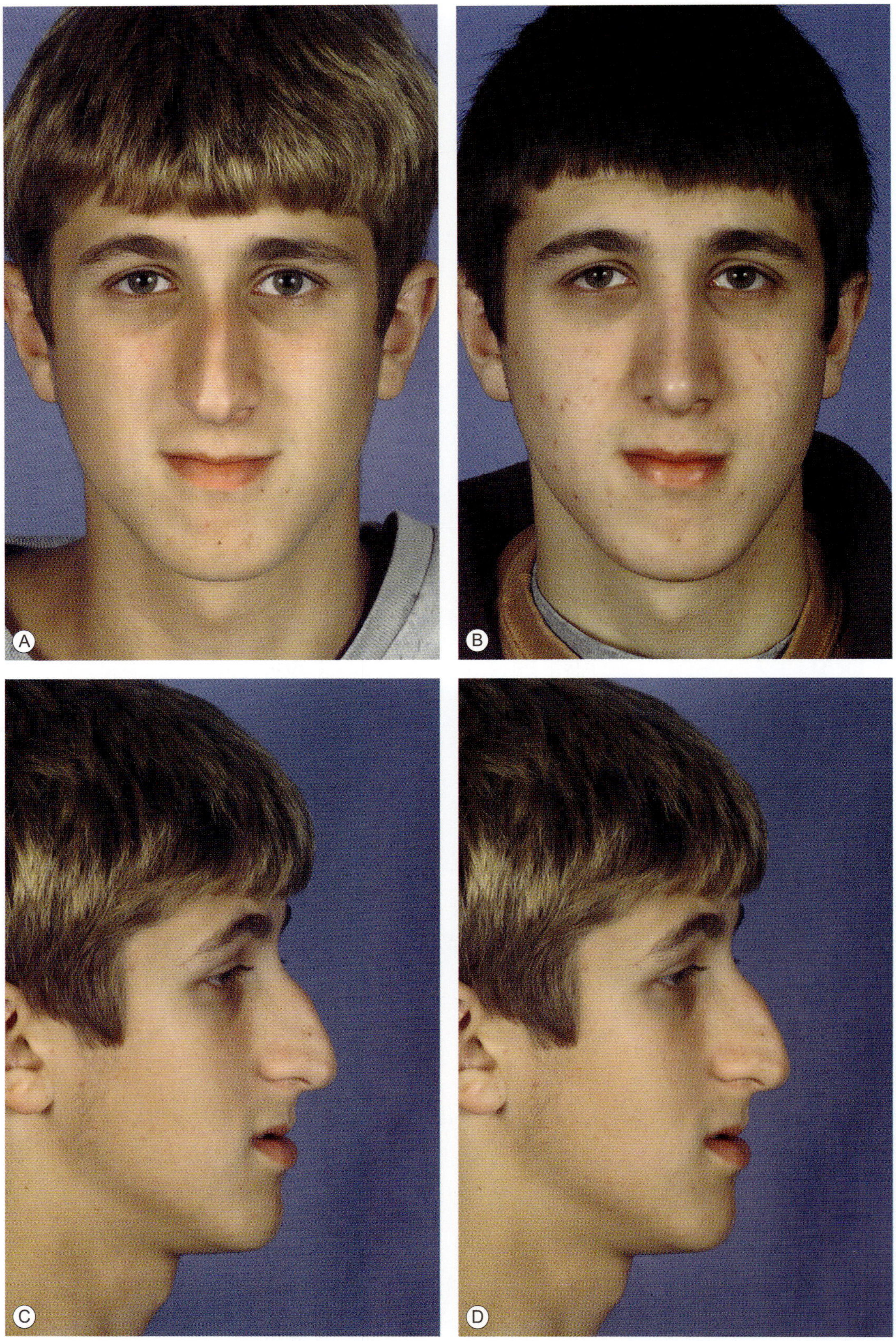

图 7.5 （A，C，E，G）术前照片显示，患者鼻小柱短小、鼻尖突出度不足；（B，D，F，H）为术后 16 个月照片；（I，J）放置鼻小柱支撑杆和针对软组织及支撑结构的操作示意图

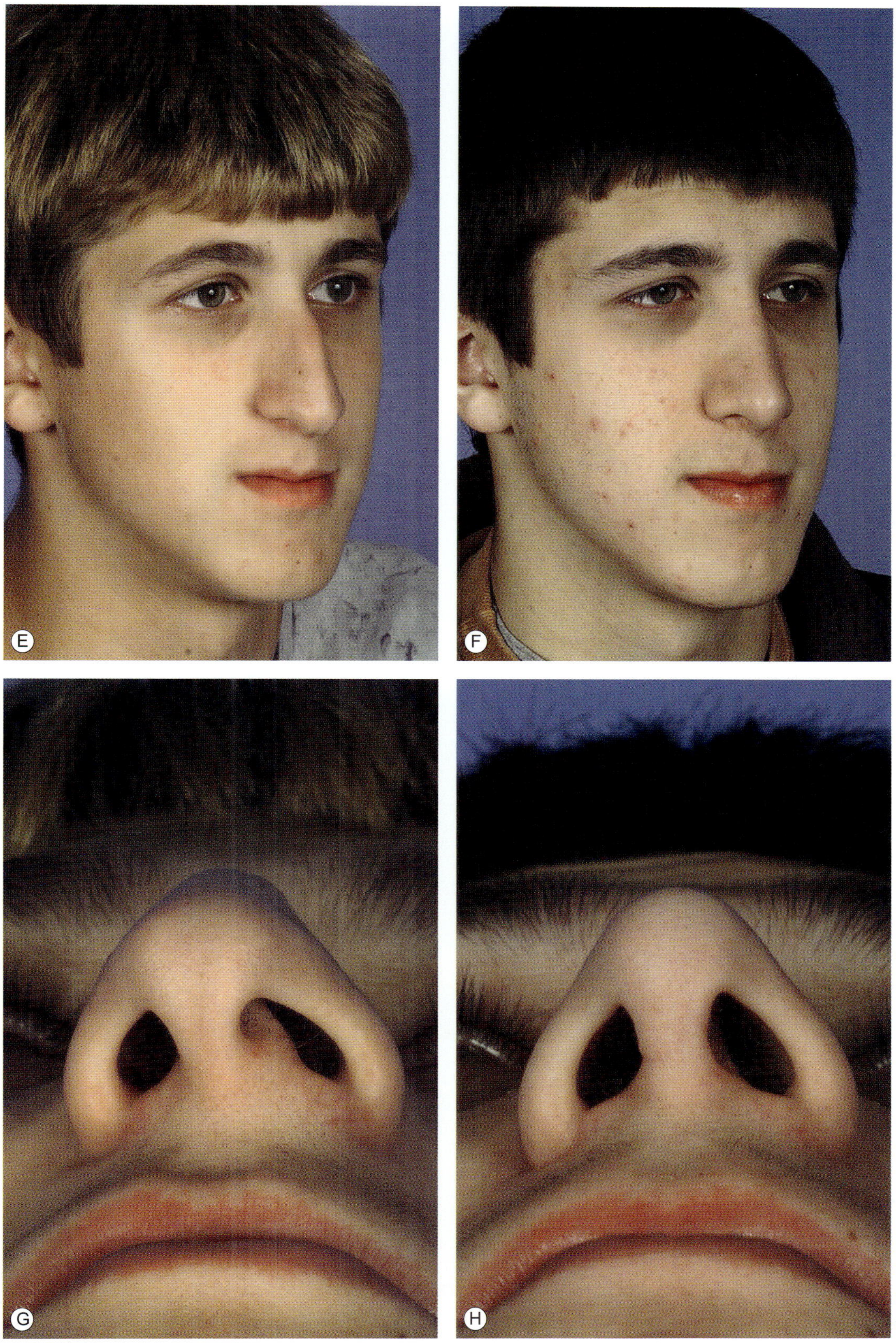

图 7.5（续）

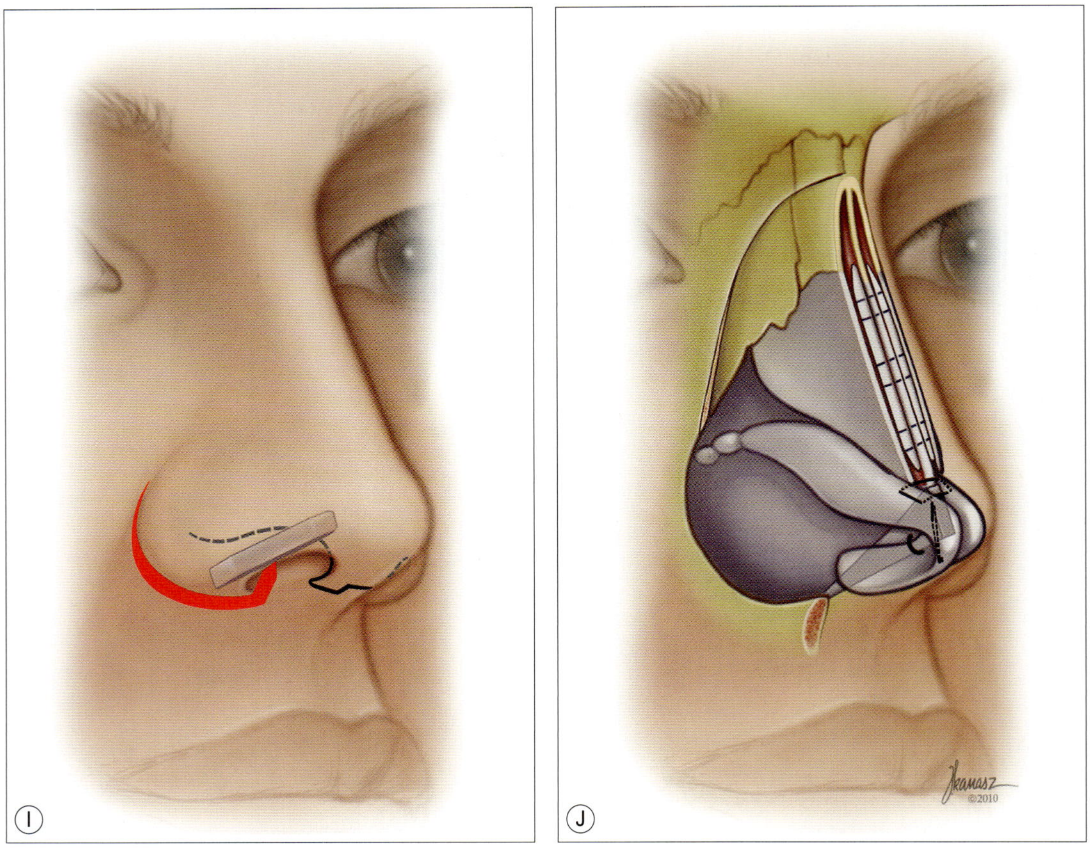

图 7.5（续）

框 7.3

手术步骤：图7.5

- 开放入路操作
- 切除鼻翼软骨外侧脚头端部分
- 去除驼峰
- 开放入路行鼻中隔形成术
- 保守的双侧下鼻甲部分切除术
- 双侧低–低截骨术
- 双侧植入撑开型移植物
- 使用鼻小柱支撑杆
- 拉拢内侧脚
- 贯穿穹窿缝合
- 跨外侧脚缝合
- 外置鼻尖（帽状）移植物
- 楔形切除鼻中隔软骨尾端前脚，同时切除等比例的膜性鼻中隔
- 降低鼻棘
- 通过联合切除的方式缩窄双侧鼻翼底部
- 使用双侧鼻翼缘移植物

内侧脚锚状缝合

如第 6 章所述，常规的内侧脚锚状缝合，可以稳定鼻三脚架的尾臂，改善鼻尖的突出度。这种缝合术可以在增加鼻尖突出度的同时，拉长鼻小柱，使鼻唇角变钝。未采用穹窿间缝合的情况下，系紧锚状缝合线会导致穹窿顶部的分离，所以内侧脚锚状缝合适用于鼻小柱短小、鼻小柱略悬垂、鼻唇角较锐及鼻尖较低的患者。

缩窄踏板间距

该操作可以稳定鼻三脚架的尾臂，为鼻尖提供额外的突出度。同时也会使鼻小柱基底变窄、鼻唇交界点向尾端下移及鼻小柱延长。所以，对鼻小柱基底较宽、鼻尖突出度不足和鼻唇交界点退缩的患者适用。

抬高上颌骨和鼻棘

尽管抬高上颌骨和鼻棘会使鼻尖突出度增加，但是幅度往往不好控制，这取决于鼻三脚架尾臂支撑结构的强弱。如果鼻小柱支撑杆被放置在鼻三脚架的尾臂中，那么上颌骨和鼻棘抬高的力量就会被确切地传递到鼻尖上。如果本身内侧脚相对较弱而又没有使用鼻小柱支撑杆，就只会有部分力量被传递到鼻尖上，同时还有可能会导致内侧脚的弯曲和踏板的外扩。抬高上颌骨和鼻棘适用于该区域退缩、鼻唇角过锐及鼻尖低平的患者。通过小的贯穿切口，在双侧踏板间向上颌骨方向，在骨膜下分离出一个小腔隙就可以完成操作。该处是鼻部较宽大的区域，表面覆盖的软组织较厚，不必过分关注软骨的质量，因此可以将剩余的软骨切碎后植入。当然，这不代表在软骨的形状和总量上可以随意选择。通常，手术进行到最后才会进行这个区域的移植。需要强调的是，部分踏板前的移植物会增强鼻三脚架结构中心部分的稳定性。

Fred 技术

如果需要使鼻尖突出度增加，可以将相互分离的内侧脚和踏板上提到鼻中隔尾端相对靠上的位置（图 7.6），然后用 5-0 PDS 线或 5-0 透明尼龙线将提高后的内侧脚固定在鼻中隔尾端前脚上[4]。这项技术可以使悬垂的鼻小柱回缩，使鼻唇角变钝，并增加鼻尖的突出度。这项技术的主要缺点是会使鼻尖变得僵硬，术前应该提醒患者。所以，该项技术仅适用于鼻小柱过度显露或鼻尖缺乏突出度的患者（图 7.7；框 7.4）。

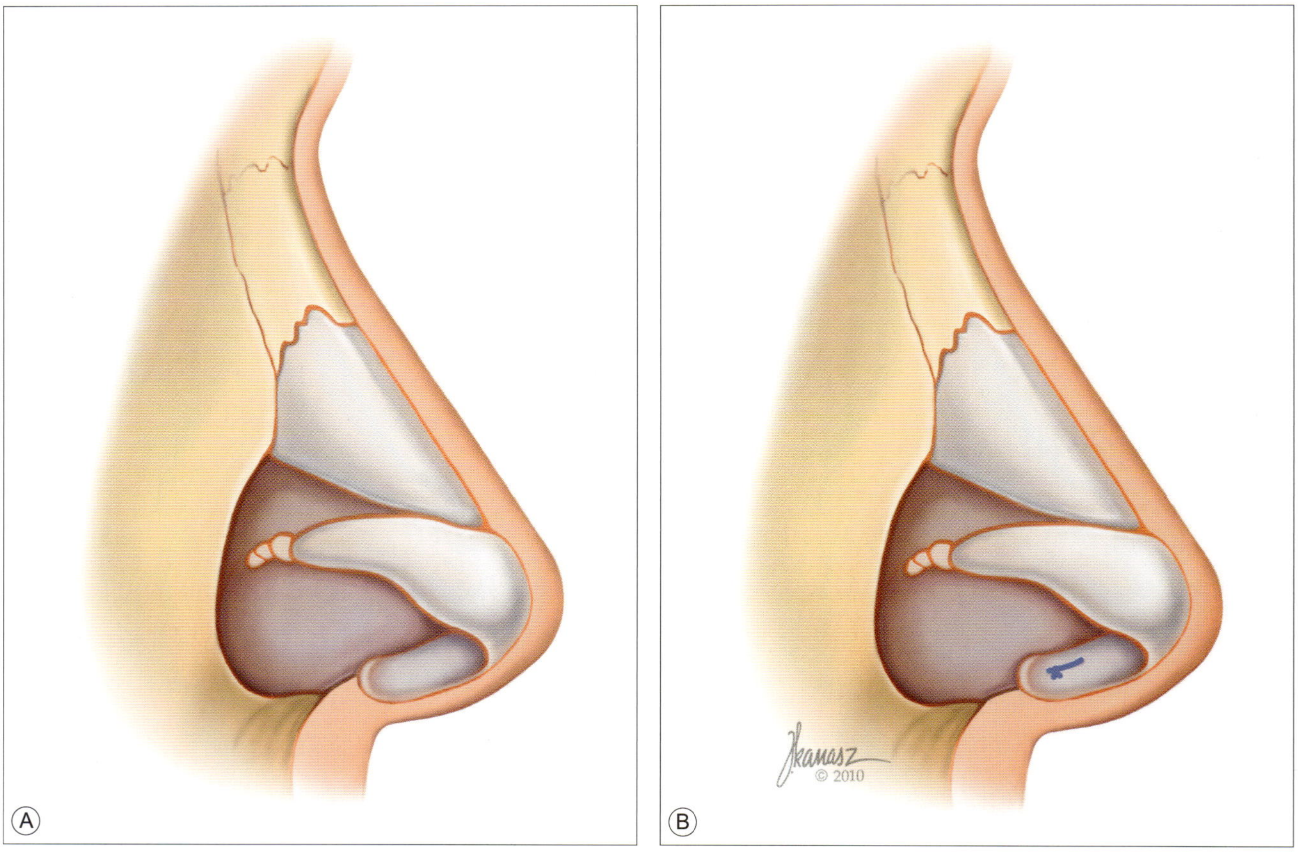

图 7.6 Fred 技术是指将分离的内侧脚上提并固定到鼻中隔尾端

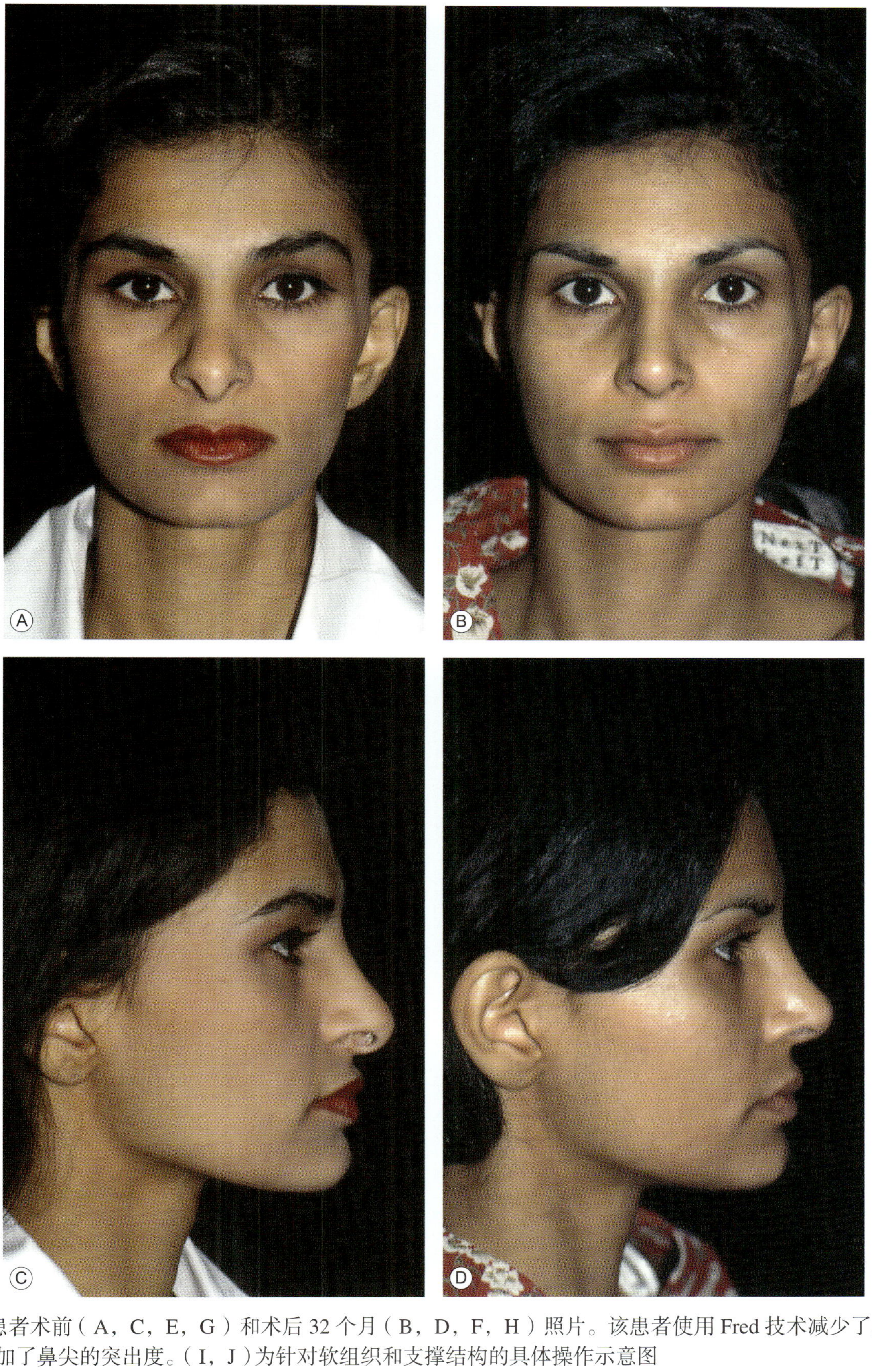

图 7.7　患者术前（A，C，E，G）和术后 32 个月（B，D，F，H）照片。该患者使用 Fred 技术减少了鼻小柱的显露并增加了鼻尖的突出度。（I，J）为针对软组织和支撑结构的具体操作示意图

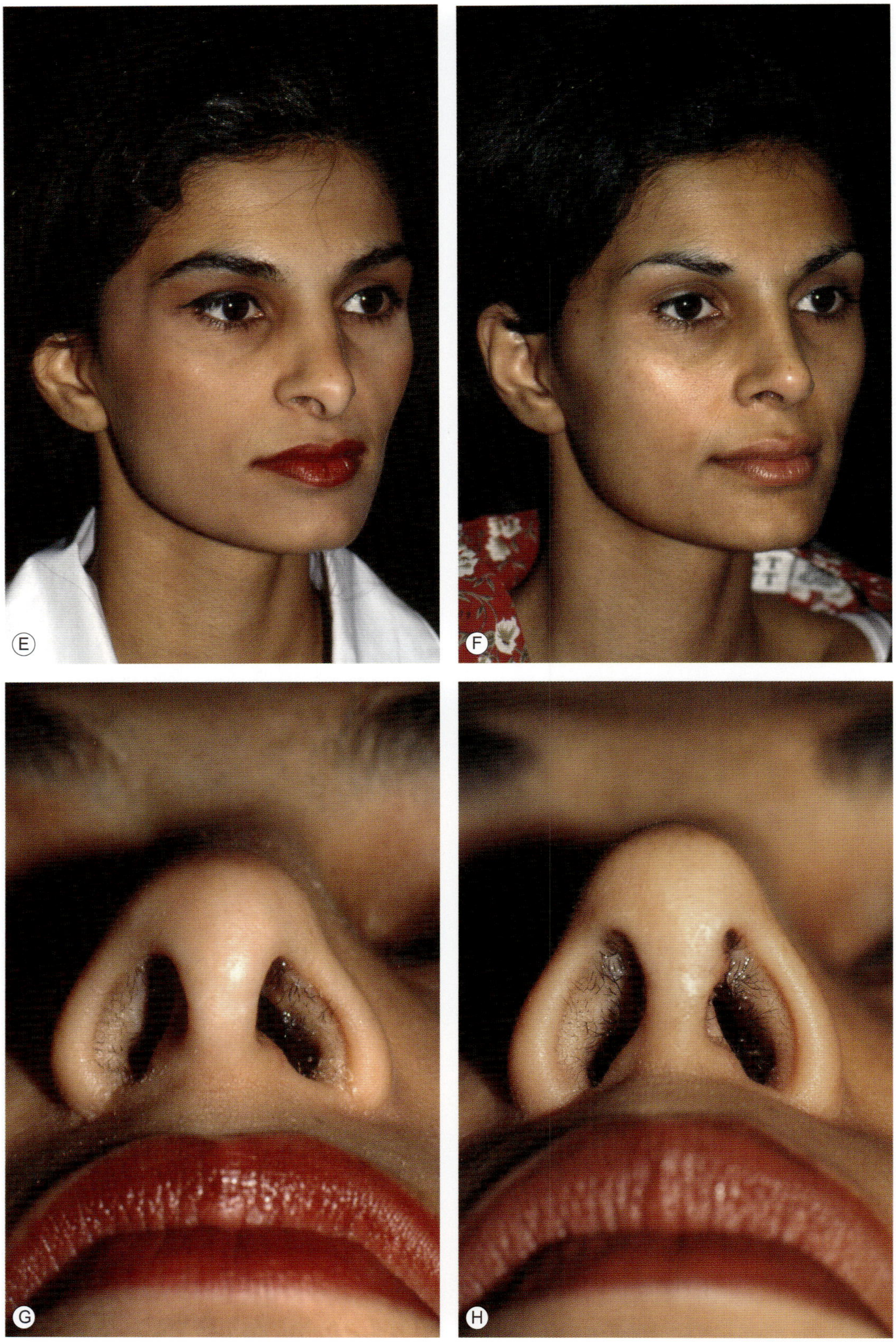

图 7.7（续）

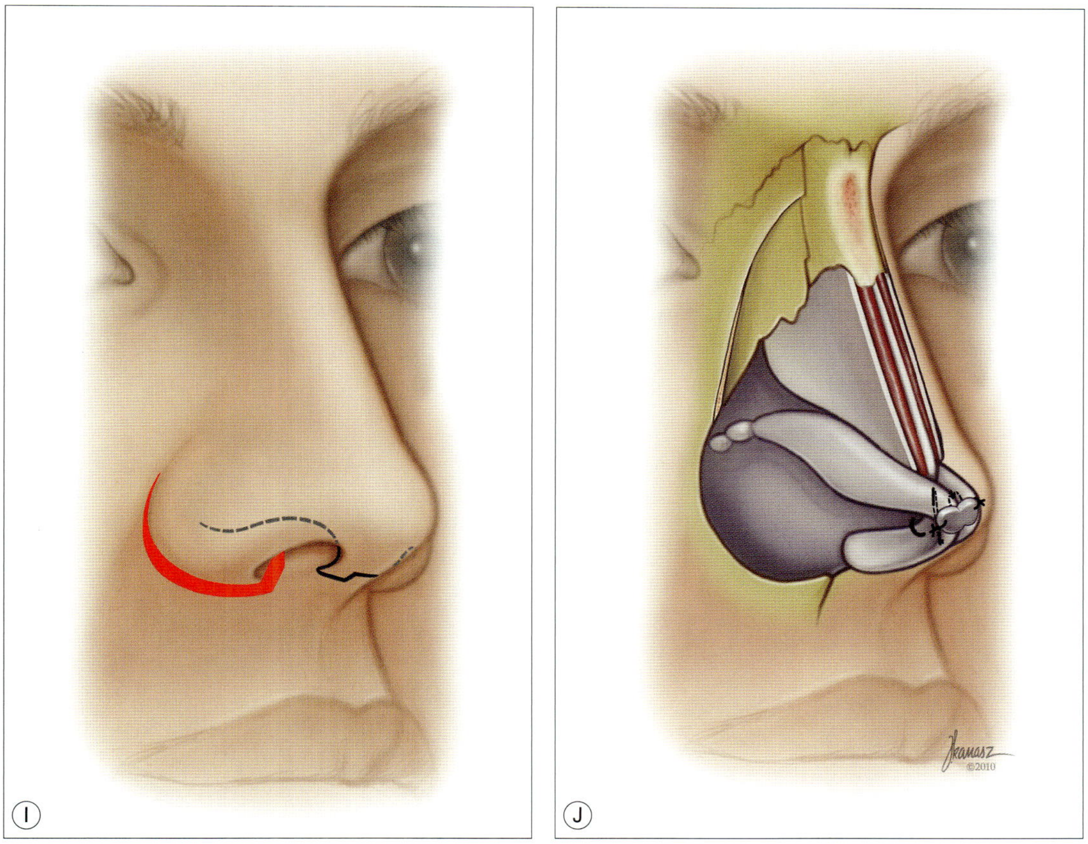

图 7.7（续）

框 7.4

手术步骤：图7.7

- 开放入路操作
- 降低鼻根部
- 开放入路行鼻中隔形成术
- 保守的双侧下鼻甲切除术
- 双侧低–低截骨术
- 拉拢内侧脚
- 贯穿穹窿缝合
- 穹窿间8字缝合
- 外置鼻尖（帽状）移植物
- 修剪双侧鼻翼软骨
- 通过联合切除的方式缩窄鼻翼底部

参考文献

1. *Adams Jr WP, Rohrich RJ, Hollier LH, et al. Anatomic basis and clini- cal implications for nasal tip support in open versus closed rhinoplasty. Plast Reconstr Surg 1999; 103(1): 255–261.*
2. *Guyuron B, Jackowe D. Modified tip grafts and tip punch devices. Plast. Reconstr. Surg 2007; 120(7): 2004–2010.*
3. *Guyuron B, Poggi JT, Michelow BJ. The subdomal graft. Plast Reconstr Surg 2004; 113(3): 1037–1040.*
4. *Fred GB. The nasal tip in rhinoplasty: Use of the invaginating technique to prevent secondary drooping. Ann Otolaryngol 1950; 59: 215–223.*

第 8 章

短鼻延长

章目录

要点

- 短鼻的发病原因包括医源性因素、外伤、韦格纳肉芽肿及先天性畸形等。
- 分析短鼻时，很重要的一点是要明确是前端的长度缺乏，还是后端的长度缺乏，还是两者都缺乏。
- 如果患者同时存在短鼻、鼻翼退缩且组织顺应性较差，那么在矫正过程中，固定软组织的形态将会是一个很大的挑战。
- 用盾牌移植的方法可以矫正轻度的前端长度不足。
- 对于鼻背部长度不足的患者来说，应采用榫卯结构来延长背部支架。
- 鼻延长操作中，榫卯结构的两个关键组件是：①根据延长所需，从鼻中隔软骨的两侧一直延伸至鼻小柱的移植物；②维持内侧脚完整的前提下，位于延伸型移植物之间的鼻小柱支撑杆。
- 为了有效地延长鼻翼，需要松解鼻翼软骨和上外侧软骨之间的附着。如果有必要的话，可以将鼻翼软骨完全游离并移位至近尾端的软组织腔隙中。
- 使用榫卯结构延长、抬高鼻尖时，可以在延伸型移植物和鼻小柱支撑杆的最前端用 5-0 透明尼龙线缝合，既可以固定两个结构，又可以最大程度地降低末端的硬度。
- 因为两侧软组织活动度差而导致的不能获得足够长度的情况下，应该牺牲鼻子的长度而不是去尝试让鼻小柱更向尾端突出，因为鼻翼是不会随着中线结构一起延长的。

长度不足是使鼻整形变得复杂的因素之一，特别是当长度严重不足时。在本章中，我们会探讨短鼻的病因、应对策略、延长的具体操作和一些相关的变化。

病因和病理

20 世纪 60 年代至 80 年代中期，鼻尖过度向头侧旋转是当时鼻整形手术的代表性特征，所以在那段时期内，医源性短鼻很常见。现在，创伤则是造成短鼻的常见原因之一。其他的一些罕见因素包括滥用可卡因而导致的鼻中隔缺失、经历过局部组织切除手术、患有韦格纳肉芽肿或先天性短鼻等。

分析短鼻时，很重要的一点是，要明确问题是来源于前端长度不足、后端长度不足，还是两者都缺乏。换而言之，是整个鼻部都短，还是由于过度头侧旋转而导致的短鼻。这两种短鼻的治疗方法是完全不同的。旋转过度的短鼻通常是由于术中切除了部分鼻中隔尾端前脚、鼻部尾端受到撞击导致鼻中隔塌陷或滥用可卡因对鼻中隔造成破坏等原因导致的。这种情况下，鼻棘和鼻小柱的底端位置基本正常，只需要延长鼻前端即可。大多数先天性短鼻患者鼻中隔软骨头尾方向上的平均长度往往不足，鼻棘也较小或完全缺如，这些症状和 Binder 综合征的患者类似。

术前评估

成功矫正这类畸形的关键是要理解缺陷和相关结构之间的关系。其目的是将所有不足的结构充分地延长。所以需要识别鼻中隔尾端、内侧脚、外侧脚以及软组织的缺乏程度。相比鼻翼悬垂伴发鼻小柱退缩的患者，短鼻伴发鼻翼退缩的患者矫正起来难度更大。另外，鼻小柱和软组织的顺应性很重要。鼻部瘢痕严重的患者，想通过鼻小柱的延长来实现理想的鼻长度是很具挑战的；但如果鼻部软组织的顺应性良好，外被软组织可以被轻易拉长的患者，矫正起来会容易些。

手术操作

不同程度的短鼻，其应对策略也不同。鼻翼缘的位置不同，所选择的矫正方法也不同。

鼻尖下小叶和鼻小柱缺乏导致的短鼻，如果也存在鼻翼轻度的退缩，可以在完成其他必要的操作和植入鼻翼缘移植物的同时，通过开放入路或闭合入路植入盾牌移植物。如果仅仅进行盾牌移植的话，可以通过鼻小柱侧缘切口植入 [1]。如果需同时矫正轻度的短鼻和其他缺陷，术中将内侧脚和外侧脚暴露出来后，应当先进行内侧脚的操作。盾牌移植物可以用压形器制备（图 8.1）[2]。选用鼻中隔软骨或耳郭软骨，用压形器刻出一个顶端呈两个圆形的解剖型移植物，用来仿效自然的穹窿部以及鼻尖下小叶。在不显形的前提下，将移植物放置在缺乏突出度的穹窿部，也可以在不增加鼻尖突出度的情况下放置在现有的穹窿尾端，增加鼻部的长度。对于皮肤较薄的患者，需要将移植物的边缘雕成斜面，尽量避免移植物显形（图 8.2）。用 6-0 的可吸收线固定，线结吸收后通常不会留下可见的或可触及的异常凸起。大多数情况下，根据缺如程度和被选用软骨的厚度，一层移植物就足够了。如果有必要的话，可以再增加一层移植物。盾牌移植物植入后至少需要缝合三个点：一个点在鼻小柱上，另两个点在双侧穹窿上。图 8.3 中的患者就是通过这种方法使鼻尖得到延长的。以上操作可以和鼻翼缘移植或者 V-Y 推进瓣同时施行。鼻翼得到延长后，会使鼻翼和小叶的整体比例更加协调。

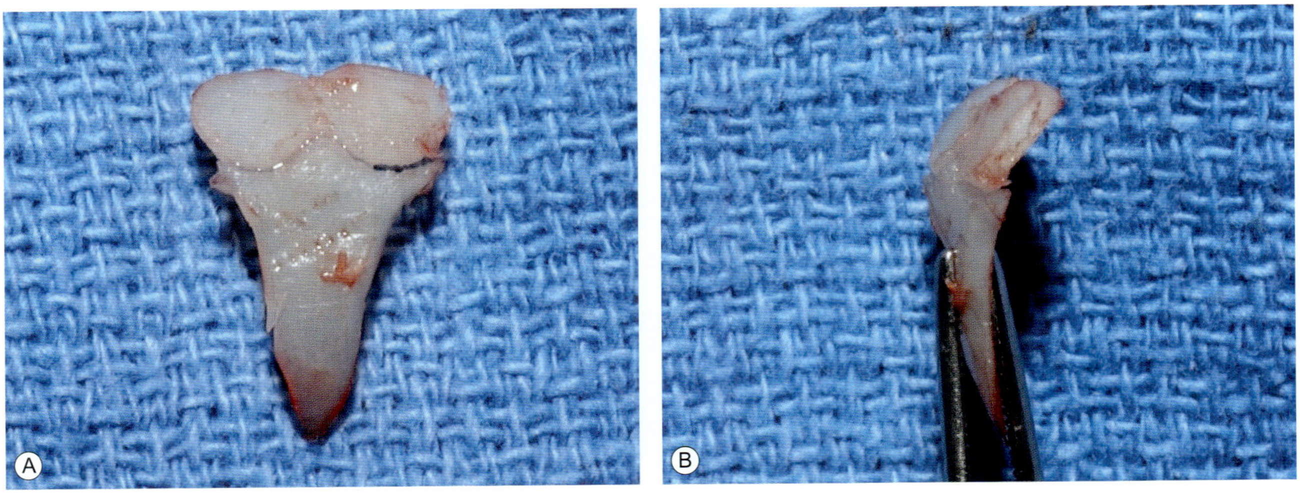

图 8.1　通过压形器获得盾牌移植物。（A）正面观；（B）侧面观

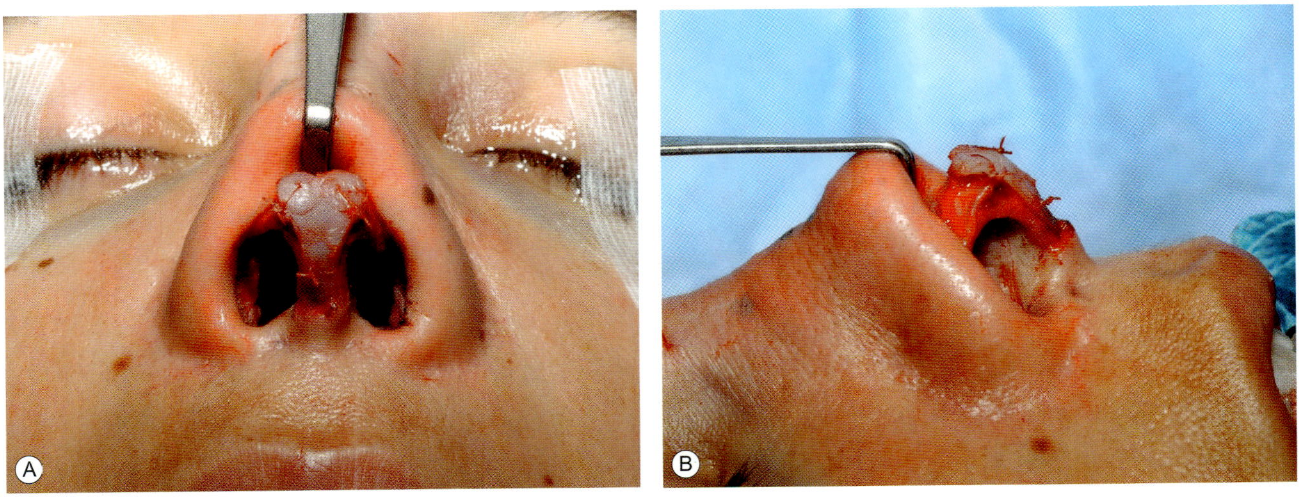

图 8.2　将盾牌移植物缝合到相应的位置上。（A）仰头位；（B）侧位

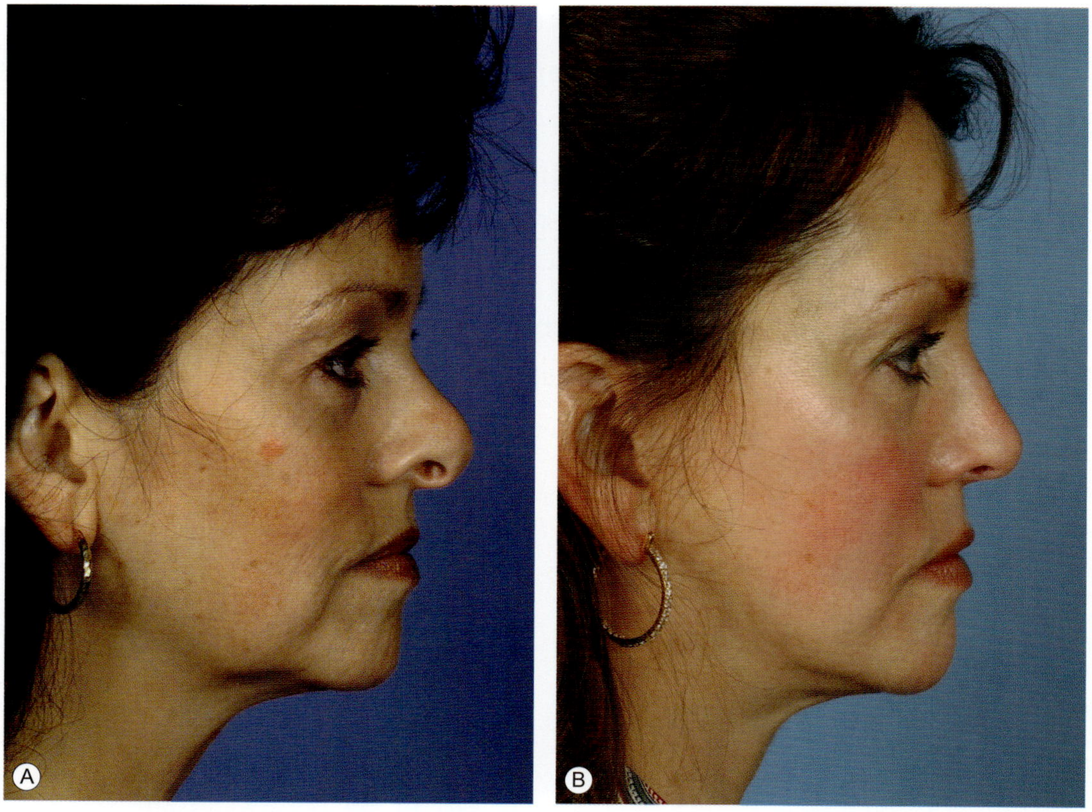

图 8.3 用盾牌移植矫正患者鼻前部的短小。关于这位患者的其他照片分别在第 3 章的图 3.4 和第 19 章的图 19.18 中展现

中度或重度短鼻，可以使用鼻中隔延伸型移植物、复合组织移植或榫卯式的撑开延伸型移植物进行延长。可以将植入的鼻中隔延伸型移植物和内侧脚缝合在一起，操作难度主要集中在如何使它们整齐对称地排列；如果没有将鼻中隔和延伸型移植物可靠地固定在一起，最终向一侧偏移的可能性很大。所以，使移植物稳定地固定在鼻中隔两侧合理的位置上是很重要的，虽然一些医生可以成功地使用这些额外增加的移植物，但是随着体积的改变有可能会出现双侧的不对称，在一侧前庭内形成不必要的凸起。接下来介绍的榫卯技术会使移植物相对整齐对称地排列 [3]。

榫卯技术

针对中、重度短鼻，这种技术是最佳的治疗手段，尤其是鼻尖过度向头侧旋转的短鼻。通过开放入路操作，去除鼻背不规则的部分并实施必要的截骨后，制备两片长的撑开型移植物，最理想的供区是鼻中隔软骨，如果鼻中隔不够，可以从肋软骨上获取，但不能使用耳郭软骨。根据需要延长的长度雕刻软骨，使其能够从鼻骨下方一直延伸到超过鼻中隔尾端前脚（图 8.4A, B）。如果缺 4 mm，软骨移植物就应延伸到超过鼻中隔尾端前脚 4 mm 处。用 5-0 可吸收线将放置好的移植物缝合在鼻中隔上，再用 5-0 PDS 线将上外侧软骨和软骨移植物缝合在一起。如果前鼻棘和鼻中隔尾端发育不足，则需要再制备一个三角形的鼻小柱支撑杆（图 8.4f）。移植物也应有足够的宽度，使鼻小柱基底向能尾端延

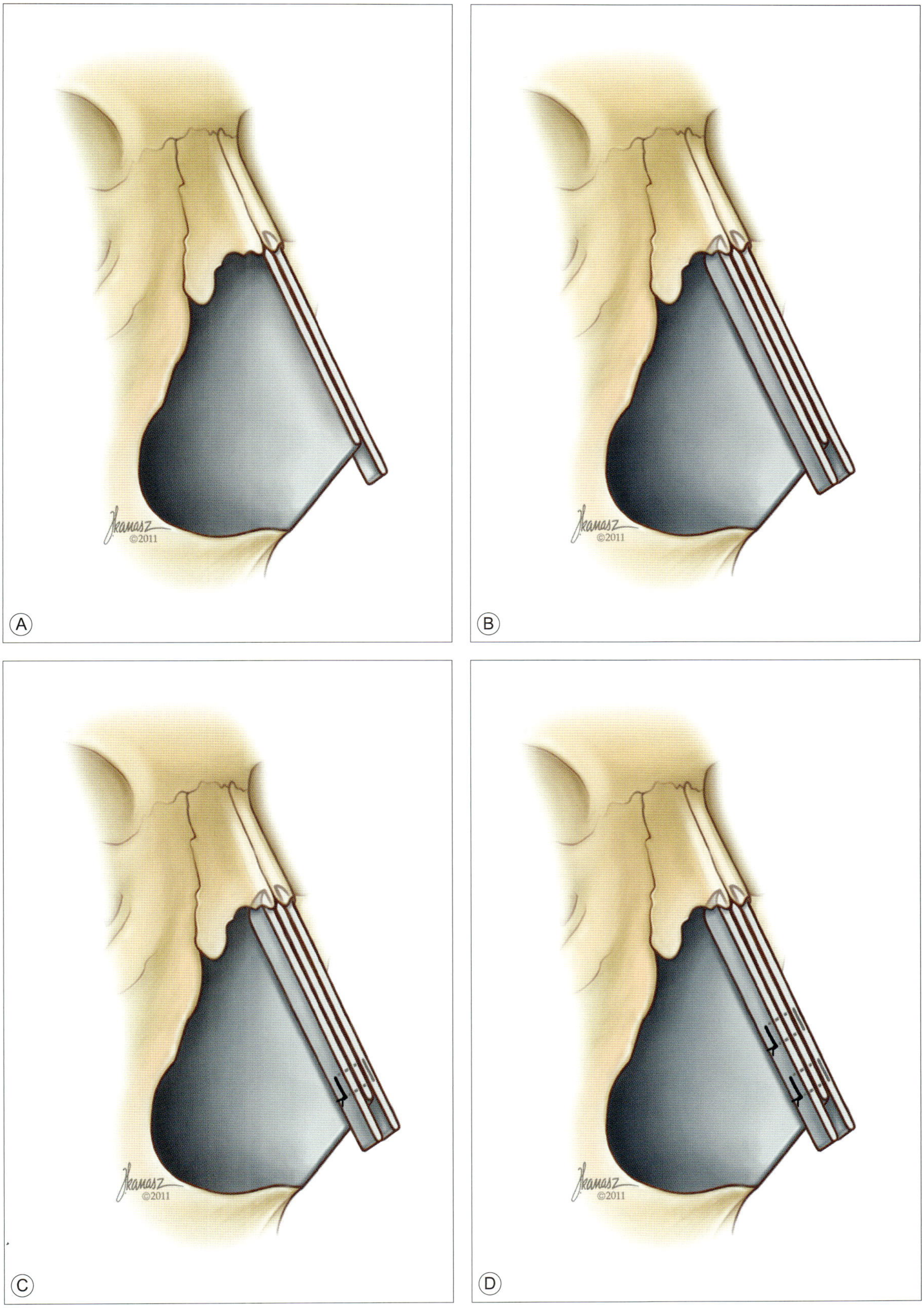

图 8.4　延伸型移植物（A，B）被分别放置在鼻中隔的两侧，根据需要，延伸至超过鼻中隔尾端前脚，用 5-0 PDS 线褥式缝合 3 针将其固定在鼻中隔上（C～E）。鼻小柱支撑杆的宽度等于需延长的距离加内侧脚的宽度（F）。内侧脚和鼻小柱支撑杆至少需缝合固定 2 针（G～I）

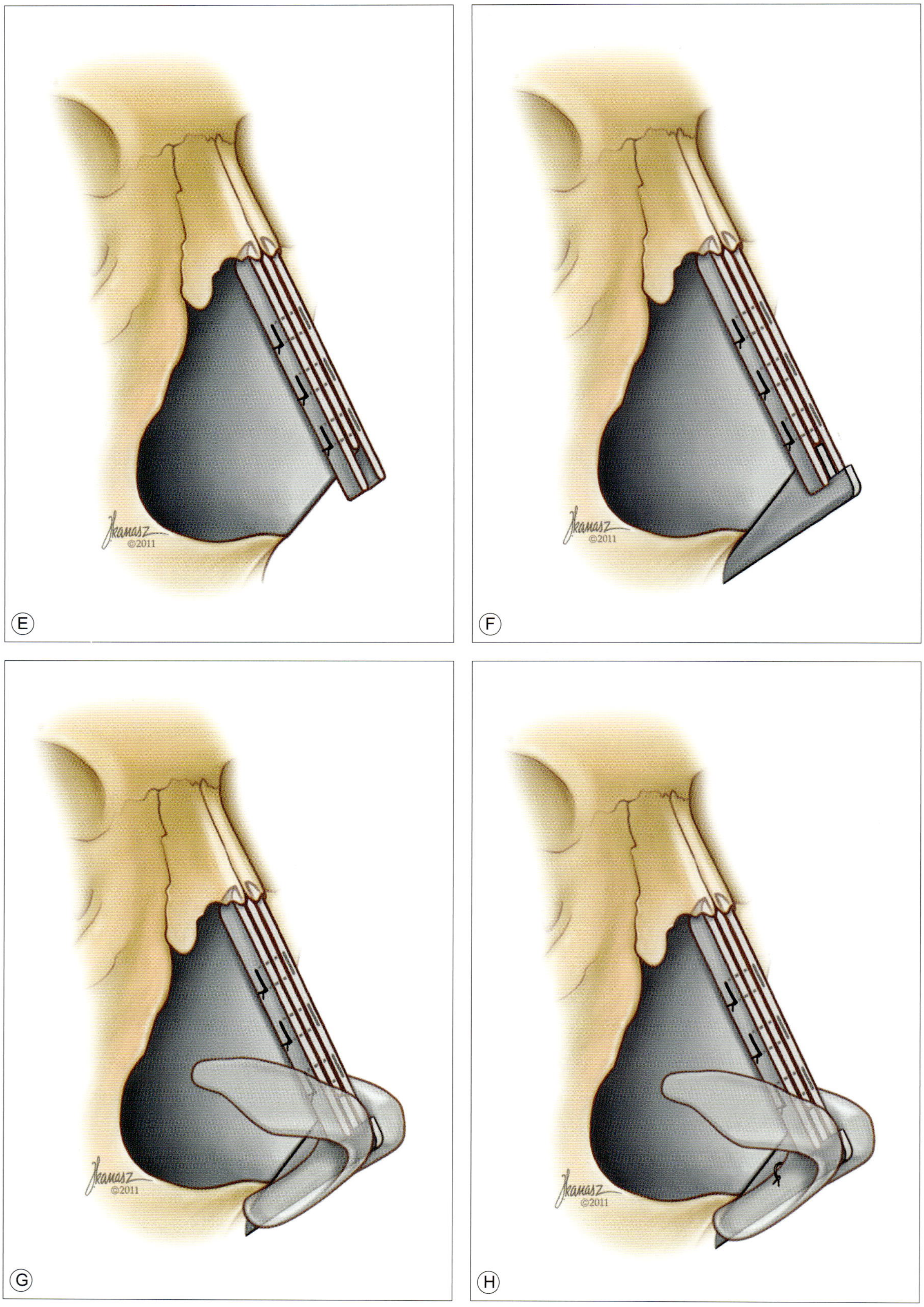

图 8.4（续）

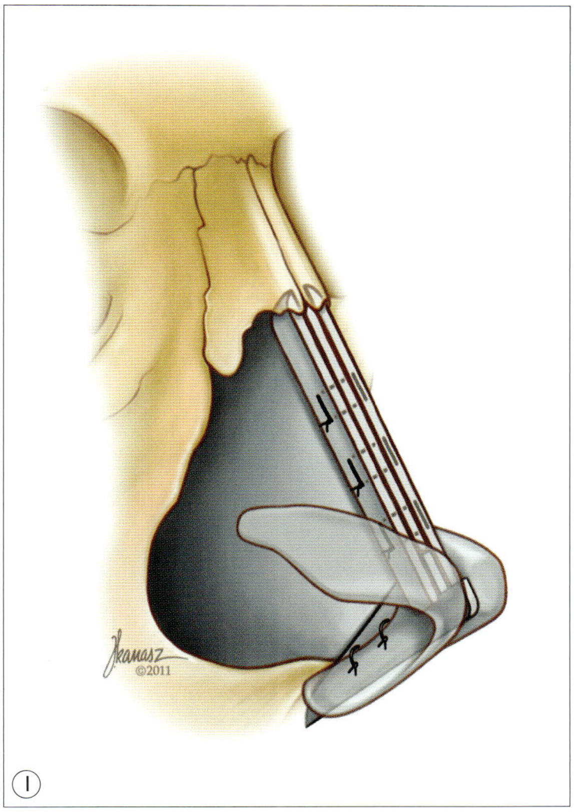

图 8.4（续）

长。鼻小柱支撑杆前端的总宽度应该等于需延长的距离加内侧脚本身宽度之和，例如，如果需要延长 4 mm，而内侧脚宽 4 mm，鼻小柱支撑杆前端的宽度就应该为 8 mm。只有这样，内侧脚才能被缝到鼻小柱支撑杆上，鼻子的前端才会最终被延长 4 mm。如果踏板呈分离状，就必须考虑到拉近踏板会使鼻小柱底部向尾端移动的问题。内侧脚和鼻小柱支撑杆至少需用 5-0 PDS 线缝合两针（图 8.4G ~ I）。

理想情况下，鼻小柱支撑杆不需要被缝在撑开延伸型移植物上，除非必须增加鼻尖突出度或延长鼻长度。如果需要，也可以用 5-0 的透明尼龙线将内侧脚缝合到鼻小柱支撑杆上，支撑杆的位置要使鼻尖更具突出度。夹在延伸型移植物之间的支撑杆部分可以短些，其高度不超过鼻背的高度；而内侧脚之间的支撑杆部分可以长一些，应延伸至穹窿顶部水平，根据外被皮肤的厚度，通常穹窿段和鼻背段的高度落差为 6 ~ 8 mm。这意味着重叠于延伸型移植物前端的支撑杆部分和延伸至内侧脚之间的支撑杆部分宽度相同，但高度不同。如此操作，目的是为了避免鼻尖上区域过度饱满。

确保内侧脚能够随着中线结构移动是很重要的。为了使这点变得容易，需小心地分离鼻翼软骨的外侧脚，在必要的情况下可以使其完全游离，并向尾端旋转之后再放置到一个新的软组织腔隙中。此时，使用外侧脚支撑杆可能会实现更好的美学效果，同时改善外鼻阀的功能。当患者瘢痕比较严重时，需进行适当的松解，以便使支架结构能够更多地向尾端移动。为了增加软组织的活动度，有必要将软组织沿着鼻背甚至鼻骨掀起。如果软组织上瘢痕严重，已经没有任何弹性了，可以在鼻衬里做一个切口。然后，从耳部切取包含皮肤和软骨的椭圆形复合组织瓣，将它们分别移植在每侧的切口内，复合组织的头端达现有的鼻翼软骨，向内延伸至膜性鼻中隔。这种方法即便在鼻部瘢痕较重的情况下都很少使用。小心地剥离软组织及合理地计划和延长支架结构，通常会带来满意的长度和相应比例的软组织量。这些操作虽然费时、费力，但非常有意义（图 8.5；框 8.1）。

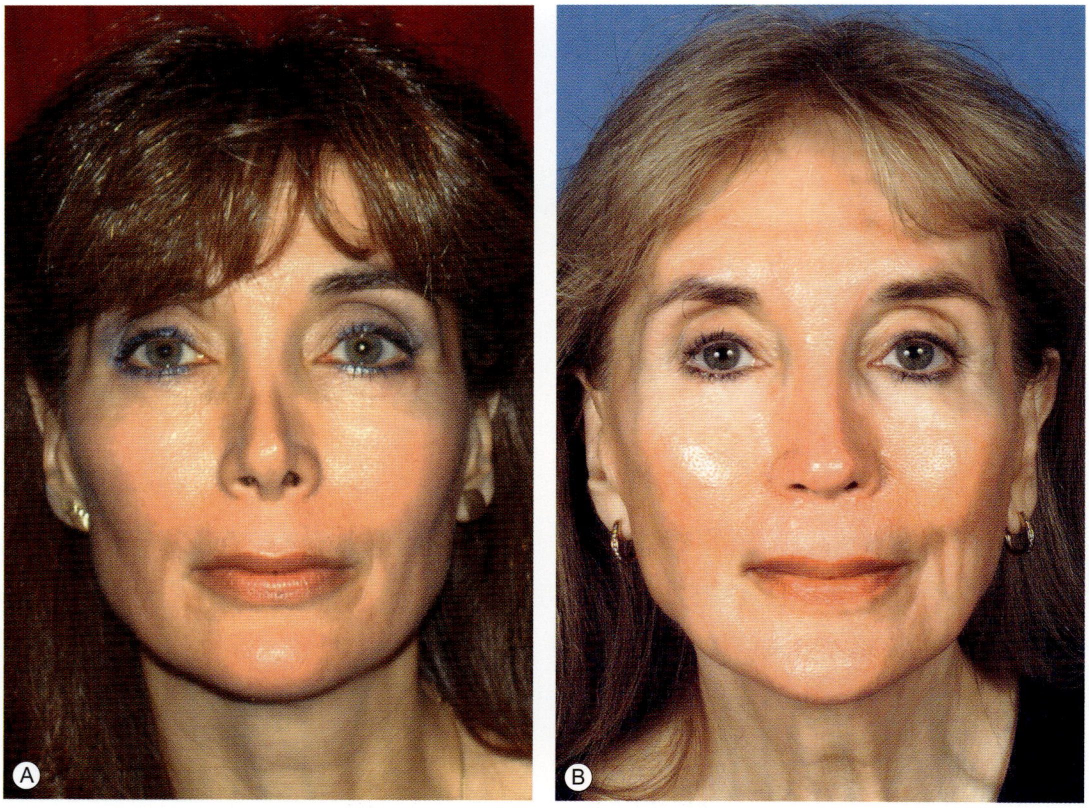

图 8.5 （A，C，E，G）患者术前照片；（B，D，F，H）患者术后 12 年照片，运用榫卯技术延长继发性短鼻。示意图显示，通过软组织（I）和支架结构（J）的调整，实现了预期的目的

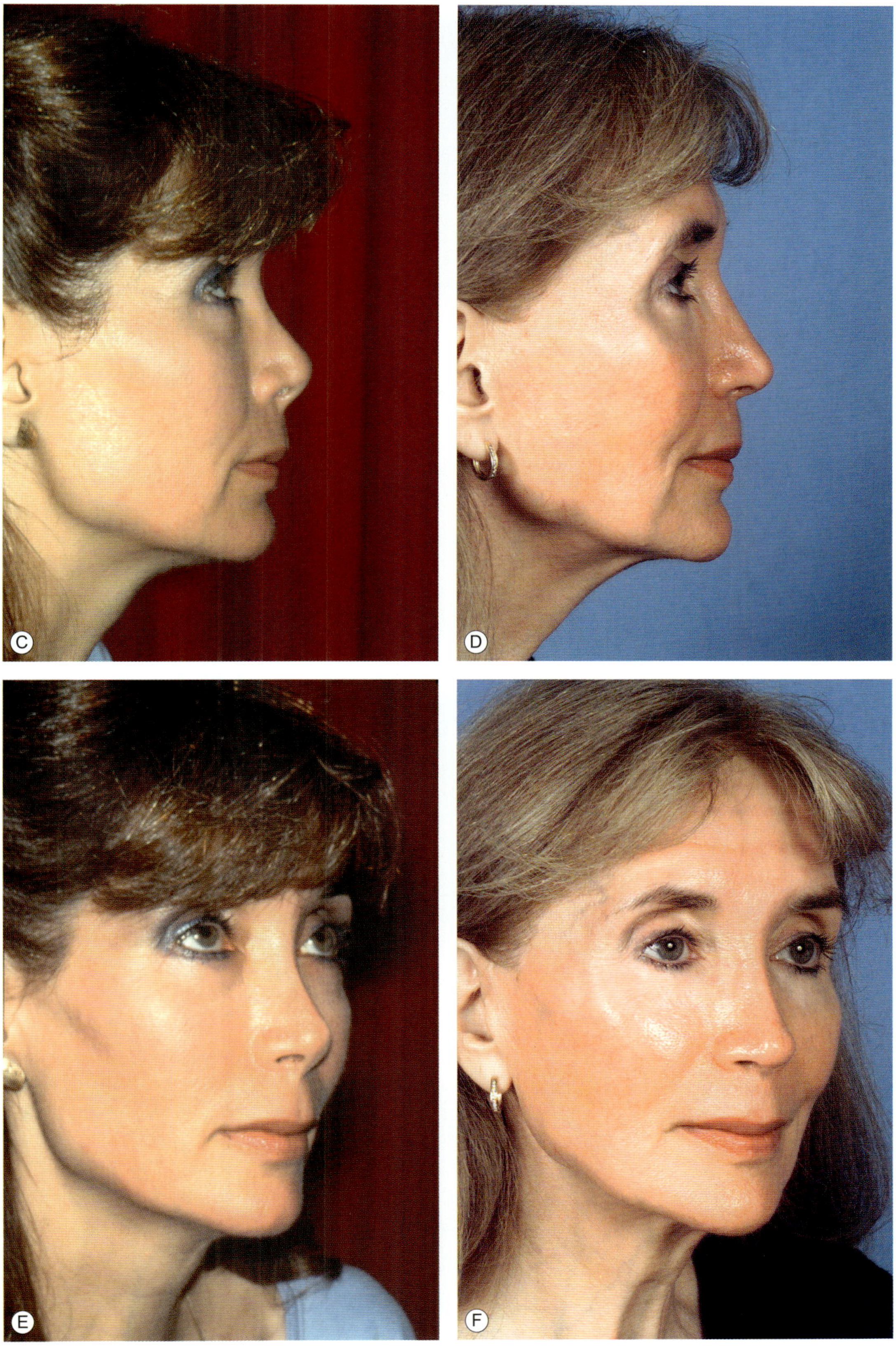

图 8.5（续）

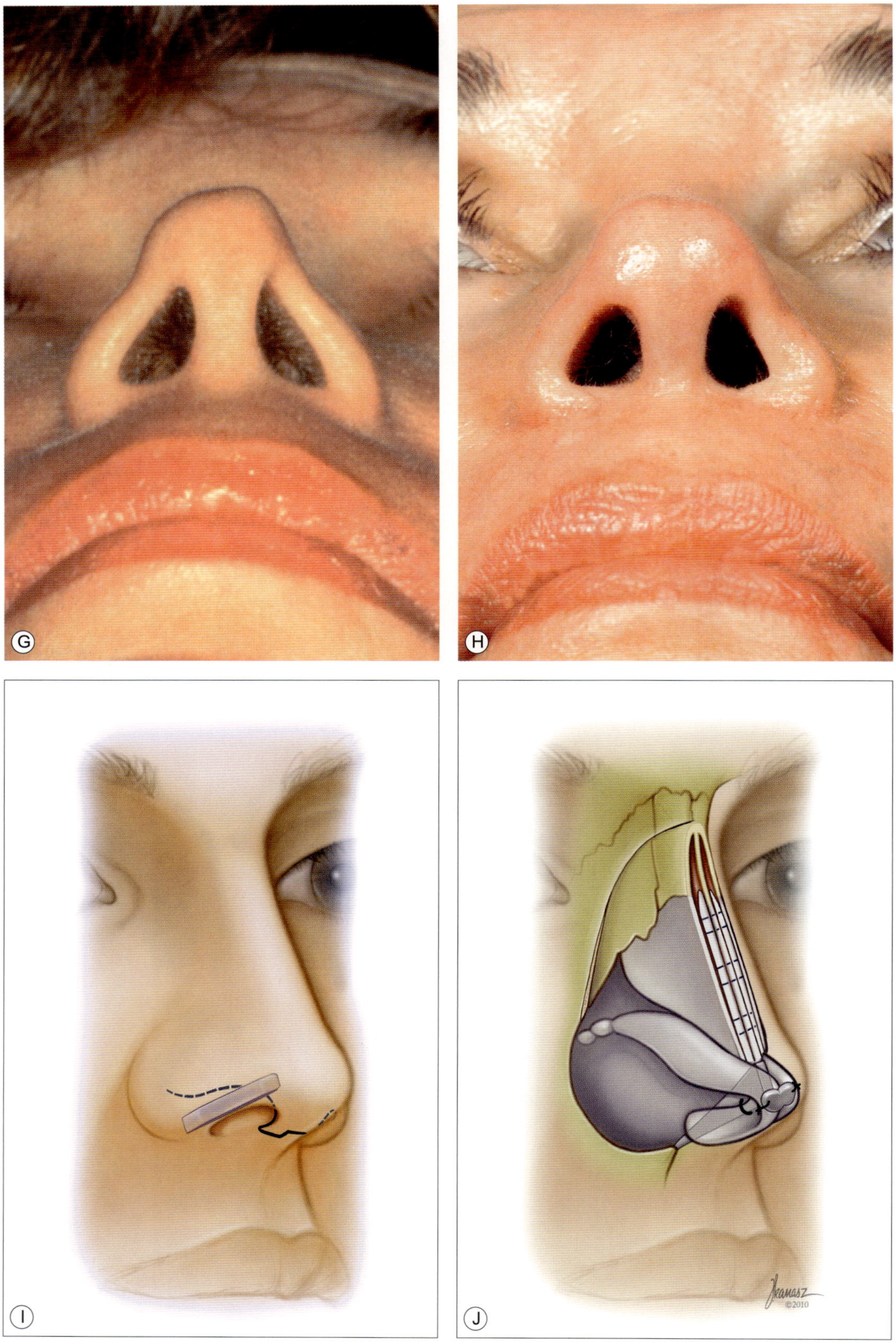

图 8.5（续）

框 8.1

手术步骤：图8.5

- 采用开放术式
- 双侧低–低截骨术
- 用榫卯结构进行鼻部延长
- 使用鼻小柱支撑杆
- 拉拢内侧脚
- 放置鼻尖帽状移植物
- 放置鼻背移植物
- 使用双侧鼻翼缘移植物
- 使用延伸型移植物

潜在的缺陷和风险

如果鼻部既需要延长，又需要抬高，鼻小柱支撑杆和延伸型移植物就得缝合固定在一起，但术后必然会增加鼻尖的硬度。只要术前提醒患者，基本都可以被理解。如果将鼻尖和鼻小柱抬高后发现鼻翼并没有被成比例地抬高，呈现出鼻小柱过于突出而鼻翼更加退缩的外观，则必须充分地松解软组织，使外侧脚重新定位才能得以改善。如果有必要的话，还应该使用鼻翼缘移植物和外侧脚支撑移植物，使鼻尖到鼻翼的过渡恢复自然。通常鼻翼和鼻小柱比例平衡的短鼻，要比中间部分突出的长鼻更好看。这意味着，如果两侧不能达到足够的长度，应该牺牲中间部分来平衡，因为鼻翼是不会随着鼻小柱的延长而移位的。

参考文献

1. *Hamra ST. Lengthening the foreshortened nose. Plast Reconstr Surg 2001; 108(2): 547–549.*
2. *Guyuron B, Jackowe D. Modified tip grafts and tip punch devices. Plast Reconstr Surg 2007; 120(7): 2004–2010.*
3. *Guyuron B, Varghai A. Lengthening the nose with a tongue-and-groove technique. Plast Reconstr Surg 2003; 111(4): 1533–1540.*

第 9 章

降低鼻部的高度

章目录

要点

- 理想的话，眉间和鼻背的高度落差应该是 4 ~ 6 mm，并可以据此来判定鼻根点。
- 前额和眉间扁平，鼻根就会显得较低；但实际上问题是来自于额部，而不是鼻根或鼻部的其他结构。
- 侧面观前额应高于眼球平面 10 ~ 15 mm。
- 用带保护罩的小骨钻横向操作，可以比较容易地降低鼻根。
- 降低鼻背高度时应逐项进行，包括鼻骨、相应比例的鼻中隔软骨及鼻翼软骨。
- 降低鼻背尾端的高度前，必须考虑到周围结构的协调，包括切除鼻翼软骨头侧缘、降低鼻棘、降低鼻背高度和通过贯穿切口降低鼻尖等。
- 一些看起来较高的鼻尖，在手术进行到最后时，可能还需要额外再增加鼻尖的支撑。
- 结合鼻部和面部的比例关系，分析鼻部的高度和长度是否合理。
- 如果鼻部既高又长，可以通过横断并重叠外侧脚的方式，在降低高度的同时缩短其长度。按照相应比例楔形切除尾段的一部分鼻中隔软骨，可以使鼻尖向头侧旋转。
- 如果短鼻患者伴发鼻尖过高，可以通过横断并重叠内侧脚的方式，降低鼻尖高度。
- 如果鼻部长度合适仅仅是鼻尖过高，可以将外侧脚和内侧脚同时成比例的横断并重叠。
- 针对短鼻伴发鼻尖过高的患者，可以通过锚状缝合进行矫正，缝线穿过内侧脚后需再穿过更靠近基底处的鼻中隔软骨尾端。

鼻部过高的矫正，是鼻整形手术中相对较为复杂的一类手术，尤其伴发鼻部过长时会使操作变得更加复杂。鼻根、鼻梁、鼻尖有可能同时或分别表现为过度突出。

鼻根过高

鼻根过高、没有鼻根或从额头到鼻根连成一条直线等情况是很常见的。如第 2 章中所述，从侧面观分析，眉间到鼻背理想的高度落差应该在 4 ~ 6 mm 。鼻根过高会让患者的内眦间距看起来较窄（图 9.1），尤其是同时伴发鼻背和鼻根过窄时。必须要区分是鼻根太高还是额头太低，轻度畸形的情况下很容易混淆这一点。扁平的前额和眉间可能会产生鼻根过高的视觉误差，在这种情况下，嘱患者直视，从侧面评估眶上缘到眼角膜前表面的落差，正常情况下应该在 10 ~ 15 mm，如果少于 10 mm，就表明是额头过低而不是鼻根过高。

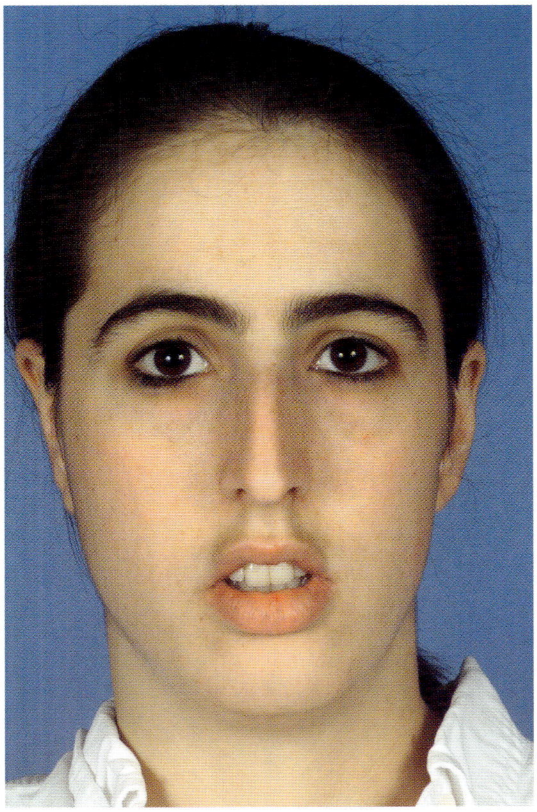

图 9.1　患者鼻部突出度过高，显得内眦间距很窄

降低鼻根的高度

矫正鼻根过高的方法详见第 4 章。可以用一个带保护罩的小骨转来降低鼻根部（图 4.2）。由于这个器械作用力较大，很容易把鼻根部磨得太低，所以操作时需要特别谨慎。

鼻背过高

中鼻拱过高基本上是由于鼻根降低后出现了背部的驼峰而导致的，很多患者会表现为内眦间距过窄（图 9.1）。去除过高的鼻背后形成的漏屋可以通过截骨术来闭合。降低鼻背和截骨后需要使用撑开型移植物，如果没有用到这类移植物，有可能在术后数月或数年后在鼻背产生倒 V 状畸形。

鼻尖过高

这类鼻畸形的矫正要求医生具有丰富的鼻整形经验，且对鼻部的动态变化有着深入的理解。如第 3 章所述，很多操作都会无意间地降低鼻尖高度，诸如切除外侧脚的头侧缘、降低鼻棘、降低鼻背尾端、贯穿切口、继发性瘢痕挛缩，甚至简单地运用开放术式等，都会导致鼻尖降低 [1]。所以在评估美学目标时，应该把这些因素都考虑在内。当多种操作一起进行时，往往会导致鼻尖降低，所以并不需要再进行额外的操作来降低鼻尖。另外，一些看起来过高的鼻尖，在手术接近尾声时，往往还需要增加鼻尖的支撑。但是，在完成所有的操作后，如果鼻尖高度看起来没有被降低到相应位置，就需要额外的操作进行降低。

通过对面部和鼻部的整体评估，会明确鼻子所存在的问题是过高、过长、过短还是长度适中。每种不同的情况都需要不同的方法进行调整。鼻三脚架结构对鼻尖突出度的构建具有重要的意义，所以充分地理解三脚架理念就显得尤为重要。鼻三脚架理念由 Anderson[2]、Gunter 和 Yu[3] 最早提出，他们将鼻尖的支撑结构比喻成一个三脚架结构，尾臂由两个内侧脚组成，两个侧臂由鼻翼软骨的外侧脚构成（图 9.2）。根据术前鼻部的长度，缩短不同臂长会相应地降低鼻尖的突出度。如果鼻部过高而且较长，可以横断且重叠外侧脚来同时矫正这两个畸形（表 9.1）。这种操作可以减少鼻尖突出度，而且会使鼻尖向头侧旋转，从而使鼻子变短。切断的外侧脚前段在上、后段在下重叠后，用 6-0 可吸收线缝合。可以植入外侧脚支撑移植物加强薄弱的外侧脚。缩短鼻长度很重要的一点是需要切除一部分鼻中隔尾端，同时切除相应比例的膜性鼻中隔（图 9.3）。如果鼻尖突出度过高而且鼻部较短，可以将内侧脚横断且重叠起来，在降低鼻尖突出度的同时使鼻尖向尾端旋转（图 9.4）。各段软骨都需彼此固定，以便在稳定的前提下控制鼻尖的突出度和鼻部的长度。如果鼻尖突出度过高，但是鼻子的长度适中，可以将内侧脚和外侧脚同时横断并重叠，以降低鼻尖突出度（图 9.5）。

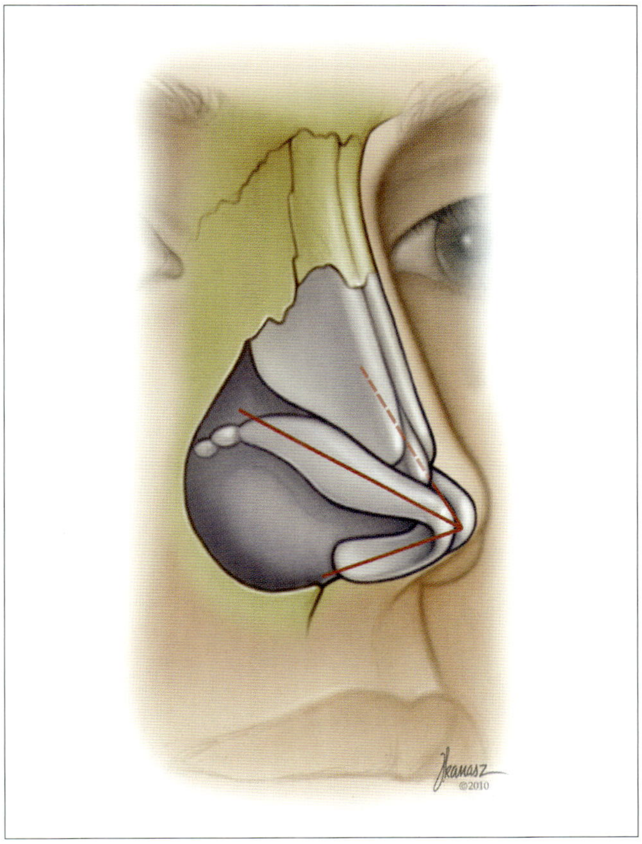

图 9.2 内侧脚构成鼻三脚架结构的尾臂，外侧脚构成另外两个侧臂

表 9.1　矫正鼻尖过度突出的流程图

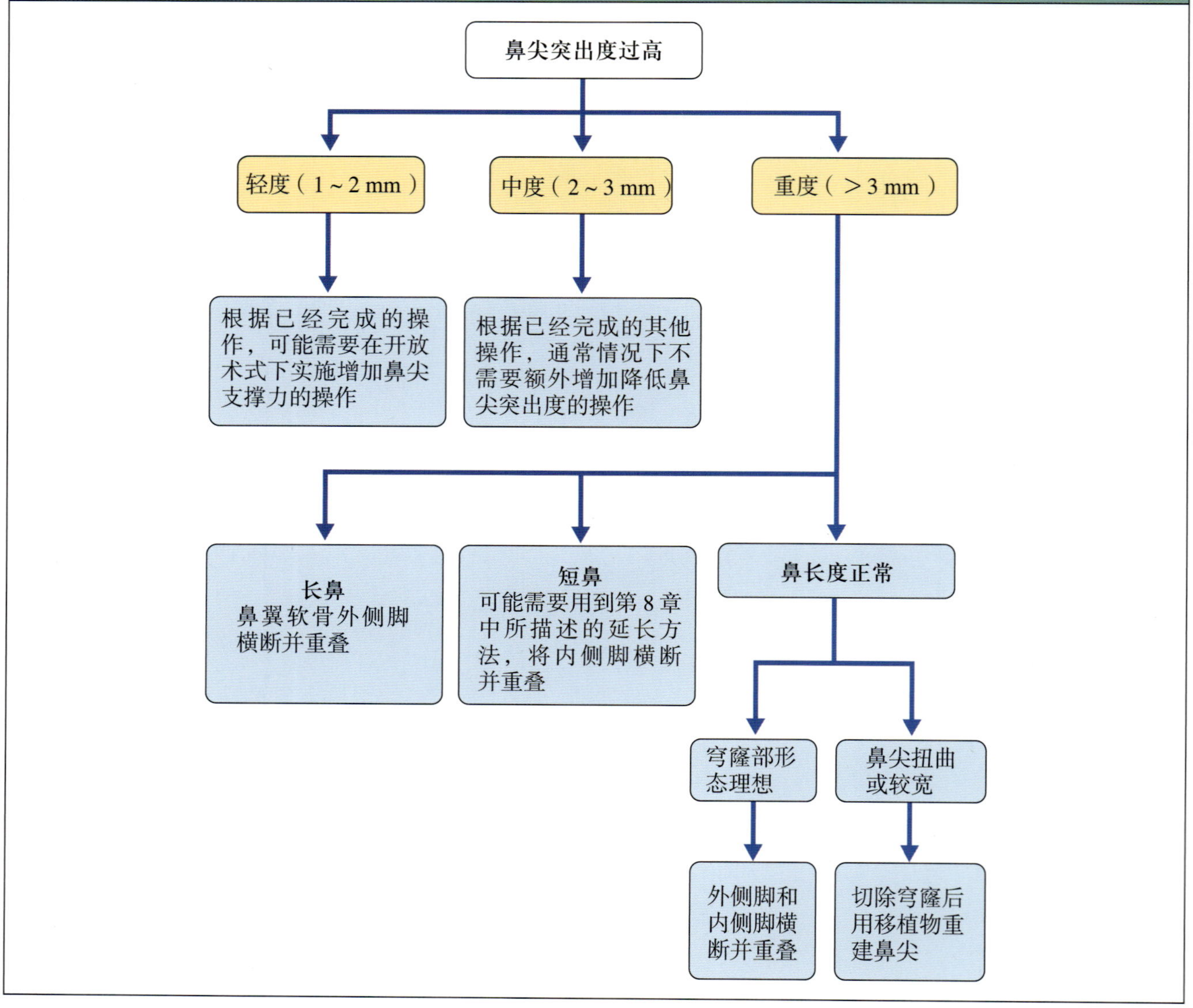

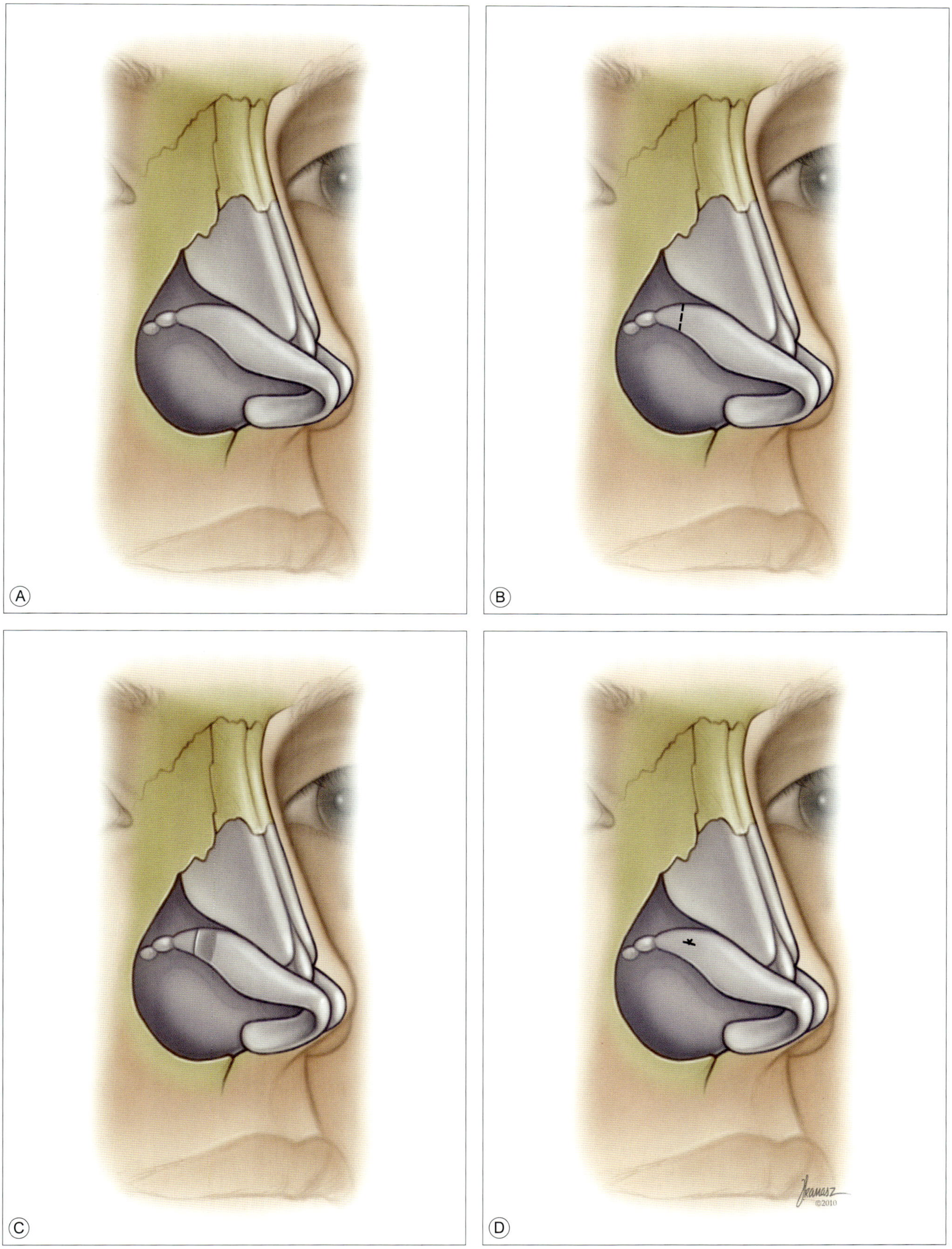

图 9.3　长鼻伴发鼻尖突出度过高，可以将外侧脚横断并重叠

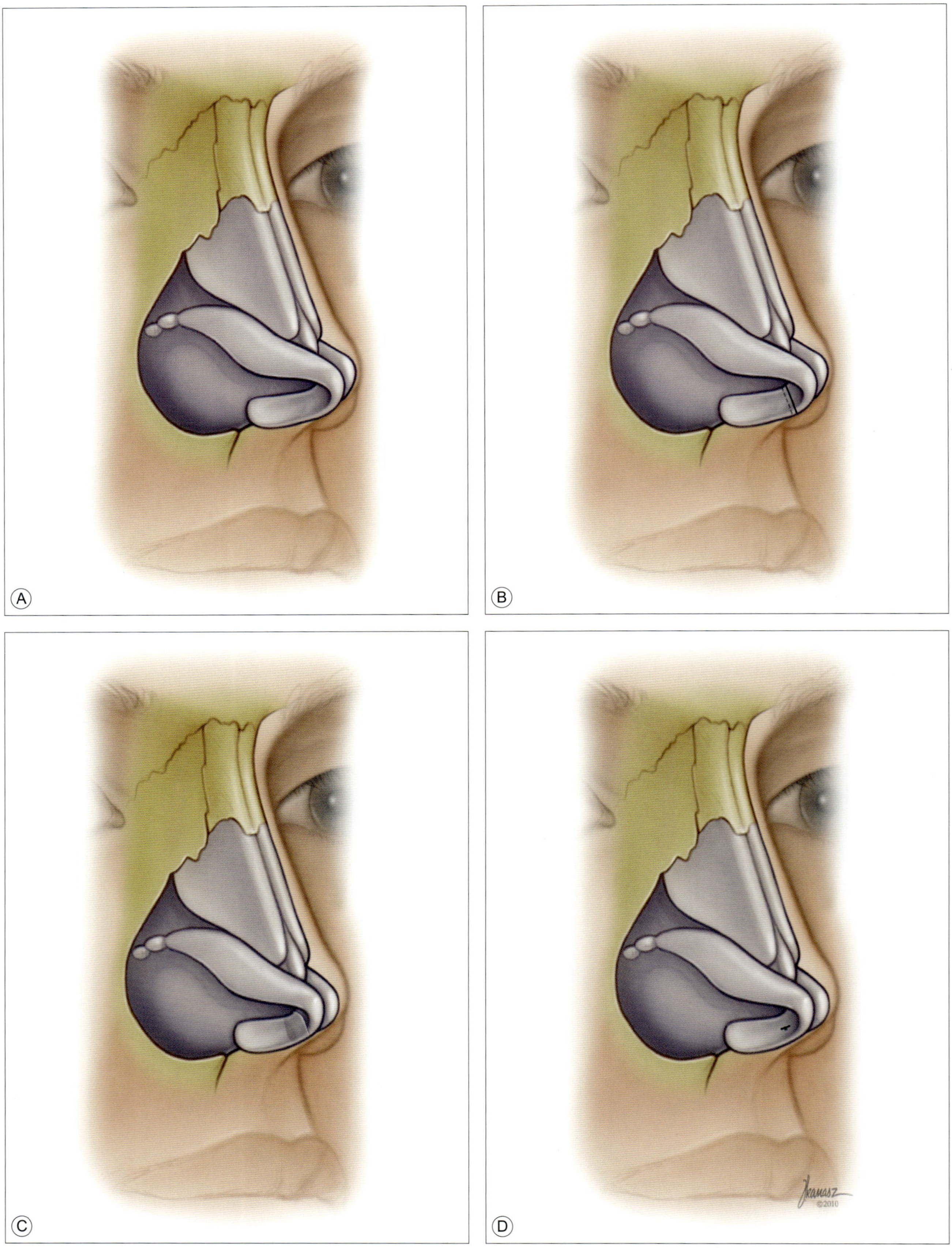

图 9.4 短鼻伴发鼻尖突出度过高，可以将内侧脚横断（A，B）、重叠，之后缝合（C，D）

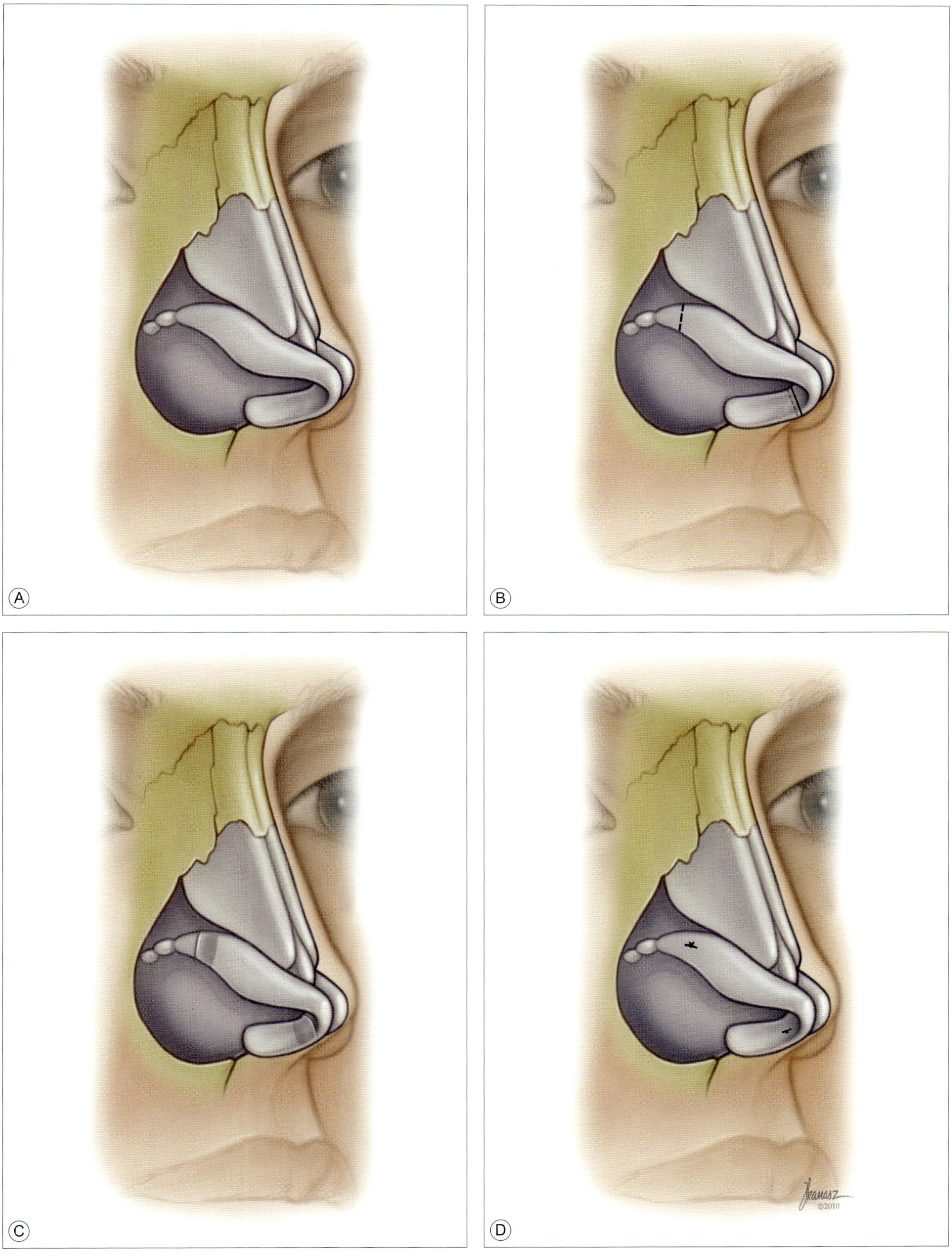

图 9.5　长度适中但鼻尖突出度过高时，可以将外侧脚和内侧脚同时横断（A，B）并重叠（C，D）

短鼻合并鼻尖突出度过高时，可以用锚状缝合进行矫正。缝线先穿过踏板、打结，再穿过鼻中隔尾端近基底处。缝线被拉紧的同时，基底部会被拉向鼻中隔尾端后脚，使上唇和鼻小柱交界处发生改变。但锚状缝合同时也会使鼻尖变窄，对于鼻部整体形态来说不一定合理，所以必须综合评估后谨慎使用。

通过穹窿切除，可以将过度突出的鼻尖上扭曲变形的部分去掉，从而获得良好的术后效果。但是，这对鼻尖结构的破坏性很大，所以必须进行穹窿重建。这种情况下，最好使用开放入路操作。充分游离穹窿和衬里之间的粘连（图 9.6A），切除双侧穹窿并先降低至低于理想的高度（图 9.6B），再放置相应厚度的鼻尖移植物抬高。常规操作步骤包括：在相应位置植入鼻小柱支撑杆会增加鼻尖的稳定性；从鼻中隔上获取软骨，用压形器制备成鼻尖移植物（图 9.6C），摆放至理想位置后，用 6-0 可吸收线缝合固定；将外侧脚拉拢到新放置的软骨支架上恢复外鼻阀的功能；切除多余的软三角衬里后，可以用 5-0 的铬制肠线缝合衬里；最后用 6-0 快速吸收线缝合切口。图 9.7 中的患者经历过穹窿切除的操作。图 9.8 中的患者没有使用这种方法来降低鼻尖突出度，而是进行了降低鼻背尾端、降低鼻棘并切除外侧脚头端的操作，没有调整鼻三脚架结构就已经达到了降低鼻尖的效果（框 9.1）。

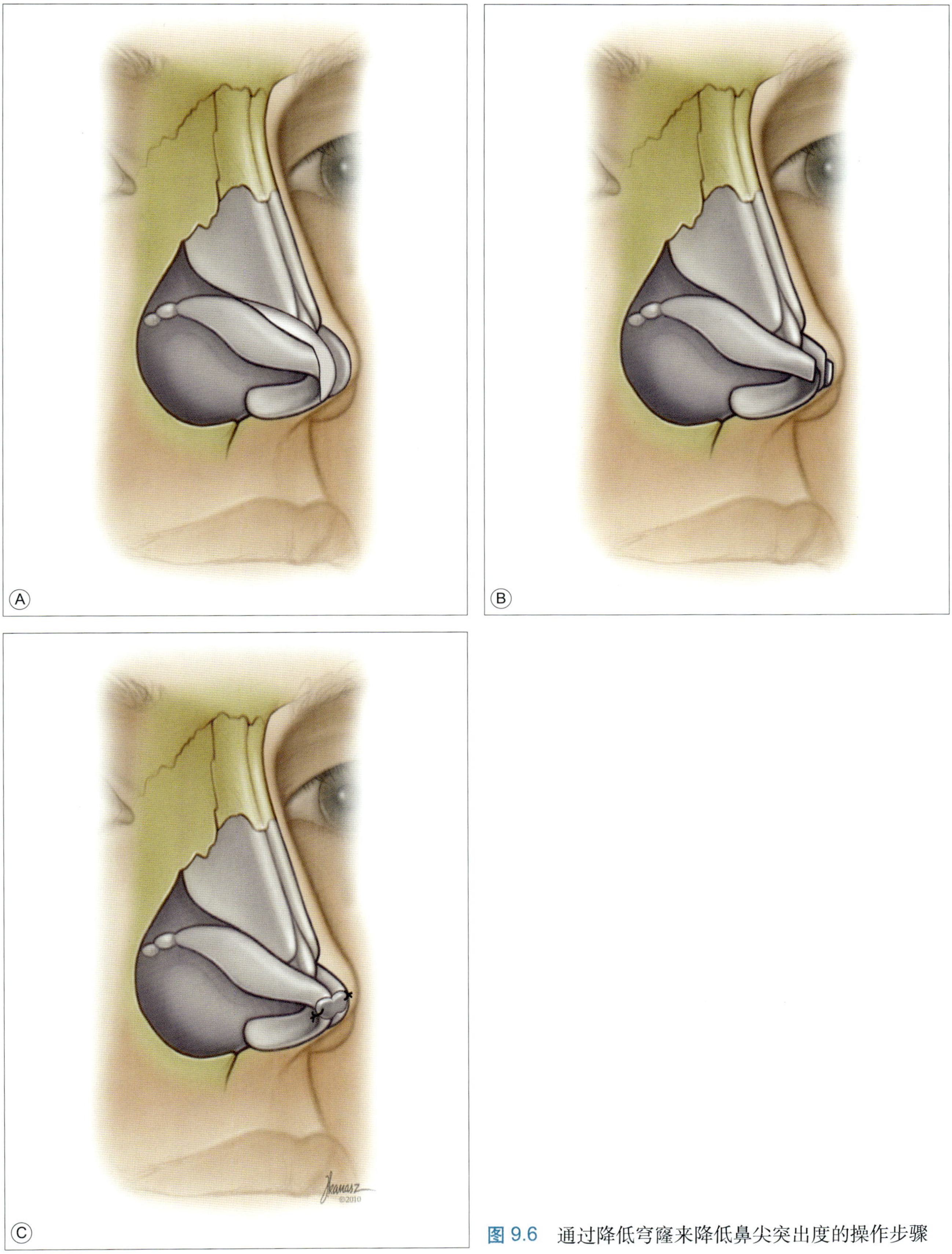

图 9.6　通过降低穹窿来降低鼻尖突出度的操作步骤

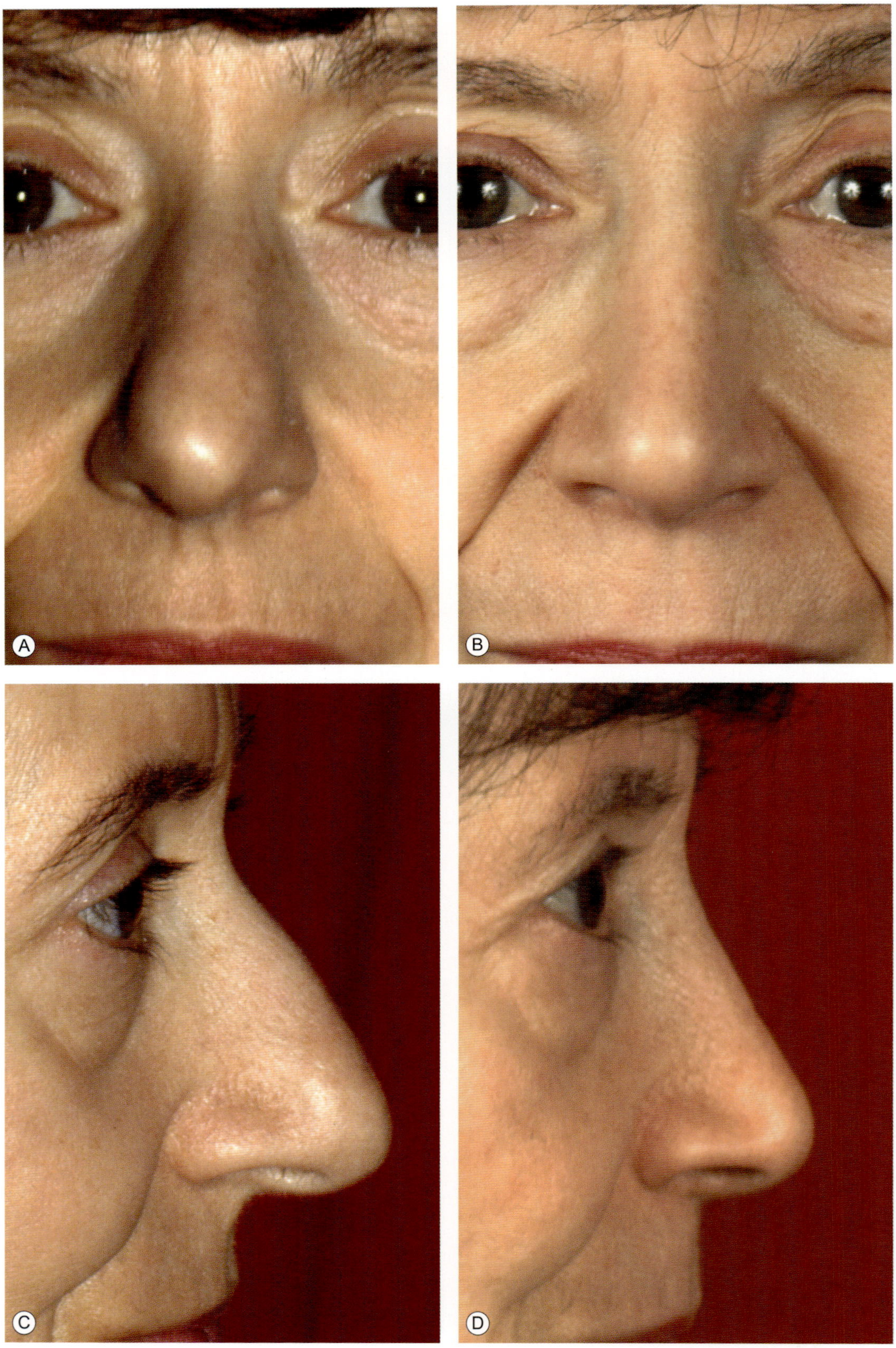

图 9.7 （A，C，E，G）患者术前照片显示鼻尖较宽、不对称且存在扭曲，鼻翼软骨头端较为突出。这位患者非常适合通过穹窿切除和重新植入移植物的方式降低鼻尖突出度。（B，D，F，H）术后 11 年后患者的照片。（I，J）示意图展示了运用在这位患者鼻部另外的一些操作

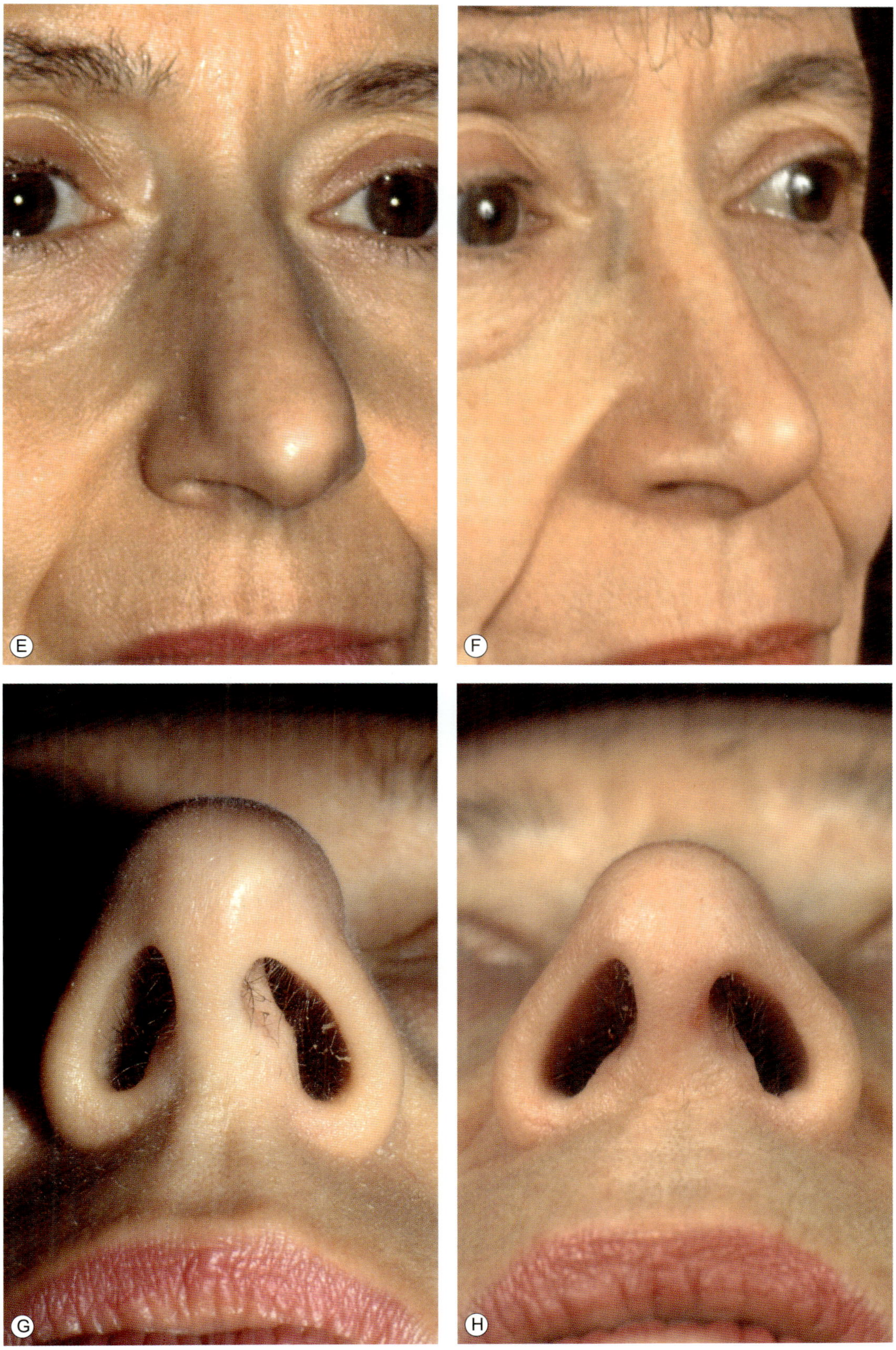

图 9.7（续）

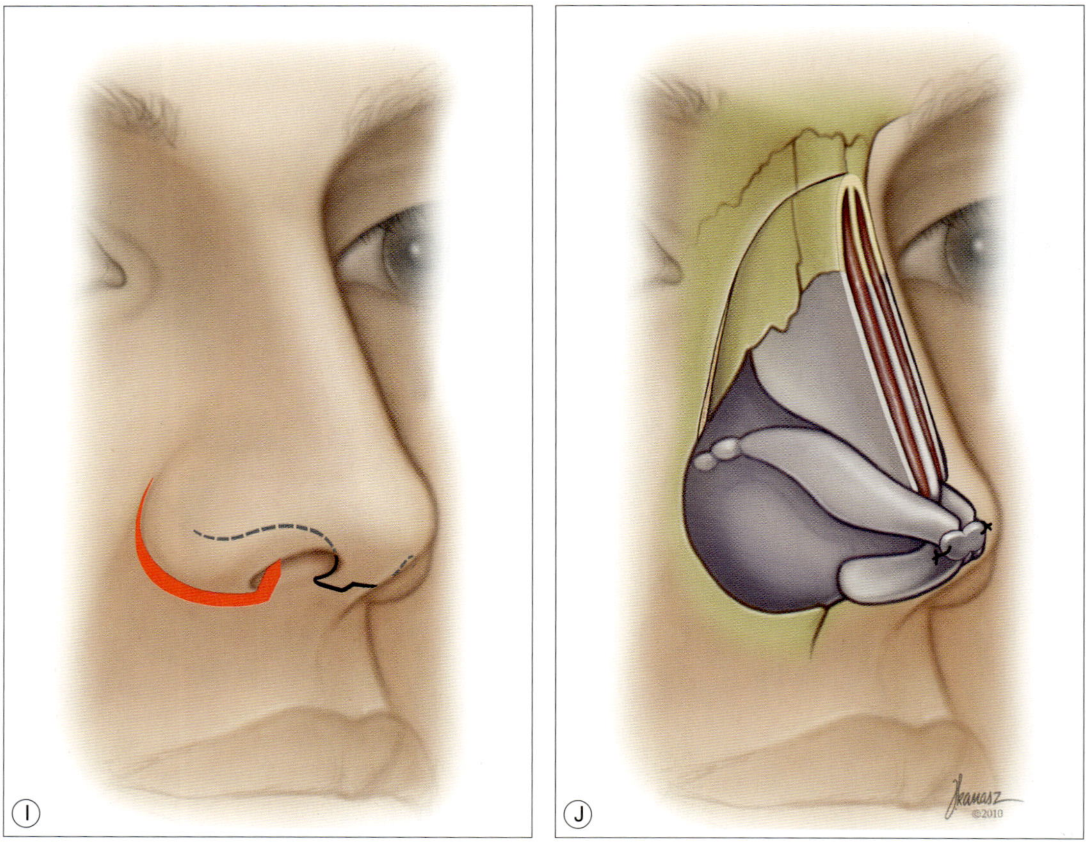

图 9.7（续）

框 9.1

手术步骤：图9.7

- 开放入路操作
- 切除外侧脚头端
- 去除驼峰
- 开放入路行鼻中隔成形术
- 双侧低–低截骨术
- 降低双侧穹窿
- 切除内侧脚尾缘
- 用联合切除的方式缩窄双侧鼻翼底部

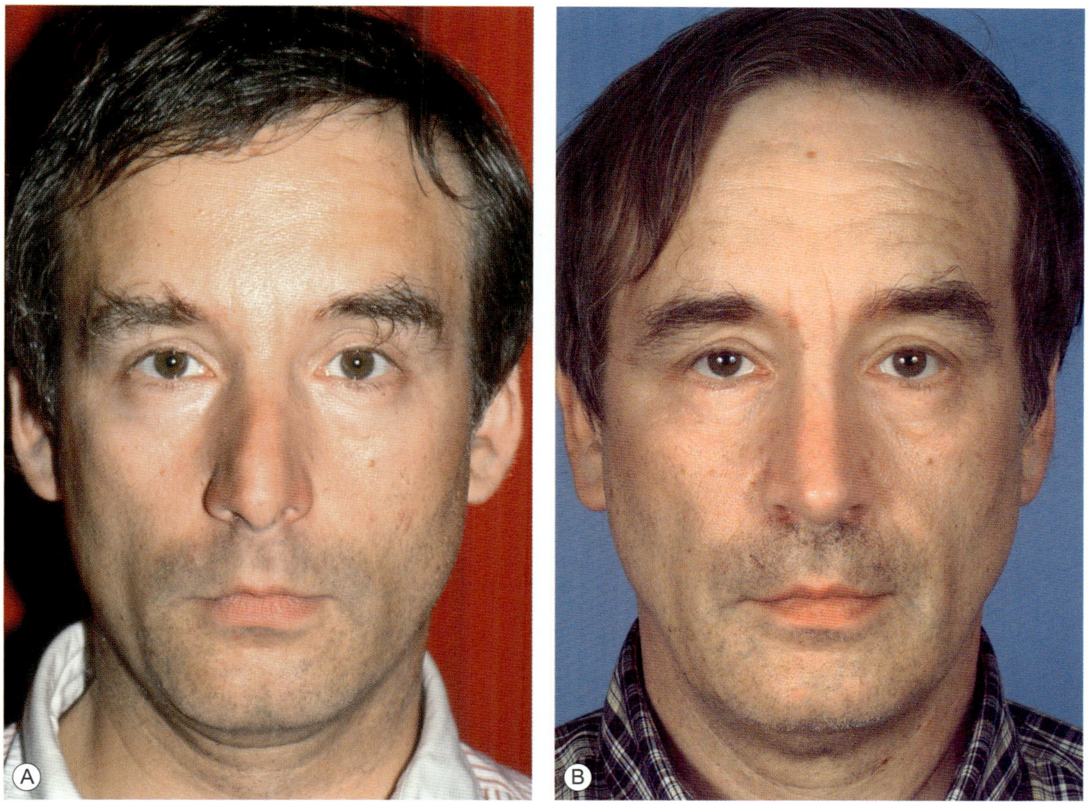

图 9.8　通过一些其他的操作已经将鼻尖降低，不需要再进行鼻三脚架结构的调整。在第 3 章图 3.34 中有这位患者的侧面观

参考文献

1. *Adams Jr WP, Rohrich RJ, Hollier LH, et al. Anatomic basis and clini-cal implications for nasal tip support in open versus closed rhinoplasty. Plast Reconstr Surg 1999; 103(1): 255–261.*
2. *Anderson JR. A reasoned approach to nasal base surgery. Arch Otolaryn- gol 1984; 110(6): 349–358.*
3. *Gunter JP, Yu YL. The tripod concept for correcting nasal-tip cartilages. Aesthet Surg J 2004; 24(3): 257–260.*

第 10 章

唇裂鼻畸形矫正术

章目录

要点

- 修复唇裂继发鼻畸形的最佳手术时机，男性为 17 ~ 18 岁，女性为 14 ~ 15 岁。
- 继发性唇裂鼻畸形的修复应该在上颌骨的发育不足得以矫正、鼻部的支撑平台已经被调整至正确且对称的位置之后再进行。
- 接近 60% 的唇裂鼻畸形患者不能用鼻部正常呼吸。
- 矫正唇裂鼻畸形的主要原则包括：完全暴露鼻翼软骨、切除穹窿间过度发育的软组织、游离外侧脚及将鼻翼软骨重新定位并固定到鼻小柱支撑杆上等。
- 需要使用支撑力足够的鼻小柱支撑杆，使鼻三脚架结构的尾臂恢复正常；必要时可以在鼻棘、上颌骨或上颌骨前端放置移植物进行基底部位的矫正。
- 有时可能需要做外侧脚衬里的 V-Y 推进才能使外侧脚准确复位。
- 除了 V-Y 推进之外，可以完全游离患侧的穹窿部及外侧脚，在不受衬里约束的情况下，向前旋转至与健侧相对应的位置，使双侧外侧脚的支撑位置变得完全对称。
- 通常需要缩窄患侧的鼻翼和鼻翼底部，使鼻翼整体向中线移位。
- 为了调整鼻孔形态，可以新月形地切除一部分患侧软三角的衬里。
- 为了达到延长鼻小柱的目的，可以通过放置鼻小柱支撑杆、拉拢踏板、调整软三角衬里、将鼻尖下小叶的上端转变为鼻小柱及双侧放置鼻翼缘移植物等操作来实现。

1931 年，Blair 和 Brown 呼吁要重视唇裂导致的鼻部缺陷 [1]。Gillies 和 Millard 主张在一期修复唇裂的同时矫正鼻畸形，但在近几年中，这个观点又有了新的改变 [2]。最初的讨论是：即便在修复唇裂时对鼻畸形进行了矫正，患者在青春期或青春期之后往往还需要对鼻部进行额外的修复，所以，建议唇裂鼻畸形和骨骼发育不对称的矫正手术应该被推迟到 16 ~ 17 岁再进行 [3]。Broadbent 和 Woolf 也同意即便在婴儿期对鼻部进行修复，最终在青春期时还是需要进行额外的矫正 [4]。这些强有力的观点使大多数外科医生们认为不应该在修复裂唇的同时矫正鼻畸形。20 世纪 60 年代末，令人欣喜的是，随着对鼻基底结构更深入的研究和治疗方案的不断改进，提供了更具说服力的证据，证明可以在早期进行鼻畸形的修复。

现在，颅颌面和小儿整形外科的专家已经几乎一致认为，修复先天性唇裂时将鼻尖的不对称调整过来是很具优势的，他们认为这样会减少额外的手术次数，或者至少可以缩小后期修复手术的规模。但是，需要重视的是，唇裂继发的上颌骨发育不足会严重影响到鼻部的对称性，也会影响到患侧鼻基底的支撑。因此，有些在首次手术中对鼻部结构进行过矫正的患者，还是需要进行二期鼻修复手术，因为患者到青春期后，异常生长的骨骼会导致软骨位置发生继发性的改变。

理想情况下，继发性唇裂鼻畸形的修复应该在上颌骨的发育不足得以矫正、鼻部的支撑基础已经被调整至正常且对称的位置之后再进行。对于女性来说，最佳年龄在 14 ~ 15 岁，男性在 17 ~ 18 岁。根据 X 线检查，患者到这个年龄段后，下颌骨往往就已经停止发育了。如果上颌骨已经被前移，而下颌骨还在不断生长发育的话，就需要进行额外的上颌前徙术才能改变鼻部形态。但这并不意味着 14 ~ 18 岁之前，在特殊情况下不可以进行鼻畸形的修复，尤其在畸形已经对心理或功能造成严重影响的情况下，早期进行鼻畸形的修复被认为是一个合理的选择。但是，医生、患者及家属都必须清楚，当骨骼发育成熟后或完成正颌手术后，可能有必要进行再次的鼻修复术。

术前评估

在通常情况下，唇裂鼻畸形的患者对术后结果都会比较满意，不会过于苛刻，而且不会抱怨一些细小的瑕疵。他们大多是适应能力较强的人，而且他们也理解，自己必须要面对本身存在的一些缺陷。但是，个别患者在幼年或青春期时成为被别人嘲笑的对象，造成了心理上的阴影，他们会将手术给他们带来的改变看得很重。因此，如果患者情绪不稳定就不应该实施手术，这些不稳定因素会影响手术的满意度。

如前所述，应该仔细地检查患者是否存在呼吸困难的症状，没有临床表现并不代表患者没有气道阻塞的问题。同其他鼻整形患者一样，无论患者采用口式呼吸还是鼻式呼吸，进行详细的术前检查是很重要的。另外，需要了解患者是否有鼻窦炎或窦性头痛的病史，这在唇裂患者中是很常见的；也需要了解患者首次修复后或之前所经历手术后所有的并发症，以避免再次发生这些并发症；同时，还需了解患者是否接受过拔牙或正畸治疗，如果有的话，术中可能需要参考牙齿的排列位置。

术前检查时，需要明确是单侧裂还是双侧裂，及是否合并齿槽裂或腭裂，因为不同的情况对鼻部形态的影响差别很大。

先天性唇裂鼻畸形有一些共同特点。框 10.1 中列出了单侧唇裂的一些常见特点。框 10.2 中列出了双侧唇裂的一些常见特点。术前对框中所罗列的这些特征进行仔细检查，可以帮助医生制订出精确的手术计划。同样还要重视上、下颌骨的缺陷对最终效果造成的影响，在没有对上颌骨的缺陷或下颌骨的过度发育进行矫正的情况下，是不可能做出令人满意的效果的。

接近 60% 的唇裂鼻畸形患者用鼻部呼吸时会存在困难 [5]。对口腔的检查常常会发现咬合异常或残存口鼻瘘。对整个面部进行全面检查后才可以将注意力集中到鼻子上。很多唇裂鼻畸形患者会伴发皮肤较厚、皮脂腺过度活跃或痤疮等症状。如果存在痤疮，应该在术前进行治疗。

框 10.1

单侧唇裂鼻畸形的特点

- 鼻尖不对称
- 鼻翼扁平、鼻孔横卧
- 鼻孔不对称
- 鼻小柱短小
- 鼻小柱底端向患侧偏斜
- 患侧鼻翼软骨外侧脚更长
- 患侧穹窿比健侧更低且更靠前
- 患侧鼻孔底部缺少骨骼支撑，所以更靠后
- 患侧鼻尖突出度不足，使鼻翼基底的位置看起来更靠前
- 患侧的鼻底更靠近尾端
- 前鼻棘和鼻中隔尾端向健侧偏移
- 下鼻甲和中鼻甲过度肥大
- 通常伴发唇鼻瘘或口鼻瘘
- 患侧上颌骨发育不全
- 上颌骨切牙段异位

框 10.2

双侧唇裂鼻畸形的特点

- 鼻尖扁平
- 鼻翼扁平或呈S形
- 鼻小柱短小
- 鼻翼底部比正常情况下更宽
- 鼻孔更加横卧
- 鼻翼软骨外侧脚畸形
- 鼻底畸形、鼻坎缺如
- 鼻中隔不同程度的偏移，鼻甲错位、肥大及不对称

唇裂鼻畸形的患者鼻骨通常不对称且较宽，特别是双侧唇裂患者。上外侧软骨也会比较宽，因为裂隙可能会从上外侧软骨和鼻骨的分界处不同程度地延伸过去。需要仔细检查穹窿和鼻翼软骨的位置对鼻尖突出度和宽度的影响。唇部和下巴的移位或不对称，会使对鼻翼底部对称性的评估变得困难。仔细观察鼻孔的大小和方向，以及鼻小柱的宽度及鼻翼软骨的位置，往往会发现一系列的畸形。鼻坎往往存在扭曲变形，通常会表现为扁平、布满瘢痕或因为基底骨性支撑不足而导致的凹陷等。

侧面观中，鼻根往往较低，鼻背会因为存在一个较小的驼峰而不够平直，鼻唇角通常较锐。仰头位中可以发现鼻小柱短小、鼻孔方向异常和患侧鼻翼底部较厚等畸形。通过这个角度也可以比较容易地评估鼻坎和鼻底的情况。鼻内部检查可能会发现一些病理性的狭窄，如外鼻阀和内鼻阀的塌陷，鼻中隔的偏移、粘连甚至穿孔等。

手术操作

大多数唇裂鼻畸形的矫正术都是在全身麻醉下进行的。基本流程和第 4 章中介绍的一样。成功矫正唇裂鼻畸形的关键是暴露和识别不对称的软骨，以及恢复鼻尖的支撑。分两次进行局部浸润麻醉，首先用含 1：20 万肾上腺素的利多卡因溶液局部注射，然后再用含 1：10 万肾上腺素的利多卡因、盐酸罗哌卡因和透明质酸酶（150 U/ml）溶液进行局部注射。在少数超过 2 h 的手术中，为了使术区有持续的血管收缩作用，往往需要进行第二次局部注射。

通过鼻小柱中间切口的开放术式（图 10.1）是最常规的方法，修复一些小的局部畸形时可以采用闭合术式。但是，大多数医生，甚至在进行常规鼻整形手术时习惯以内入路操作的医生，在矫正唇裂鼻畸形时也常常会采用外入路的方式来操作。这是因为鼻内入路的操作方式很难改善大量不对称的结构。

尽管根据患者的不同情况在操作上也存在着很大的区别，但是大多需要进行驼峰的矫正。鼻尖以上部位的手术操作和非唇裂鼻手术的操作基本类似。

如前所述，唇裂鼻畸形患者的鼻骨可能存在不对称，所以对鼻骨的矫正方法也不对等。骨骼间距较大的一侧，可以在中线和外侧鼻骨之间楔形地去除一部分骨骼。上外侧软骨需要从中线上分开，放置不同厚度的撑开型移植物或将上外侧软骨折叠后再复位，特别在鼻背驼峰明显的情况下，更应该强调这个步骤。上外侧软骨从中线上分开后使鼻中隔成形术更容易操作，因为很多此类患者会伴发气道受阻，所以对鼻中隔的矫正是很有必要的；之后，如果有必要的话可以进行鼻甲切除术（详见第 4 章）；最后将 Doyle 支架植入并缝合到适当的位置上。

基底部分的操作比较复杂。主要因为单侧唇裂鼻畸形患者的固有支架往往存在严重的不对称，支架结构的长期不对称会导致软组织的外观畸形。

矫正单侧唇裂鼻畸形的基本操作如下：完全暴露鼻翼软骨，这时常常可以发现双侧存在严重的不对称（图 10.2），特别是患侧（图 10.3）；切除外侧脚头端（图 10.4）；为了增加立体感，可以将穹窿间多余的软组织切除（图 10.5）；游离外侧脚，使其最大限度地向尾端移位；如前所述，采用开放入路实施鼻中隔成形术（图 10.6），在任何情况下都可以切取部分鼻中隔软骨；抬高鼻棘和上颌骨是矫正唇裂鼻畸形的重要步骤；放置牢固的鼻小柱支撑杆（图 10.7～10.9）；用 PDS 线将内侧脚的踏板缝合到鼻小柱支撑杆上（图 10.10）；患侧的内侧脚需要递进式地向前推进，术中尽可能地使双侧穹窿对称地固定在一起；有时可能需要做患侧外侧脚及其衬里的 V-Y 推进瓣，使鼻翼软骨的外侧脚向中间旋转；让衬里随着外侧脚一起向前推进的优势在于可以抬高患侧鼻孔，因为患侧鼻孔从形态上总是存在向后和尾端错位的。将复合组织缝合到坚固的鼻小柱支撑杆上。如果鼻尖有向患侧偏移的倾向，为了避免软组织将穹窿拉向患侧，就应该强调使用 V-Y 推进瓣。也可以选择另外一种操作，即完全游离患侧穹窿部

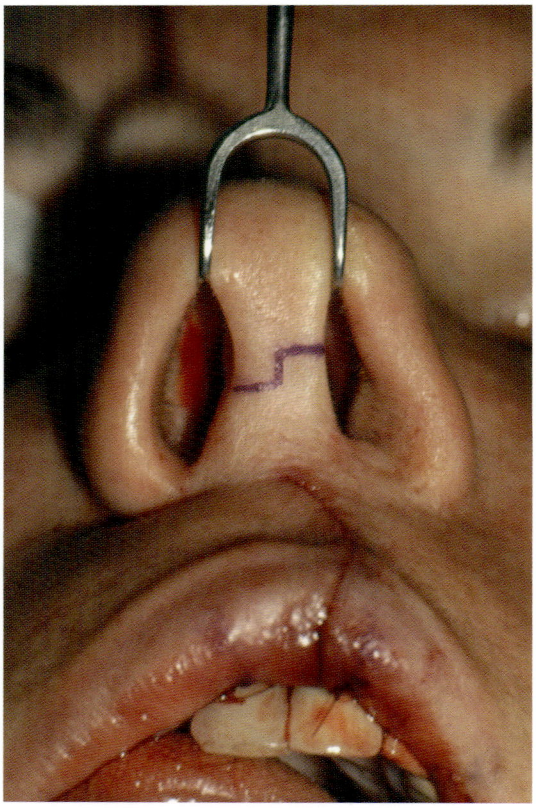

图 10.1　唇裂鼻畸形患者鼻小柱切口的设计

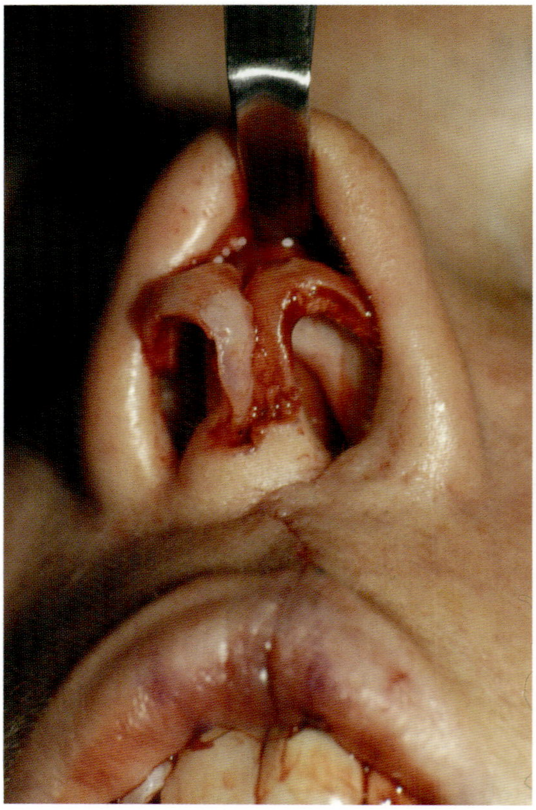

图 10.2　鼻翼软骨双侧明显不对称

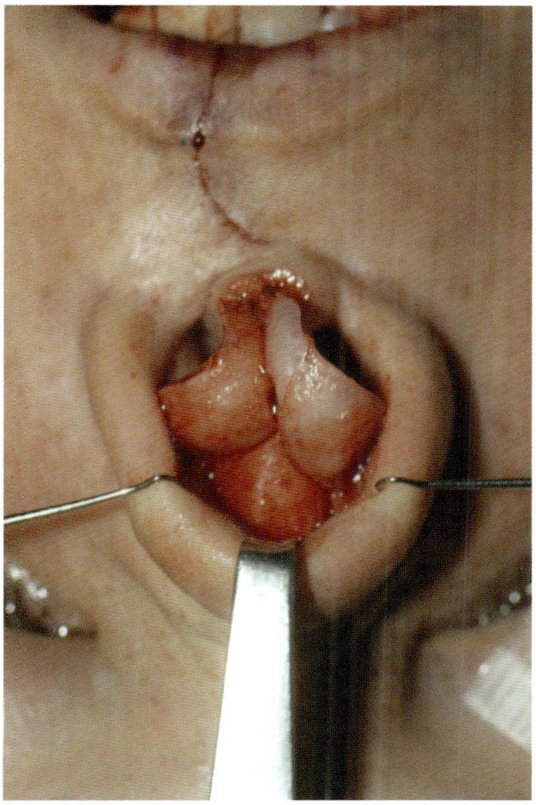

图 10.3　术中显示鼻翼软骨错位

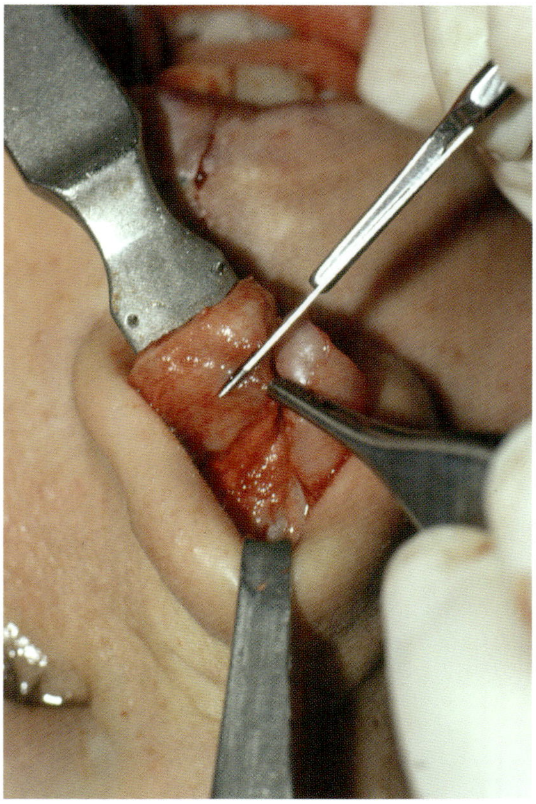

图 10.4　切除鼻翼软骨头侧部分

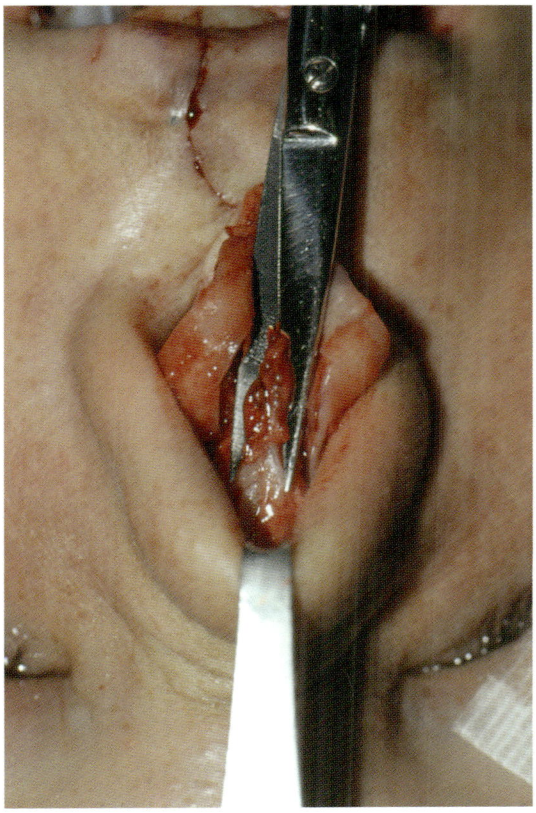

图 10.5　切除穹窿间多余的软组织，增加鼻尖的立体感

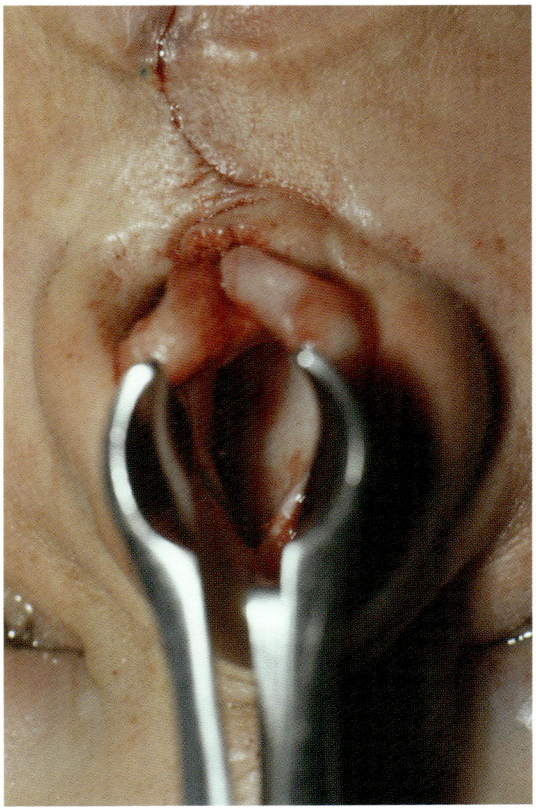

图 10.6　如果有必要，开放入路行鼻中隔成形术

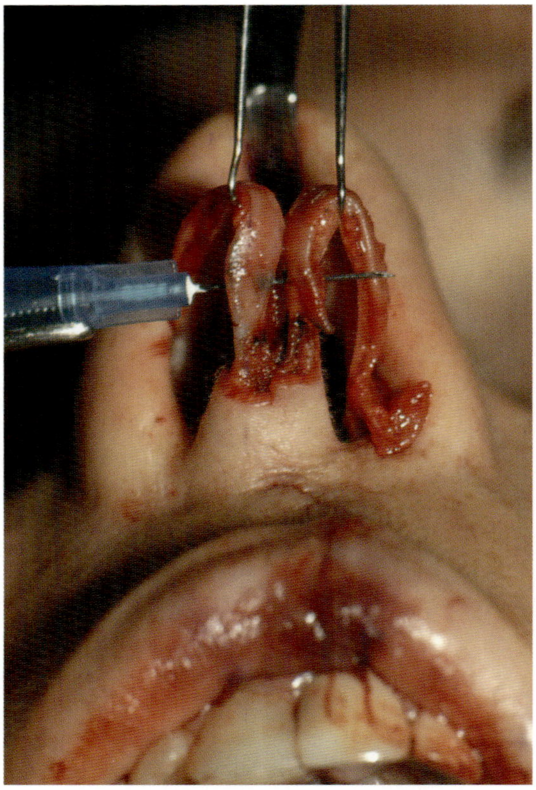

图 10.7 植入鼻小柱支撑杆，对齐穹窿部，在内侧脚标记处对称地缝合

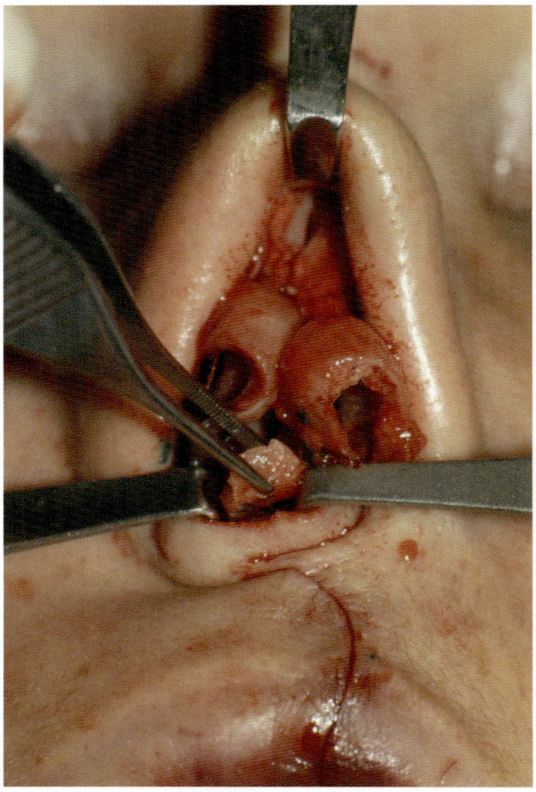

图 10.8 植入鼻棘前移植物形成饱满的鼻小柱基底

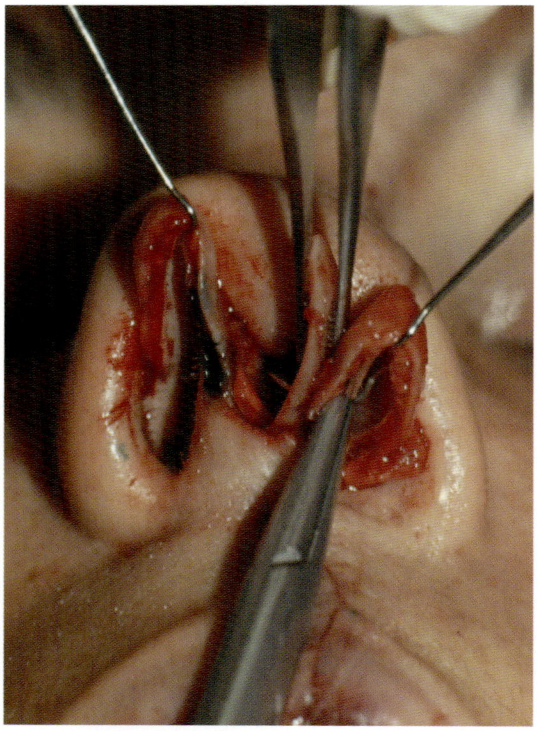

图 10.9 放置鼻小柱支撑杆

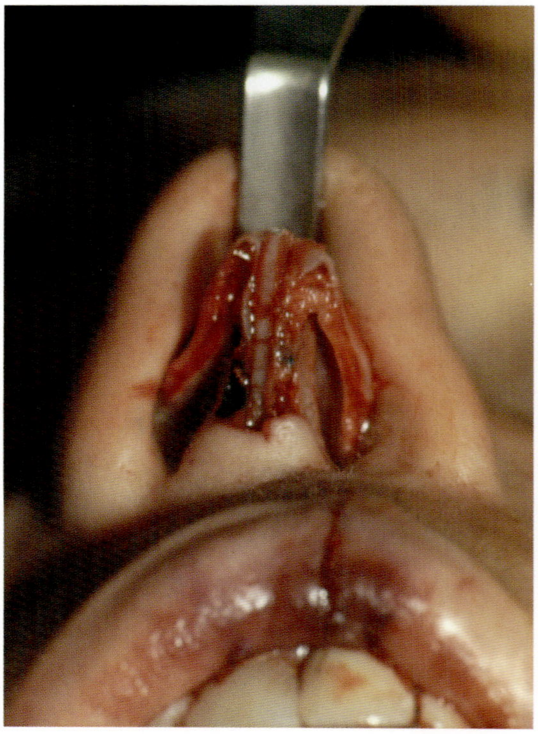

图 10.10 通过鼻小柱支撑杆拉近内侧脚。注意左侧多余的软三角衬里应该修剪到穹窿水平，左侧穹窿仍然不够平整、完美

及外侧脚，向前旋转至与健侧相对应的位置，这会使双侧外侧脚的支撑位置变得更加对称，在双侧放置外侧脚支撑移植物会增加其稳定性。另外，应该减少患侧鼻翼底部多余的厚度。如第 11 章中所述，需要将内、外简易夹板用 5-0 的聚丙烯线贯穿缝合到适当的位置上，以消除鼻翼中的死腔。随着鼻孔支架的应用，可以在术中尽可能地调整鼻孔的对称性。但是，如果鼻支架术后保持的时间不够长的话，这种对称性会在愈合过程中发生改变。

之后，通过盾牌移植物进一步加强鼻尖的结构并提高鼻尖的对称性，在必要的情况下将盾牌移植物缝合到重新排列的穹窿上（图 10.11）。其意义在于，术后随着瘢痕的形成，也不会造成穹窿的移位，并且会使鼻尖的对称性更加稳定和持久。如果需要的话，可以在鼻棘前端植入移植物增加鼻小柱和上唇之间的角度（图 10.12）。

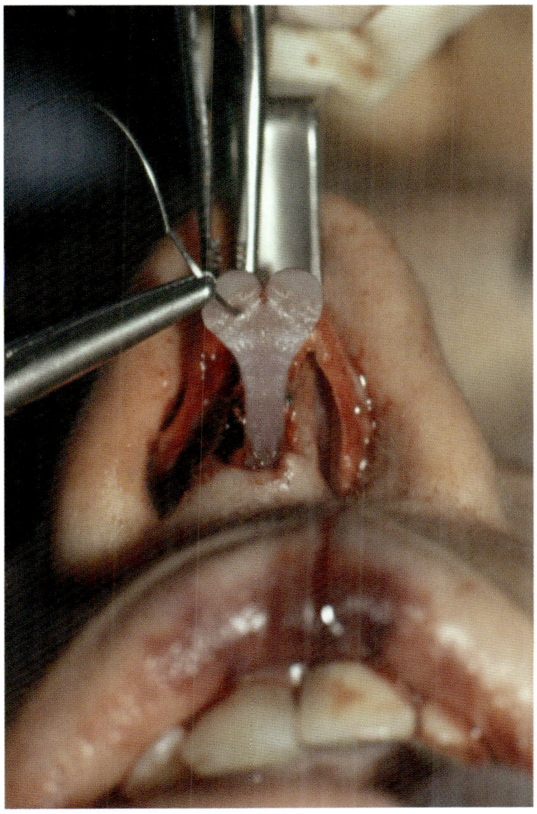

图 10.11　将盾牌移植物缝合到合适的位置上，实现更好的鼻尖突出度和对称度

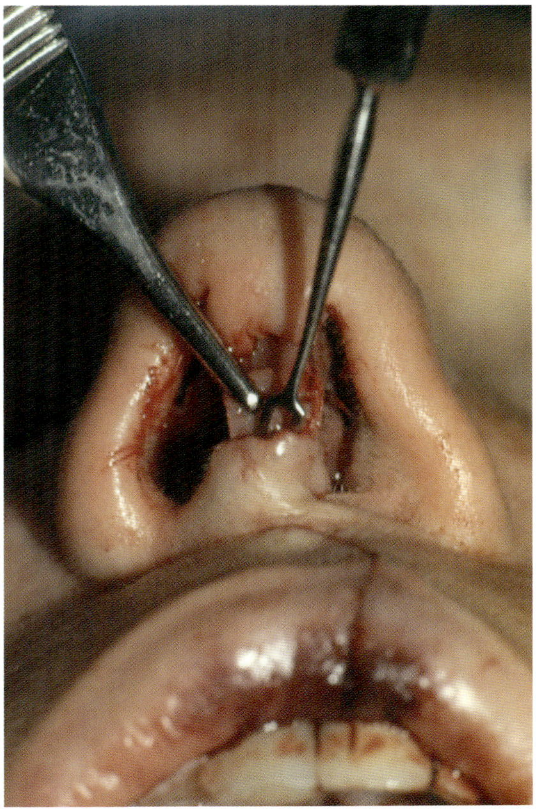

图 10.12　如果有必要，将额外的移植物放置到鼻棘前端

该方法在首次鼻整形（第 4 章）和厚皮肤患者的鼻整形（第 16 章）中也会经常用到。

鼻尖支架结构重新排列后，需要进一步调整双侧鼻孔的大小。大部分单侧唇裂鼻畸形患者的软三角区域都存在多余的软组织。

如第 13 章中所述，如果没有在软三角区切除一块新月形的衬里，将鼻孔调整至完全对称基本上是不可能的（图 10.13）。将多余的软三角衬里切除之后，双侧分别放置鼻翼缘移植物（图 10.14）；在重新定位的穹窿下方用 6-0 快吸收肠线缝合鼻翼缘切口；使前鼻孔重新定位并保持更好的对称性，用 6-0 快吸收肠线缝合鼻小柱切口。如果鼻坎存在缺如，可参照对侧正常的鼻坎形态，通过鼻翼底部的切口将雕刻好的软骨移植物植入鼻坎下方。用贯穿缝合的方式将内、外简易夹板缝合到相应位置上，结打得松一些，尽可能避免出现皮肤坏死（图 10.15）。通常，患侧的鼻翼基底会比健侧宽，可以通过鼻翼 - 面部褶皱处的切口进行矫正（图 10.16），使双侧最大限度地对称（图 10.17、10.18；框 10.3）。

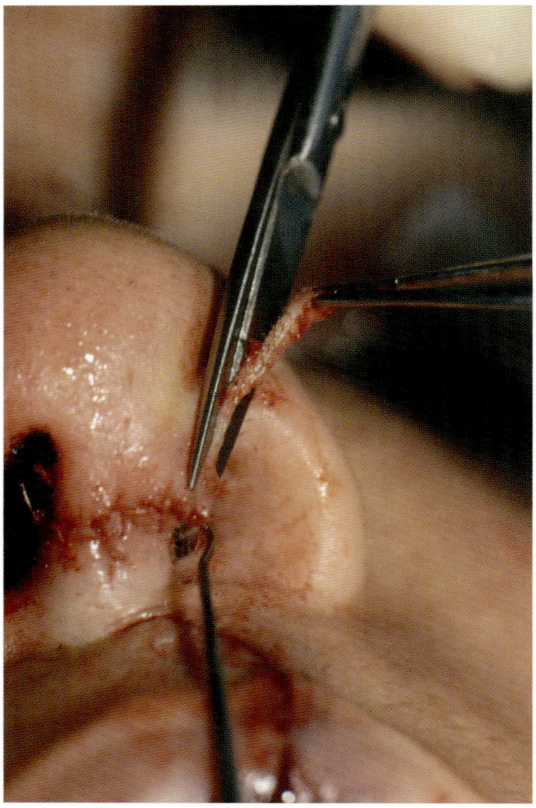

图 10.13 切除多余的软三角衬里

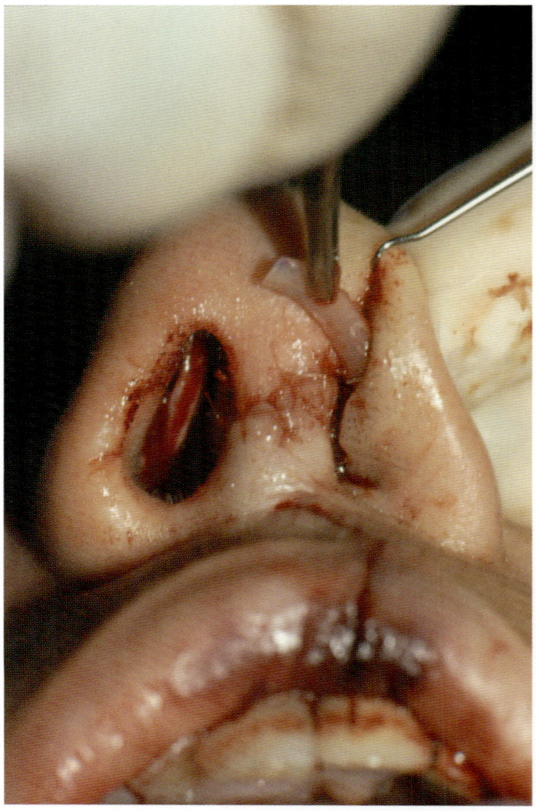

图 10.14 通过鼻翼缘移植物创建一个更好的鼻翼边缘结构

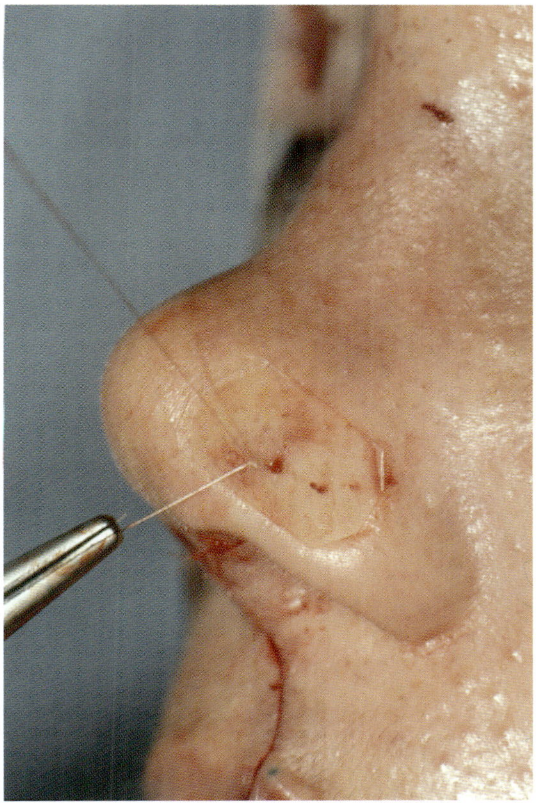

图 10.15　放置简易支架，并通过贯穿缝合的方式将其固定到合适的位置，以消除死腔

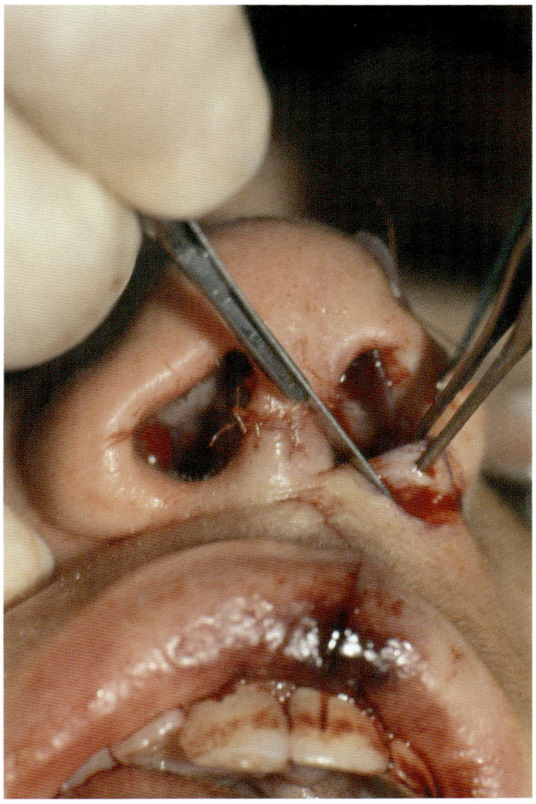

图 10.16　切除多余的鼻翼基底软组织

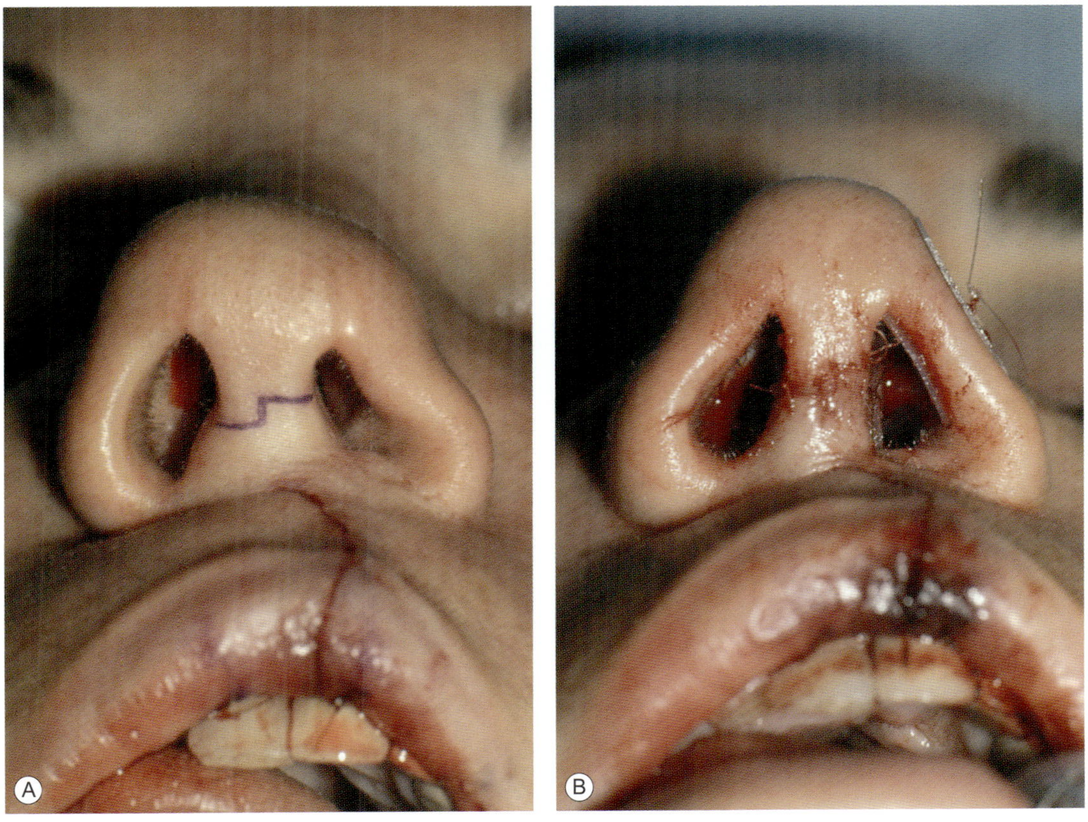

图 10.17　术中照片显示，创建了一个更窄、更对称的鼻尖，以及更薄的鼻翼和更对称的鼻翼基底部

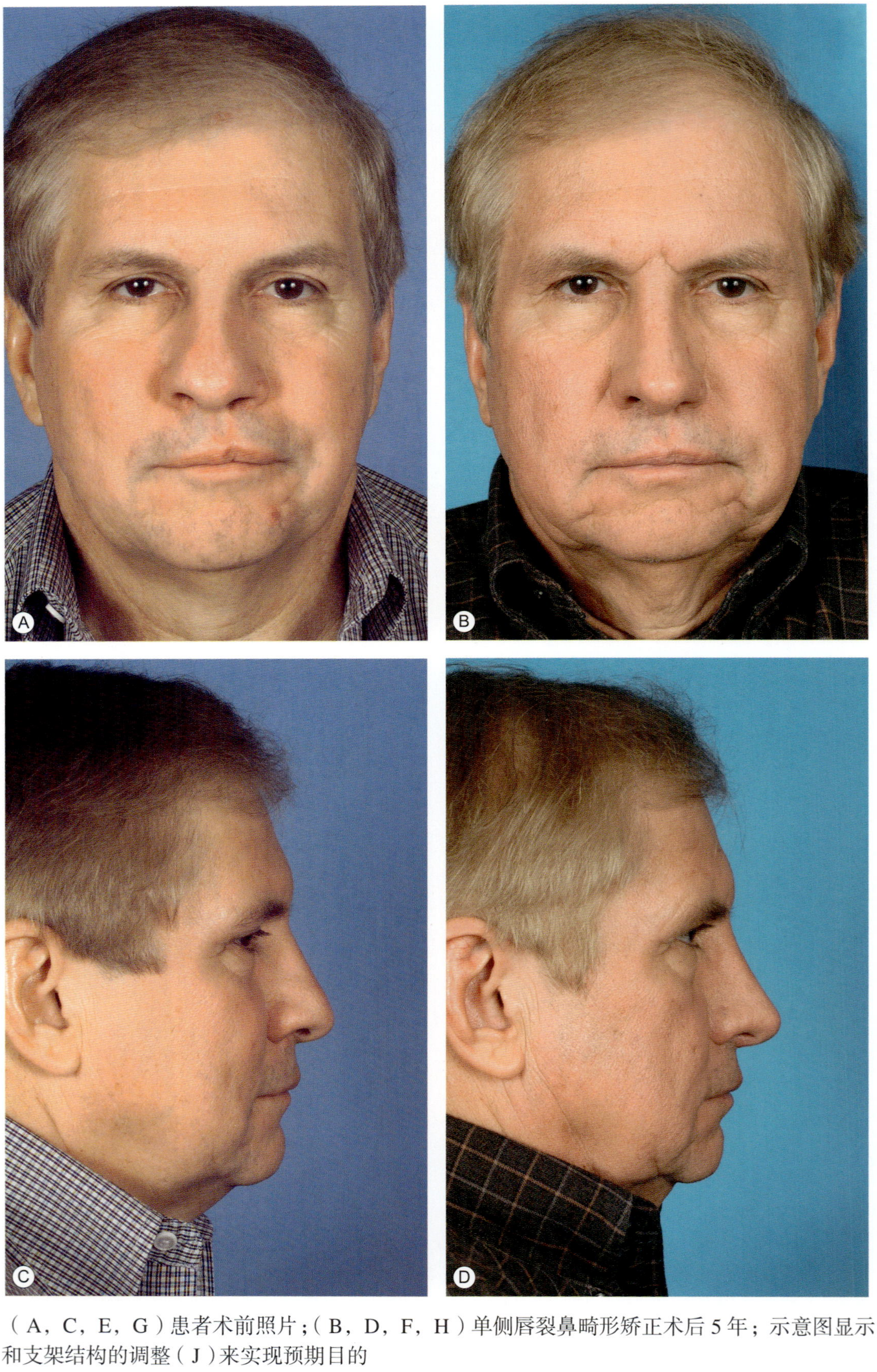

图 10.18 （A，C，E，G）患者术前照片；（B，D，F，H）单侧唇裂鼻畸形矫正术后 5 年；示意图显示，通过软组织（I）和支架结构的调整（J）来实现预期目的

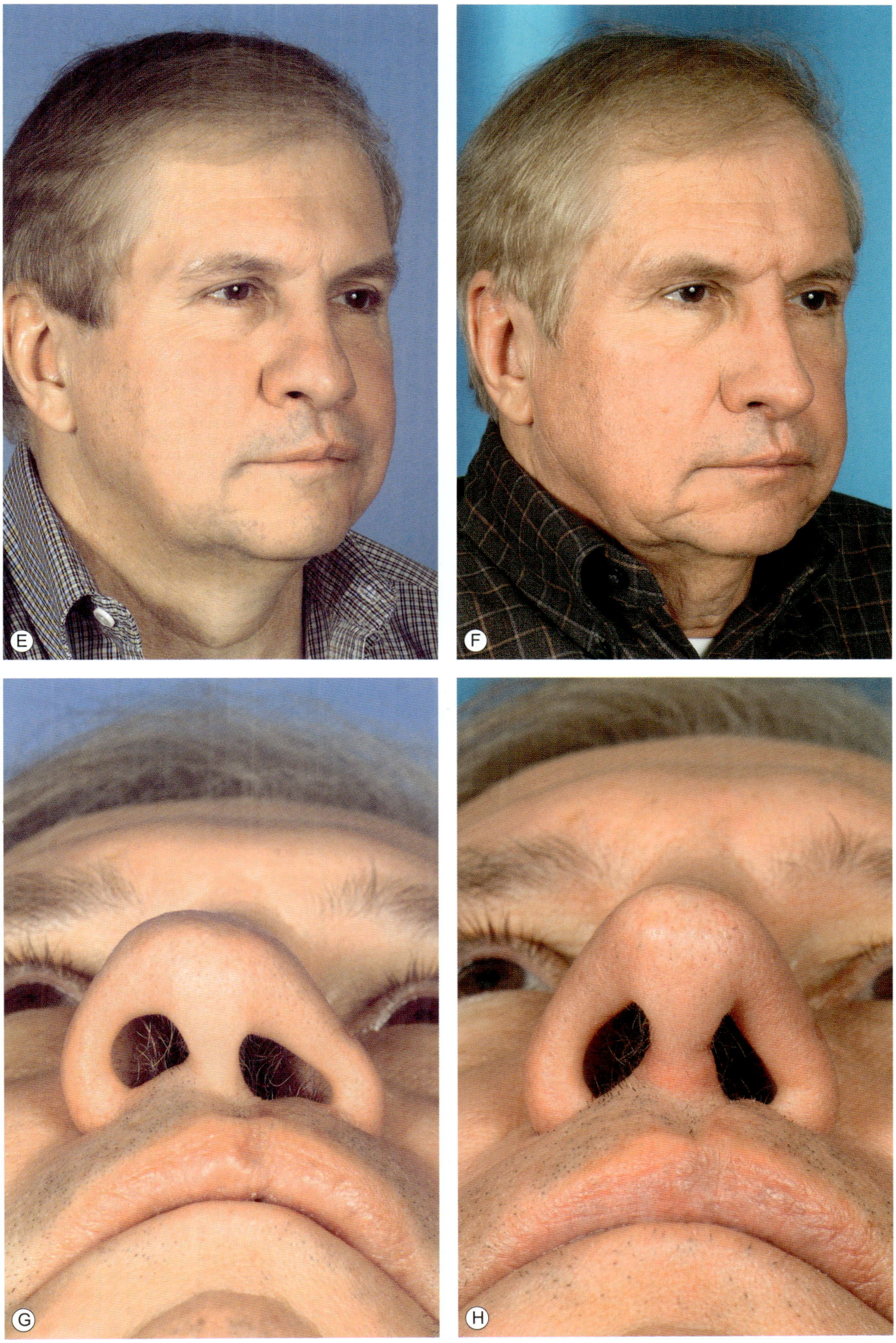

图 10.18（续）

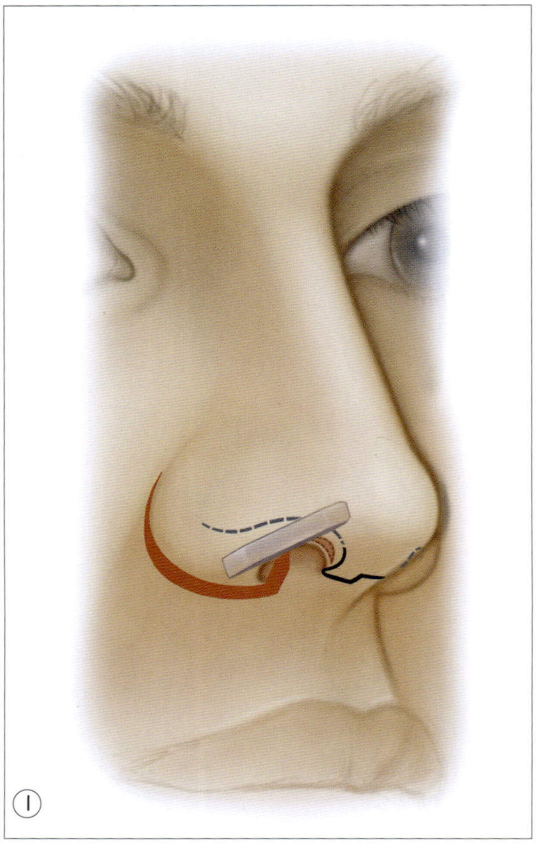

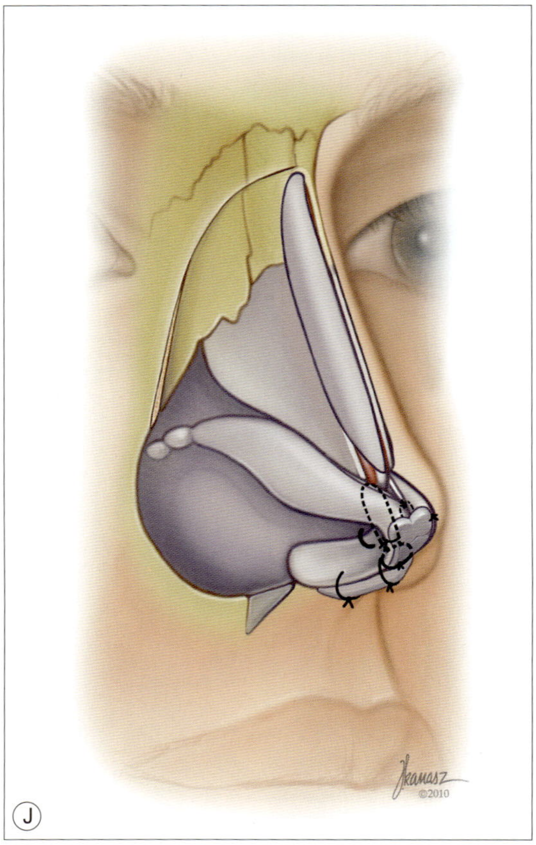

图 10.18（续）

框 10.3

手术步骤：图10.18

- 开放入路操作
- 切除鼻翼软骨的头端
- 去除驼峰
- 开放入路行鼻中隔成形术
- 行双侧保守的下鼻甲切除术
- 实施双侧低-低截骨术
- 实施双侧旁正中截骨术
- 应用鼻小柱支撑杆
- 穹窿间8字缝合
- 放置鼻尖帽状移植物
- 切除鼻尖上区域的软组织
- 采用联合切除的方式缩窄双侧鼻翼底部
- 新月形切除双侧软三角衬里
- 将上外侧软骨向鼻中隔拉拢，并重新复位矫正双侧唇裂鼻畸形最大的挑战是延长鼻小柱。可以通过放置鼻小柱支撑杆、拉拢踏板、修剪软三角衬里、将鼻尖下小叶下端皮肤向后转变为前庭衬里、双侧放置鼻翼缘移植物等操作来延长鼻孔和鼻小柱。双侧唇裂患者通常需要缩窄双侧的鼻翼基底（图 10.19）。

如果实施了截骨术，鼻部夹板需固定 8 天，术后 4 ~ 5 天可拆除 Doyle 支架。嘱患者 5 周内不能佩戴框架眼镜。

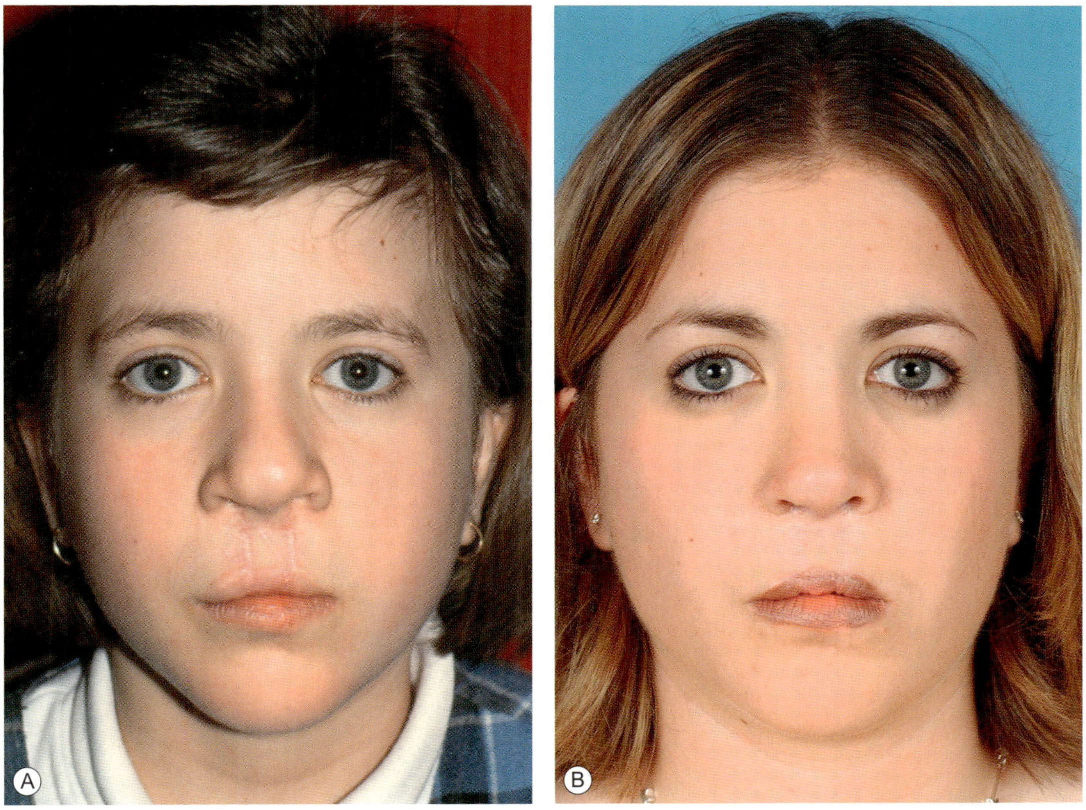

图 10.19　双侧唇裂鼻畸形的患者。（A，C，E，G）患者术前照片；（B，D，F，H）唇裂鼻畸形矫正术后 9 年的照片；示意图显示，通过软组织（I）和支架结构的调整（J）来实现预期目的

参考文献

1. *Blair VP, Brown JB. Nasal abnormalities, fancied and real surgery. Gynecol Obstet 1931; 53: 797.*
2. *Gillies H, Millard DR. The principles and art of plastic surgery. Boston: Little, Brown; 1966. p. 320–327.*
3. *Aufricht G. Presentation at the Annual Meeting of the American Society of Maxillo-Facial Surgeons, Philadelphia, PA, 1955.*
4. *Broadbent TR, Woolf RM. Cleft lip nasal deformity. Ann Plast Surg 1984; 12: 216–234.*
5. *Warren DW, Drake AF. Cleft nose: form and function. Clin Plast Surg 1993; 20: 769–779.*

第 11 章

矫正鼻翼缘畸形

章目录

要点

- 鼻翼和鼻小柱理想的比例关系，是在侧面观中沿着鼻孔和鼻小柱画一个对称的椭圆，并且被鼻孔最前端和最后端的连线一分为二。
- 理想的比例关系是鼻小柱比鼻翼缘向尾端突出 3～4 mm。如果中间线向头端的距离增加了，那就说明是鼻翼退缩；如果中间线向尾端的距离增加了，那就说明是鼻小柱悬垂；如果向尾端的距离减少了，就说明是鼻小柱退缩；如果向头端的距离减少了，就说明是鼻翼悬垂。
- 导致鼻翼凹陷的原因可能是鼻翼软骨先天薄弱、外侧脚被过度切除或鼻翼软骨头端异位等。
- 单独或同时使用跨外侧脚缝合和贯穿穹窿缝合，都有可能导致鼻翼凹陷。
- 在鼻翼相对应的前庭处，椭圆形地切除一部分衬里及纤维脂肪组织，并用 6-0 快吸收肠线缝合，可以矫正鼻翼悬垂。
- 沿着鼻翼缘由外向内椭圆形地去除一部分软组织，可以减少鼻翼的厚度。
- 通过贯穿穹窿缝合、跨外侧脚缝合或外侧脚凸面缝合，都可以有效地矫正鼻翼过度凸出。
- 轻、中度鼻翼缘退缩可以通过植入鼻翼缘移植物的方法矫正。

- 将鼻翼衬里沿着放置鼻翼缘移植物的方向做 V-Y 推进，可以有效地矫正鼻翼缘退缩。
- 通常需要放置内、外夹板来消除死腔，并确保鼻翼缘彻底地向尾端推进。

“鼻部手术痕迹明显”的标志之一，是残余的或医源性的鼻翼缘不协调、使鼻翼变得更夸张或存在未被矫正的鼻翼畸形。矫正鼻翼畸形很重要的一点是能够识别出畸形，并能充分地理解其病理成因。

Gunter 等介绍了鼻翼缘畸形的分类，之后，笔者的团队又进行了进一步的研究[1-2]。其中有些畸形只能在侧面观中体现，有些则只能在底面观中体现。在侧面观中，鼻翼和鼻小柱的最佳比例关系是沿着鼻翼缘和鼻小柱下缘画一个对称的椭圆，并且被鼻孔最前端和最后端的连线对称地一分为二。理想情况下，鼻翼缘向尾端显露 3 ~ 4 mm 的鼻小柱，这意味着中间线到鼻翼缘之间的距离为 1.5 ~ 2 mm（图 11.1A）。如果中间线向头端的距离增加了，就说明鼻翼退缩（图 11.1B）；如果向尾端的距离增加了，就说明鼻小柱悬垂（图 11.1C）；如果向尾端的距离减少了，就说明鼻小柱退缩；如果向头端的距离减少了，就说明鼻翼悬垂（图 11.1D）。在基底面中（图 11.2），理想的鼻底轮廓呈现为一个等边三角形，鼻翼外缘切线对称地定位到三角形的两个腰（图 11.2 A）。在三角形中的鼻翼可能因为先天性薄弱、外侧脚被过度切除或鼻翼软骨头端异位而存在凹陷。跨外侧脚缝合、近头侧穿过软骨的贯穿穹窿缝合或者联合应用这两种缝合，都可能会导致鼻翼过度凹陷（图 11.2B）。这种鼻翼畸形会使鼻底呈现为三叶草状，严重影响到美观。凸起的鼻翼软骨向前方延伸会导致穹窿过宽，可能会把鼻孔拉伸到三角形以外。这种鼻翼形态在非洲裔美国人和亚洲人中很常见，虽然鼻孔壁的厚度正常，但是它超过了理想的鼻底三角形（图 11.2C）。鼻尖突出度的严重不足也会导致这样的改变。另外，鼻孔外侧壁额外的厚度也可以使鼻底轮廓变宽甚至超过理想的鼻底三角形（图 11.2D）。根据鼻翼存在切迹或退缩的程度不同，可分为轻、中、重度，针对每种情况都需要使用不同的方法予以矫正。

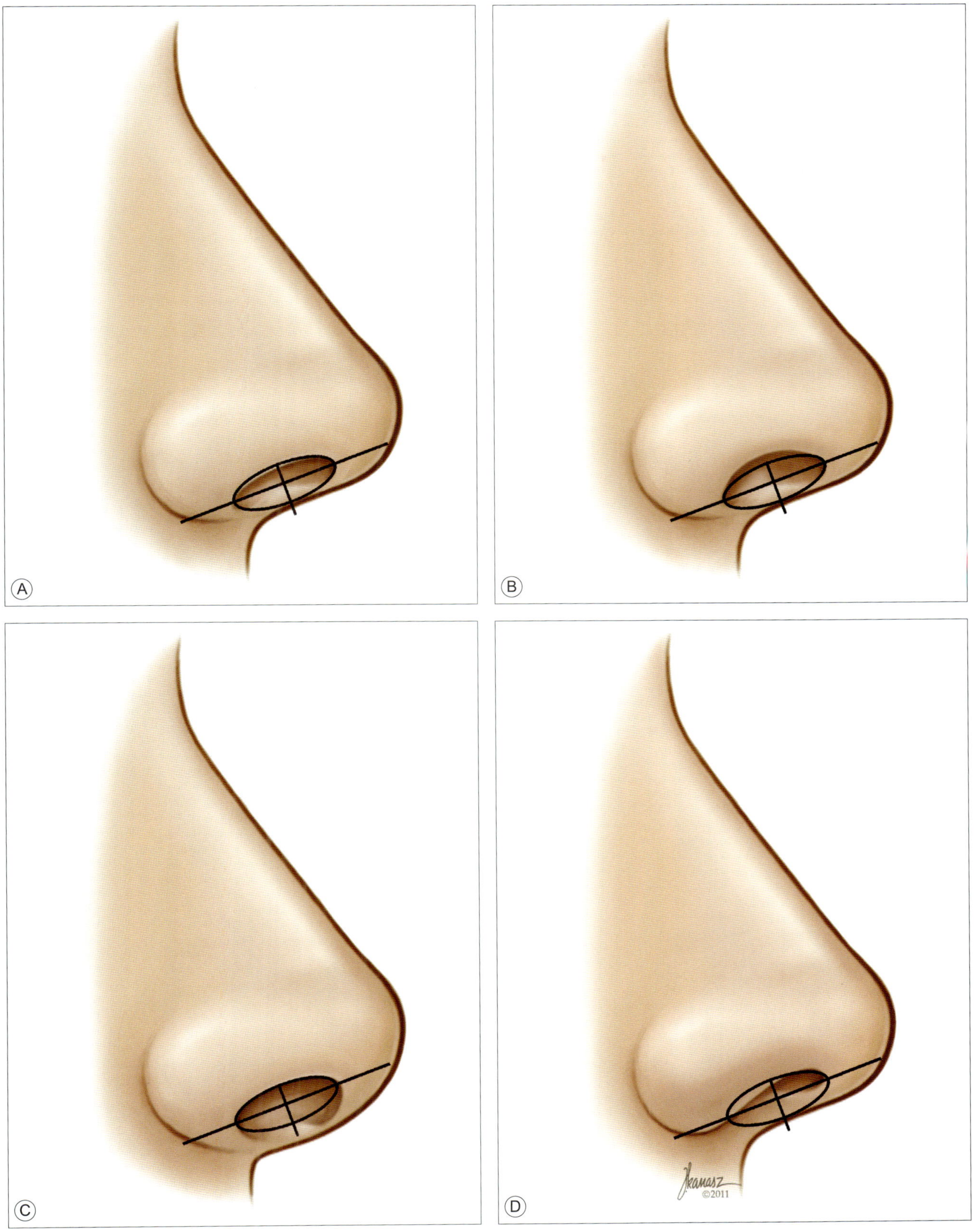

图 11.1　Gunter 和 Rohrich 在侧面观中对鼻翼畸形的分类。（A）理想的鼻翼 - 鼻小柱关系会呈现出一个对称的椭圆形轮廓线，并被一条连接鼻孔最前端和最后端的直线一分为二，鼻翼和鼻小柱到这条线的最大距离分别为 2 mm；（B）当这个距离向头端增加时，提示鼻翼退缩；（C）向尾端的距离增加时，提示鼻小柱过度显露；（D）当这个距离向头端缩短时，提示鼻翼悬垂

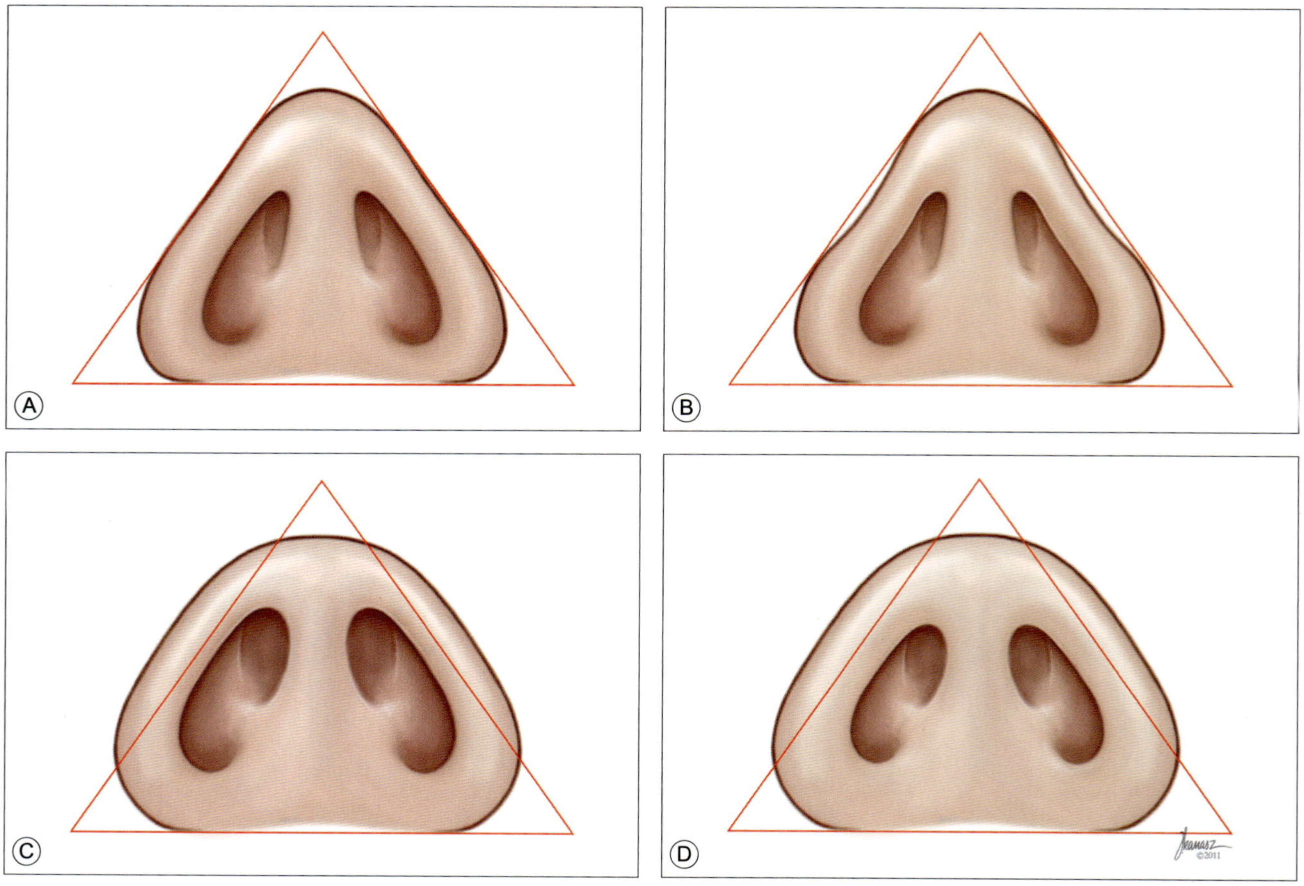

图 11.2 （A）基底面中，理想的鼻底是被限制在一个等边三角形中的；（B）外侧脚薄弱会形成凹陷（三叶草畸形）；（C）穹窿较宽、鼻翼软骨凸出，会使鼻翼向外扩张至三角形之外；（D）鼻翼肥厚可能是导致其超过三角形的另一个原因

矫正鼻翼悬垂

鼻翼悬垂是鼻翼存在多余的软组织导致的[3]。在不伤及外被皮肤的情况下，可以在相对应的鼻腔衬里内设计一个椭圆形的切口，切除衬里及深层的纤维脂肪组织，再用 6-0 的快吸收肠线将切口缝合（图 11.3）。

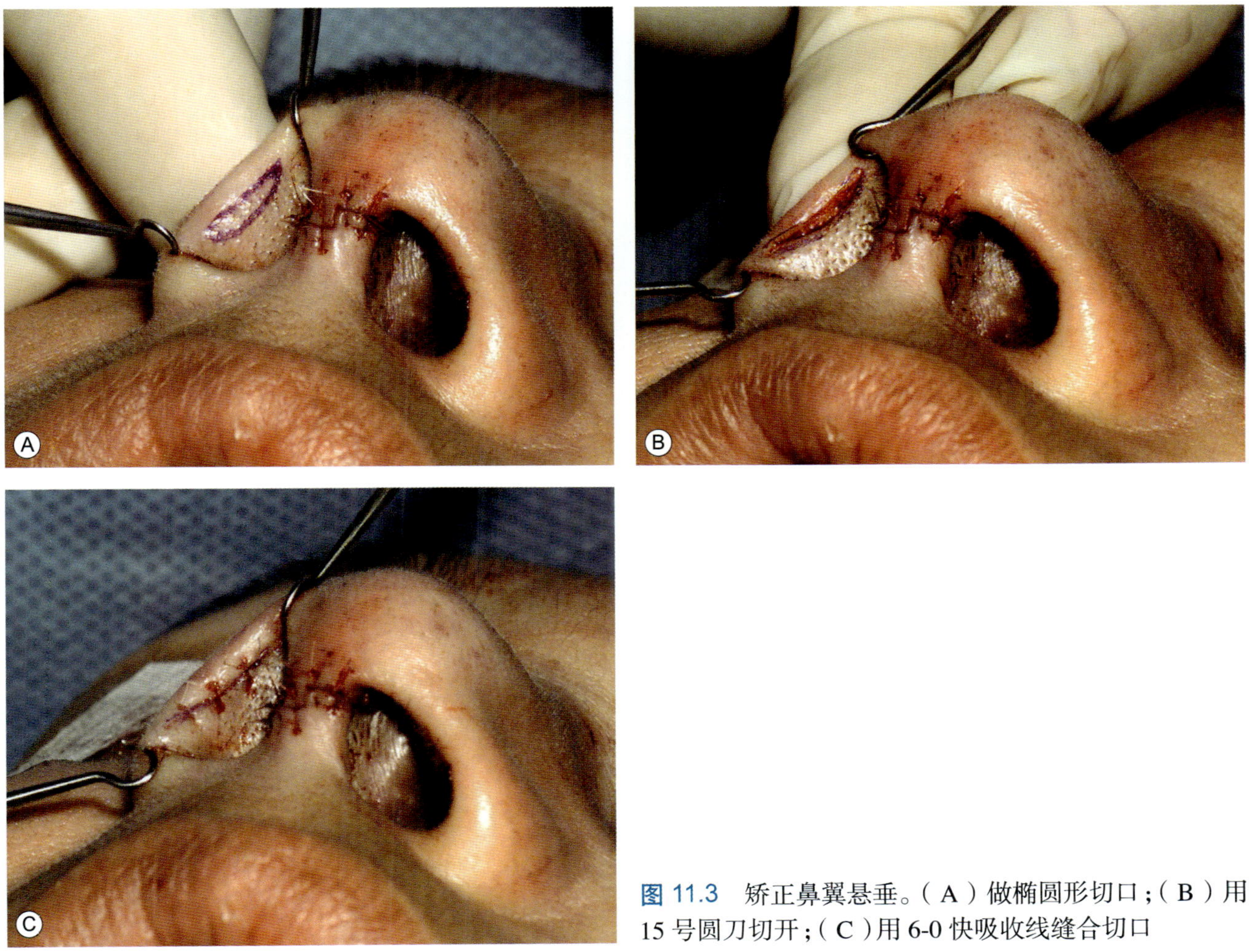

图 11.3　矫正鼻翼悬垂。(A) 做椭圆形切口；(B) 用 15 号圆刀切开；(C) 用 6-0 快吸收线缝合切口

矫正鼻翼肥厚

有两种方法可以减少鼻翼多余的厚度。如果鼻翼底部需要缩窄的话[4]，可以切除鼻孔外侧壁的一部分皮下组织 (图 11.4A)，在鼻孔内、外分别放置一个简易支架，消除死腔和预防增生。运用简易支架的具体细节将会在本章后面的段落中讨论。另一种方法则是在鼻翼尾缘的内侧面做一个椭圆形切口来减少鼻孔外侧壁的厚度 (图 11.4B)。切口可沿着鼻翼尾缘最大限度地接近衬里，将鼻孔外侧壁中的软组织切除 (图 11.4C)。椭圆形切口用 6-0 快吸收线缝合 (图 11.4D)。

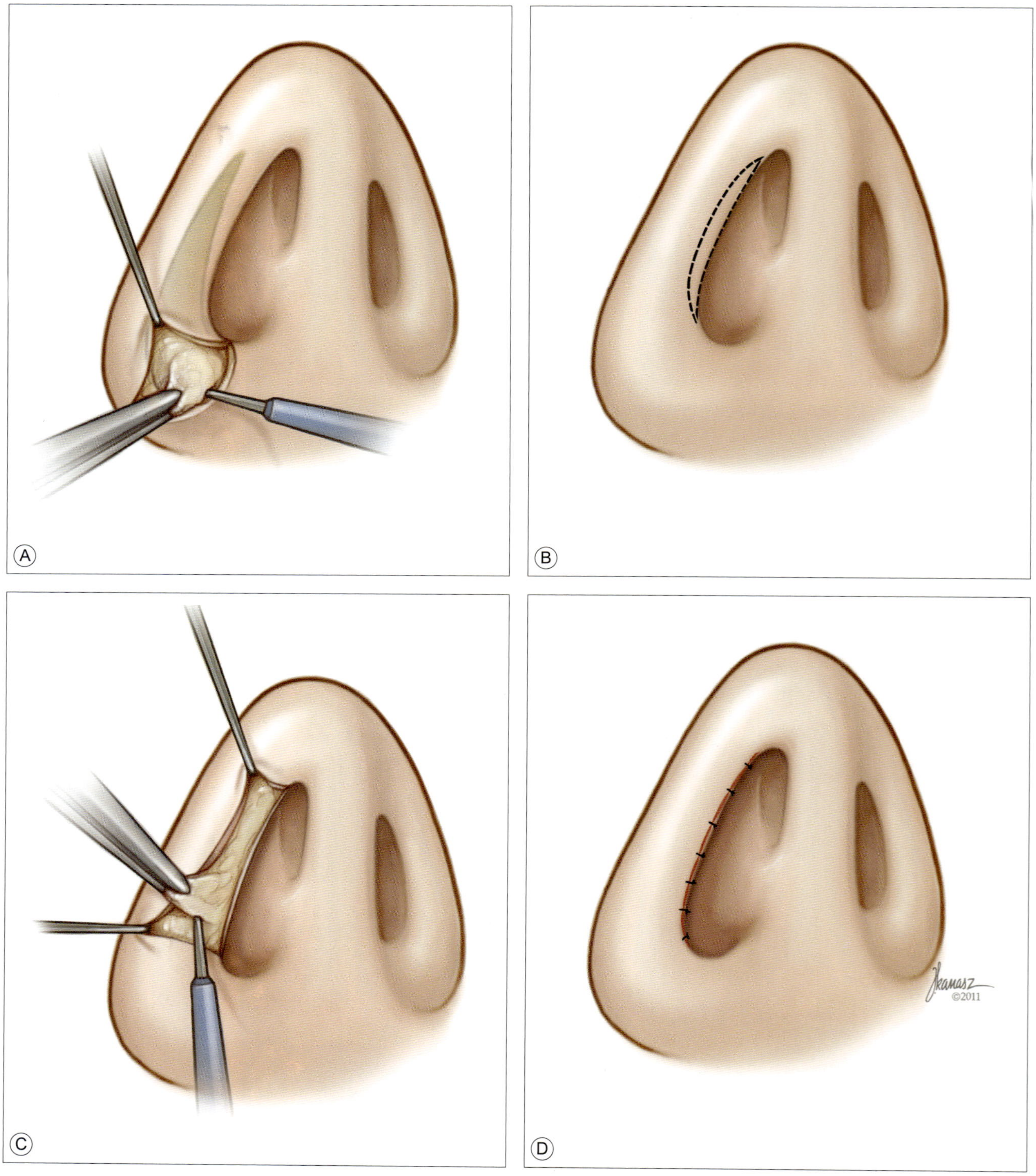

图 11.4 （A）像 Matarasso[4] 所描述的一样，通过鼻翼底部的部分切除，可以将鼻翼修薄；（B）在鼻翼缘尾端表面做一个椭圆形切口；（C）沿着鼻翼缘尾端的皮肤，尽可能地靠近衬里，切除鼻孔外侧壁中的软组织；（D）用 6-0 快吸收线缝合切口

矫正鼻翼凹陷

用鼻翼缘移植物可以将这种畸形轻松地矫正过来，具体描述见下文。另外，像 Gunter 和 Friedman 介绍到的一样，使用外侧脚支撑杆也可以矫正这种畸形 [5]。

矫正鼻翼过度凸出

像 Gruber 所报道的一样，用贯穿穹窿缝合、跨外侧脚缝合或者外侧脚凸面缝合都可以进行有效的矫正 [6]（图 11.5）。

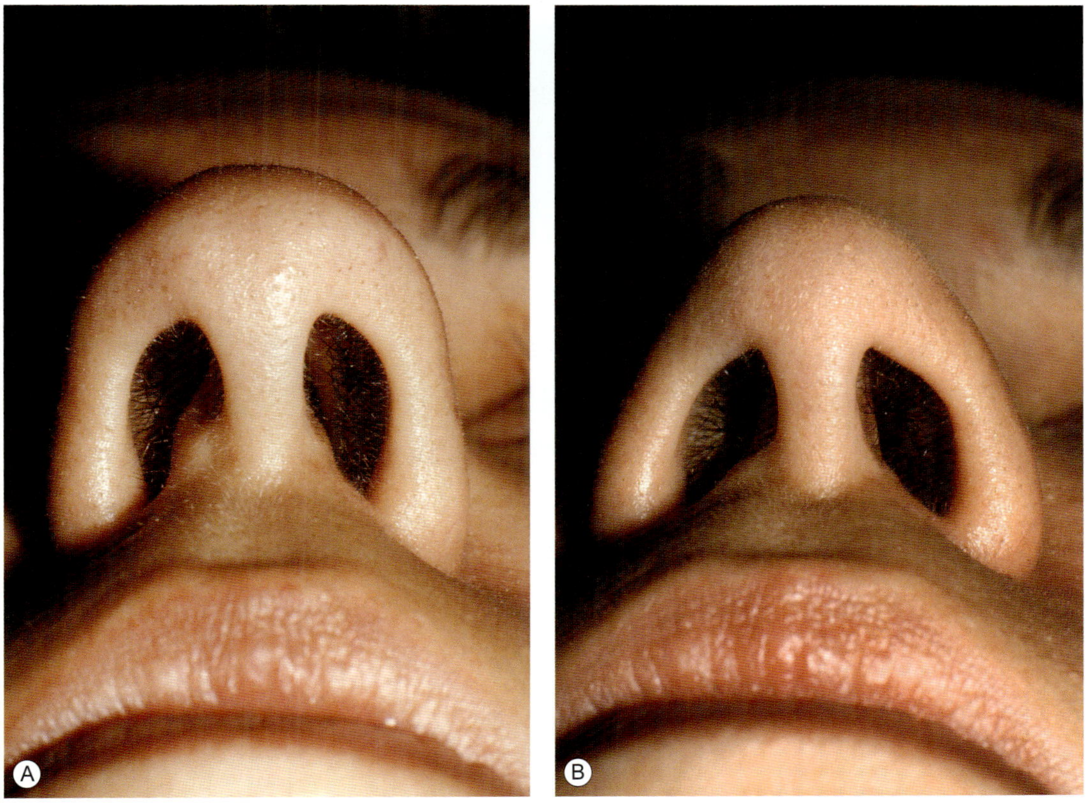

图 11.5　基底面中，凸起的外侧脚矫正前（A）和矫正后（B）

矫正鼻翼退缩

这种畸形通常是由某些缝合或不正确的操作而引起的，例如贯穿穹窿缝合、跨外侧脚缝合、切断穹窿、过度切除鼻翼软骨外侧脚或软骨错误地摆放等，都可以导致这种畸形的发生。有四种方法可以矫正这种畸形。

轻度或中度的退缩，放置鼻翼缘移植物通常会很有效。可以采用开放入路或者闭合入路操作。如果只是为了单纯矫正鼻翼退缩，可以通过一个鼻翼缘的小切口来完成。在鼻翼内注射含有 1∶10 万肾上腺素的利多卡因后，于外侧脚的最前端做一个平行于鼻翼的小切口（图 11.6A），尽量靠近鼻翼缘用虹膜剪钝性分离腔隙。制备一块 13 ~ 15 mm 长、3 mm 宽的软骨条，软骨的前端削成斜面，后端削圆以便植入。将移植物植入该腔隙中（图 11.6B，C）。如果有必要的话，将腔隙递增性地增大来容纳移植物。整个移植物的全段应该在到达鼻尖最高点的穹窿之前停止，以防无意间将鼻尖增宽。用 6-0 的快吸收线将移植物缝合固定。

如果鼻翼底部过宽，在将其缩窄的同时，轻度的鼻翼退缩也会自动地被矫正过来。通过鼻坎切口，把外侧段缝合到中间段可以使鼻翼底部缩窄，同时鼻翼缘也会向尾端移位，从而可以改善轻度的鼻翼退缩。

另一种矫正轻、中度退缩的方法是放置外侧脚支撑杆，在第 19 章中会详细介绍。同样可以通过开放入路或闭合入路来完成操作。其中的挑战是需要雕刻一块直的且大小合适的软骨。在黏膜软骨膜和外侧脚之间分离一个腔隙，移植物最好选自鼻中隔软骨或肋软骨，用 6-0 可吸收线将移植物缝合到外侧脚上。开放入路操作可以保持移植物更好的对称性，选择闭合入路也不会增加太多的操作难度。

当鼻翼退缩比较严重时，有两种方法可以使用。其中一种是使用复合组织移植物[7]。首先，在前庭衬里处做一个切口，将鼻翼向尾端分离至理想的位置，详细测量由此产生缺损的大小。从耳甲腔获取一块附带皮肤和软骨的复合组织，将移植物放置到缺损区域，用 6-0 快吸收肠线缝合固定。就像在下文中介绍到的 V-Y 推进一样，在鼻孔内、外侧壁放置简易支架固定，可以最大限度地控制鼻翼的厚度。供区缺损进行皮下游离后，用 5-0 肠线拉拢缝合即可。

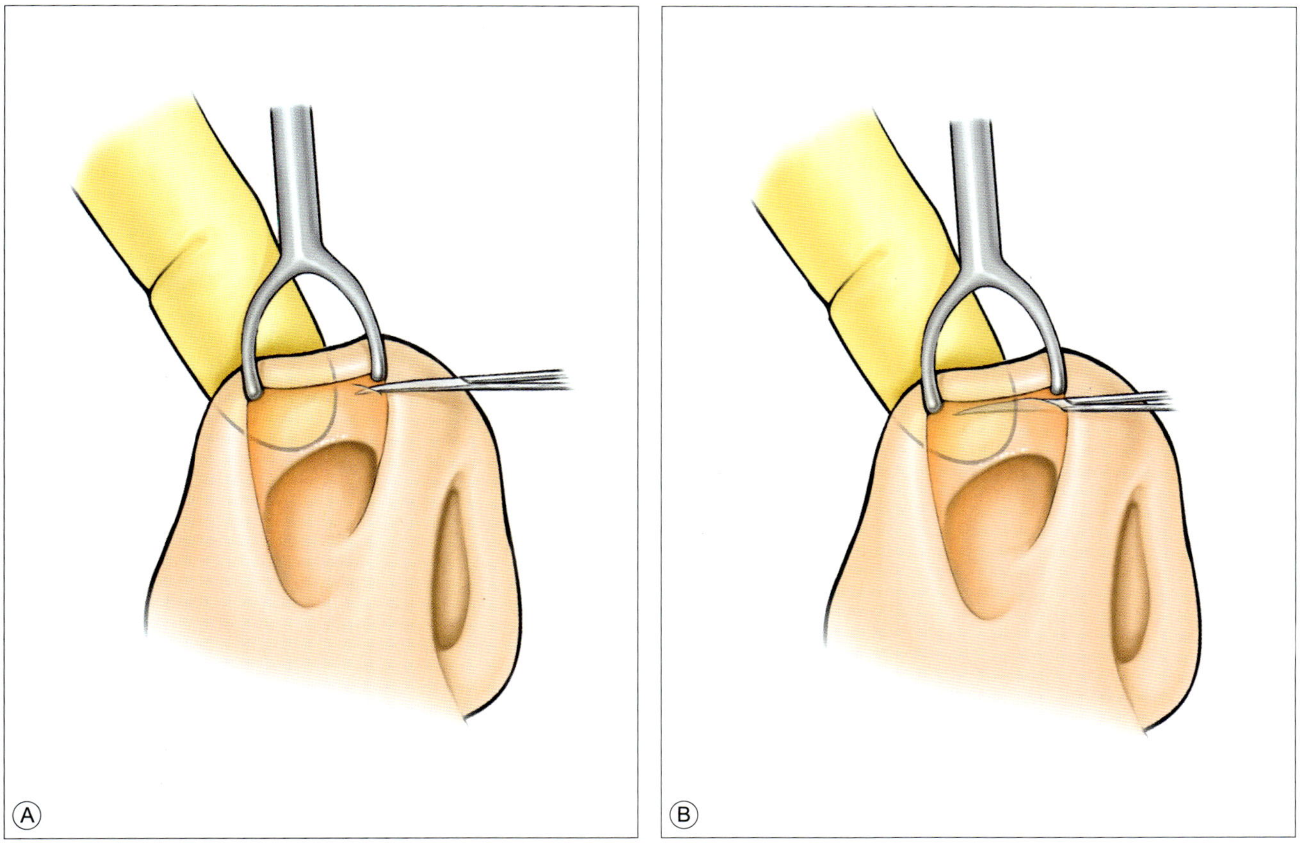

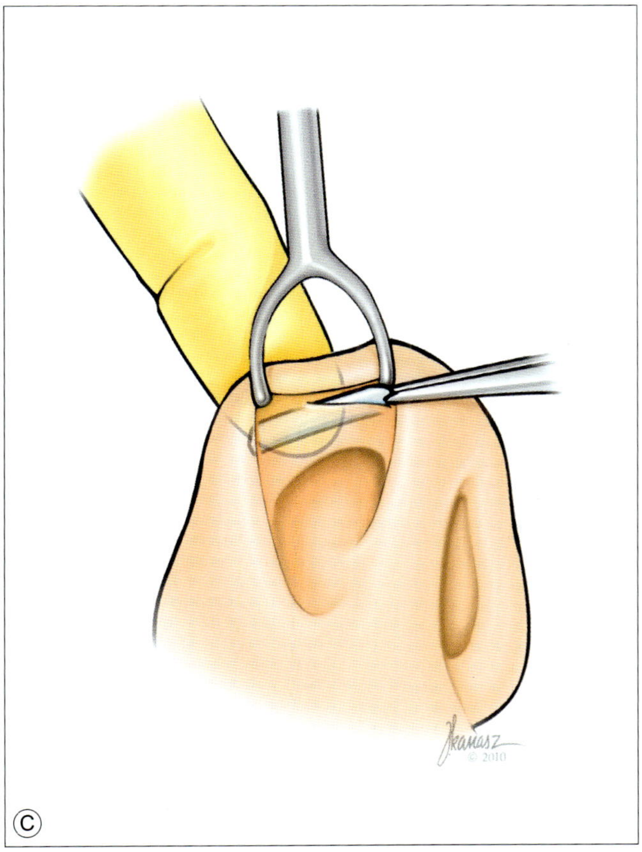

图 11.6　矫正轻度鼻翼退缩。（A）沿着鼻翼缘前端做一个切口；（B）用虹膜剪分离出一个腔隙；（C）将一块 13 ~ 15 mm 长、3 mm 宽的软骨条植入到该腔隙中

另一种很有效的矫正鼻翼缘退缩的方法是 V-Y 推进瓣[2]。基底沿着鼻翼缘设计一个皮瓣。切口从鼻翼缘的后端和前端分别开始，向头侧延伸到软骨间线（图 11.7A）。在不破坏外被皮肤完整性的情况下，掀起衬里皮瓣（图 11.7B）；将皮瓣向尾端牵拉并小心地剥离至鼻翼缘（图 11.7C）；把鼻翼缘移植物放到合适的位置上，再将皮瓣包绕回去；切口的头端用 5-0 铬线缝合一到两针就可以达到 V-Y 推进的目的；缝合剩余的 Y 形切口（图 11.7D）。随后放置简易支架，用 5-0 的聚丙烯线贯穿缝合固定，以消除死腔并协助固定鼻翼缘尾端。在不使用复合组织移植的情况下，这是矫正鼻翼缘退缩最为可靠的一种方法（图 11.8）。在鼻翼衬里的切口中包含 V 形皮瓣的设计，可以使 V-Y 推进和开放入路鼻整形一起操作（图 11.9）。

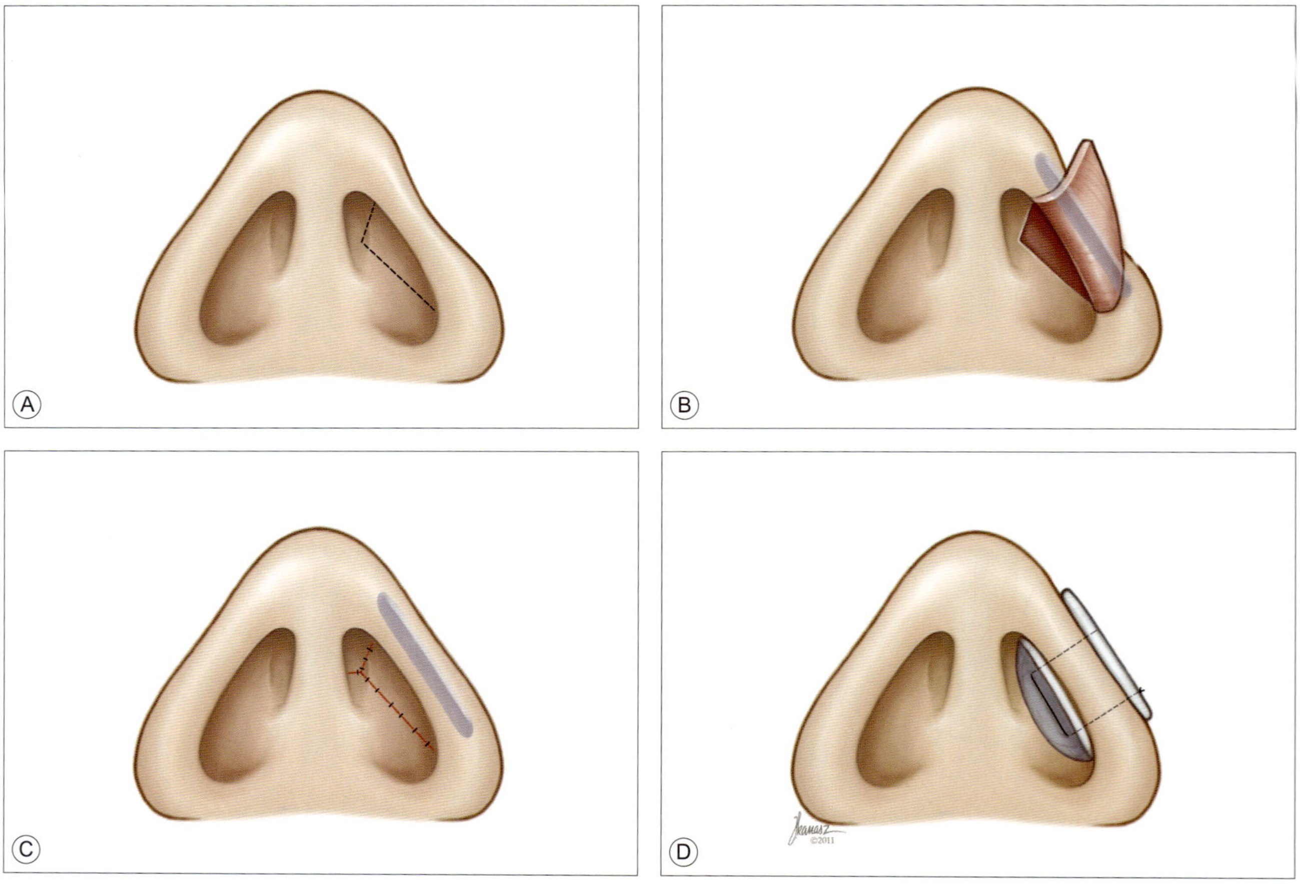

图 11.7 用 V-Y 推进的方法矫正鼻翼退缩。（A）设计 V 形切口；（B）将皮瓣掀起；（C）放置鼻翼缘移植物后向尾端 V-Y 推进皮瓣；（D）内、外放置简易支架并缝合固定

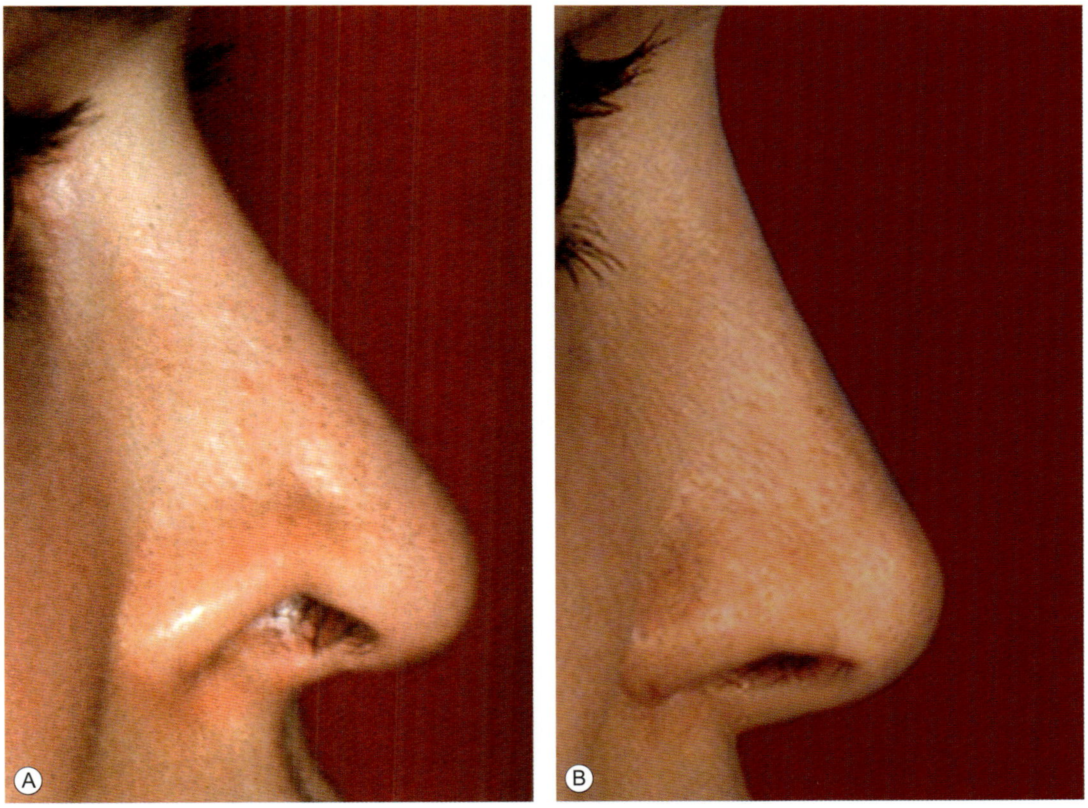

图 11.8　用 V-Y 推进的方法矫正鼻翼缘退缩畸形术前（A）和术后（B）

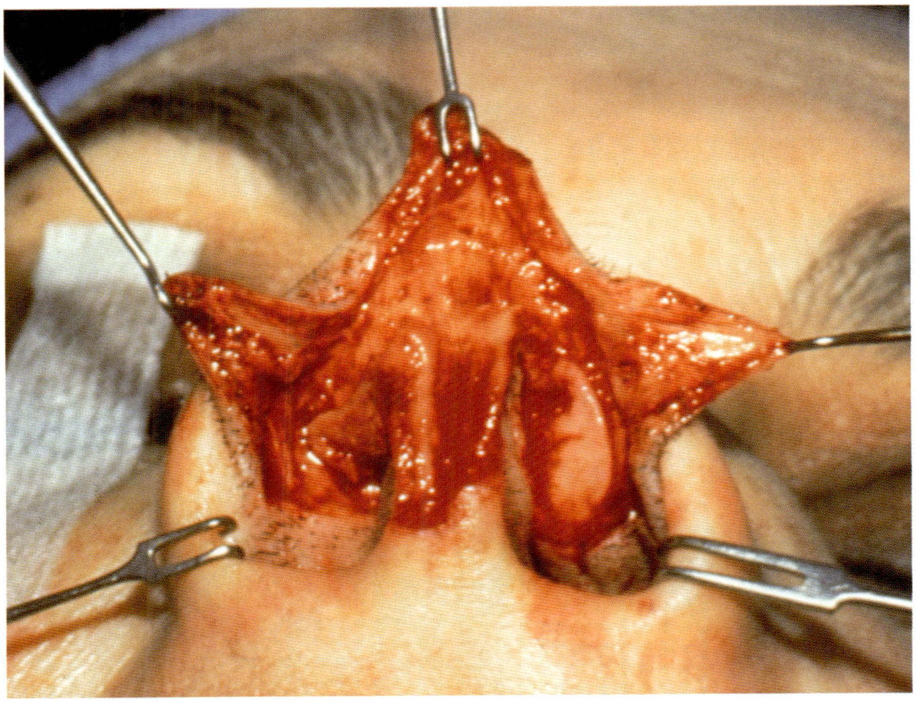

图 11.9　开放入路的操作中同时做 V-Y 推进。鼻翼衬里的切口中包含了 V 形皮瓣的设计

矫正鼻小柱过度显露

有时鼻小柱 - 鼻翼的不协调，不是鼻翼退缩的问题，而是和鼻小柱显露过度有关。三角形地切除一块突出的鼻中隔软骨尾端和成比例的膜性鼻中隔，会使鼻小柱有效地回缩和提升（图 11.10）。

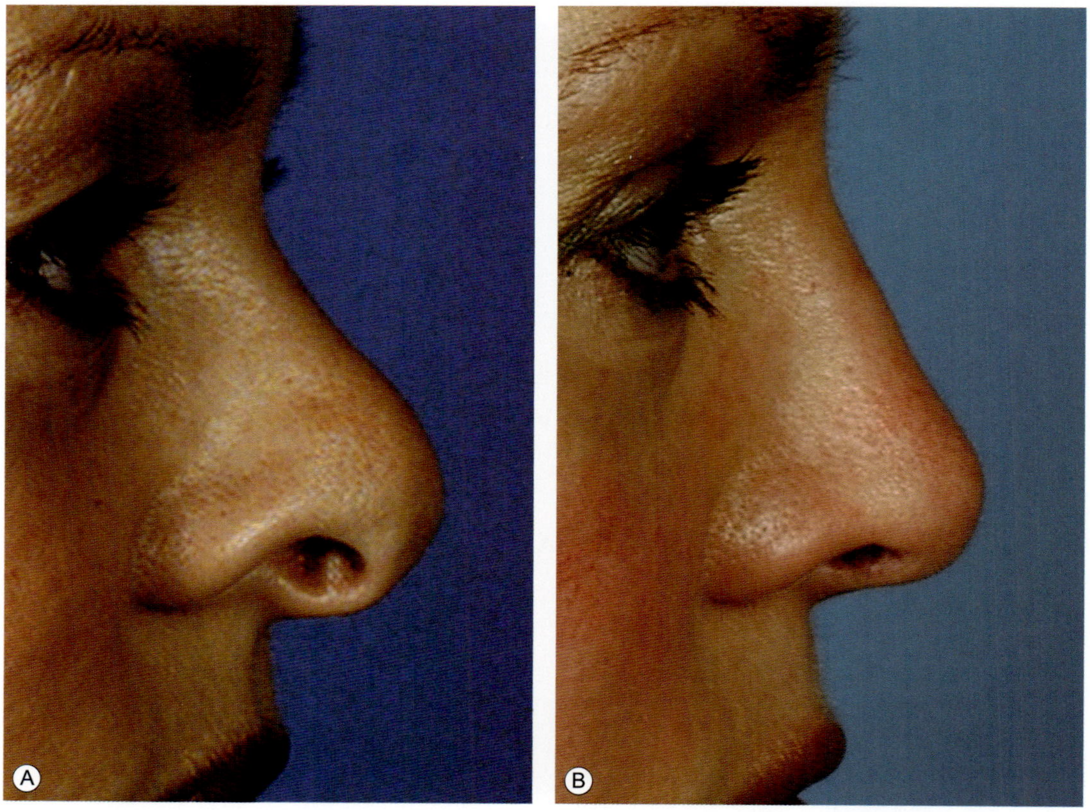

图 11.10　照片显示，这位患者既存在鼻翼退缩，又存在鼻小柱悬垂。三角形切除一块突出的鼻中隔软骨尾端和成比例的膜性中隔后，同时放置鼻翼缘移植物，可以有效地回缩鼻小柱、下推鼻翼

参考文献

1. *Gunter JP, Rohrich RJ, Friedman RM. Classification and correction of alar-columellar discrepancies in rhinoplasty. Plast Reconstr Surg 1996; 97(3): 643–648.*
2. *Guyuron B. Alar rim deformities. Plast Reconstr Surg 2001; 107(3): 856–863.*
3. *McKinney P, Stalnecker ML. The hanging ala. Plast Reconstr Surg 1984; 73(3): 427–430.*
4. *Matarasso A. Alar rim excision: a method of thinning bulky nostrils. Plast Reconstr Surg 1996(4); 97: 828–834.*
5. *Gunter JP, Friedman RM. Lateral crural strut graft: technique and clinical applications in rhinoplasty. Plast Reconstr Surg 1997; 99(4): 943–952.*
6. *Gruber RP, Nahai F, Bogdan MA, Friedman GD. Changing the convex- ity and concavity of nasal cartilages and cartilage grafts with horizontal mattress sutures: part II. Clinical results. Plast Reconstr Surg 2005; 115(2): 595–606.*
7. *Tardy Jr ME, Toriumi D. Alar retraction: composite graft correction. Facial Plast Surg 1989; 6(2): 101–107.*

第 12 章

调整鼻翼底部

章目录

要点

- 鼻翼底部的不协调可以通过多种形式表现出来，如鼻孔和鼻翼底部过宽、鼻翼底部不对称或者操作不准确导致的鼻翼底部出现异常的角度或切迹等。
- 鼻翼底部也有可能表现为纵向的错位，即过于靠近尾端或头端。
- 横向的冗余会导致鼻尖过宽、鼻翼底部肥厚或鼻坎过宽，每种畸形都需要通过不同的操作予以矫正。
- 横向和纵向的冗余或缺如可能会同时存在。

鼻翼底部的畸形包括横向冗余（图 12.3）、横向不足（图 12.4）或纵向异位。纵向异位包括过于靠近尾端（图 12.5）或者头端（图 12.6）。导致横向冗余的原因可能是鼻翼底部过宽、鼻翼底部肥厚或鼻坎过宽。这几种情况也可能以组合的形式同时存在。鼻翼底部的畸形对审美通常会造成很大的影响。除先天畸形外，继发性因素大多为外伤、感染或局部切除术后等。另外，鼻尖突出度不足或者上颌骨前突、退缩畸形都有可能引起鼻翼底部的横向畸形。如果是潜在的骨骼畸形所致，只需对骨骼进行矫正，无须针对鼻翼进行操作。

鼻翼底部过于靠近头端，会让鼻尖从视觉上看起来更长，鼻小柱也更加突出；鼻翼底部过于靠近尾端，会形成覆盖中线结构的视觉效果，使鼻子看起来更短，鼻小柱也会显露不足。任何一种畸形都有可能发生于单侧或双侧。

手术操作

鼻翼底部的手术可以在全身麻醉下联合其他鼻部手术同时进行。如果单独进行鼻翼的手术，也可以在局部麻醉或静脉镇静的辅助下进行。

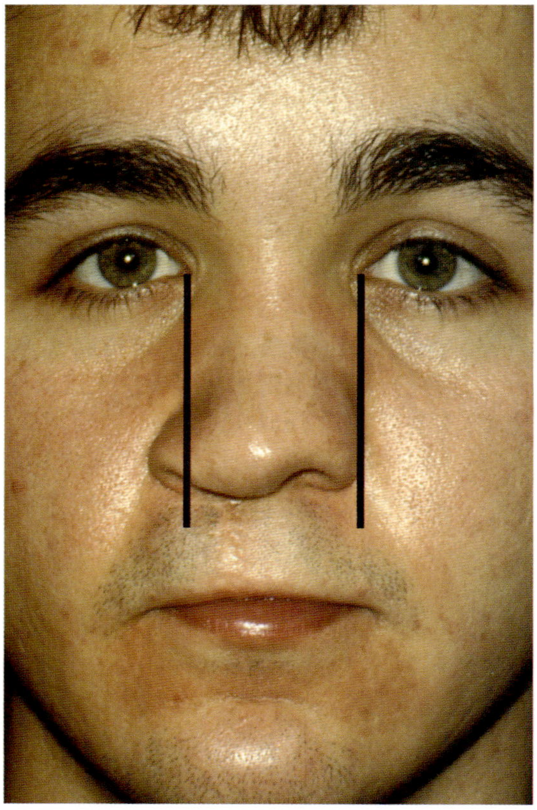

图 12.3　唇裂鼻畸形的患者患侧鼻翼底部往往会明显外扩

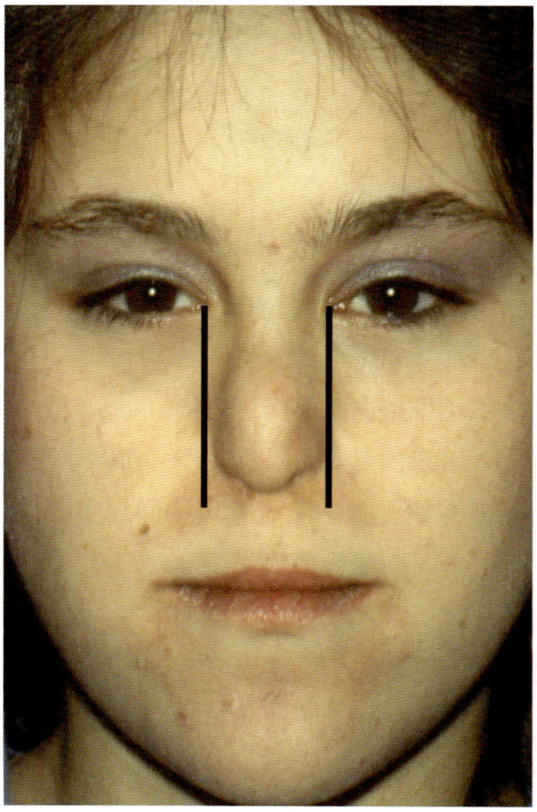

图 12.4　鼻翼底部缺如的患者

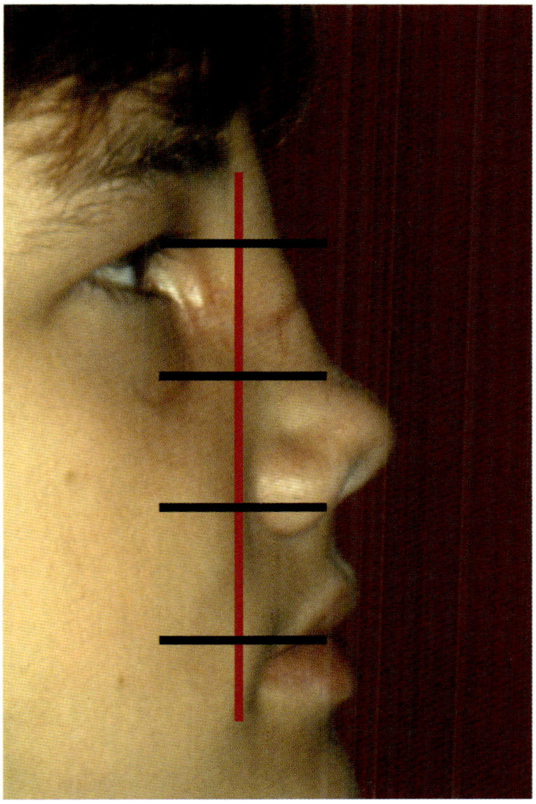

图 12.5　患者的鼻翼底部向尾端异位

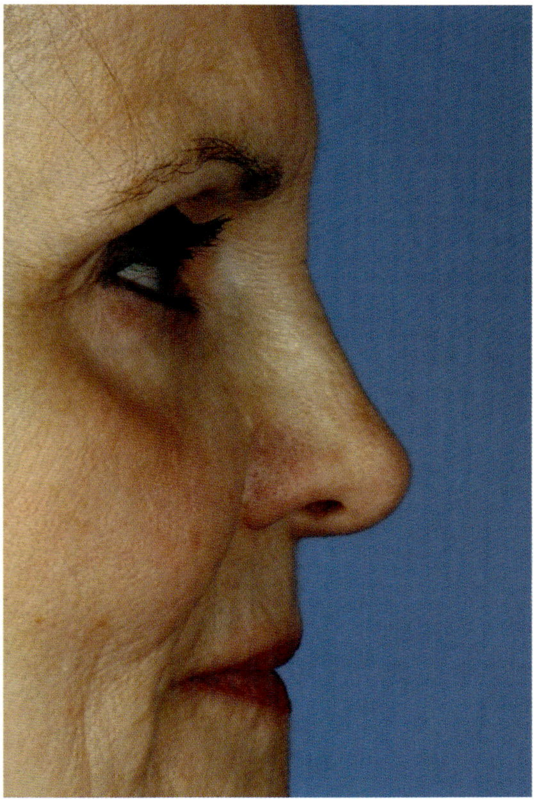

图 12.6　患者的右侧鼻翼底部向头端异位

横向畸形

鼻坎过宽

仔细分析鼻翼底部，可能会发现鼻坎的宽度大于理想的宽度。这是第二种常见的畸形。将鼻坎的拟切除部分用两条平行线标记，并与鼻坎和上唇交界处的水平线连接，向外沿着鼻面交界沟延伸以避免形成猫耳畸形（图 12.7A）；用 15 号圆刀做切口并切除多余的鼻坎；外侧留出足够的组织量以确保从鼻翼到鼻坎的自然过渡，避免鼻翼和鼻坎之间成角畸形的发生；用微型电刀继续分离，释放鼻翼部肌肉的张力，以便于鼻翼底部向中间移动；确保从鼻翼到鼻坎自然过渡的前提下，用 6-0 的肠线缝合切口（图 12.7B，C）；如果张力较大，可以用 6-0 不可吸收线进行皮下减张缝合。

鼻坎冗余合并鼻翼底部过宽

这是鼻孔过宽最为常见的表现形式。需要切除的部分包括鼻坎和外侧的鼻翼底部。根据冗余程度，这两个区域切除的比例会发生变化（图 12.8A，B）。除了外侧被切除的部分被设计为椭圆形之外，其余的操作和矫正鼻坎过宽的操作类似；此外，根据鼻孔的形状，被切除的部分可能会更靠外一些。切口的下界可以放在鼻面交界处，通常不会导致明显的瘢痕（图 12.8C）（译者注：为避免瘢痕明显，鼻

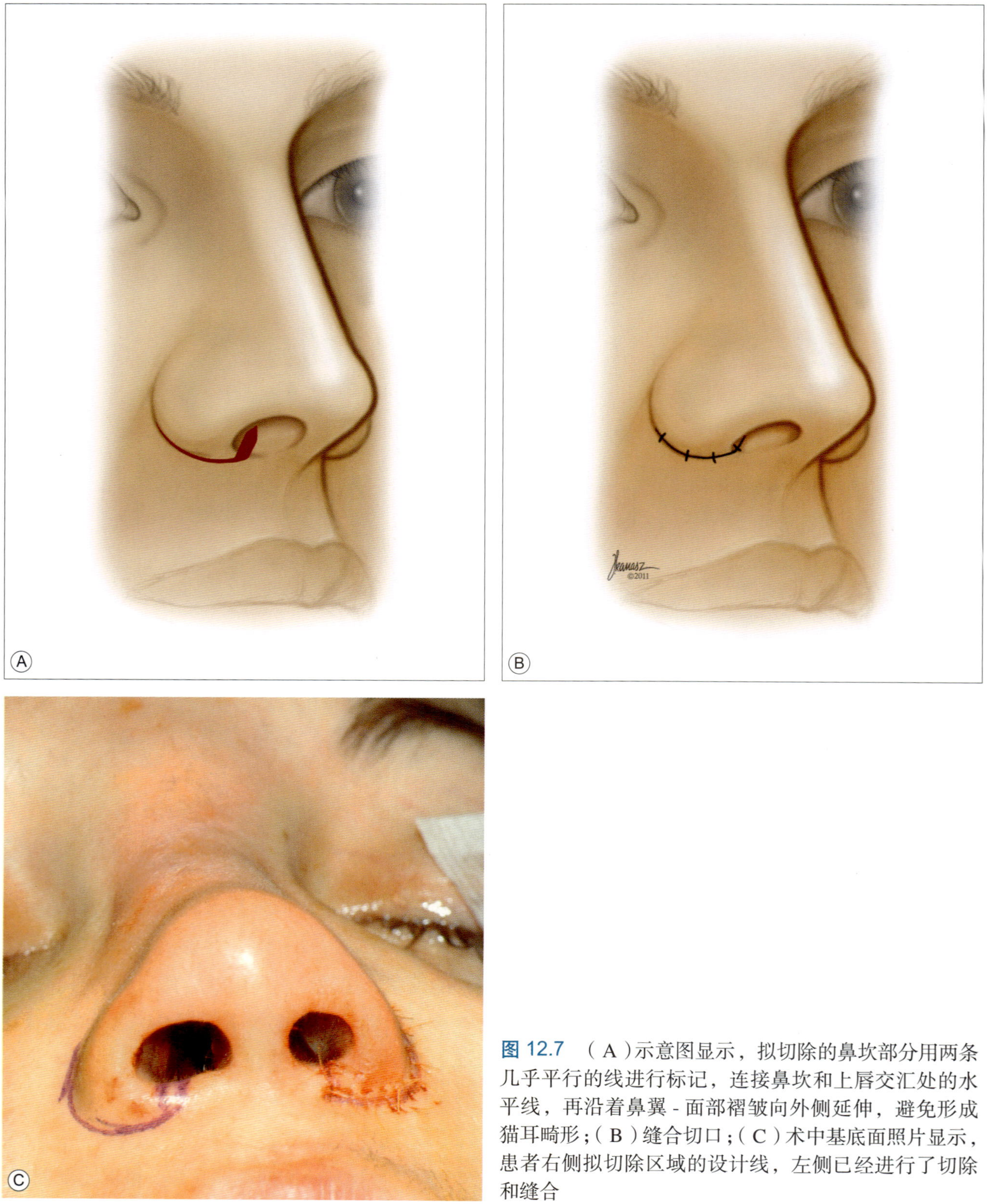

图 12.7 （A）示意图显示，拟切除的鼻坎部分用两条几乎平行的线进行标记，连接鼻坎和上唇交汇处的水平线，再沿着鼻翼 - 面部褶皱向外侧延伸，避免形成猫耳畸形；（B）缝合切口；（C）术中基底面照片显示，患者右侧拟切除区域的设计线，左侧已经进行了切除和缝合

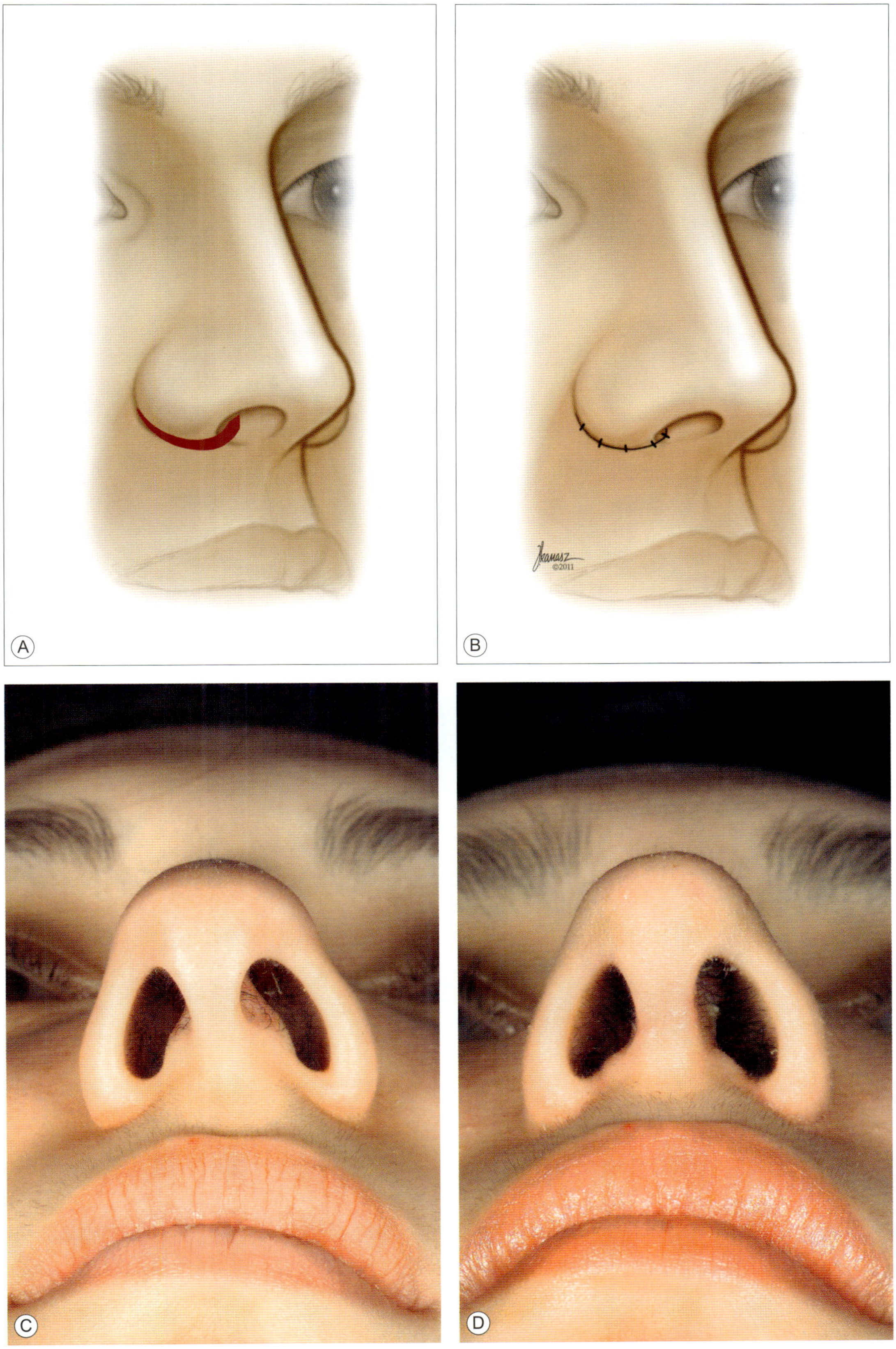

图 12.8 （A，B）鼻坎和外侧鼻翼底部联合切除的示意图；（C，D）基底面照片显示，鼻翼底部联合切除术前（C）和术后（D）

翼底部切口的下界至少应位于鼻面交界沟以上 1.5 mm 处）。

鼻翼底部外侧的冗余

这类鼻翼底部的畸形比较少见。患者在微笑时，鼻翼底部的外侧会表现出过于饱满。鼻翼切除仅限外侧，不涉及前庭衬里。尽量把切口放在鼻面沟上，以减少瘢痕的可见度（图 12.9；框 12.1）（译者注：切口的下界至少应位于鼻面交界沟以上 1.5 mm 处）。

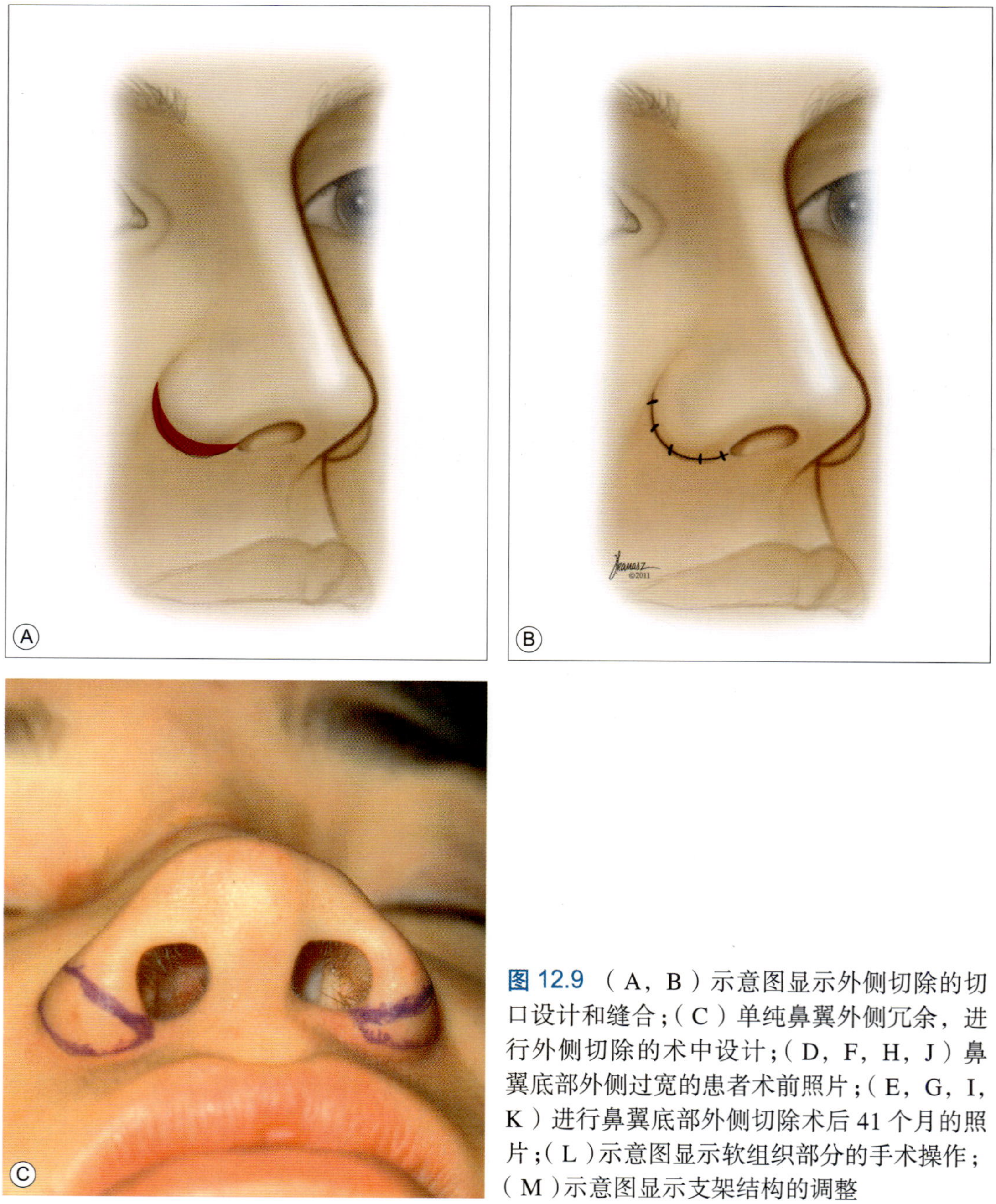

图 12.9 （A，B）示意图显示外侧切除的切口设计和缝合；（C）单纯鼻翼外侧冗余，进行外侧切除的术中设计；（D，F，H，J）鼻翼底部外侧过宽的患者术前照片；（E，G，I，K）进行鼻翼底部外侧切除术后 41 个月的照片；（L）示意图显示软组织部分的手术操作；（M）示意图显示支架结构的调整

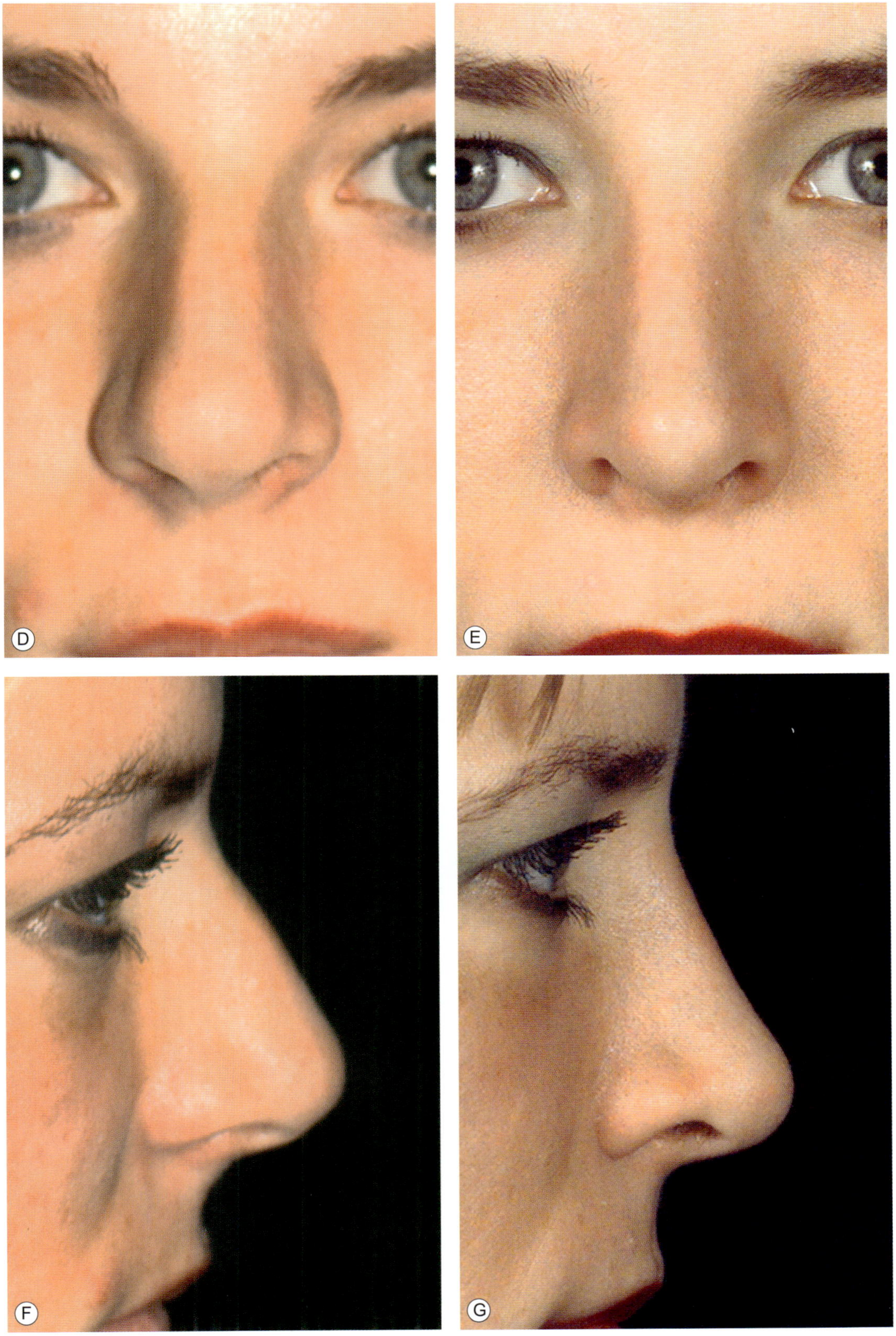

图 12.9（续）

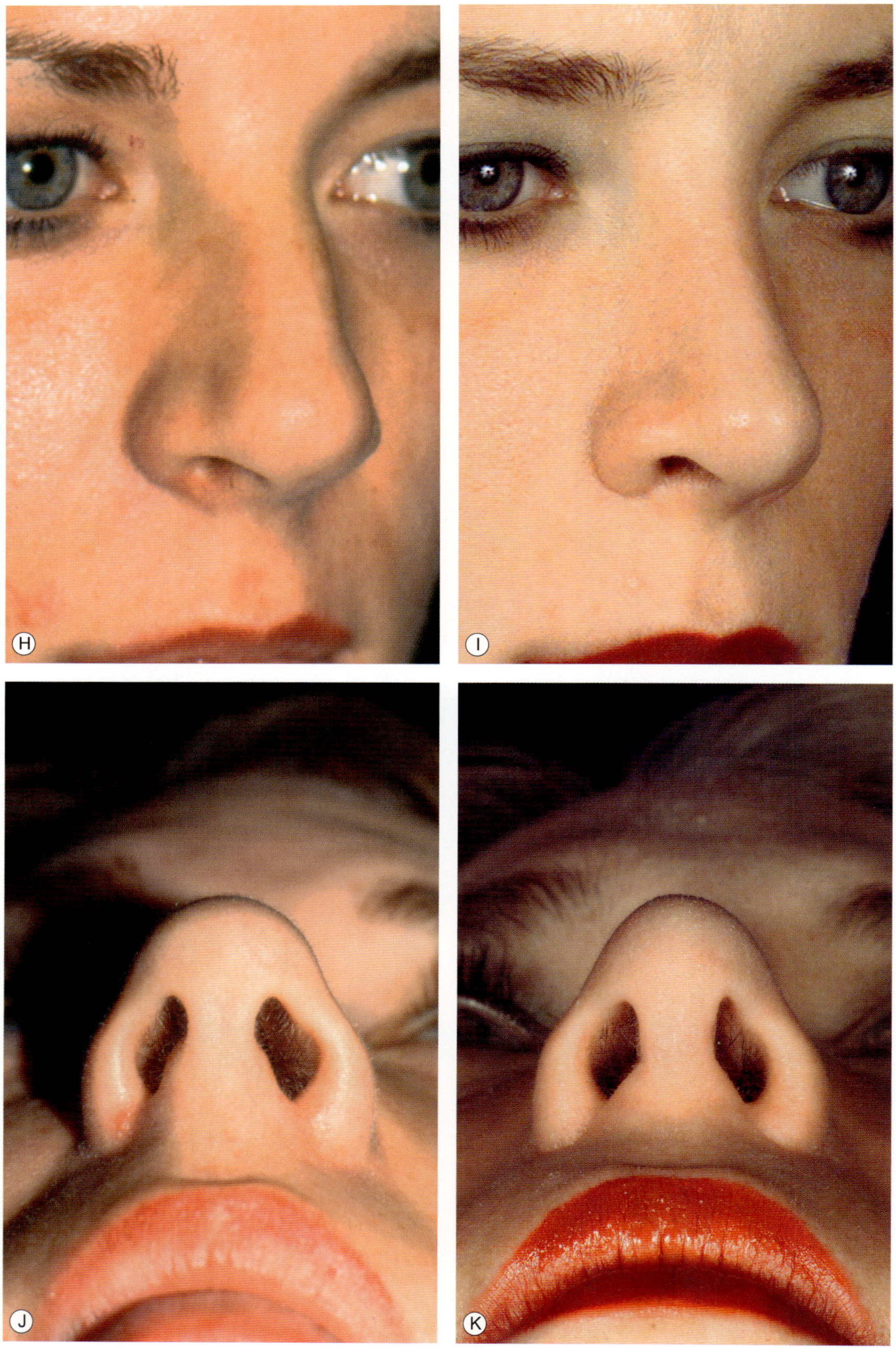

图 12.9（续）

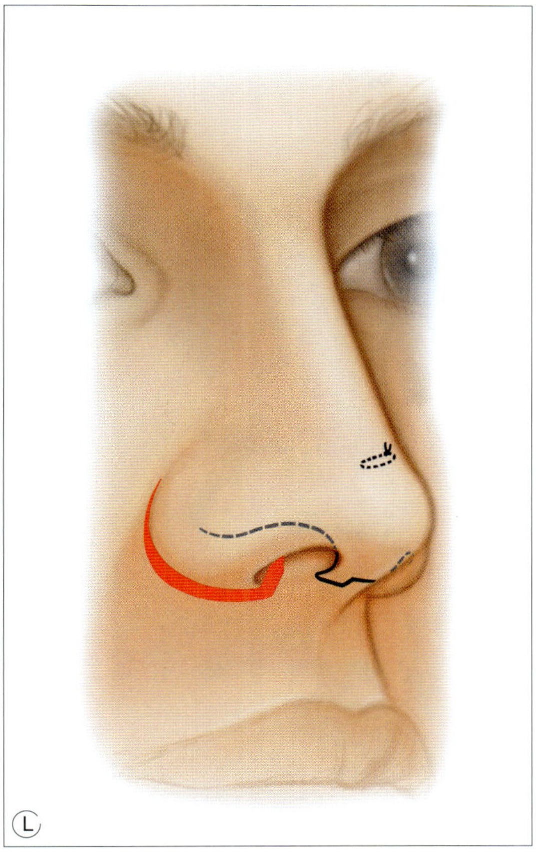

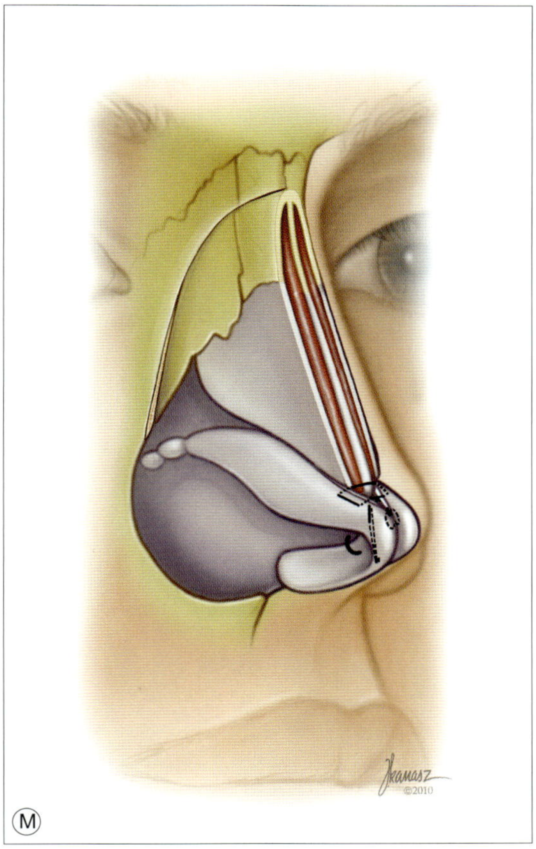

图 12.9（续）

框 12.1

手术步骤：图12.10

- 开放入路操作
- 切除鼻翼软骨头侧部分
- 去除驼峰
- 双侧低–低截骨术
- 双侧内侧截骨术和经皮垂直截骨术
- 拉拢内侧脚
- 贯穿穹窿缝合
- 单纯穹窿间缝合
- 跨外侧脚缝合
- 通过鼻尖上缝合消除鼻尖上区域的死腔
- 通过外侧切除术缩窄鼻翼底部

鼻翼底部过于肥厚

如果有必要，在鼻翼软组织上设计新月形或 L 形（患者左侧）和倒 L 形（患者右侧）切口，切除部分鼻翼组织。切口的长臂用来修薄鼻翼，短臂用来缩窄鼻孔（图 12.10）。可参照正常鼻孔进行设计。

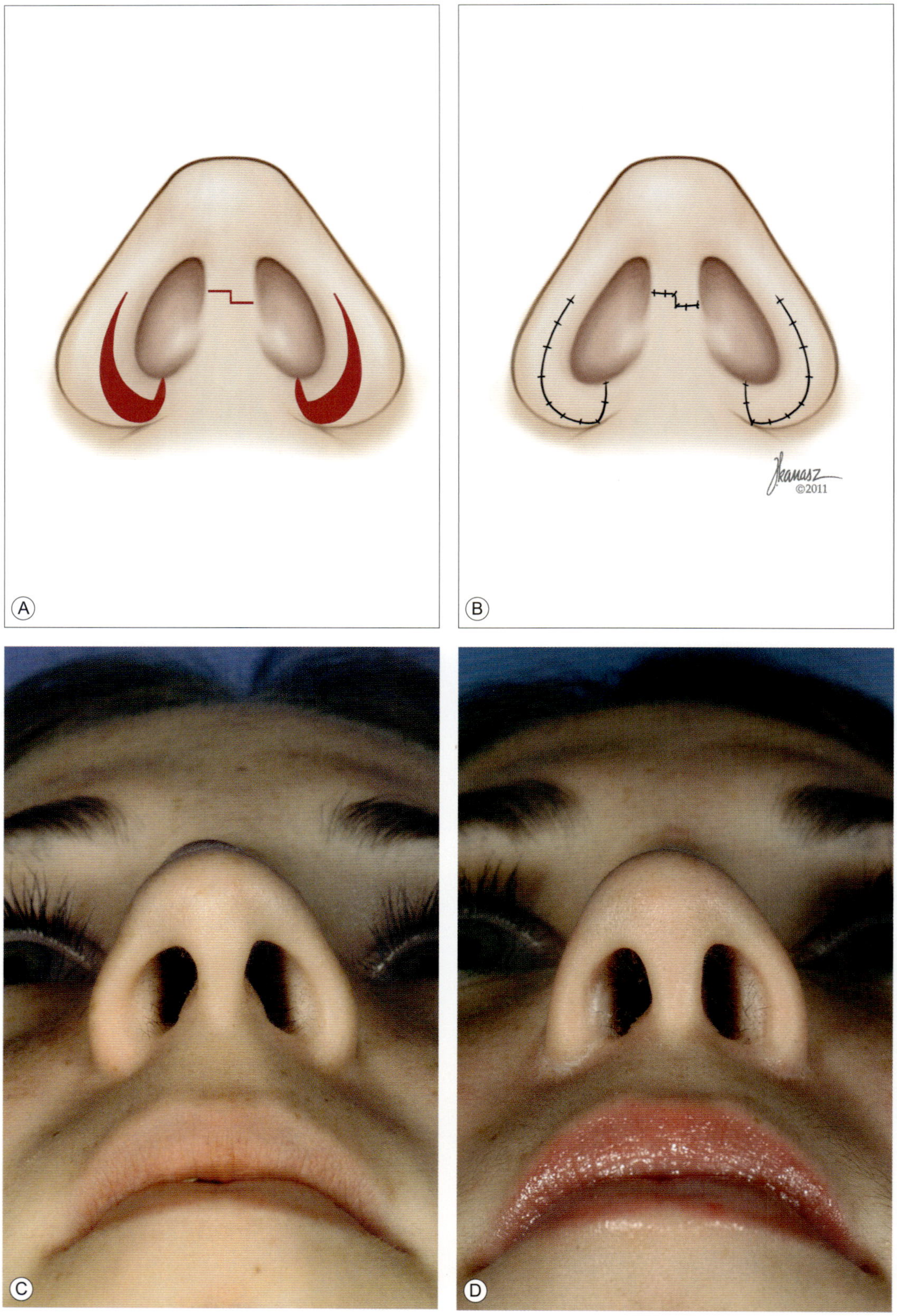

图 12.10 （A，B）示意图显示 L 形或新月形切口的设计，切口长臂用来修薄鼻翼，短臂用来缩窄鼻孔；（C，D）患者基底面照片显示，L 形鼻翼切除术的前后对比

鼻孔过宽合并鼻翼底部过于肥厚

如果需要同时缩窄鼻孔和修薄鼻翼，就要进行倒 T 形的切除术（图 12.11）。在鼻面沟上做椭圆形切口，一直延续到鼻孔底部，沿着鼻翼长轴设计一个基底在下方的三角形切口，将这个切口和椭圆形切口结合起来，联合切除多余的鼻翼软组织，用 6-0 的快吸收线缝合切口。

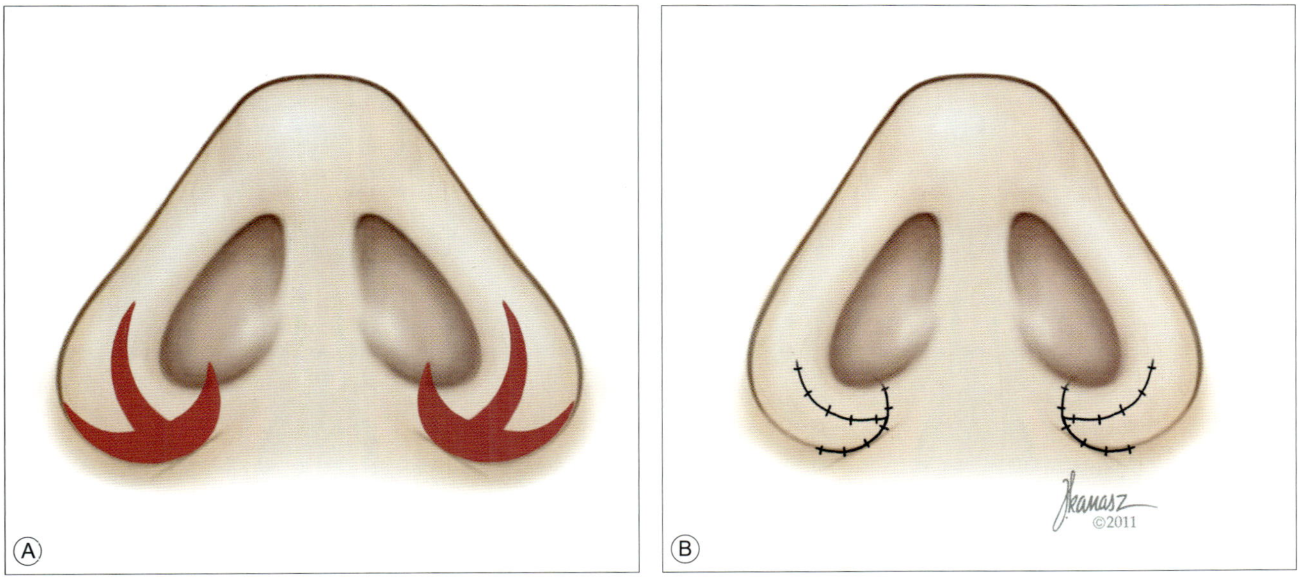

图 12.11　示意图显示倒 T 形切除术的切口设计，目的是为了缩窄鼻孔的同时修薄鼻翼

继发性鼻翼底部过宽

上颌骨前徙术（图 12.12）或鼻尖过度降低（图 12.13），都会导致鼻翼底部的增宽。通过鼻坎部分切除、鼻翼外侧切除或联合切除，可以使鼻基底部比例协调。使用双侧鼻翼底部的贯穿拉拢缝合也会达到缩窄鼻翼底部的目的，但这种缝合可能会改变上唇的形状，影响表情活动，所以应谨慎使用。

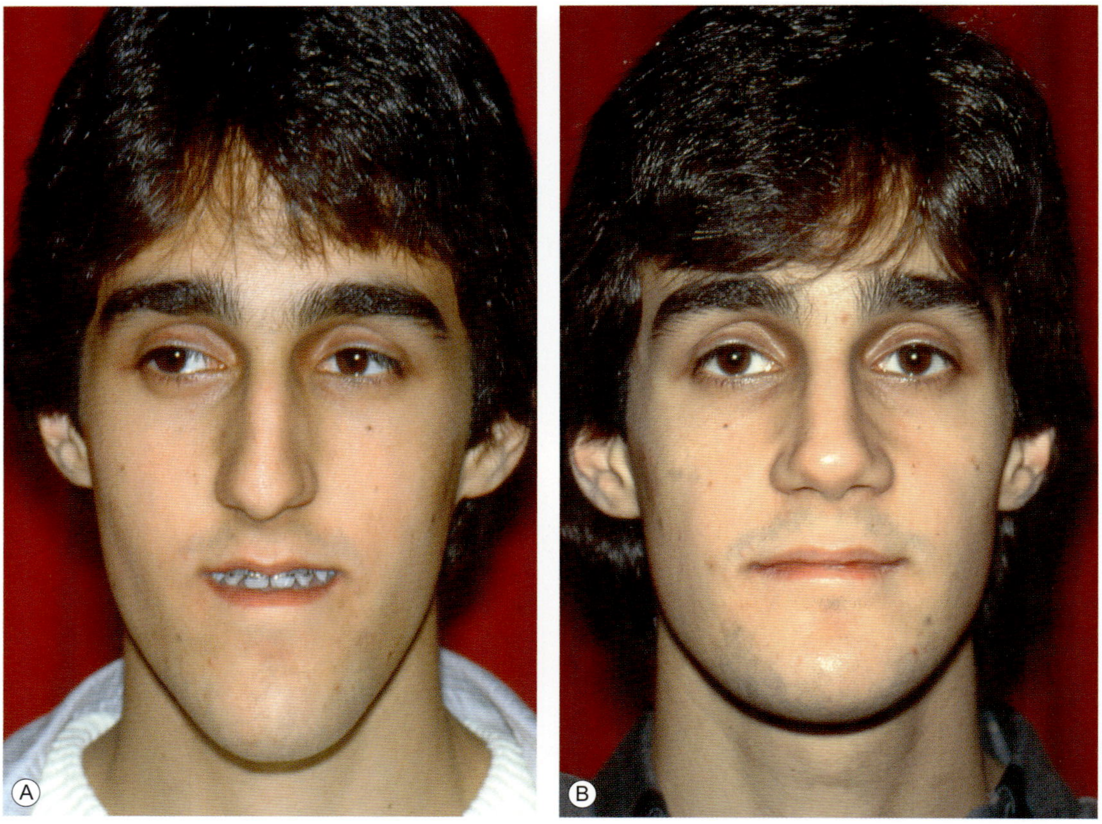

图 12.12 （A）患者术前照片；（B）患者接受上颌骨前徙术后的照片，鼻翼底部明显变宽

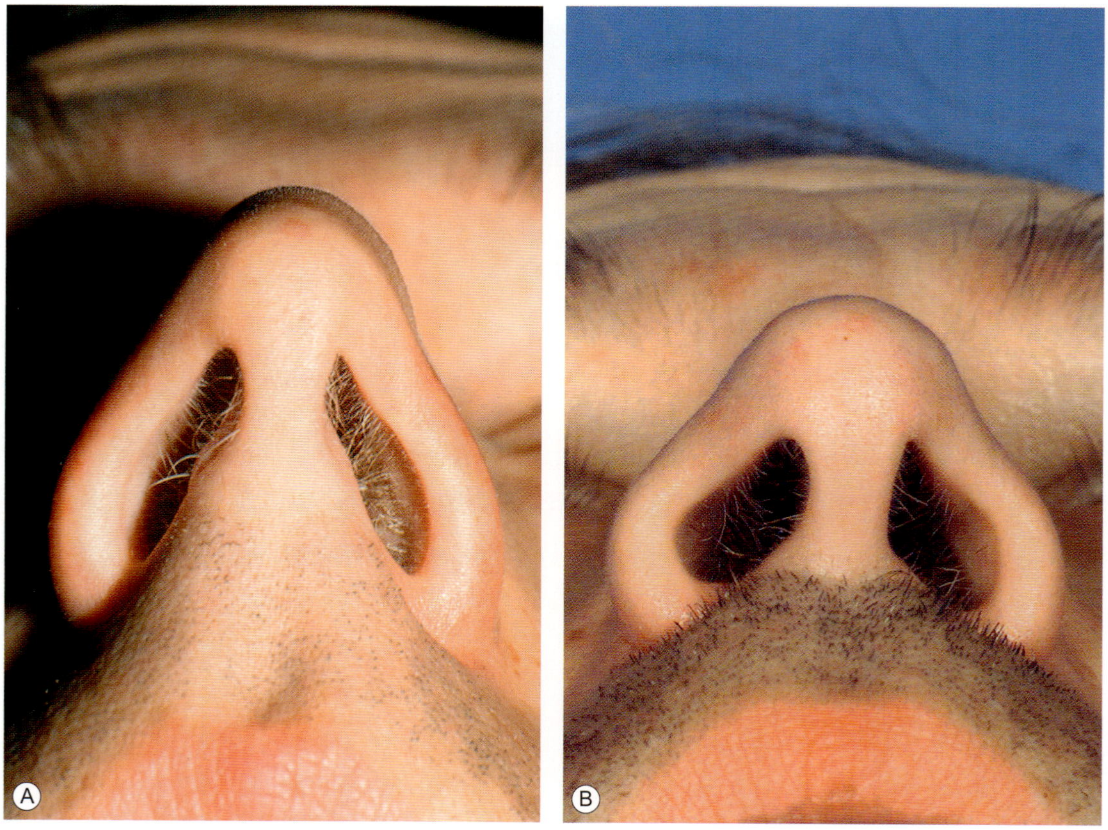

图 12.13 （A）患者术前照片；（B）鼻尖突出度降低后的照片，鼻翼底部也随之变宽

鼻孔狭窄

少数情况下，鼻孔会表现为过长且狭窄，往往继发于上颌骨后缩或鼻尖过于突出的情况下。减少鼻尖突出度通常可以改变这种情况。如果问题来源于上颌骨退缩的话，将上颌骨前移即可以矫正鼻翼底部的畸形。医源性轻度狭窄的鼻孔，可以通过植入鼻翼缘移植物进行矫正，或用 Constantian 介绍的方法，即从外侧向内侧旋转一个带皮下蒂的皮瓣进行矫正 [4]。

鼻翼纵向异位

鼻翼底部向头端异位

如果鼻翼底部除了向头端异位还合并过宽，将鼻翼缩窄会使其向中间和尾端重新定位。如果仅仅是头端异位，可以使鼻翼以一个皮瓣的形式向尾端重新定位。在上唇和鼻翼底部的交界处设计一个椭圆形切口（图 12.14A），切口从鼻翼 - 面部交界处开始（图 12.14B），之后沿着鼻翼底部一直延伸到鼻坎。测量健侧鼻翼底部到红唇上缘的距离来决定患侧需要切除皮肤的量。需要强调的是，必须释放鼻翼部肌肉的张力，才能使鼻翼在没有任何张力的情况下向尾端移位（图 12.14 C）。如果肌张力没有得到释放，可能会导致上唇向头端移位，而不是鼻翼向尾端移位。如果有必要，可以将切口沿着鼻翼 - 面部交界处进一步向头端延伸。用 6-0 快吸收线缝合切口（图 12.14D ~ F）。

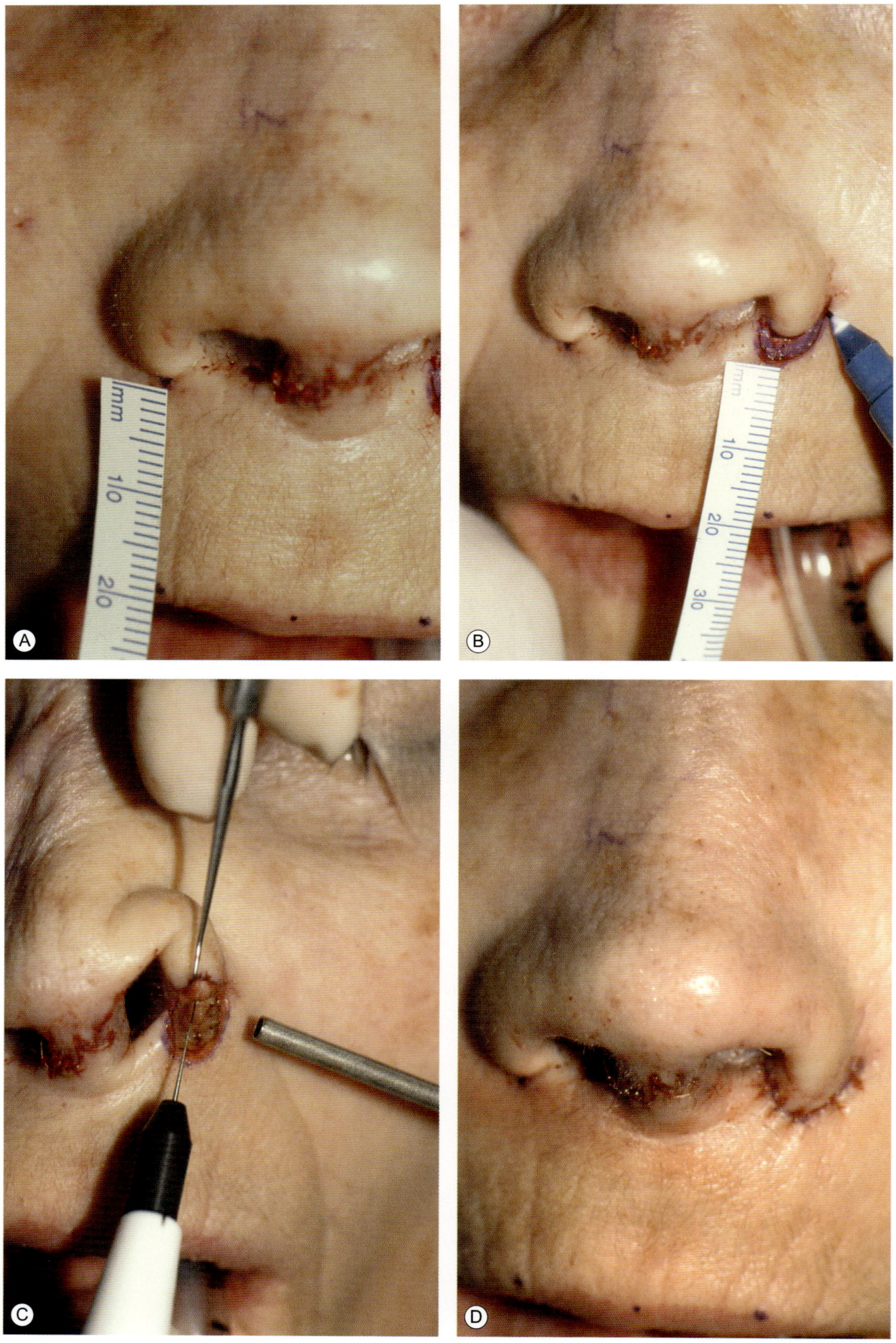

图 12.14 （A）在鼻翼位置理想的一侧测量红唇上缘到鼻翼底部的距离；（B）根据测量值标记患侧鼻翼底部的理想位置；（C）设计一个椭圆形切口，充分释放鼻翼部肌肉张力，以便无张力缝合；（D）用 6-0 快吸收线缝合切口；（E）术前照片；（F）左侧鼻翼底部重新定位后的照片

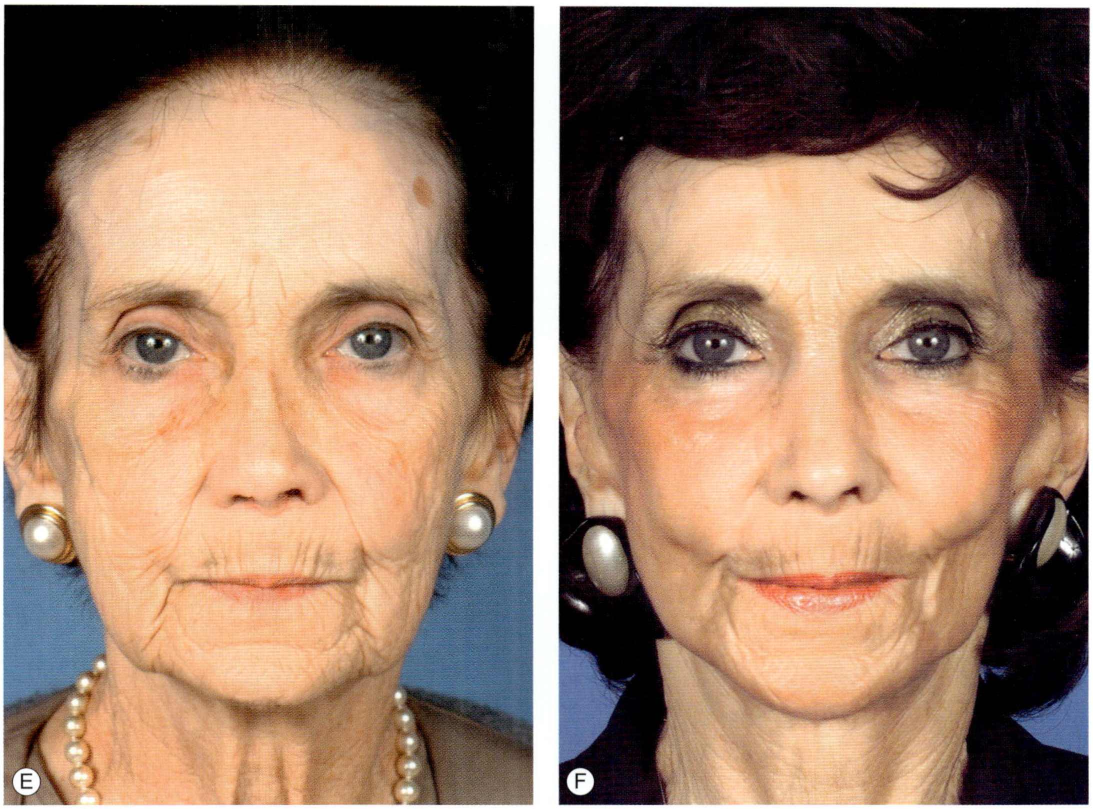

图 12.14（续）

调整鼻翼底部时的动态变化

调整鼻部尾端的突出度会对鼻翼底部造成巨大的影响。当过度突出的部分被降低时（图 12.14），多余的软组织会向尾端和外侧移位，有时可能需要进行鼻翼底部的缩窄才能予以矫正；相反，增加鼻部尾端的突出度，可以将鼻翼底部的过宽同时矫正过来。上颌骨前徙会使鼻翼底部变宽，上颌骨后缩则会使其变窄。延长上颌骨会使鼻翼底部向尾端移位。上颌骨截骨则会使其向头端移位，并且还会使鼻翼底部变宽。

缩窄鼻翼底部会使鼻翼缘向尾端移位，侧面观中会减少鼻小柱的显露。对大多数患者而言，会提升鼻部的审美。但是，对于鼻翼缘悬垂或鼻小柱退缩的患者来说，会使鼻部的比例愈发不协调。

如果有必要，切除鼻翼之前，应当先调整鼻小柱基底和踏板。踏板过度分离会使鼻孔看起来过窄，调整踏板后往往会发现鼻翼底部可能是需要缩窄的。如果准备使用鼻翼缘移植物，应该在调整鼻翼之前将其植入，因为鼻翼缘移植物会使鼻孔变宽。

参考文献

1. *Ponsky D, Guyuron B. Alar base disharmonies. Clin Plast Surg 2010; 37(2): 245–251.*
2. *Guyuron B. Alar base abnormalities: classification and correction. Clin Plast Surg 1996; 23(2): 263–270.*
3. *Guyuron B. Alar base surgery. In: Gunter JP, Rohrich RJ, Adams WP, editors. Dallas rhinoplasty – nasal surgery by the masters. 2nd ed. volume 1. St Louis: Quality Medical Publishing; 2007. p. 583–590.*
4. *Constantian MB. An alar base flap to correct nostril and vestibular stenosis and alar base malposition in rhinoplasty. Plast Reconstr Surg 1998; 101(6): 1666–1674.*

第 13 章

调整鼻孔的形状

章目录

要点

- 和鼻底部相关的解剖结构有鼻孔、鼻翼缘、软三角、内侧脚和踏板。
- 鼻孔短小包括鼻小柱短小、软三角衬里冗余及鼻翼的短小和薄弱。
- 仰头位中，鼻尖下小叶长度和鼻孔长度的最佳比例为 40：60。
- 对于鼻尖下小叶体积较为理想，但是鼻小柱过于短小且鼻尖突出度不足的患者来说，如果想用鼻尖帽状移植物、盾牌型移植物或者贯穿穹窿缝合来增加鼻尖突出度的话，会增加鼻尖下小叶的体积，造成鼻孔和鼻尖下小叶之间的比例不协调。
- 延长鼻孔长度的方法包括放置鼻小柱支撑杆、拉近或缩窄踏板的宽度、将内侧脚悬吊至鼻中隔尾端前角来延长鼻小柱、新月形切除一块冗余的软三角衬里及使用鼻翼缘移植物等。
- 在鼻孔延长的操作中，切除软三角衬里是最有效的一种方法。
- 穹窿间缝合与贯穿穹窿缝合会增加小叶的体积，使鼻孔向中间靠拢、看起来更加垂直。
- 植入鼻小柱支撑杆可以抬高鼻尖，拉长鼻孔；将内侧脚缝合固定于支撑杆上，可以使鼻孔向中间靠拢。这两步操作对鼻孔的延长都有很重要的作用。
- 植入鼻翼缘移植物后，不仅会矫正鼻翼凹陷，还可以延长鼻孔。
- 针对鼻尖下小叶体积过度肥大的患者，切除多余的软三角衬里，会使鼻孔拉长。

鼻孔和鼻尖下小叶之间的比例关系，会直接影响鼻底的形态。在复杂的鼻整形手术中，将鼻孔和鼻尖下小叶调整至比例均衡，是又一个挑战[1]。与鼻底均衡相关的解剖结构包括鼻孔、鼻翼缘、软三角、内侧脚和踏板。尽管一些部位的不协调会在正面观和侧面观中显现出来，但在基底面观中更便于评估。如果鼻尖下小叶和鼻孔的比例不是 40 ∶ 60，会表现为鼻孔过长或过短、鼻尖下小叶多余或不足。它们之间的比例是 45 ∶ 55 时，也可以被接受（图 13.1）[2]。鼻孔短小通常是多个结构上的畸形导致的，包括鼻小柱短小、软三角衬里冗余及鼻翼的薄弱和短小[3]，对这些部位进行相应的调整，会使鼻孔成比例地延长。

相反，鼻孔可能因为鼻小柱过长而显得很长。如果患者鼻尖突出度正常，而鼻尖下小叶的体积不足，也会使鼻孔变长。

另外，鼻尖下小叶和鼻孔之间的关系，也可能因为操作选择不当而被影响。如果鼻尖下小叶体积正常，但鼻小柱短小且鼻尖突出度不足时，用鼻尖帽状移植物和盾牌移植物增加鼻尖突出度，或通过

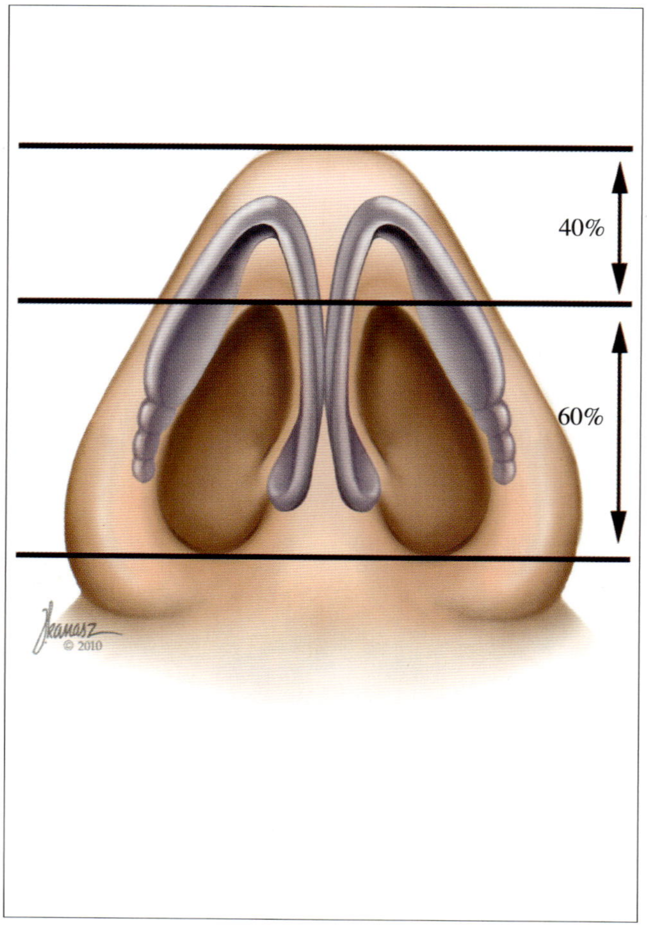

图 13.1 鼻孔的长度约为鼻尖到鼻孔下缘距离的 60%

贯穿穹窿缝合增加鼻尖下小叶的体积，会给鼻孔和鼻尖下小叶之间造成额外的不平衡。在这种情况下，通过植入鼻小柱支撑杆或者内侧脚锚状缝合来延长鼻小柱才会得到最好的结果。但是，如果因为鼻尖下小叶体积不足而导致的鼻尖突出度不足，通过植入鼻尖移植物来增加鼻尖突出度则是更好的选择。如果鼻尖突出度不足，且鼻小柱和鼻尖下小叶都不足的话，将鼻小柱拉长并使用鼻尖移植物是最为理想的选择。

延长鼻孔长度的具体方法包括放置鼻小柱支撑杆、缩窄踏板宽度、使用鼻翼缘移植物、通过将内侧脚悬吊至鼻中隔尾端前角来延长鼻小柱、新月形切除一块冗余的软三角衬里等。最后一种方法是最为有效的。但是，矫正鼻孔短小时通常需要将这几种操作联合使用。改变鼻孔方向和长度的相关操作已经在其他章节中讨论过了，本章不再赘述。接下来将讨论一些其他的操作，旨在能使术后效果更经得起时间的考验。

穹窿间缝合

穹窿间缝合和贯穿穹窿缝合会使小叶体积增加，而且可以重新调整鼻孔的方向，使鼻孔更垂直且更靠近中线（图 13.2、13.3）。

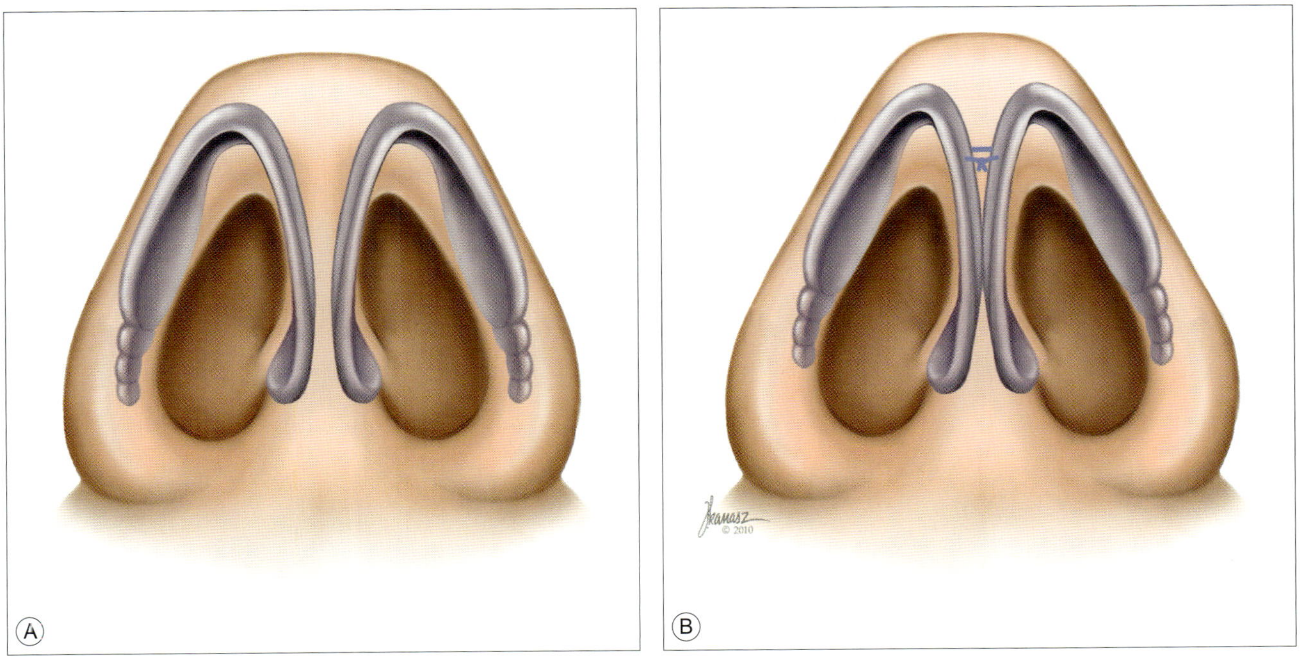

图 13.2　示意图显示，针对双侧分离的穹窿，穹窿间缝合可能会造成小叶体积的增加和鼻孔形状的改变

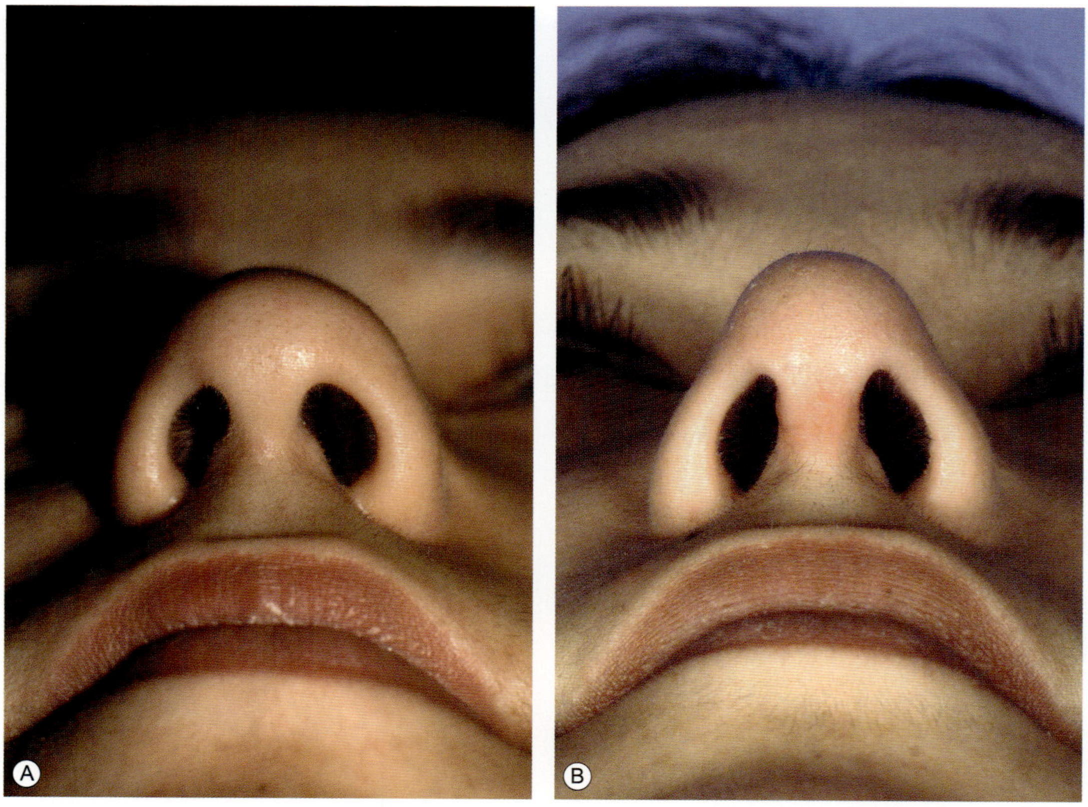

图 13.3 （A）术前基底面观；（B）术后基底面观，贯穿穹窿缝合会导致鼻尖下小叶体积的增加

放置鼻小柱支撑杆

放置鼻小柱支撑杆会将软组织向前牵拉，不仅会拉长鼻小柱和鼻孔，还会使鼻孔和鼻翼底部缩窄（图 13.4）。另外，将内侧脚缝合到支撑杆上会使内侧脚和穹窿之间的距离缩窄，从而导致鼻孔方向的改变。

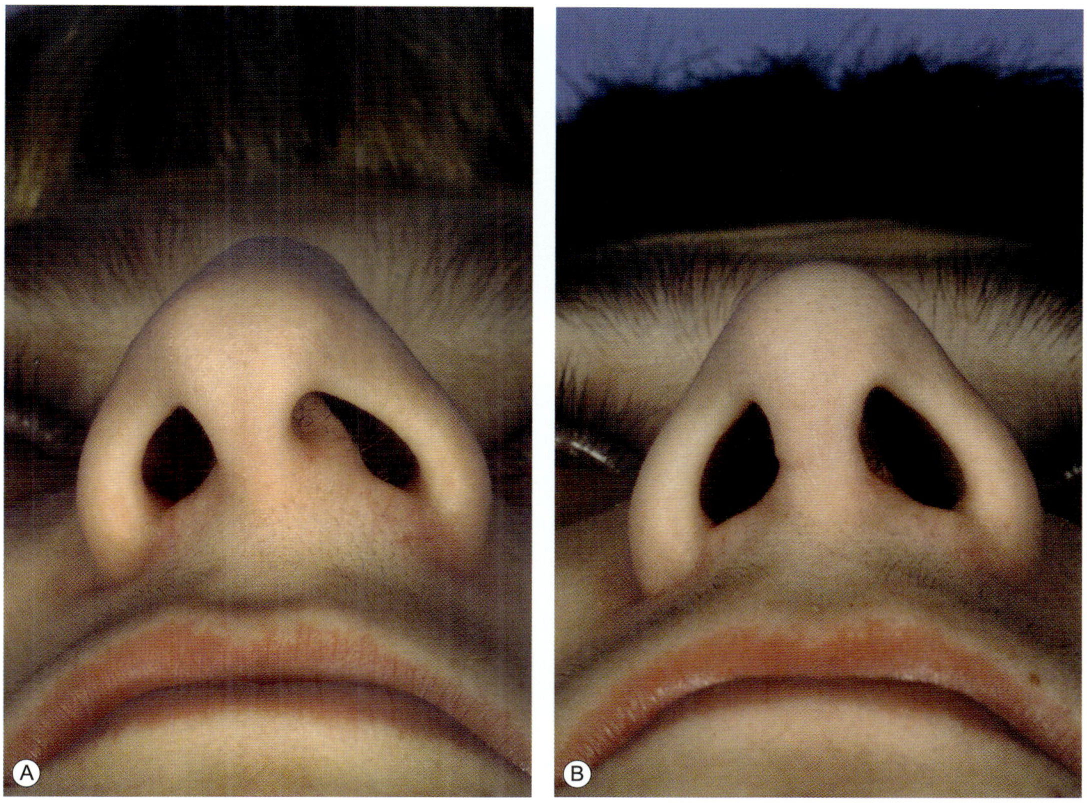

图 13.4　基底面中显示，植入鼻小柱支撑杆可以延长鼻孔，使鼻尖下小叶和鼻孔之间的比例更加协调

放置鼻翼缘移植物

植入鼻翼缘移植物后，不仅会修复鼻翼的凹陷，还会使鼻孔延长（图 13.5、13.6）。

软三角

软三角软组织冗余的患者，其鼻孔前缘到穹窿后缘的距离较大。通常需要将多余的软三角衬里切除，使鼻孔变长（图 13.7、13.8）。

很多患者需要多种操作联合使用（图 13.9）。

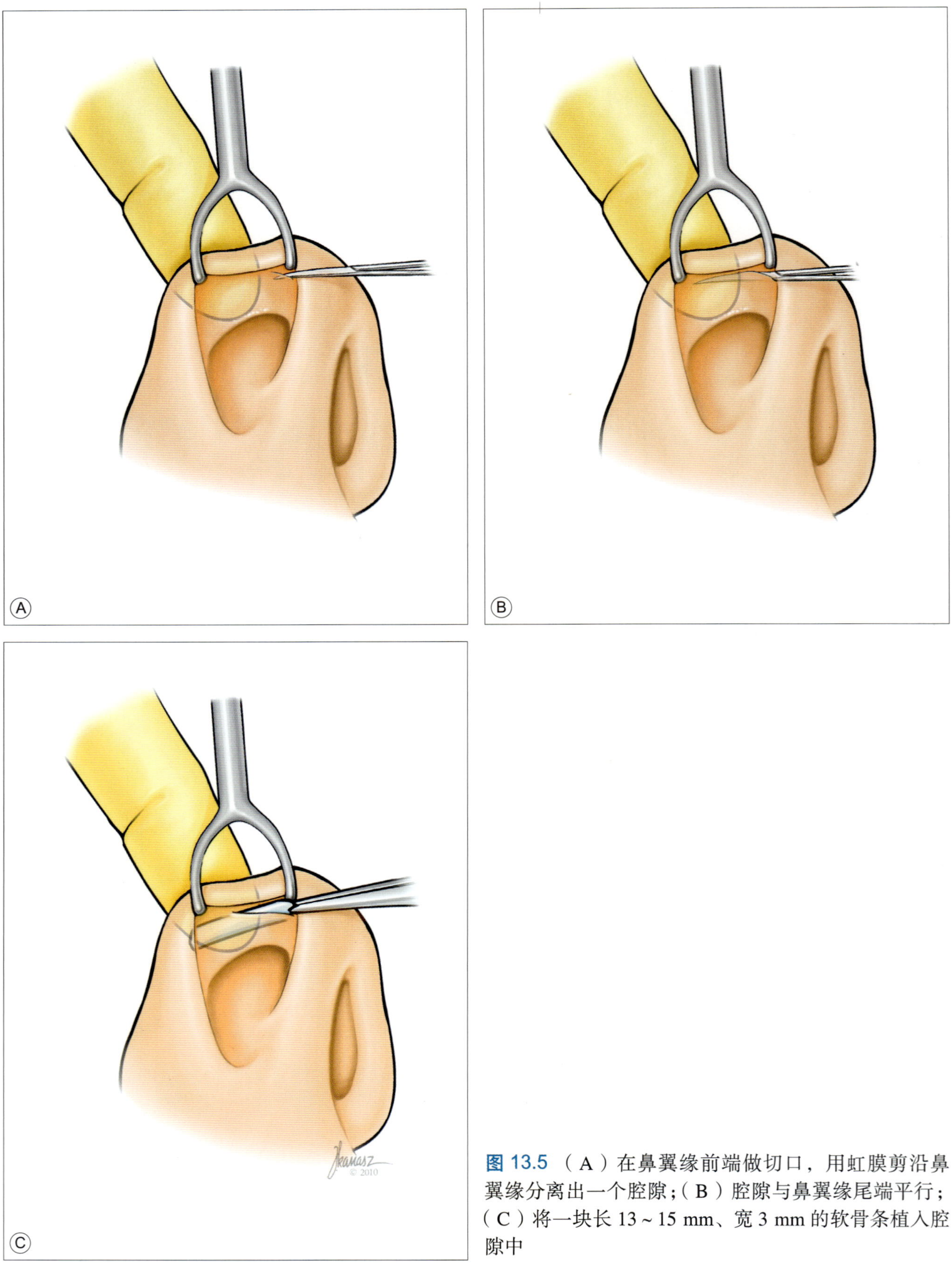

图 13.5 （A）在鼻翼缘前端做切口，用虹膜剪沿鼻翼缘分离出一个腔隙；（B）腔隙与鼻翼缘尾端平行；（C）将一块长 13 ~ 15 mm、宽 3 mm 的软骨条植入腔隙中

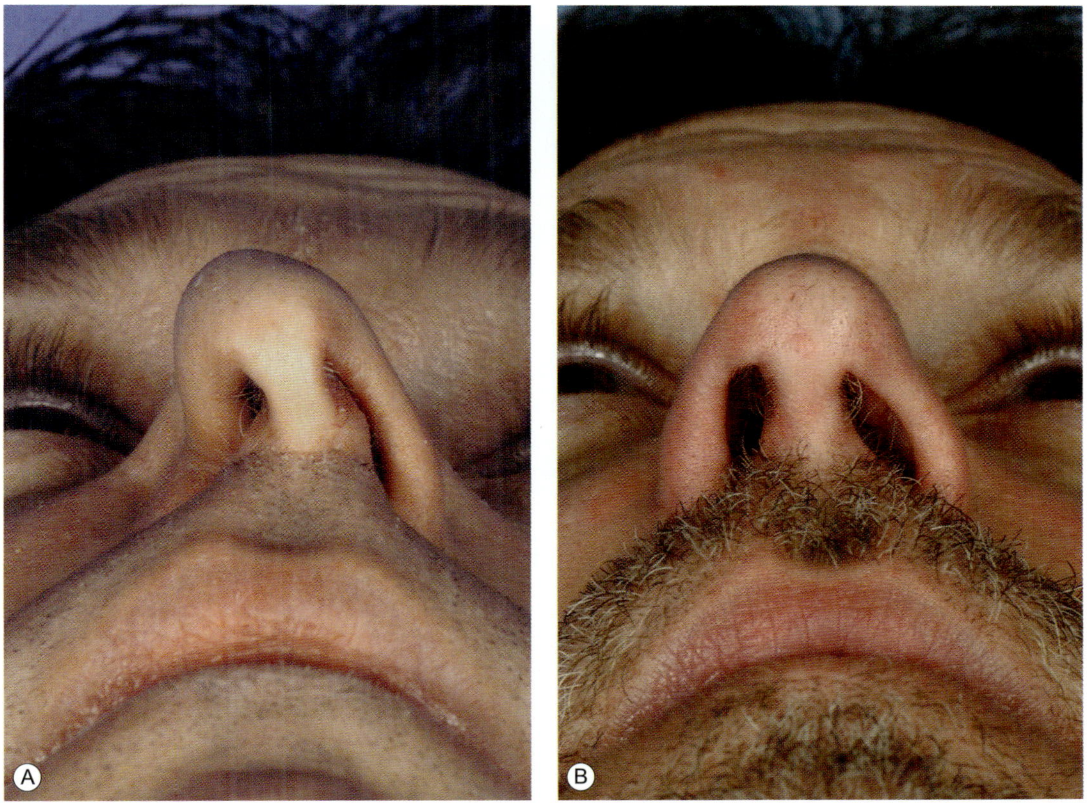

图 13.6　基底面中显示，植入鼻翼缘移植物，在支撑鼻翼缘的同时还会拉长鼻孔

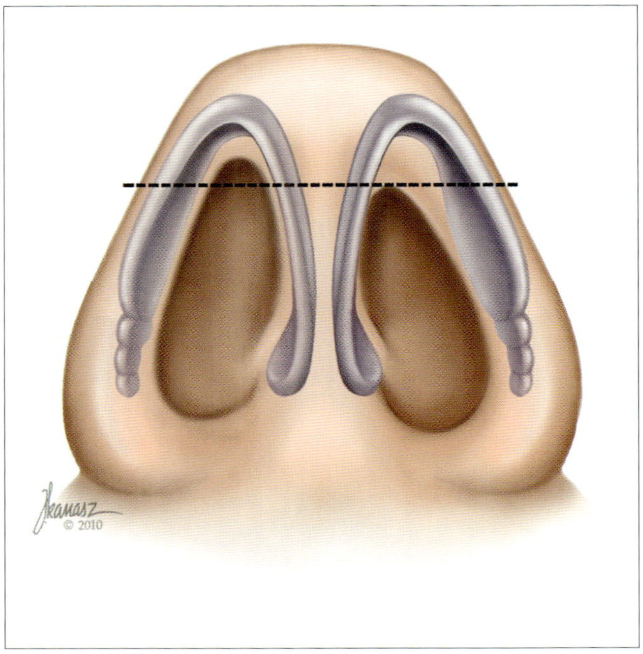

图 13.7　示意图显示，软三角衬里的冗余会导致左右鼻孔的不对称

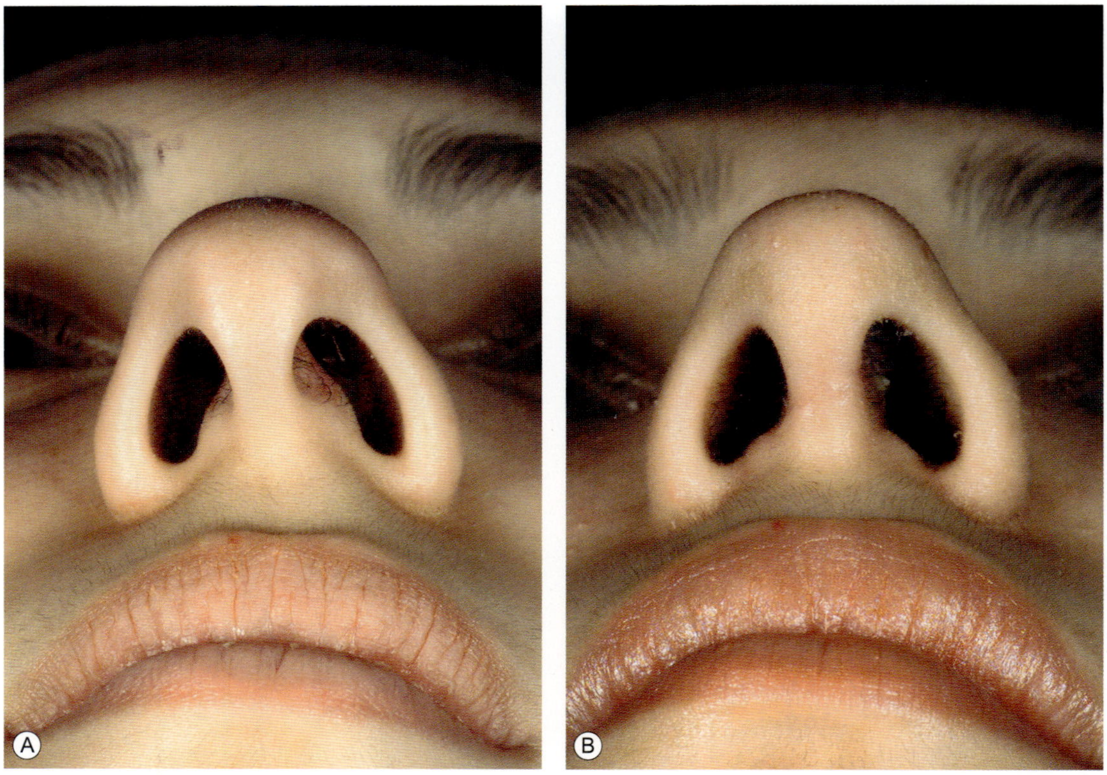

图 13.8 （A）术前基底面观；（B）术后基底面观，为了重建一个更加协调的鼻底，通过切除软三角衬里以及拉拢内侧脚的方法进行鼻孔延长

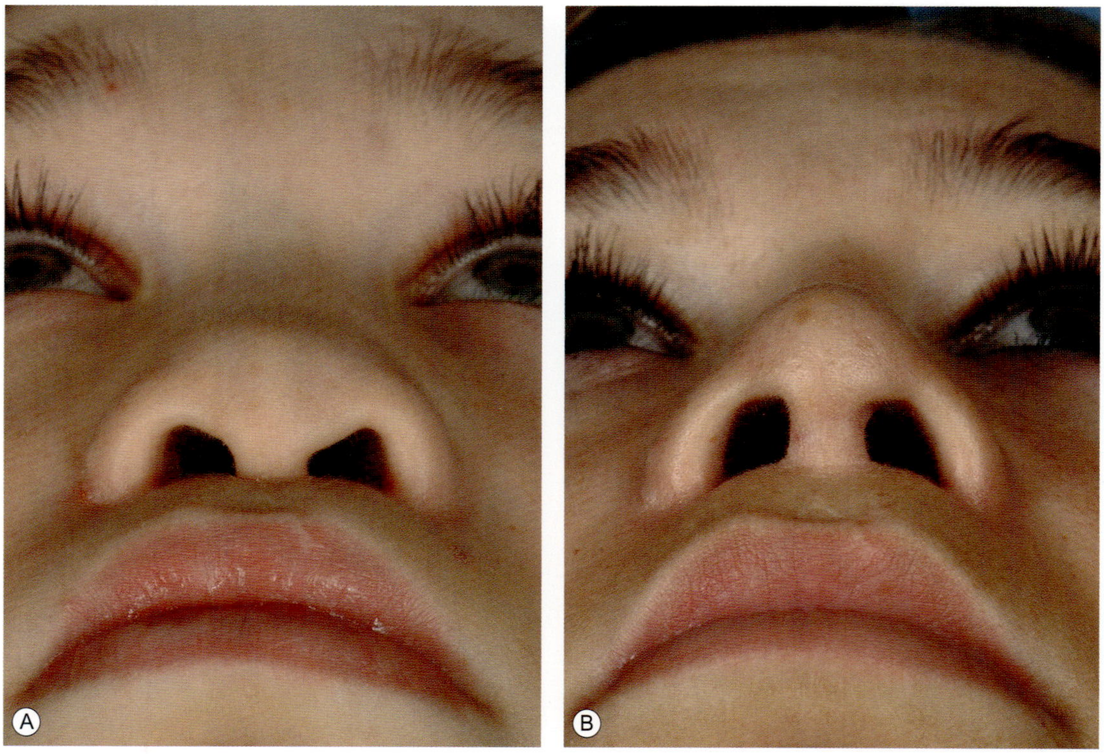

图 13.9 （A）基底面中显示，Binder 综合征患者严重的变形鼻孔；（B）术后照片。术中进行了包括放置鼻小柱支撑杆、延长鼻小柱、缩窄鼻尖、切除软三角衬里和放置鼻翼缘移植物等操作

参考文献

1. Gunter JP, Rohrich RJ, Friedman RM. Classification and correction of alar–columellar discrepancies in rhinoplasty. Plast Reconstr Surg 1996(3); 97: 643–648.
2. Daniel RK. Rhinoplasty: large nostril/small tip disproportion. Plast Reconstr Surg 2001; 107(7): 1874–1881.
3. Guyuron B, Ghavami A, Wishnek SM. Components of the short nostril. Plast Reconstr Surg 2005; 116(5): 1517–1524.

第 14 章

时间因素对鼻整形的影响

章目录

要点

- 鼻整形术后 1 年左右，软组织肿胀才会完全消退，鼻部形态才会逐渐恢复到接近理想。医生应该力求让患者在恢复后能一直保持理想的鼻部形态。
- 因为重力和老化等因素的影响，鼻整形的结果往往会发生一些持续的变化。
- 最常见的瑕疵是上外侧软骨向中间移位而导致的倒 V 状畸形，这种畸形在术中往往不容易被察觉，有些患者可能在数年后才会显现。
- 术中操作如果损伤到鼻部的肌肉组织，术后短期内往往不会有特殊的异常表现；但在数月或数年后，会逐渐表现出局部表情活动的不自然。
- 皮下组织越致密，随着时间的推移，外被软组织就越容易变薄。
- 将移植物的边缘削成斜面，可以尽量避免远期移植物的轮廓显形。
- 对于皮肤较薄的患者来说，用保留软骨膜的耳郭软骨作为鼻尖移植物或轻轻夹捏后的鼻中隔软骨作为移植物，要比使用未经处理的鼻中隔或肋软骨移植物更不易显形。
- 鼻尖向尾端旋转是鼻整形术后常见的并发症。使用永久性缝合材料，如 5-0 的透明尼龙线进行鼻尖旋转缝合，可以避免这种情况的发生。
- 吸烟的患者鼻部近头侧 1/2 皮肤弹性和厚度丧失的速度比普通人快；然而，随着时间的推移，更为明显的趋势是鼻尖上区皮脂腺的活跃性会逐渐增强，软组织也会逐渐增厚，出现鼻尖上区畸形的可能性就会增大。

- 如果患者长期暴露在阳光下，会加快皮肤老化的进程，减少皮肤的弹性，从而导致软组织体积的减少，所以术后会更容易暴露鼻部微小的瑕疵。

虽然我们都认为鼻整形手术后的 1 年之内，不可以对结果做出任何评判，但这个期限是没有根据的，没有任何研究表明鼻部的恢复期会在 1 年完全结束。但是，基本上可以认为大多数的变化都发生在术后 1 年之内，这意味着 1 年后鼻部的形态应该接近理想。事实上，笔者确信鼻整形术后的结果存在持续的变化。这个观点在面部和身体其他部位都得到了验证，因为随着重力作用和年龄的不断增长，软组织的厚度会发生不断的改变，会逐渐降低软组织对潜在瑕疵的隐匿能力。此外，鼻整形术后的远期效果应该能经得起时间的考验，随着软组织肿胀的逐渐消退，应该能在患者的余生中一直保持较为理想的形态。随着时间的流逝，软组织的厚度、鼻部支架的支撑力及周围环境这三个因素会对鼻部远期的形态影响很大。下面我们将分别讨论这些因素。

软组织的厚度

如第 1 章中所述，鼻部的软组织包括皮肤、浅表肌腱膜系统及骨膜等。根据性别和年龄的不同，皮肤的厚度也存在着差异。随着年龄的增长，皮肤的厚度一定会逐渐减少。所以，几十年后，曾被软组织隐匿的支架上的瑕疵就有可能会显现出来。需要强调的是，由于术中局部麻醉药物的使用和局部组织的水肿，使得一些细小的瑕疵不容易通过触诊被检查出来。在开放术式中，通过仔细观察调整后的鼻部支架，可以尽可能地减少这种情况的发生概率。这些瑕疵中最常见的一个例子是上外侧软骨向中线的移位。根据软组织的不同厚度，很多倒 V 状畸形会在术后半年到 1 年甚至数年后才被发现。术后早期组织的肿胀和瘢痕会将这种畸形掩盖，只有在肿胀消退及瘢痕变软后才会显现出来。为了避免这种情况的发生，无论皮肤厚薄，都需要让鼻背支架结构在中线上保持完全对称。通过术中对皮肤的挤压可以临时缓解局部组织的水肿，便于观察到不易被察觉的倒 V 状畸形，也可以帮助医生确定是否需要使用撑开型移植物，以避免进行再次修复手术。对于大部分的患者来说，因年龄增长而导致的软组织变薄会造成不利的影响（图 14.1 ~ 14.3；框 14.1 ~ 14.3）；然而，皮肤较厚的患者会从时间因素中获益，随着时间的流逝，鼻子会呈现出更好的立体感，特别是在鼻尖和鼻尖上区域（图 14.4；框 14.4）。当然，这种变化有可能在数年后才会逐渐显现出来。

对鼻部肌肉的破坏是另一个影响表情活动的因素，这种现象通常不会出现在术后早期，一般都是在术后数月或数年后才会被注意到。另外，像前面提到过的一样，如果不在骨膜下平面进行剥离，去除驼峰时，骨膜及软组织也会被顺势切除。再者，多次手术会很大幅度地减少软组织的厚度，软组织因时间因素变薄的现象也会更加明显，更容易显露鼻部支架结构上的瑕疵。鼻部软组织的变薄是令人沮丧的，特别是在鼻背部分，不但会暴露细小瑕疵，也常常会伴发毛细血管的扩张。

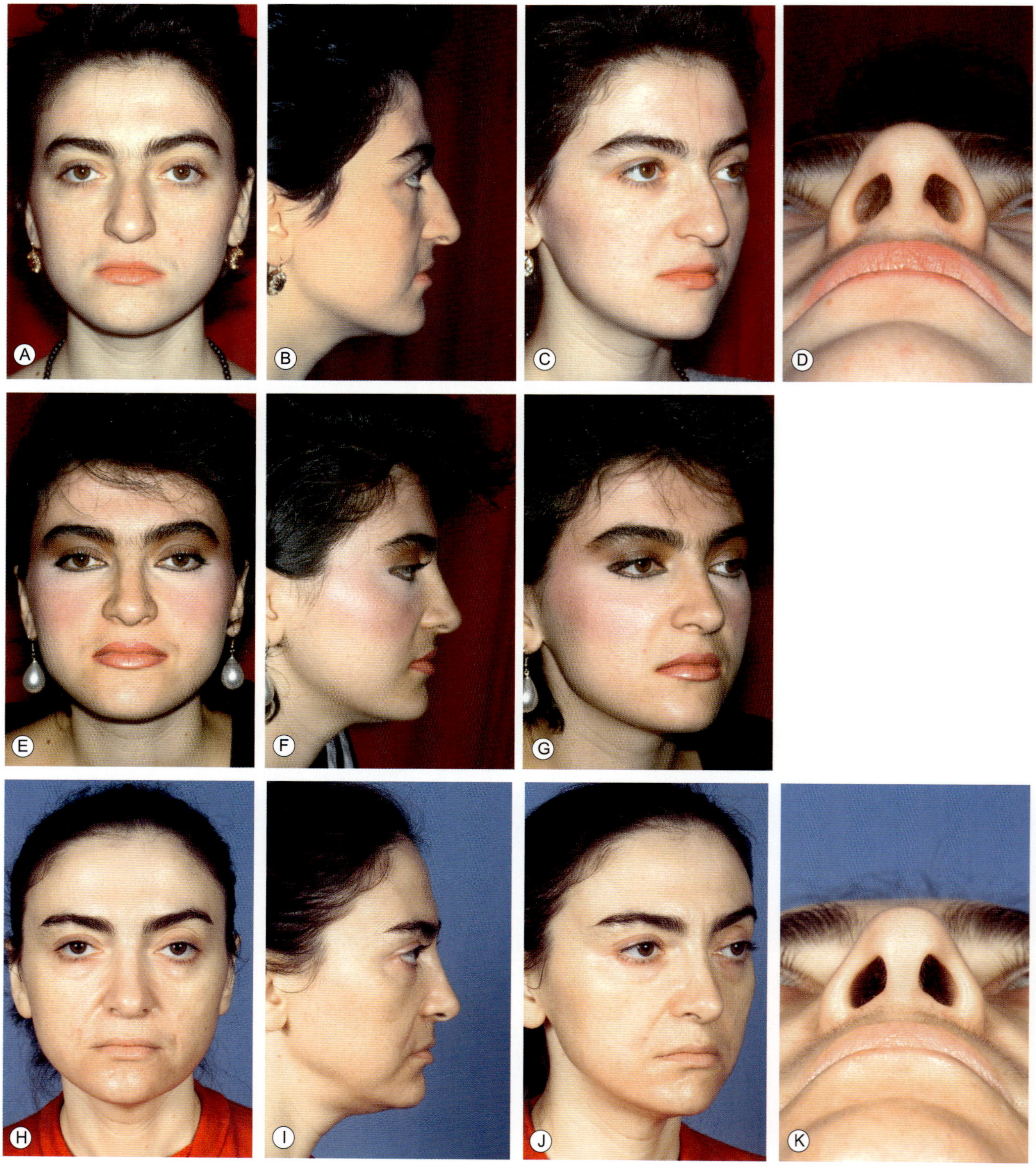

图 14.1 （A～D）患者术前照片；（E～G）鼻整形术后 4 个月照片；（H～K）鼻整形术后 16 年照片。这组照片显示中鼻拱支撑力不足，术后短期内没有出现倒 V 状畸形和鼻尖向尾端旋转的问题。请注意观察，多年后患者鼻尖缩窄的幅度。（L）为软组织操作示意图。（M）为支架结构术中操作示意图

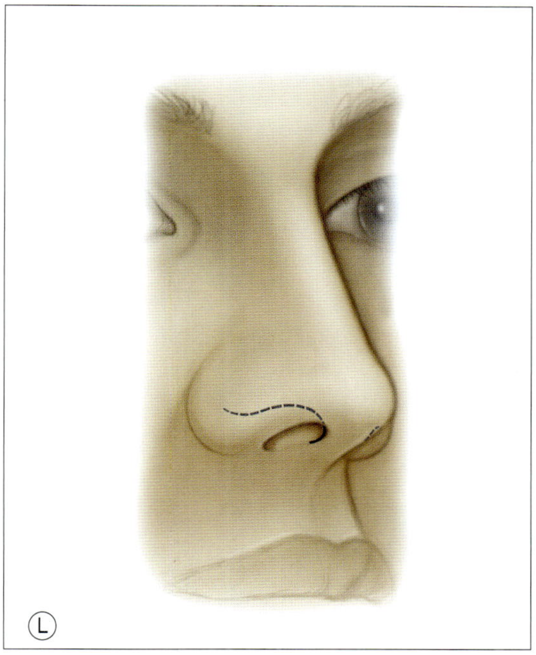

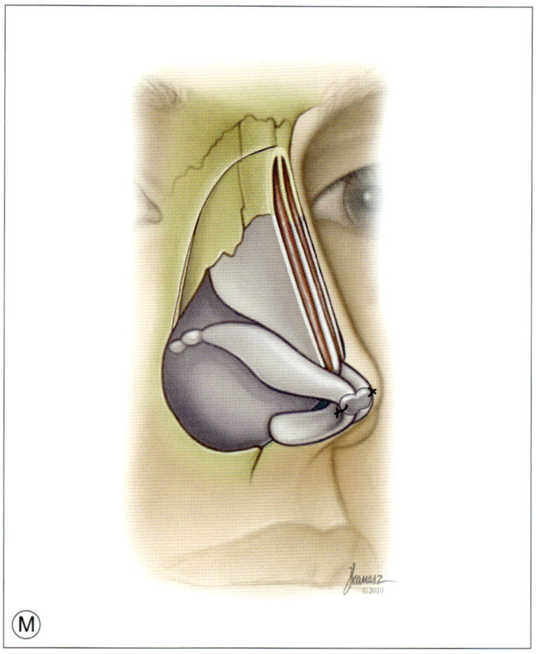

图 14.1（续）

框 14.1

手术操作：图14.1

- 闭合入路操作
- 去除鼻翼软骨头端部分
- 去除驼峰
- 开放入路行鼻中隔成形术
- 双侧低–低截骨术
- 使用鼻尖帽状移植物
- 楔形切除鼻中隔尾端前脚及相应的膜性鼻中隔

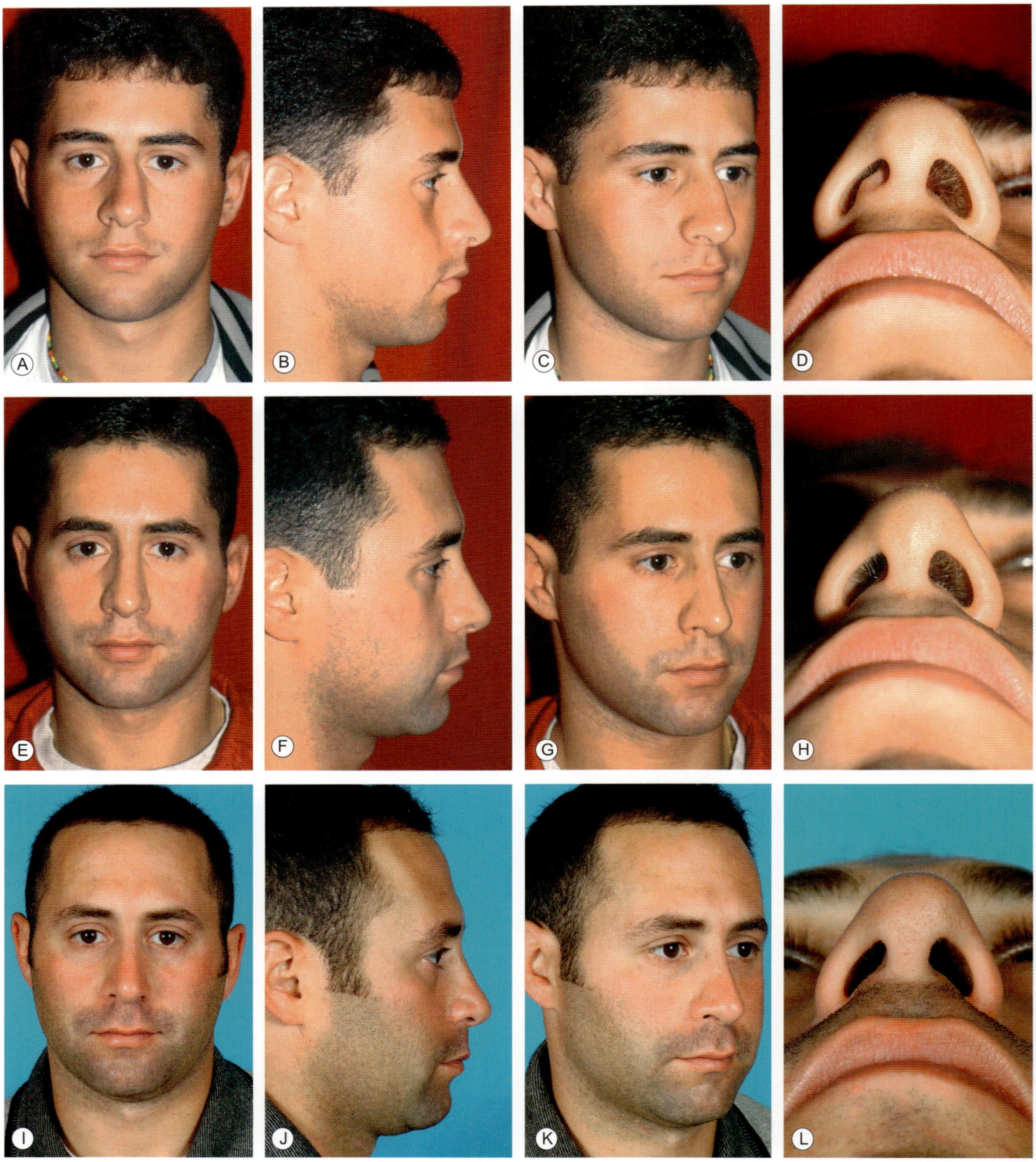

图 14.2 （A ~ D）患者术前照片；（E ~ H）术后 4 年的照片中还未出现鼻背凹陷；（I ~ L）术后 12 年的照片中出现了鼻背部的凹陷；（M）为软组织操作示意图；（N）为鼻部支架结构术中操作示意图

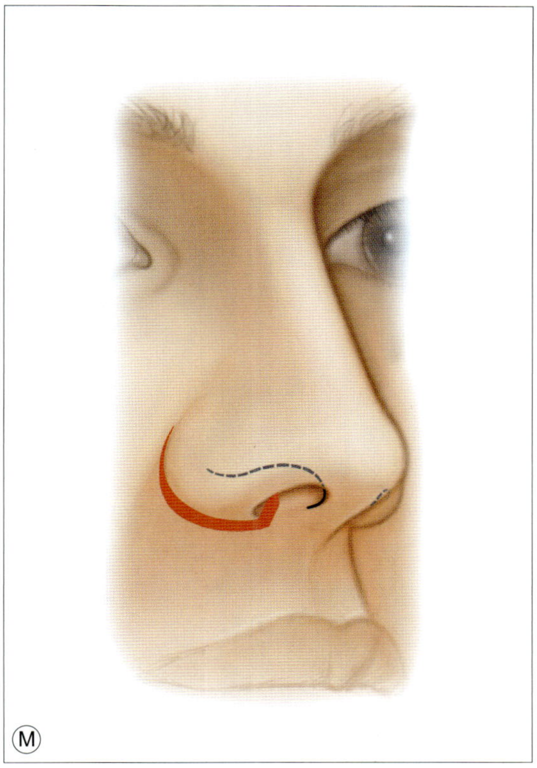

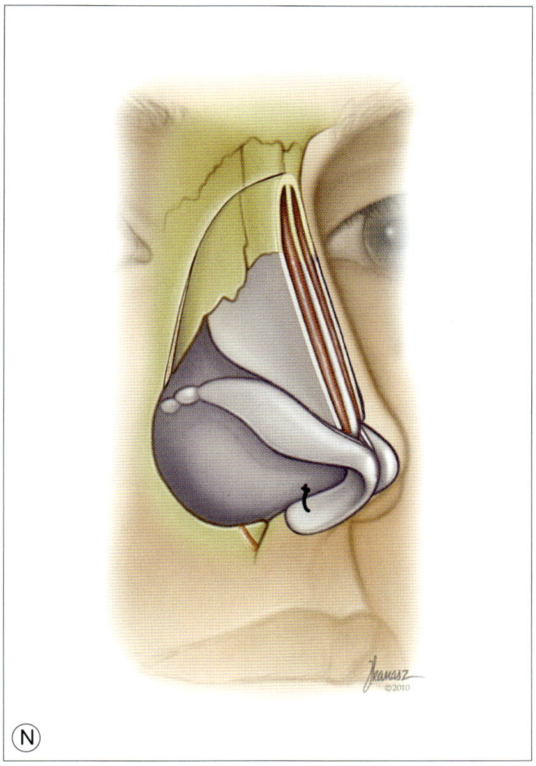

图 14.2（续）

框 14.2

手术操作：图14.2

- 闭合入路操作
- 使用鼻翼缘切口
- 去除双侧鼻翼软骨头端部分
- 去除驼峰
- 开放入路行鼻中隔成形术
- 双侧保守的下鼻甲切除术
- 双侧低–低截骨术
- 通过截骨术使鼻棘居中
- 拉拢踏板
- 用联合切除术缩窄双侧鼻翼底部

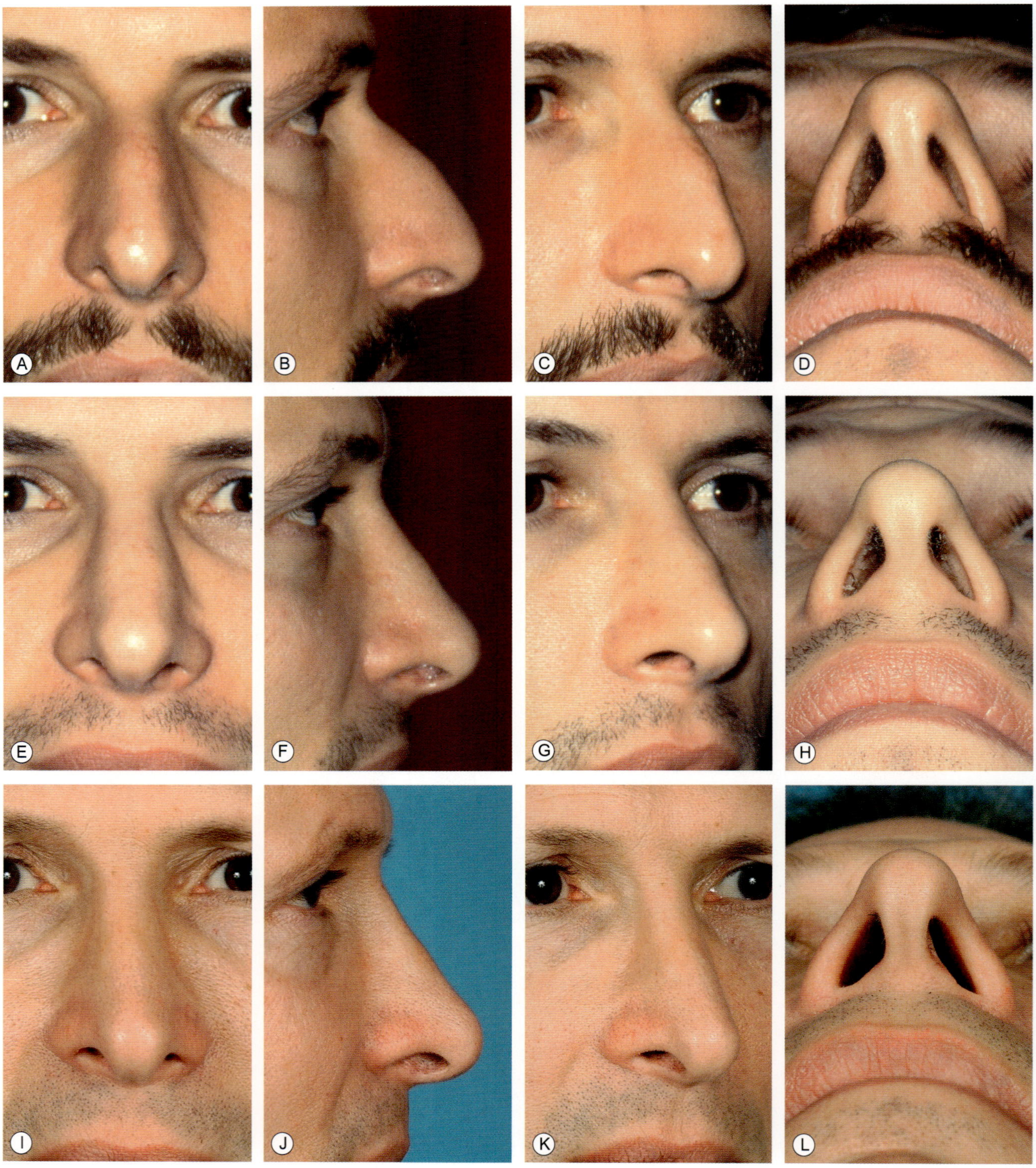

图 14.3 （A～D）患者术前照片；（E～H）术后 6 个月的照片；（I～L）术后 18 年的照片，显示多年后逐渐演变而来的中鼻拱狭窄及鼻尖下垂；（M）为软组织操作示意图；（N）为鼻部支架结构术中操作示意图

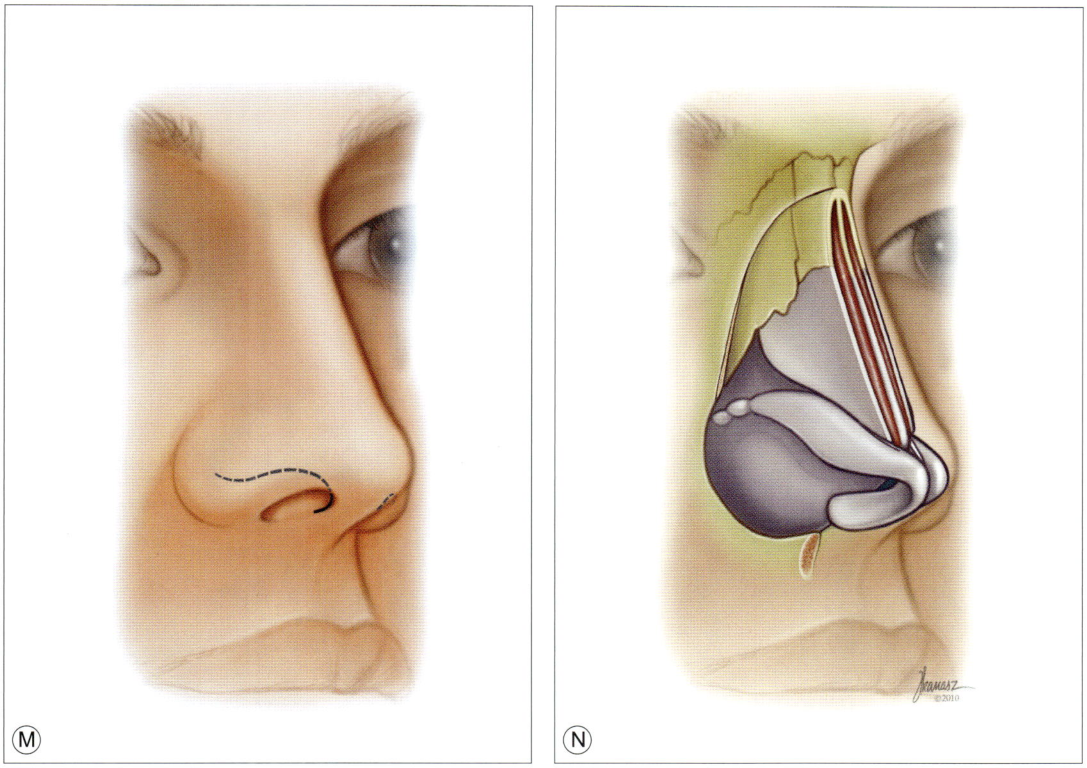

图 14.3（续）

框 14.3

手术操作：图14.3

- 闭合入路操作
- 去除双侧鼻翼软骨头端部分
- 去除驼峰
- 开放入路行鼻中隔成形术
- 双侧低-低截骨术
- 楔形切除鼻中隔尾端前脚及相应的膜性鼻中隔
- 降低鼻棘

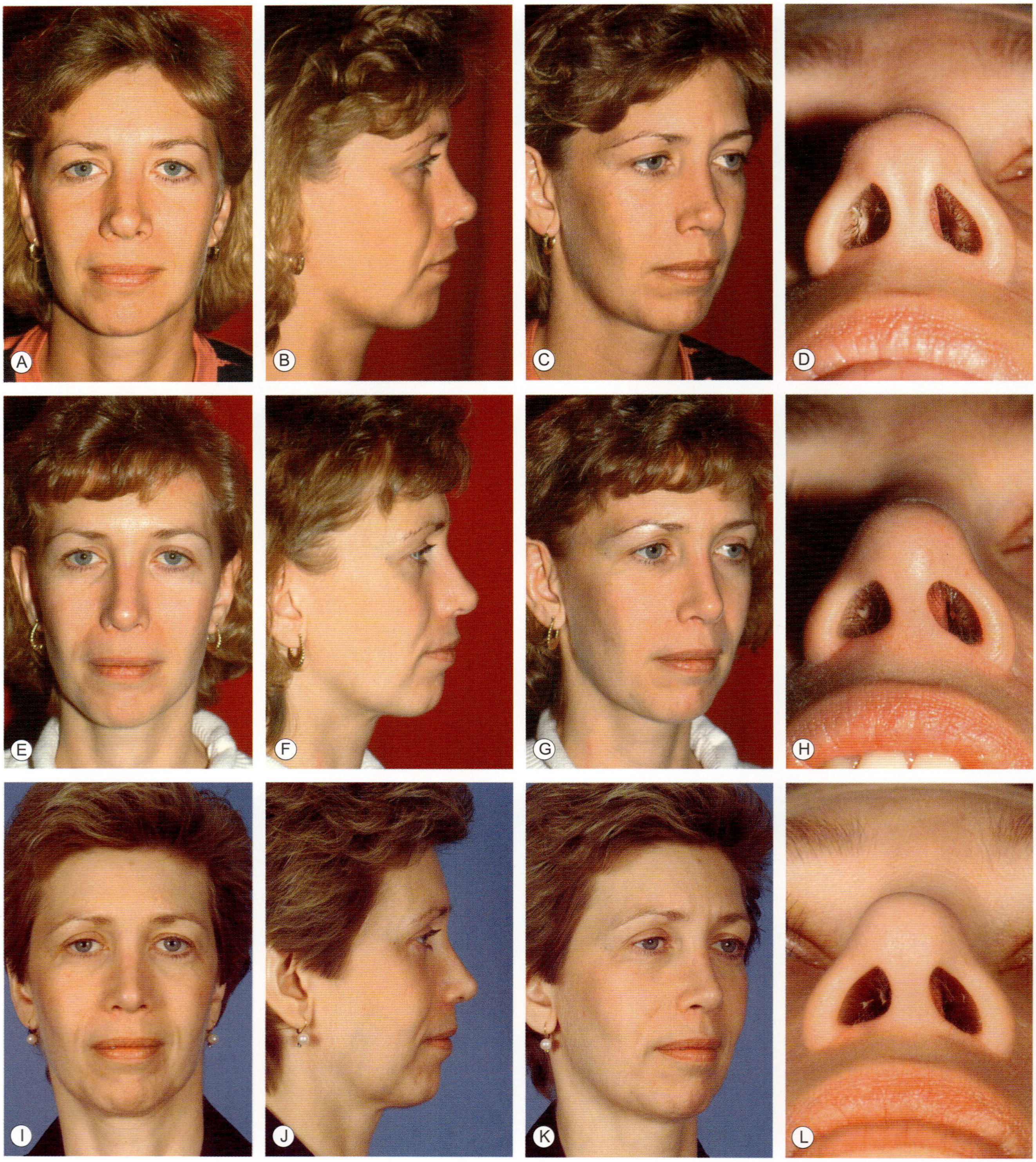

图 14.4 （A～D）患者术前照片。通过对患者术后 14 个月（E～H）和术后 10 年（I～L）照片的仔细对比，显示患者术后早期出现的鼻尖上区域畸形和鼻尖过宽的症状，在远期得到了改善；而且随着时间的推移，逐渐演变出一个鼻尖上转折区和更窄的鼻尖。（M）为软组织操作示意图。（N）为鼻部支架结构术中操作示意图

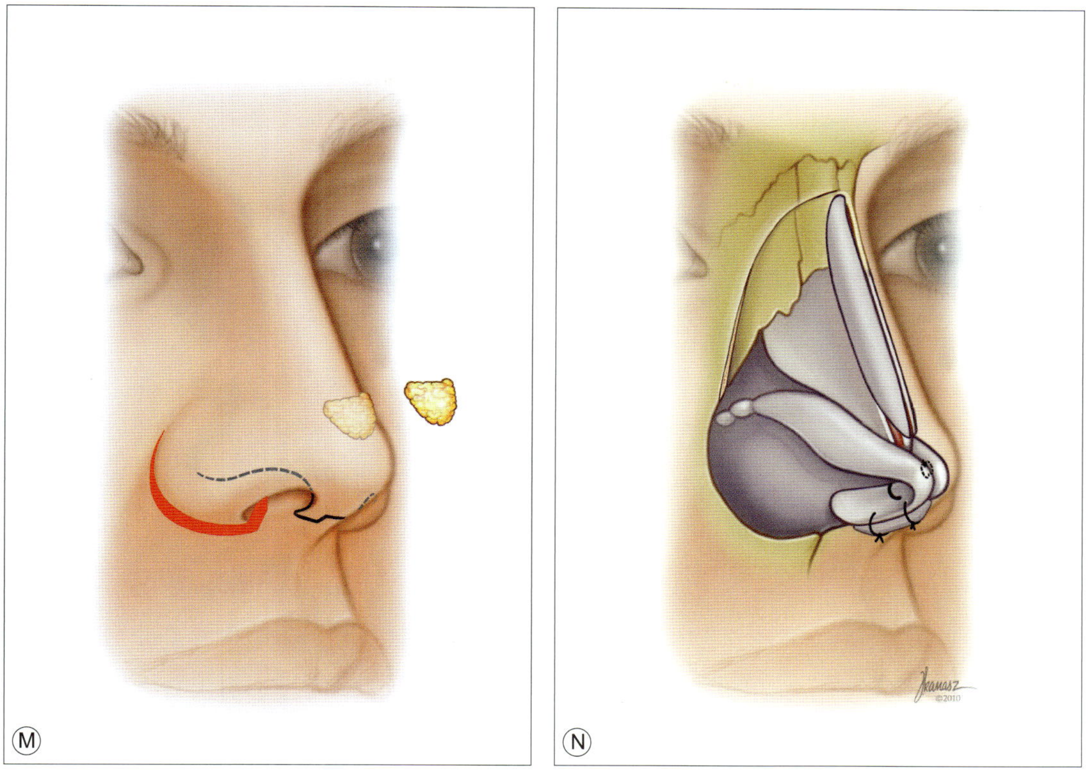

图 14.4（续）

框 14.4

手术操作：图14.4

- 开放入路操作
- 去除双侧鼻翼软骨头端部分
- 开放入路行鼻中隔成形术
- 双侧保守的下鼻甲切除术
- 双侧低–低截骨术
- 拉拢内侧脚
- 使用8字穹窿间缝合
- 使用鼻背移植物
- 去除鼻尖上区域的软组织
- 应用联合切除术缩窄双侧鼻翼底部
- 使用外置鼻小柱移植物

鼻部支架的支撑力

皮下组织越致密，随着时间的推移，外被软组织就越容易变薄。就不同患者而言，各有利弊。对于皮肤较厚的患者来说，构建一个支撑力稳定、突出度合理的鼻部支架，会在术后远期呈现出更好的立体感。但是，如果这种支架结构存在于较薄的皮肤下，远期软骨就会很明显地显现，鼻子看上去也会不自然。所以，为了实现理想而稳定的远期效果，皮肤薄的患者应该构建一个支撑力稍弱些的支架，皮肤较厚的患者应该构建一个支撑力略强些的支架。但是，不论软组织薄或厚，都需要将软骨移植物的边缘削成斜面，以避免远期移植物轮廓的显形。对于皮肤较薄的患者来说，使用保留软骨膜的耳郭软骨作为鼻尖移植物，或者轻轻夹捏后的鼻中隔软骨移植物，要比使用未经处理的鼻中隔软骨或肋软骨更为合理。

另一个常见的并发症是：如果没有用不可吸收线固定鼻尖的话，远期往往会出现鼻尖向尾端旋转的现象。无论是否做过手术，上外侧软骨和鼻翼软骨之间、鼻中隔软骨和鼻翼软骨之间纤维粘连力量的减弱，都会使鼻子逐渐变长。所以，将鼻尖向头侧旋转固定于鼻中隔软骨上，会避免因重力作用而导致的鼻尖下垂。

环境因素

吸烟的患者鼻部近头侧 1/2 皮肤弹性和厚度损失的速度会比普通人快。然而，随着时间的推移，更容易出现鼻尖上区域的畸形。如果患者长期暴露于阳光下，会加快皮肤的老化、减少皮肤的弹性，使软组织的体积减小，所以，几年后往往会更早地暴露出各种细小的瑕疵。通过这些环境因素对皮肤的影响再一次佐证：构建一个尽可能没有瑕疵的鼻部支架，会为患者带来理想的、稳定的远期效果。

第 15 章

吸入性可卡因鼻畸形的修复

章目录

要点

- 吸入可卡因对鼻中隔和鼻腔内壁会带来腐蚀性的损伤。
- 矫正因吸食可卡因所致鼻畸形的首要原则是，要求患者承诺放弃使用可卡因，并得到具有相关专业资格医生的确认。
- 原先吸食可卡因的患者，必须戒除可卡因至少 3 年，才可以考虑进行鼻部手术。
- 可卡因所致鼻畸形的常见特征包括：鼻部挛缩、倒 V 状畸形、鼻部整体向经常吸食可卡因的鼻孔一侧偏斜、伴随鼻背塌陷的鞍鼻畸形、鼻小柱退缩、假性驼峰、鼻部变宽、鼻小柱向患侧偏斜及伴发 V 形切迹的鼻翼退缩等。
- 通过对鼻内部结构的检查，通常会发现鼻中隔存在完全或部分的损伤。
- 鼻炎活跃期是任何鼻整形手术的禁忌证，同时也有可能会增加患者继续吸食可卡因的风险。
- 如果鼻翼缘退缩超过 2 mm，在设计开放切口时，应考虑到增加前庭衬里 V-Y 推进瓣的切口设计。
- 做鼻背剥离时，应尽最大努力避免撕裂鼻腔衬里，导致鼻背剥离腔隙和鼻腔的贯通。一旦出现，应当立即修复。
- 如果需要用克氏针将软骨固定在鼻骨上，应尽量避免克氏针的尾端穿透鼻腔衬里，否则在拔除克氏针时会将细菌带入软骨中。

1912 年，Owens 率先报道了可卡因对鼻黏膜的影响[1]。以娱乐为目的而吸食可卡因的情况在美国一直处于上升趋势，鼻腔是最常见的吸食途径[2]。吸食可卡因会导致鼻黏膜血管的剧烈收缩，对鼻腔衬里会造成不同程度的腐蚀性影响[3]。这种损伤不断增加最终会导致鼻中隔和鼻腔外侧壁的全层坏死；随着坏死的加剧，会继发感染，进而导致软组织和软骨的缺失；如果继续吸食可卡因，穿孔范围会进一步扩大，出现鼻背塌陷、鼻翼退缩和鼻部挛缩等症状[4]。

一些医生建议使用带血管蒂的皮瓣移植来修复鼻中隔的穿孔[5-6]。但在笔者看来，这种操作可能会因为皮瓣体积过大而影响气道功能，对大多数患者可能不适用。

评估患者

对这类患者的谨慎分析从对其心理状况的深入评估开始。成功矫正可卡因鼻畸形的首要准则就是患者必须有戒除可卡因的决心，这需要得到具有相关专业资格医生的确认。否则，复吸会很轻易地毁掉理想的鼻整形手术效果。因此，这种生活方式的改变至少要持续 3 年以上，才可以考虑手术。

医生不应该因为鼻部存在畸形就把注意力全部放到鼻子上，而是要强调对整个面部的评估。对于首次或再次鼻整形的患者，在分析鼻部畸形之前，应先对鼻周围结构甚至面部其他特征进行整体评估，尤其要注重对上颌骨的检查和评估。

每位患者鼻部存在畸形的程度是不同的。有些患者可能只是在鼻中隔上有一个小的穿孔，并没有影响到鼻部外观的形态。但是，找到整形外科医生寻求帮助的，往往是鼻部外观形态存在畸形的患者。可卡因鼻畸形常见的特征包括鼻部挛缩、鼻背倒 V 状畸形和鼻部结构不同程度的偏斜等。偏斜大多和吸入通道内壁的大面积损伤或坏死有关。对于一个习惯使用右手的患者来说，症状通常发生于鼻部右侧。因为鼻翼支撑力的缺失，鼻尖往往会被拉向患侧。鼻背塌陷会导致鞍鼻畸形，鼻尖过度旋转会导致鼻尖挛缩，鼻中隔的缺失会导致鼻小柱的退缩。在这种情况下，整个鼻子都会变短，而不是仅仅鼻尖向头侧旋转。鼻背的塌陷会形成一个假性的驼峰，这是因为在骨性支架保持不变的同时，鼻背软组织向后移位而导致的。除此之外，鼻背的坍塌也会使软组织向两侧堆积，使鼻和鼻翼底部变宽。鼻中隔尾端前脚支撑力的下降会使鼻尖降低。从基底面中观察也会发现鼻部存在严重的变形，如鼻小柱偏向患侧、鼻尖支撑结构不对称、鼻翼存在切迹且向患侧凹陷及鼻翼底部发生移位等。

通过对鼻内部结构的检查，通常会发现不同程度的鼻炎或鼻中隔损伤。鼻炎活动期是任何鼻部手术的禁忌证，应该全身应用抗生素和局部使用莫匹罗星进行治疗，直到鼻炎完全治愈；合并鼻炎的患者应质疑他们是否停止吸食可卡因。吸食可卡因的患者，鼻甲通常也会变得肥大。

手术操作

这类矫正手术需要使用很多移植物，所以应当在全身麻醉下进行。如第 4 章所述，在鼻部还应同时使用含有血管收缩剂的局部麻醉剂进行浸润麻醉。因为存在很多瘢痕，注射时可能会比较困难。

虽然通过闭合入路的鼻整形手术也能矫正部分畸形，但是通过开放入路能使操作的精确度更高。在鼻小柱上做一个阶梯形或倒 V 形切口，将这个切口一直延伸到鼻翼。如第 11 章所述，如果鼻翼退缩大于 2 mm，应当同时考虑设计衬里的 V-Y 推进瓣，即鼻小柱切口向患侧软骨间区域延伸时，要增加一个基底位于鼻翼缘的 V 形切口。如果在鼻翼缘做切口，就会影响 V-Y 推进瓣的设计。健侧通常没必要做 V-Y 推进瓣，因为健侧鼻翼退缩的程度往往不严重。

切开皮肤后掀起皮瓣，暴露鼻翼软骨，向鼻骨方向分离，分离时需谨慎操作，确保鼻腔衬里的完整性，避免因鼻腔和手术腔隙的贯通而导致术后感染。只有进行充分的松解才能使软组织有延长的可能。分离过程中会遇到不同的困难，但务必保持衬里的完整，任何撕裂之处都应该马上进行严密的修补。到达鼻骨区域时，剥离要在骨膜下平面进行。术中应始终强调维持鼻衬里的完整性。每次释放软组织张力后，都要将基本结构（鼻尖和鼻小柱）向尾端牵拉，以检查软组织的活动度，反复验证是否具备容纳新支架结构的空间及是否已经满足延长的需求。如果张力不足，需要进一步释放软组织的张力。如果衬里长度不足，可以在鼻骨内表面向头侧剥离，释放头侧软组织的张力，以获得更多的长度。当然只有在个别情况下才会进行这步操作。如果有必要进行这步操作的话，需要在鼻骨上穿孔并用 5-0 的聚卡普隆线将移位后的衬里缝合到鼻骨上，以消除鼻腔和鼻骨之间的空隙。如果鼻背存在驼峰，可以先将其锉平，只有在必要的情况下才会对鼻骨进行截骨。剥离完成后将 1 g 的第一代头孢菌素加入 1000 ml 生理盐水中，反复冲洗手术腔隙。

接下来，如第 19 章所述，获取一段肋软骨。如果鼻部皮肤很薄，可以同时获取一块软骨膜当做软组织移植物使用。如果有必要，可以取一块耳郭软骨进行鼻尖的重建。之后依据 Gibson 原则雕刻鼻背移植物。如第 8 章中所述，对于不需要将鼻背抬高太多的患者来说可以用榫卯技术来达到理想的长度；当然，只有在背侧仍有部分残余的鼻中隔软骨时才可以使用这种方法。鼻背高度不足时，可以用肋软骨移植物来抬高。鼻背移植物雕刻成船形，两边削成斜面，头、尾端雕刻得略窄一些，背部头端和尾端要比中段略低一些。如 Gunter 所介绍的一样，为了避免出现弯曲变形，可以将带螺纹的克氏针纵向地穿入鼻背软骨移植物中[7]。这种技术并不是对任何患者都适用，只有在术中发现软骨有弯曲倾向时才会使用。如第 4 章所述，将穹窿向前牵拉，把鼻小柱支撑杆摆放到合适的位置上，用 25 G 针头穿刺并标记后，用 5-0 PDS 线将内侧脚和鼻小柱支撑杆缝合固定到准确的位置。如果背侧鼻中隔软骨没有过多的残存且没有使用榫卯技术的话，就应该在鼻背准确地植入移植物后，于鼻背移植物的尾端雕刻出一个凹槽来嵌入鼻小柱支撑杆，并用 5-0 PDS 线或 5-0 尼龙线将鼻背移植物和鼻小柱支撑杆缝合在一起。鼻小柱支撑杆应高于鼻背移植物的尾端，目的是为了创造理想的鼻尖上转折区。可以将鼻背移植物缝合到理想的位置上，或者用两根短的克氏针将其固定到鼻骨上，操作过程中务必确保克氏针没有穿透鼻腔衬里。软骨移植物也可以通过微型骨螺钉固定到合适的位置上。用 5-0 尼龙线或 5-0 PDS 线将鼻小柱支撑杆的底部缝合固定到鼻棘前端。需要强调的是，必须明确有没有必要同时使用榫卯技术和鼻背移植物。如上所述，如果鼻背不需要抬高，而且鼻中隔背侧还有部分残存的话，就只需单独使用榫卯技术。

鼻翼软骨很少会被完全破坏掉。但如果整个外侧脚缺失的话，可以从肋软骨表面获取一层薄薄的肋软骨来替代。如果有必要，可以使用上颌骨移植物来重建上颌骨外侧和前正中区域，但是这种情况比较少见。术中需要反复检查鼻背移植物的位置和方向，以确保它和面部结构的比例协调。如果认为有必要使用鼻尖移植物的话，最好能从耳郭软骨中获取而不是肋软骨，因为肋软骨对于这项任务来说过于粗糙了。像在第 7 章和第 19 章中所描述的一样，用鼻尖压型器获取移植物后，将移植物放置到鼻尖，反复确定其位置理想且完全对称后，用 6-0 可吸收线缝合固定。如果 V-Y 推进是操作步骤之一的话，需先将患侧的 V 形皮瓣完全分离到鼻翼缘后，再将其向尾端反转，就像翻开一本书的一页一样；完成 V-Y 推进后，先将皮瓣向尾端推进，并用鼻翼缘移植物来确保其形态的稳定性之后，再缝合皮瓣切口；在鼻翼内、外侧表面放置简易夹板，并用 5-0 可吸收线贯穿缝合固定 [8]。最后用 6-0 的快吸收线缝合鼻小柱切口。如果实施了截骨术，需要使用热塑板和铝夹板进行鼻背的固定；如果没有实施截骨，用胶条进行外固定即可。外置克氏针通常于 3 周拆除。

虽具有挑战性，但这类鼻整形手术最容易获得满意的术后效果。只要患者不再吸食可卡因，手术可以很大程度地改变他们的生活质量，同时也能将他们之前所犯的错误标志抹掉（图 15.1、15.2；框 15.1、15.2）。

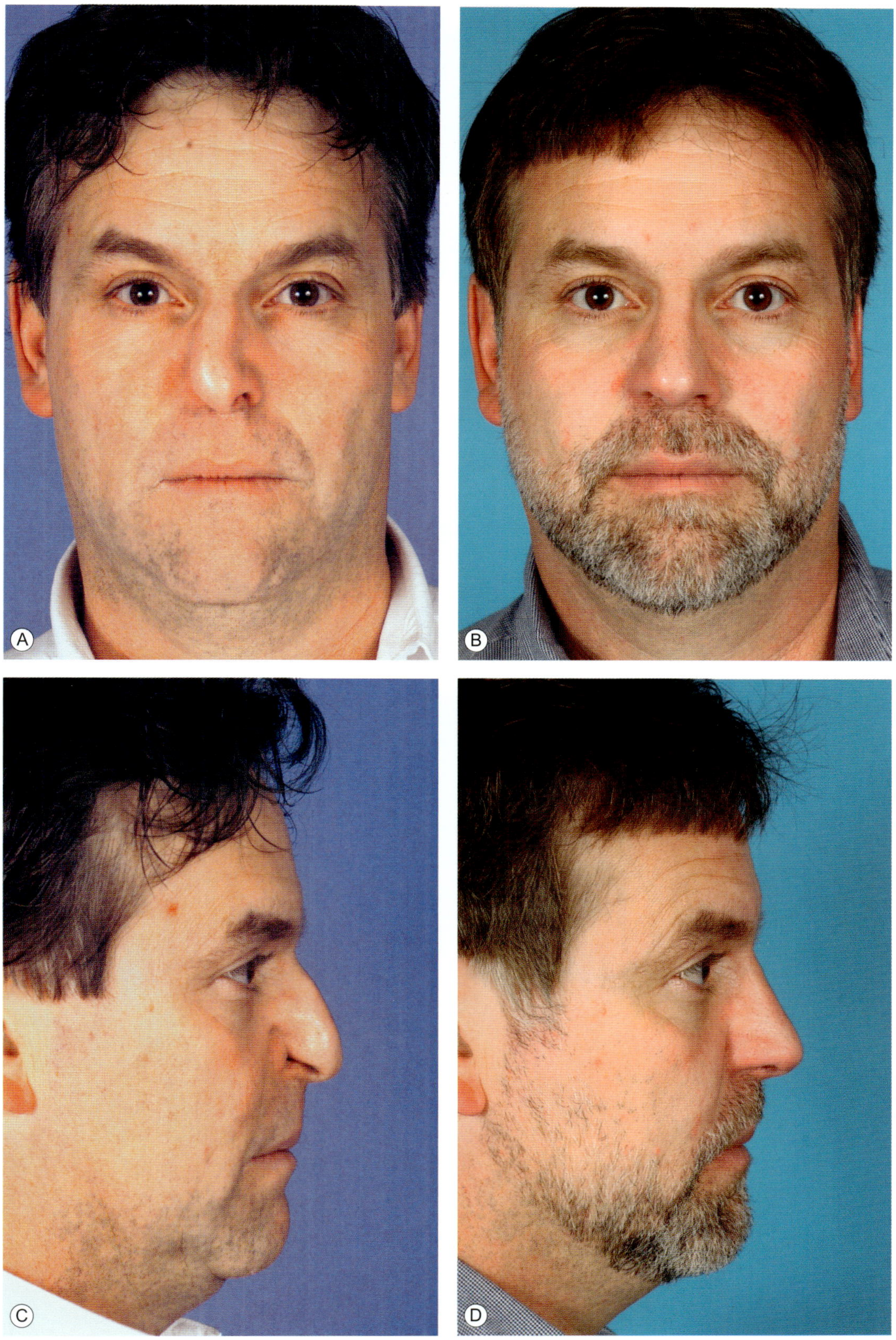

图 15.1　（A，C，E，G）患者的术前照片显示，鼻部具有可卡因所致鼻畸形的典型特征；（B，D，F，H）用肋软骨移植修复鼻畸形及上颌骨区域的缺陷术后；（I）为软组织以及鼻翼缘移植物的放置示意图；（J）为支架结构调整的示意图

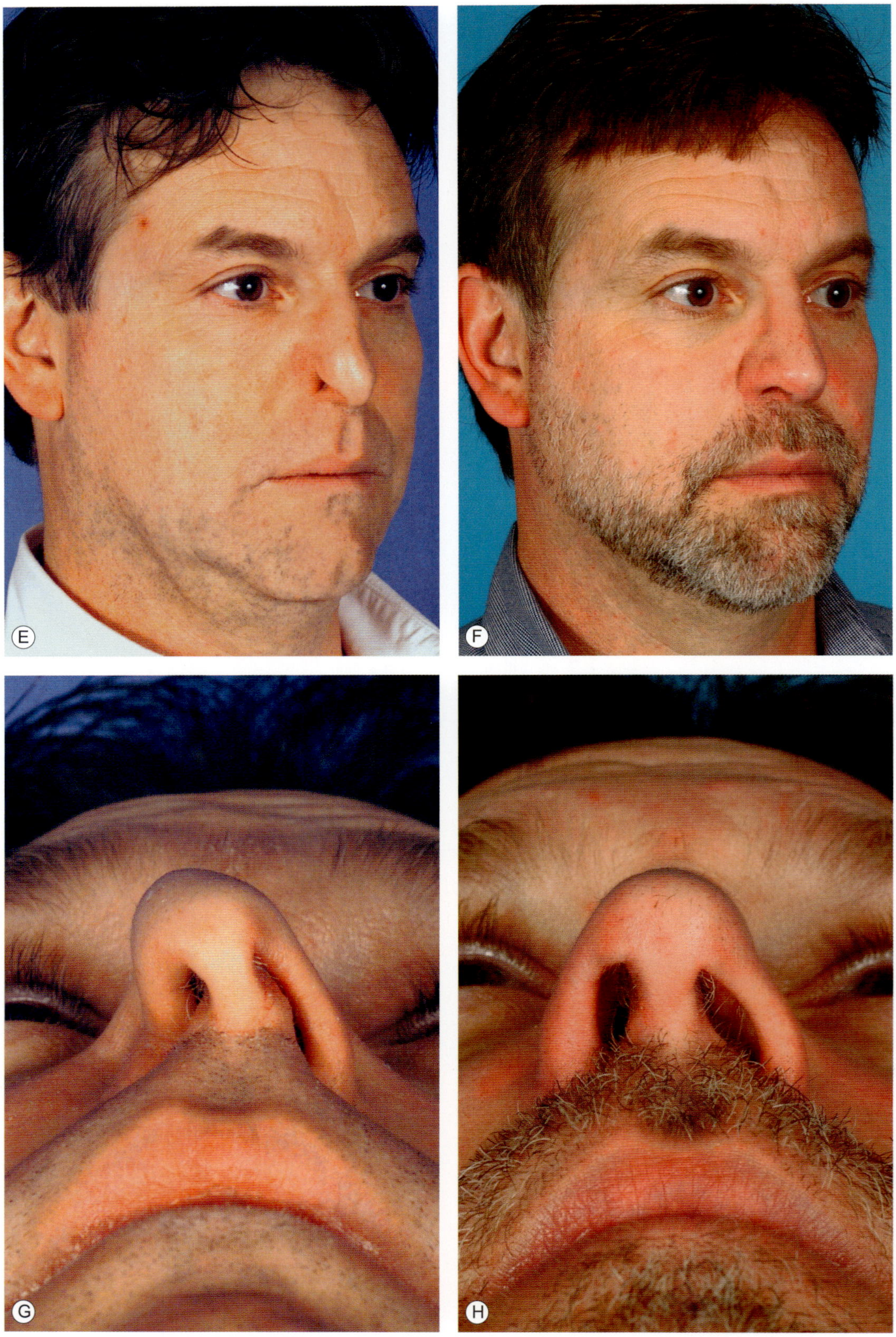

图 15.1（续）

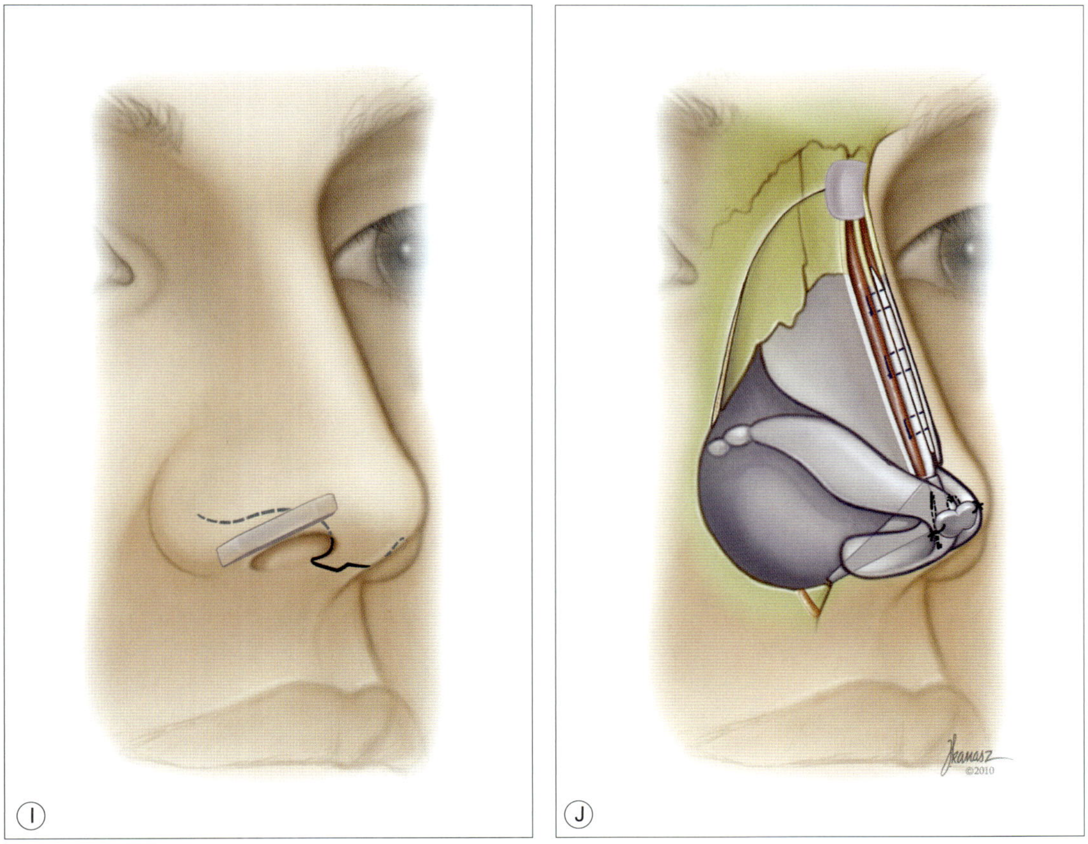

图 15.1（续）

框 15.1

手术步骤：图15.1

- 开放入路
- 去除鼻翼软骨头端部分
- 去除驼峰
- 行双侧低–低截骨术
- 植入左侧撑开型移植物
- 放置鼻小柱支撑杆
- 贯穿穹窿缝合
- 穹窿间缝合
- 植入鼻尖帽状移植物
- 楔形切除鼻中隔软骨尾端及相应的膜性鼻中隔
- 通过截骨使鼻棘重新居中
- 抬高鼻根
- 右侧植入鼻翼缘移植物
- 鼻中隔旋转缝合
- 切除部分降鼻中隔肌
- 切除位于鼻中隔和上唇之间的部分横肌
- 在右侧鼻翼衬里内行V–Y推进，矫正右侧鼻翼退缩
- 使用软骨移植物抬高上颌骨

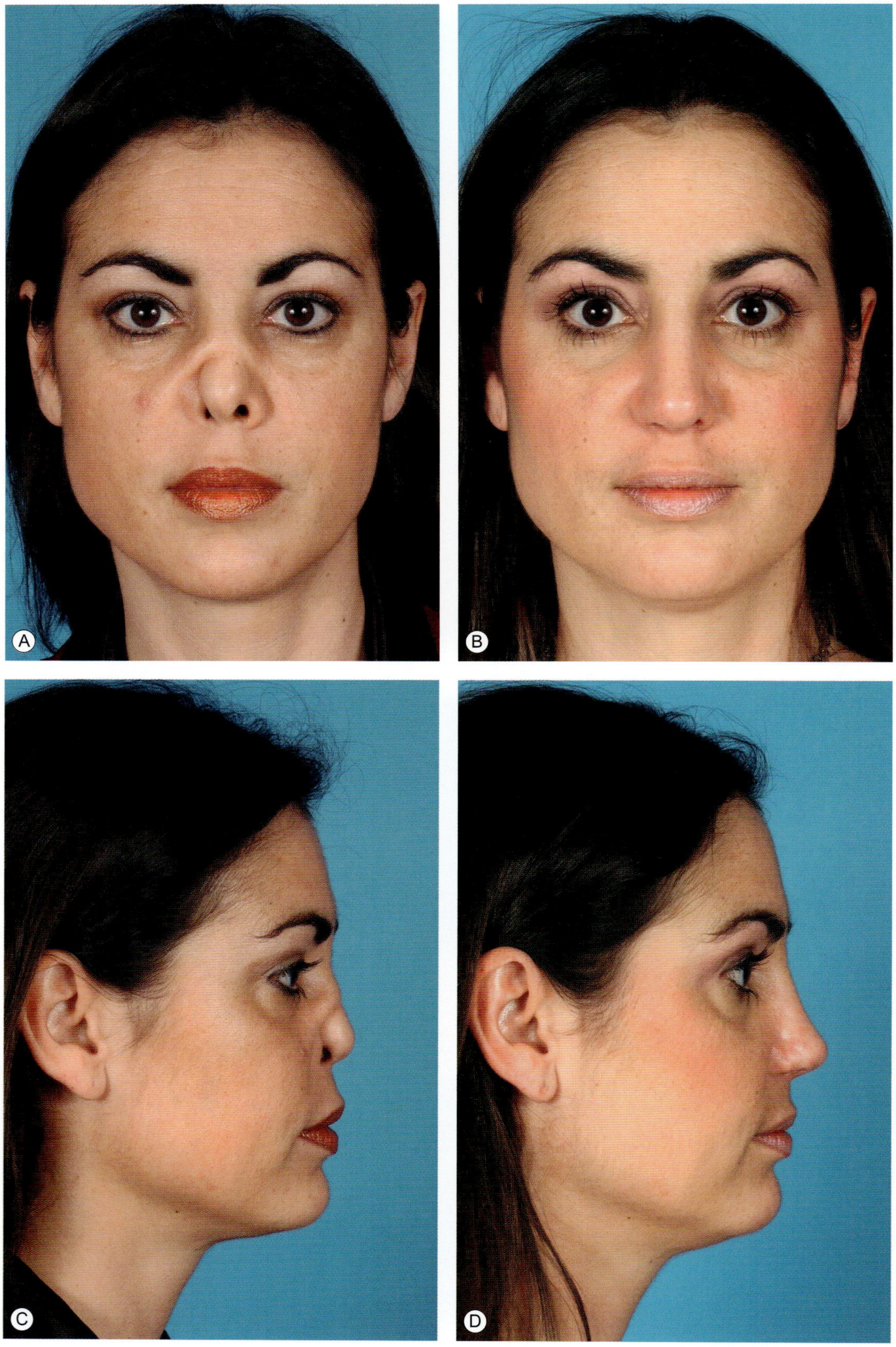

图 15.2 （A，C，E，G）患者的术前照片。术后早期鼻部形态很理想；但是，因为右侧鼻翼缘移植物的缺失，导致远期鼻部向右偏斜。在第二次修复手术中，植入了鼻翼缘移植物并改善了鼻部支撑结构的对称性。（B，D，F，H）为修复手术后 1 年的照片。（I）为软组织操作示意图。（J）为了到达预期目的而进行的支架结构调整的示意图

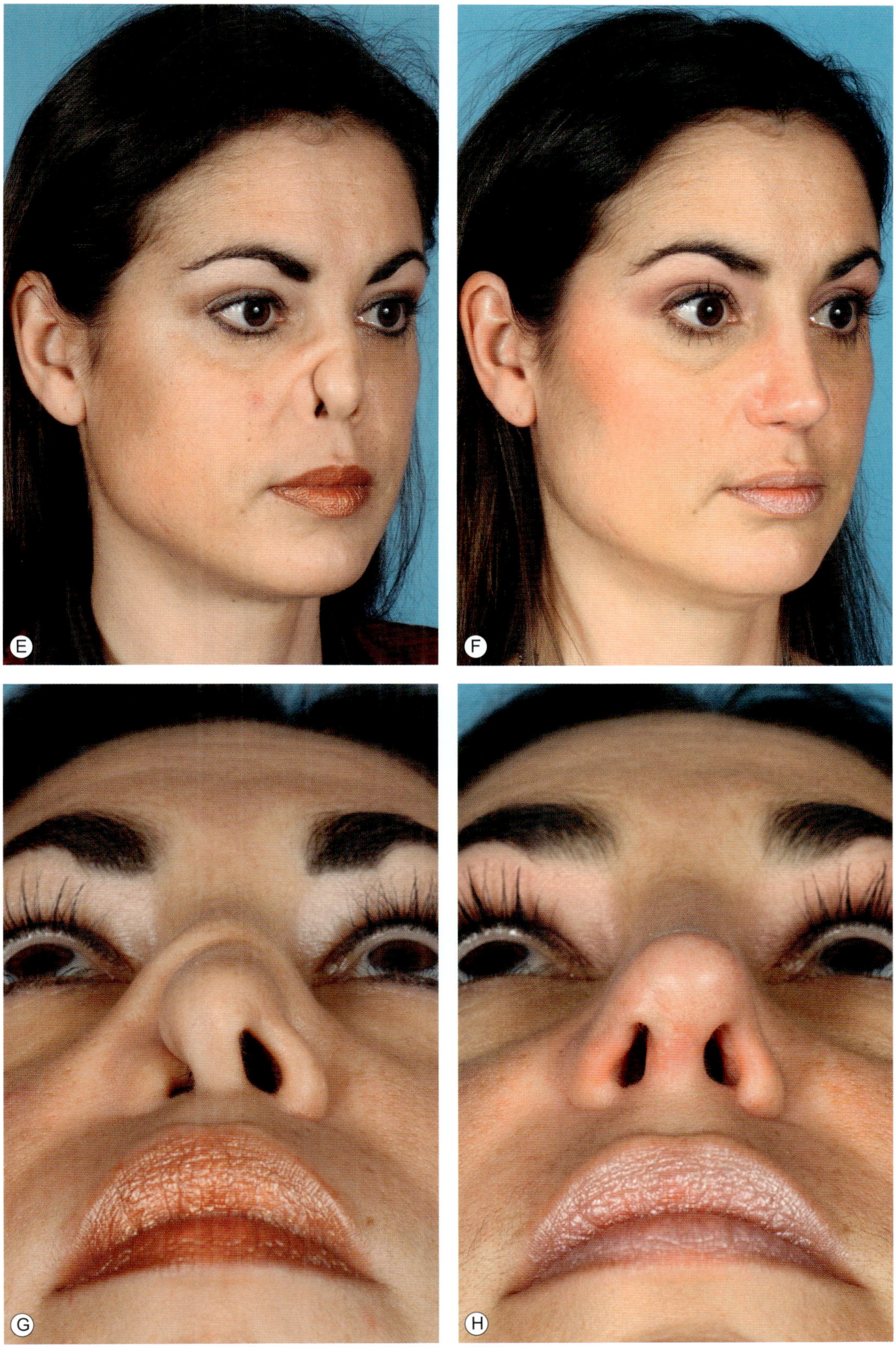

图 15.2（续）

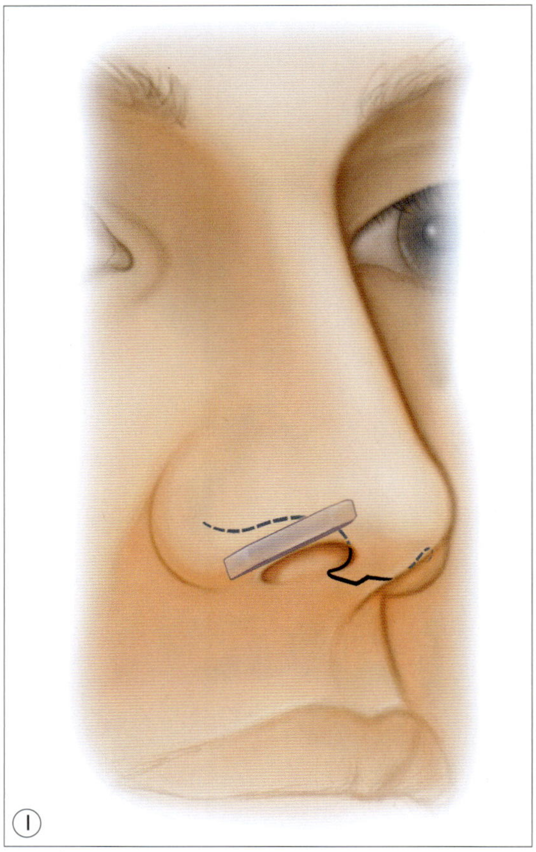

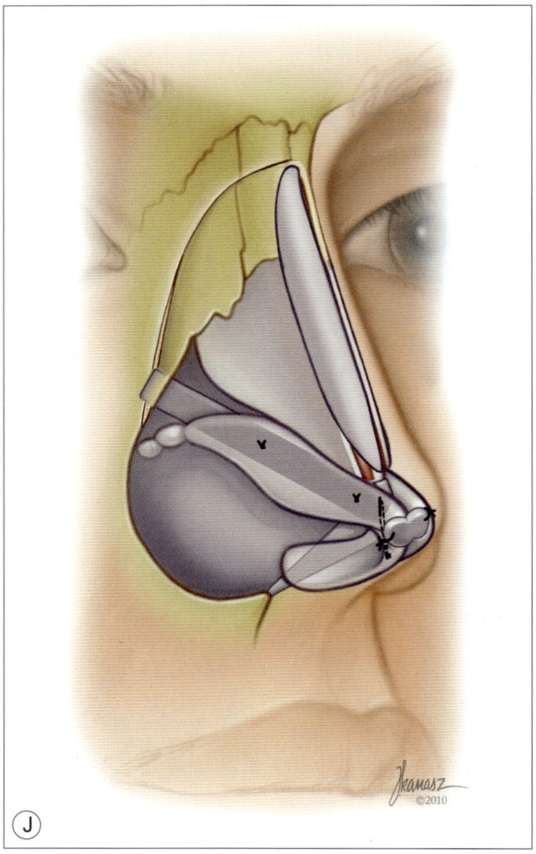

图 15.2（续）

框 15.2

手术步骤：图15.2

- 开放入路
- 去除鼻翼软骨的头端部分
- 行双侧低-低截骨术
- 使用鼻小柱支撑杆
- 贯穿穹窿缝合
- 植入鼻尖帽状移植物
- 植入鼻背移植物
- 应用外侧脚支撑移植物
- 左侧植入鼻翼缘移植物
- 使用V-Y推进技术来矫正右侧鼻翼的退缩

参考文献

1 Owens WD. Signs and symptoms presented by those addicted to cocaine. JAMA 1912; 58: 329.
2. Slavin SA, Goldwyn RM. The cocaine user: the potential problem patient for rhinoplasty. Plast Reconstr Surg 1990; 86(3): 436–442.
3. Seyer BA, Grist W, Muller S. Aggressive destructive midfacial lesion from cocaine abuse. Oral Surg Oral Med Oral Pathol Oral Radiol Endod 2002; 94(4): 465–470.
4. Millard DR, Mejia FA. Reconstruction of the nose damaged by cocaine. Plast Reconstr Surg 2001; 107(2): 419–424.
5. Murrell GL, Karakla DW, Messa A. Free flap repair of septal perfora- tion. Plast Reconstr Surg 1998; 102(3): 818–821.
6. Paloma V, Samper A, Cervera-Paz FJ. Surgical technique for recon- struction of the nasal septum: the pericranial flap. Head Neck 2000; 22(1): 90–94.
7. Gunter JP, Clark CP, Friedman RM. Internal stabilization of auto- genous rib cartilage grafts in rhinoplasty: a barrier to cartilage warping. Plast Reconstr Surg 1997; 100(1): 161–169.
8. Guyuron B. Alar rim deformities. Plast Reconstr Surg 2001; 107(3): 856–863.

第 16 章

针对鼻部皮肤较厚患者的鼻整形术

要点

- 因皮脂腺肥大而导致鼻部皮肤过厚的患者，改变饮食习惯和服用维生素 A 可以得到改善。在极个别情况下，可以使用异维 A 酸治疗。
- 因真皮层太厚而导致鼻部皮肤过厚的患者，如果深层的支撑结构足够稳定的话，皮肤会在几年后逐渐变薄。
- 个别患者是因为在穹窿间或穹窿上存在多余的脂肪而导致的鼻尖圆钝。矫正时可以去除多余的脂肪，只留下真皮和少量脂肪。
- 对于皮肤较厚的患者来说，要想实现理想的鼻整形效果，消除术野中的任何死腔是非常重要的步骤。
- 对于皮肤较厚的患者来说，应常规进行鼻尖上缝合，其目的是为了将鼻尖上区域的皮肤拉向鼻背支架。

从解剖结构上分析，鼻部皮肤过厚是使鼻整形难度增加的一个重要原因，因为这种条件下更不容易实现理想的鼻尖轮廓。皮脂腺过度活跃或先天性真皮层较厚都会导致皮肤过厚，真皮层太厚会使手术操作更具挑战性。图 16.1 和图 16.2 中患者的皮肤特征存在很大的区别。图 16.1 中患者的毛孔粗大且皮脂腺活跃，这种情况可以通过调整饮食结构以及服用维生素 A 来控制，如果有必要的话，还可以服用异维 A 酸进行治疗；相比较而言，图 16.2 中的患者就不能用上述方法进行治疗。异维 A 酸存在一定的副作用，应该在皮肤科医生的指导下使用。如果在患者服用这种药物期间进行手术的话，会影响创面的愈合且易导致瘢痕增生，所以应该在停用异维 A 酸 6 个月后再进行手术。另外，对于皮脂腺增生的患者来说，使用激光或皮肤磨削术会有一定的治疗效果。但是，在患者停用异维 A 酸 1 年内应避免进行激光治疗或者皮肤磨削术。所以，更好的选择是在使用异维 A 酸之前使用激光或皮肤磨削治疗。

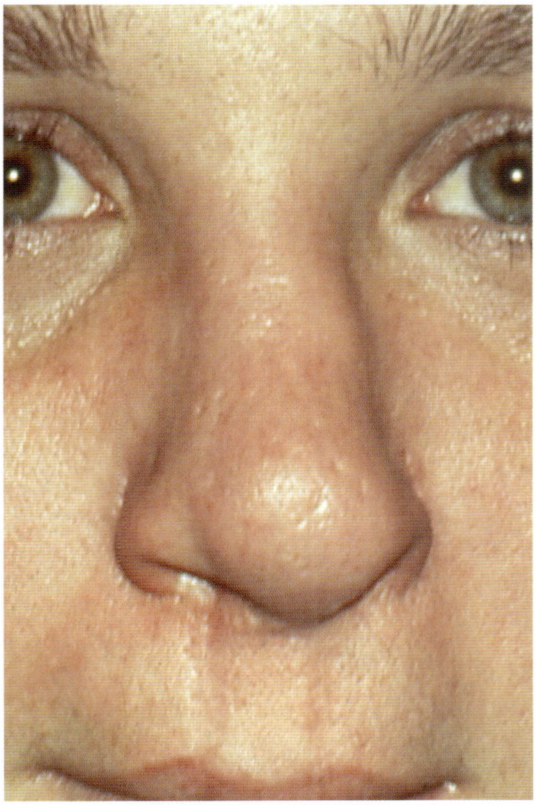

图 16.1　皮脂腺过度活跃的患者

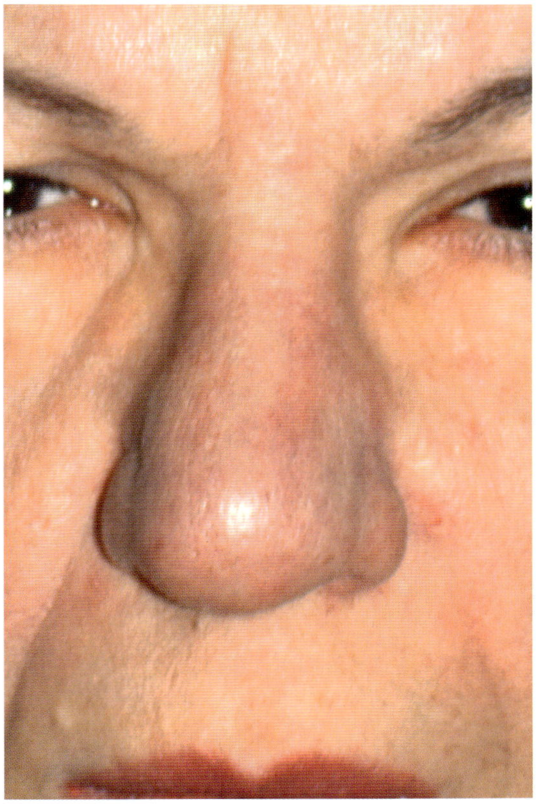

图 16.2　真皮层过厚的患者

图 16.2 中患者的问题更难解决。这位患者皮脂腺相对较少而真皮层较厚，皮肤发红且有光泽。针对这类患者的解决方案是：建立一个结实的支架结构，尽可能地体现鼻部的轮廓。鼻部支架结构越结实，皮肤在几年后就会越薄，鼻部的立体感就会越接近理想的形态。

穹窿间或穹窿上存在多余的脂肪是导致鼻尖肥厚、圆钝的因素之一。开放术式下将多余的脂肪去除就可以将这种结构上的冗余矫正过来。操作时，可以选择鼻小柱切口，掀起正常厚度的皮瓣，将多余的纤维脂肪组织留在鼻翼软骨、穹窿间及深层的鼻背支架结构上；皮瓣充分游离后，再切除多余的纤维脂肪组织，暴露支架结构（图 16.3、16.4）。这里需要强调的是，皮瓣修剪得过薄是不安全的，皮瓣应该包括真皮和一薄层皮下脂肪。先前或现在大量吸烟的患者，进行这步操作时要非常慎重。

对于鼻部皮肤较厚的患者来说，取得手术成功的第二个关键步骤是创建一个坚硬的软骨支架。可以从鼻中隔软骨当中较硬的部分或肋软骨上来获取撑开型软骨移植物进行鼻背移植，使用外侧脚支撑移植物来加强外侧脚 [1]，植入鼻小柱支撑杆并缩窄穹窿部来增加鼻尖的突出度。如第 4 章所述，为了使鼻尖向头侧旋转，可以用 5-0 尼龙线将内侧脚固定至鼻中隔尾端，避免鼻尖在皮肤重力的作用下向尾侧旋转。将外被皮肤和衬里尽可能地拉拢在一起，消除软骨结构间的空隙，使每一段鼻部软组织都能和骨或软骨贴合在一起。

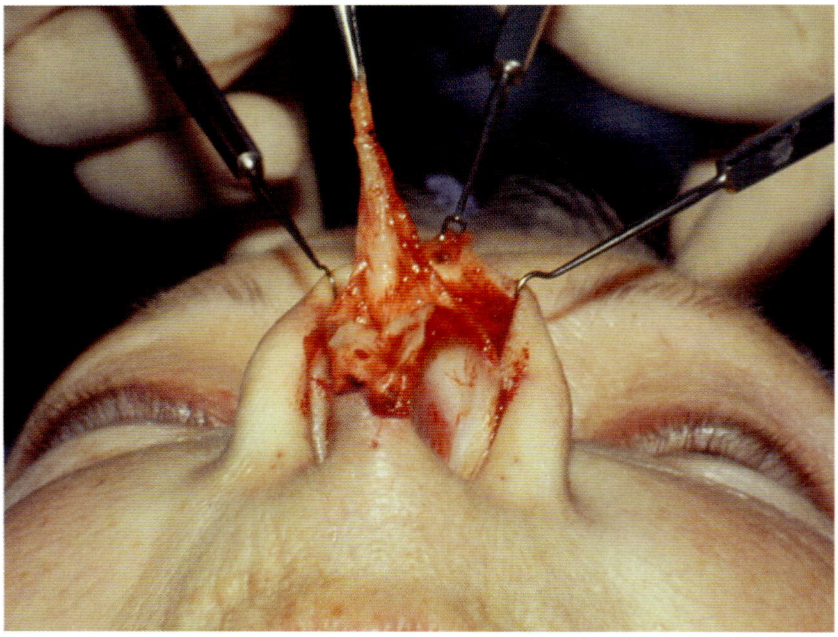

图 16.3　采用开放入路操作，掀起正常厚度的皮瓣后，切除穹窿间和穹窿上的多余脂肪

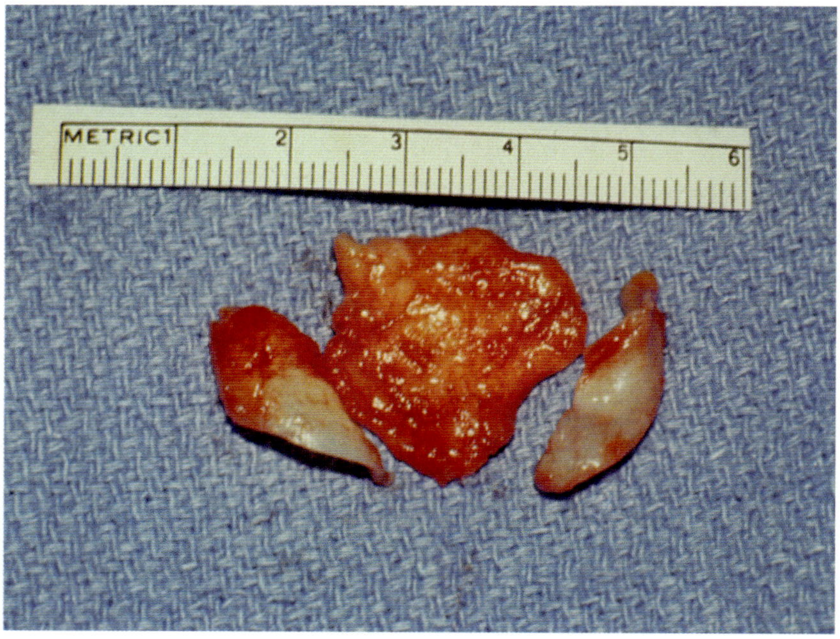

图 16.4　从穹窿间切除的脂肪和沿着鼻翼软骨头侧切除的部分软骨

接下来可以影响手术效果的步骤是闭合死腔[2]。这类患者应常规使用鼻尖上缝合，使鼻尖上区域的皮肤尽可能地贴近下面的支架。选取缝合点时，需要先把皮肤罩覆盖到框架上，鼻小柱切口用 6-0 快吸收线临时缝合一针。用蘸取亚甲蓝后的 25 G 针头在鼻尖上转折区穿刺标记，要确保下面的鼻中隔尾

端前角被染色（图 16.5）。根据标记，用 6-0 的聚卡普隆线或 5-0 的可吸收线挂住少量脂肪组织，再穿过鼻中隔尾端前角，轻轻地打结，打结的力度是使皮下脂肪稍微靠近下面的支架结构即可（图 16.6）。

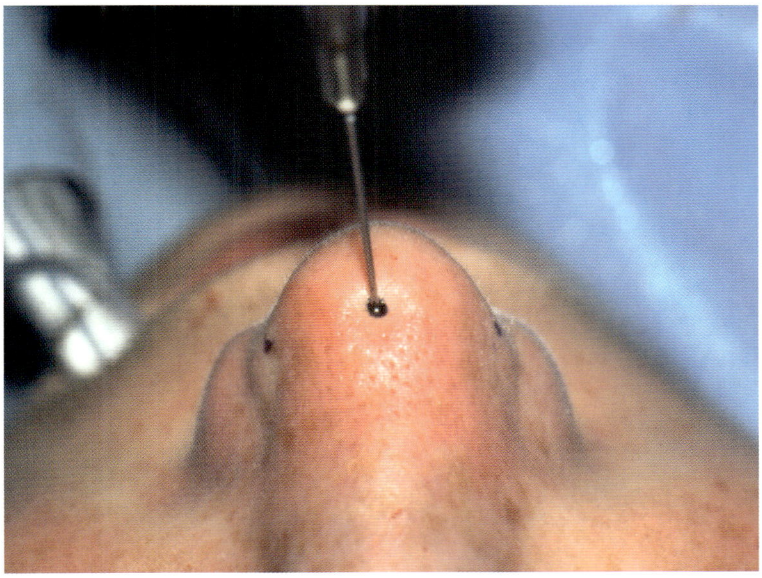

图 16.5　25 G 针头蘸取亚甲蓝后在鼻尖上转折区做标记，确保下面的鼻中隔尾端前角被染色标记

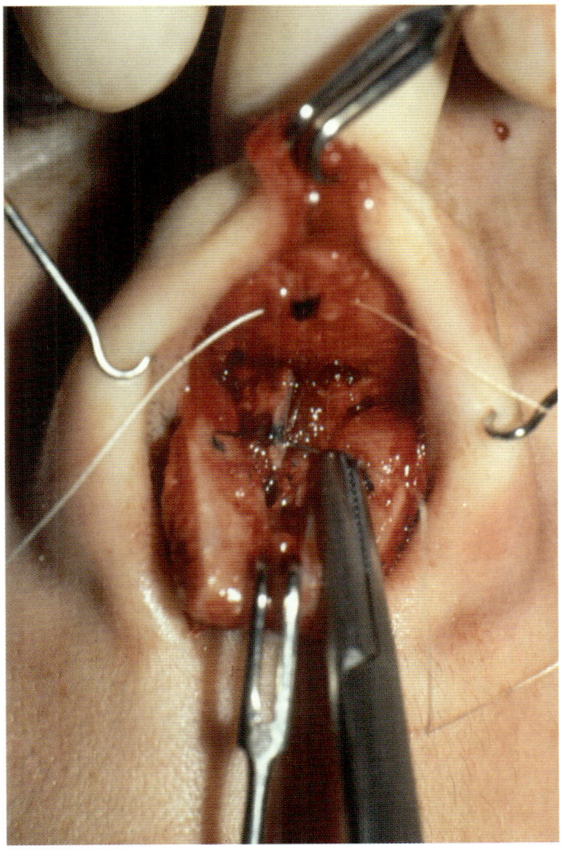

图 16.6　根据标记，用 6-0 的聚卡普隆线将鼻尖上区域的皮肤拉向下面的支架结构

如果结打得太紧，会使外被皮肤出现坏死。对于皮肤很厚的患者来说，可以用同样的缝合将皮肤向鼻翼软骨外侧脚拉拢。如果鼻小柱切口出现多余的皮肤，需要将多余部分修剪掉之后再进行缝合，目的是为了避免术后皮下存在死腔，引起肿胀或瘢痕增生，从而减少鼻尖的立体感（图 16.7）。这些操作都很有效，而且有时还会使鼻部的立体感过度增加，就像在图 16.8 中的患者一样（框 16.1）。另一位皮肤更厚的患者如图 16.9 所示（框 16.2）。

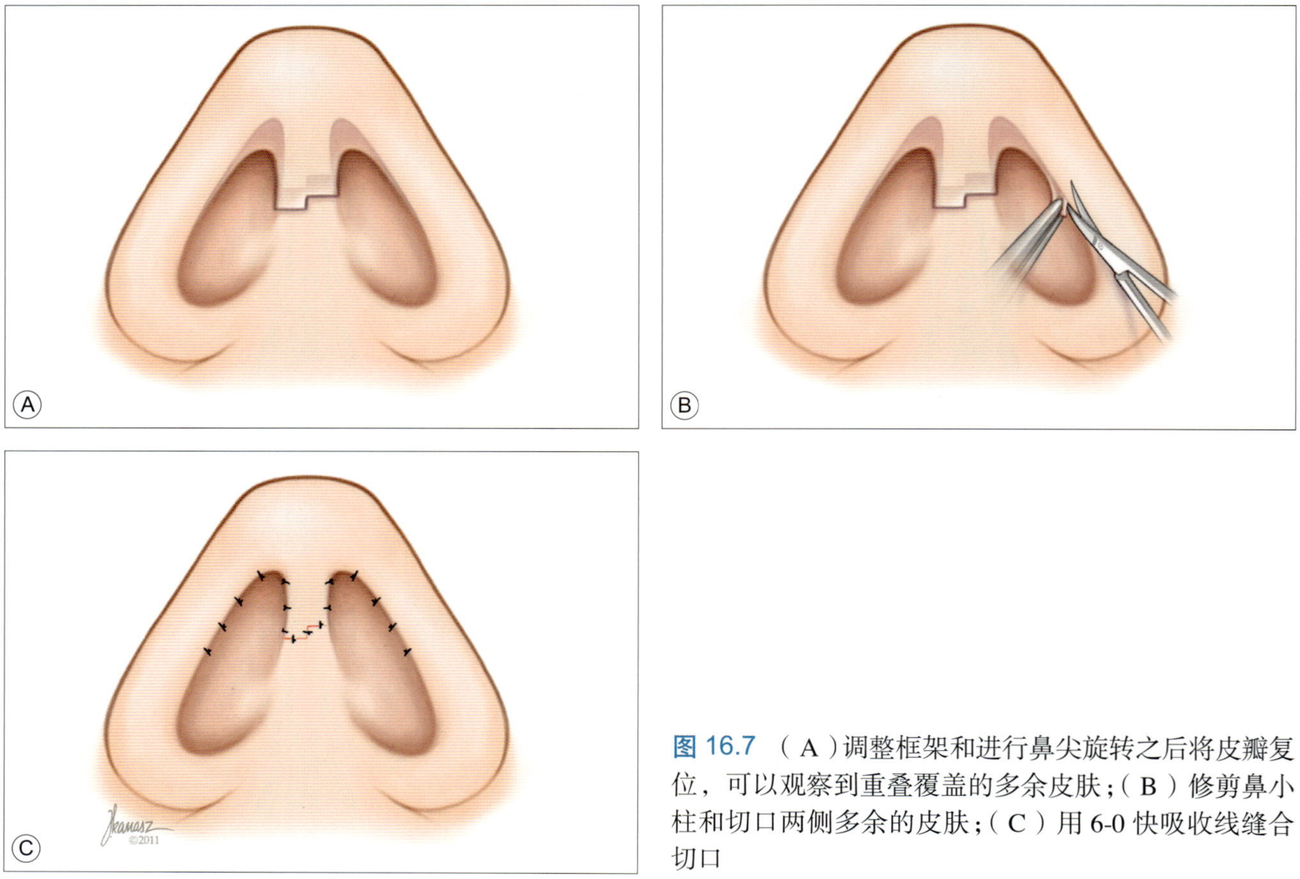

图 16.7 （A）调整框架和进行鼻尖旋转之后将皮瓣复位，可以观察到重叠覆盖的多余皮肤；（B）修剪鼻小柱和切口两侧多余的皮肤；（C）用 6-0 快吸收线缝合切口

框 16.1

手术步骤：图16.8

- 开放入路操作
- 去除鼻翼软骨的头侧部分
- 去除驼峰
- 开放入路行鼻中隔成形术
- 双侧低–低截骨术
- 双侧使用撑开型移植物
- 使用鼻小柱支撑杆
- 拉拢内侧脚
- 贯穿穹窿缝合
- 穹窿间8字缝合
- 使用外侧脚支撑移植物
- 楔形切除鼻中隔软骨尾端及相应的膜性鼻中隔
- 切除部分踏板
- 通过鼻尖上缝合消除穹窿头端的死腔
- 双侧外部切除缩窄鼻翼底部

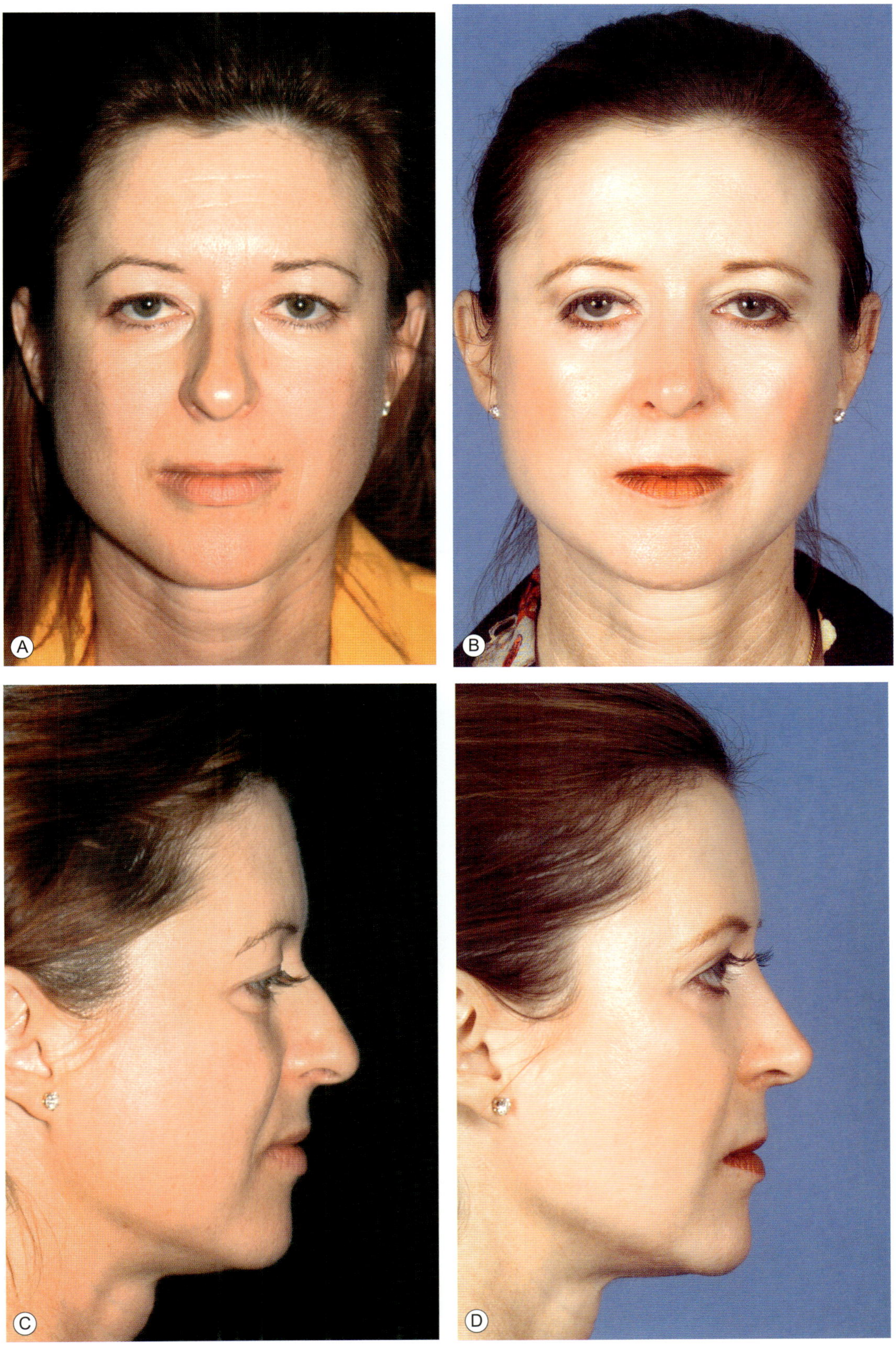

图 16.8 （A，C，E，G）患者术前照片显示，除了鼻部过于突出之外，其他形态都比较理想。矫正时，首先构建了一个相对较窄且较坚硬的鼻部支架，然后修薄了鼻部皮肤。（B，D，F，H）术后 20 个月的照片。（I）为软组织操作示意图。（J）为支架结构的操作示意图

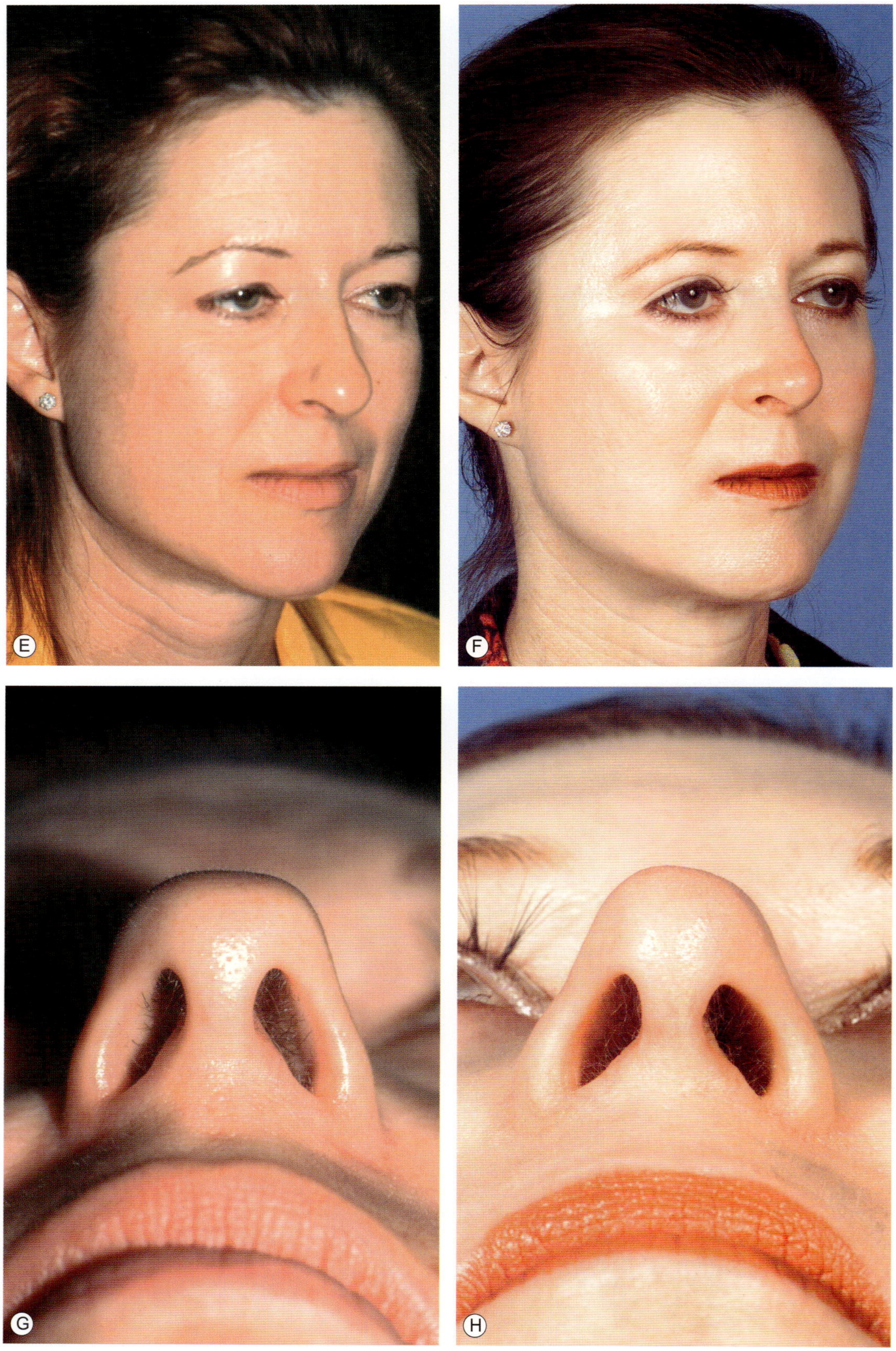

图 16.8（续）

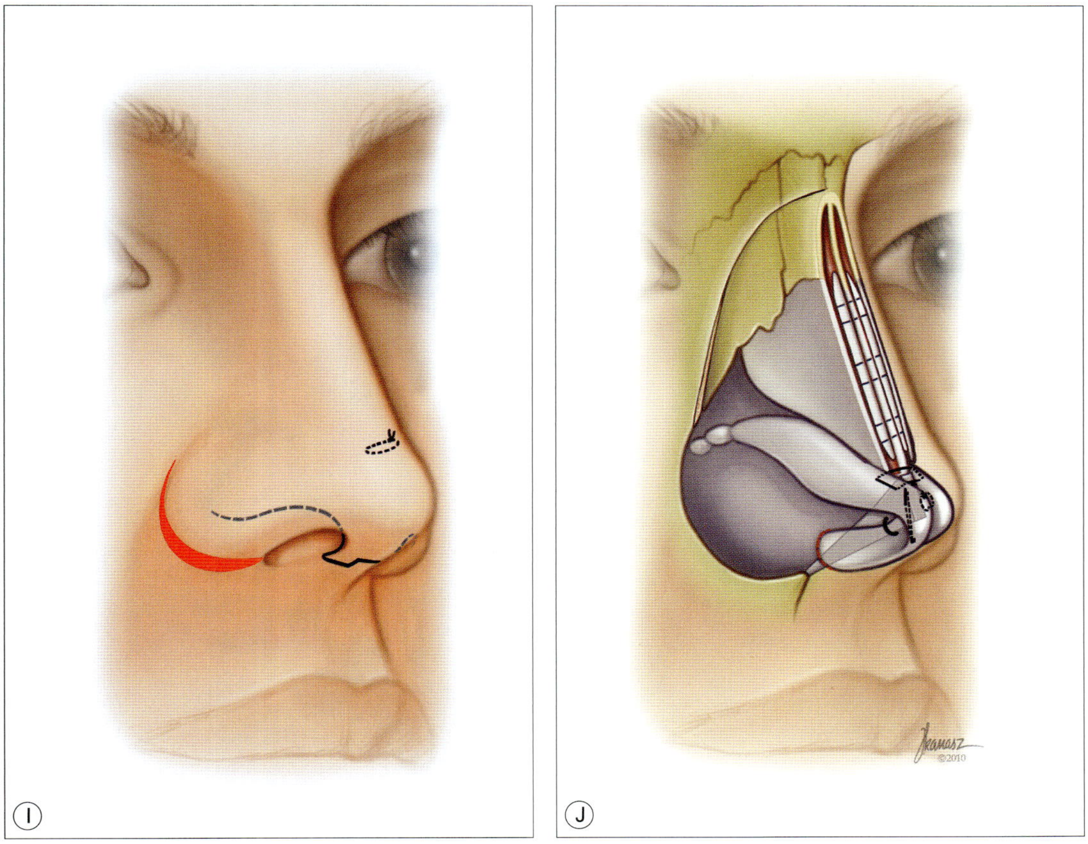

图 16.8（续）

如果患者术后出现鼻尖上区域过于饱满的情况，需每隔 6 周，在鼻尖上区域注射 40 μg/ml 的曲安奈德 0.1 ~ 0.2 ml，直到达到理想的轮廓为止。曲安奈德的注射层次是支架和软组织之间，而不是真皮内。如果注射到真皮内，会导致表面皮肤的凹凸不平和毛细血管的扩张。术后鼻部常规用胶条加压 30 ~ 60 天。加压时应将鼻尖上区域包括进去，但是要避开鼻尖（图 16.10）。

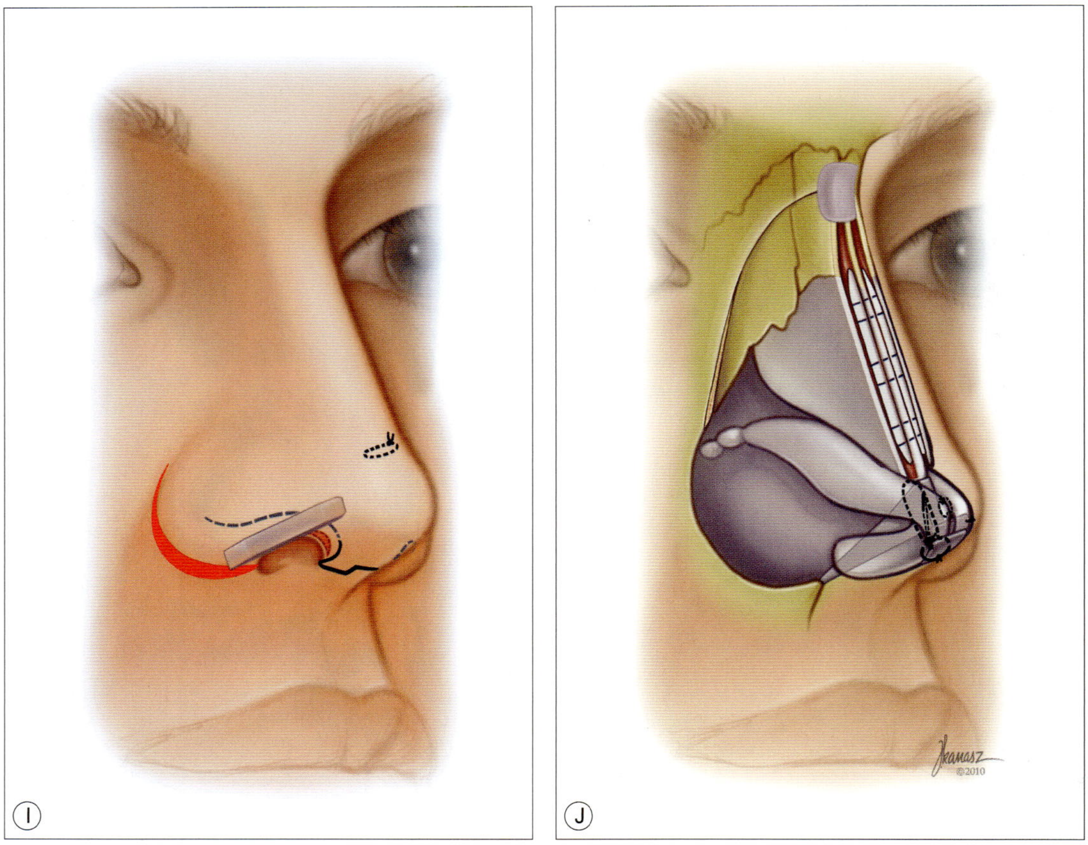

图 16.9（续）

框 16.2

手术步骤：图16.9

- 开放入路操作
- 去除鼻翼软骨的头侧部分
- 去除驼峰
- 开放入路行鼻中隔成形术
- 双侧保守的下鼻甲切除术
- 双侧低–低截骨术
- 双侧放置撑开型移植物
- 使用鼻小柱支撑杆
- 贯穿穹窿缝合
- 穹窿间8字缝合
- 植入穹窿后移植物
- 楔形切除鼻中隔软骨尾端及相应的膜性鼻中隔
- 缩短双侧的上外侧软骨
- 抬高鼻根
- 通过鼻尖上缝合来消除穹窿头端的死腔
- 通过联合切除缩窄双侧鼻翼底部
- 双侧植入鼻翼缘移植物
- 鼻尖旋转缝合
- 使用小叶移植物
- 双侧软三角衬里进行部分切除

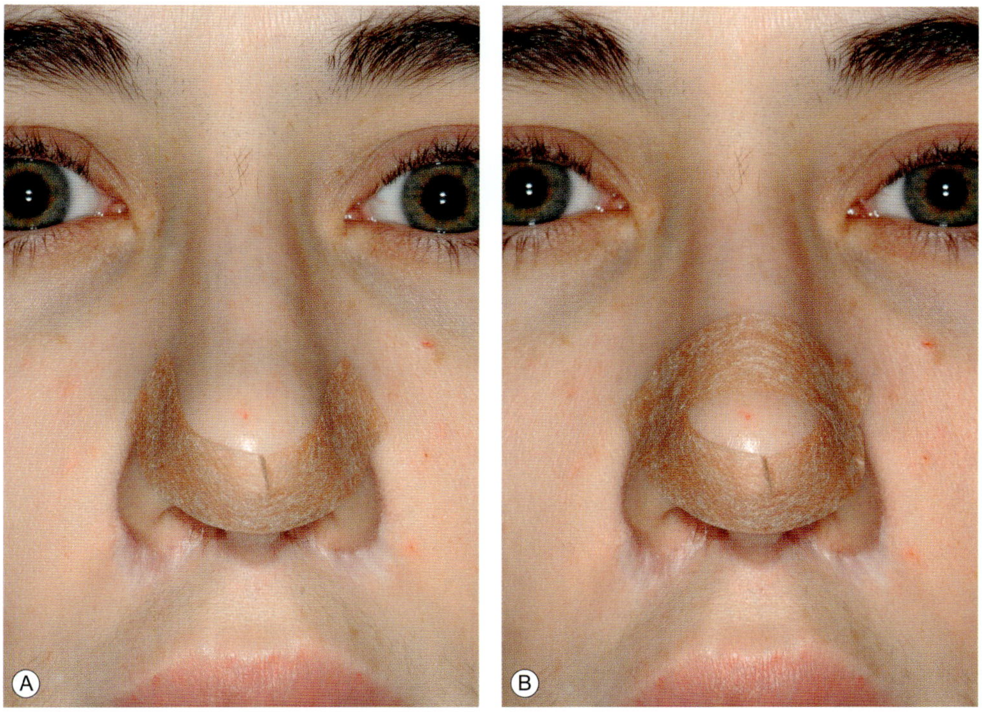

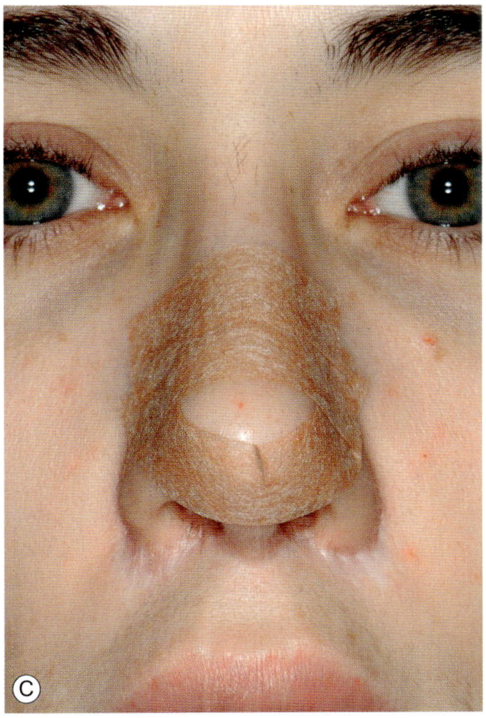

图 16.10　演示用胶条加压可以改善鼻尖轮廓，会尽可能地避免出现鼻尖上区域的畸形

参考文献

1. *Gunter JP, Friedman RM. Lateral crural strut graft: technique and clinical applications in rhinoplasty. Plast Reconstr Surg 1997; 99(4): 943–952.*
2. *Guyuron B, DeLuca L, Lash R. Supratip deformity: a closer look. Plast Reconstr Surg 2000; 105(3): 1140–1151.*

第 17 章

歪鼻矫正术、鼻中隔成形术和鼻甲切除术

章目录

要点

- 鼻和鼻中隔的偏曲通常会伴发一些其他症状，如窦性头痛、频发的鼻窦炎或偏头痛等。
- 软组织会影响鼻部的对称性和鼻阀的功能，面神经麻痹后出现的歪鼻和鼻阀功能障碍是最好的佐证。
- 鼻中线支撑结构长期移位的情况下，不能通过简单的截骨术强行矫正，需要分别对造成偏斜的鼻骨、鼻中隔和上外侧软骨进行分离和重新复位。
- 中鼻拱偏斜除了鼻部外观上偏斜的表现外，鼻中隔的中、后段往往也存在偏斜。
- 在六种不同类型的鼻中隔偏曲中，鼻中隔倾斜是最常见的。鼻中隔本身不存在弯曲，只是向一侧倾斜，鼻中隔的尾端往往会滑脱至犁骨的一侧（通常为左侧）。
- 头 - 尾方向上的 C 形弯曲是鼻中隔偏曲中第二个常见类型。
- 单侧气道长期阻塞往往提示气道存在机械性的损伤。
- 患者否定气道受阻并不能说明其气道没有器质性的问题，有时可能是因为患者没有进行参照性的对比而得出的误判。
- 很多女性歪鼻患者会通过修眉来掩饰她们鼻部的不对称，因此需要仔细观察，防止被误导。在这种情况下，眉中线不应被视为上面部的中线。
- 存在频发的窦性头痛、鼻窦感染或偏头痛症状的患者，通过 CT 扫描可以发现一些病理改变，如鼻窦炎、泡状鼻甲、泡状鼻中隔、哈勒氏细胞和局部粘连等。
- 鼻骨向内侧移位导致的歪鼻，截骨矫正后需放置撑开型移植物，以避免鼻骨在愈合过程中再度向内侧移位。
- 矫正鼻前部长期偏曲时，需要将上外侧软骨从中线分离后再重新定位。
- 在矫正大多数鼻中隔偏曲，尤其是鼻中隔倾斜的过程中，最主要的步骤是从犁骨和鼻棘上将鼻中隔尾端的基底部分离开，切除或重叠多余的软骨后再重新固定到鼻棘骨膜上。当然，前提是鼻棘位置正常。
- 如果鼻棘存在偏曲，需要通过截骨进行复位。
- 矫正前 - 后方向上的 C 形偏曲时，需要去除后下部分的鼻中隔软骨及偏曲的筛骨垂直板和犁骨，重新复位鼻中隔的前下端，有时也需要将鼻中隔的两侧划开并放置夹板。
- 矫正头 - 尾方向上的 C 形偏曲时，需要去除鼻中隔软骨的后下部分，释放尾端张力，并重新复位 L 形支架结构。如果仍不能充分矫正，可以在凹面划开软骨。
- 每当鼻中隔被划开后，必须在黏软骨膜外使用支架，避免鼻中隔在愈合的过程中出现再度弯曲。
- 矫正 S 形偏曲时，需要去除鼻中隔软骨的后下部分，重新复位 L 形支架的尾端，并划开软骨凹面。如有必要，还需将两侧的上外侧软骨分开，并用撑开型移植物重新固定。
- 术中意外造成的单侧黏软骨膜穿孔，不需要特殊处理。如果是双侧的穿孔，但没有贯通，术后也会逐渐自行愈合，并不会造成远期的鼻中隔穿孔。如果穿孔贯通，可以将一块直的鼻中隔软骨或筛骨垂直板放到穿孔部位，并用鼻中隔支架固定 2 ~ 3 周。

- 鼻背尾端的偏曲可以通过鼻中隔旋转缝合来矫正。这是一种贯穿上外侧软骨和鼻中隔软骨的双侧不对称的水平褥式缝合。通过这种方式，可以将鼻中隔拉向进针点偏头端的一侧。
- 鼻部尾端的偏曲经常伴随着鼻翼软骨的不对称。根据鼻尖的突出度，可缩短长的一侧外侧脚或延长短的一侧，使鼻尖重新居中。
- 矫正鼻中隔偏曲后会导致鼻甲萎缩，这是一种错误的、不符合逻辑的说法。事实上，鼻甲并不会萎缩，相反，肥大的鼻甲的占位将会使鼻中隔再度偏离中线。

歪鼻矫正是鼻整形手术中最困难、对外观要求最高的手术之一。歪鼻几乎总会伴随着一些鼻部的功能障碍，大部分患者偏曲的程度决定着症状的严重程度。极少数情况下，鼻中隔偏曲严重的患者仅伴发很轻的症状或者没有症状。个别患者鼻中隔偏曲的程度虽然很小，却严重地影响鼻部气道的通畅。通常情况下，鼻和鼻中隔的偏曲同时伴发的其他症状包括窦性头痛、频发的鼻窦感染和偏头痛等。对这些症状进行提前诊断有助于采取积极的措施，使治疗结果更加满意。如果没有全面地认识到结构上的问题，通常会导致继发性或顽固性的再度偏曲。大部分的歪鼻会涉及多种结构上的畸形，如果没有逐一进行彻底的矫正，结果往往不会令人满意。因此，术前应该强调对鼻内、外结构及面部整体进行全面的检查。

病理学改变

外被软组织和鼻周肌肉组织对维持鼻部的对称性和保持鼻阀的开放发挥着很重要的作用。面瘫后导致的歪鼻和鼻阀功能紊乱是最好的佐证。本书第 1 章中对鼻部肌肉组织进行了详细的介绍。

鼻中线上的主要支撑结构是鼻中隔，由筛骨垂直板、四边形的软骨和梨骨组成（详见第 1 章图 1.17）。筛骨垂直板是四边形软骨头侧缘的延续，这两个结构在后端与梨骨衔接。大部分鼻中隔软骨的尾端以齿槽形式连接于上颌骨冠突之上。这个连接比较独特，软骨的软骨膜仅部分延续至上颌骨冠突的骨膜，另一部分纤维组织则以十字交叉的形式延伸至对侧的软骨膜[1]。这种结构特征使黏软骨膜下的剥离变得比较困难。如果从鼻中隔的头端向尾端方向剥离就会相对容易些。基于软骨和骨之间的这种关系，在鼻部受到外力冲击时，鼻中隔很容易从上颌骨冠突的凹槽中滑脱。充分重视对这部分结构的恢复，会在对外鼻形态的矫正中发挥很重要的作用。

上外侧软骨头侧和鼻骨之间重叠的区域被称为键石区，此处连接致密。鼻骨受到外伤可以使整个单元发生移位。鼻中线结构的长期移位，不能通过简单的截骨术强行矫正，需要对造成偏斜的鼻骨、鼻中隔软骨及上外侧软骨分别重新复位。

鼻甲大小的调整，会在歪鼻矫正术后鼻部功能的改善方面发挥重要的作用。下鼻甲占据鼻气道很大的一部分空间，约占气道总阻力的 2/3[2]。鼻甲由复层纤毛柱状上皮组成的、可充盈的黏膜组织覆盖，黏膜下层富含浆液黏液腺和包含丰富海绵窦的血管，血管受自主神经系统支配，可以作为血管收缩药物的作用靶点。交感神经调节鼻黏膜的血管阻力（调节血液流速），副交感神经调节鼻黏膜的血管容量（调节血液容积）。黏膜下分布着大量的肥大细胞、嗜酸性粒细胞、浆细胞、淋巴细胞和巨噬细胞等。因此，慢性炎症对这些促炎性细胞的刺激，会导致纤维组织的沉积和鼻甲的慢性肥厚 [1]。鼻中隔长期偏曲的患者，尤其是年轻患者，鼻中隔凹陷侧的中、下鼻甲往往会出现增生和肥大（图 17.1）。

如之前章节所述，呈 10° ~ 15° 夹角的上外侧软骨尾端和鼻中隔围成的内鼻阀 [5]，是鼻气道中最狭窄的部位，约占据鼻气道总阻力的 50%[3-4]（见第 1 章图 1.13）。

鼻阀在鼻腔气流的形成过程中发挥着举足轻重的作用，对它的研究也是广泛而深入的 [6-9]。内鼻阀在鼻腔气流动力学中能够起到至关重要的调节作用，因此在鼻整形术中应该被保留和（或）重建。无论是手术还是外伤造成该结构的损伤或不稳定，都有可能导致其塌陷或继发性的气道阻塞。作为鼻腔的入口，外鼻阀由鼻翼软骨外侧脚的尾缘、鼻翼软组织、膜性鼻中隔及鼻坎组成（见第 1 章图 1.13）。外鼻阀偶尔也会发生阻塞，这些阻塞多继发于异物阻塞等外部因素，或鼻翼软骨的薄弱、前庭皮肤的缺损及瘢痕挛缩等内部因素 [5]。外鼻阀的功能正常取决于鼻翼软骨、鼻周围肌肉组织和外被软组织的完整性。鼻棘及踏板对鼻孔入口的侵占会影响外鼻阀的功能。鼻翼软骨在结构上的薄弱会进一步加重鼻小柱过宽对外鼻阀功能的影响 [10]。其他导致外鼻阀塌陷的原因还包括面神经麻痹、鼻翼夹捏畸形、术

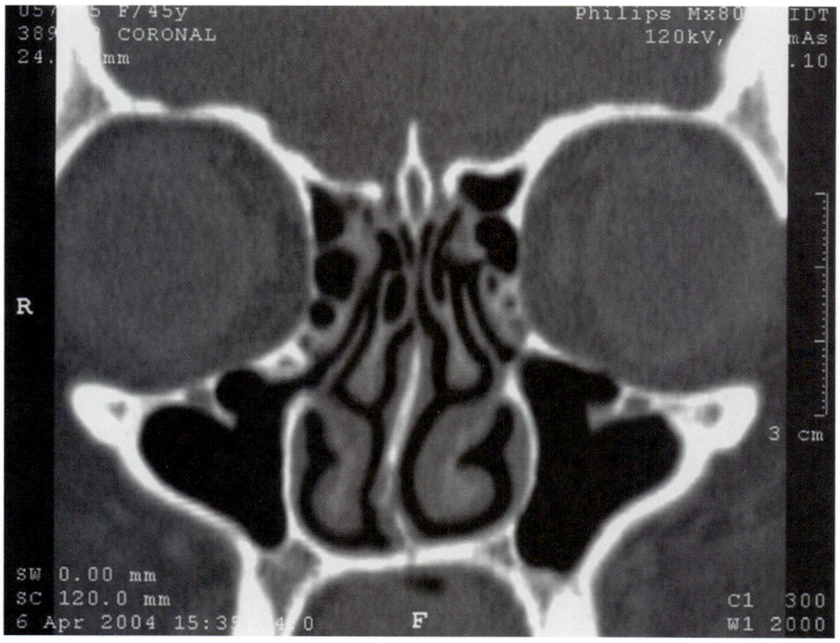

图 17.1 患者鼻中隔长期向右偏曲，导致左侧鼻甲继发性增大

后粘连和过度切除鼻翼软骨导致的继发性鼻前庭狭窄等。

外鼻的中线支撑结构由鼻中隔和鼻骨构成，其中一个或两个部分发生偏斜都会导致歪鼻。通常，鼻骨的偏斜是顺着鼻中隔偏斜的方向延续的；当然，这些结构也可能会发生单独的移位。中鼻拱偏曲往往伴随着鼻中隔前部甚至中后部的偏曲。鼻尾部的偏曲往往包括鼻中隔尾端、前鼻棘和鼻翼软骨的异位或不对称。根据笔者的团队及其他学者之前的研究，将鼻中隔偏曲的类型进行了详尽的分类 [5,11-14]。

在六种不同类型的鼻中隔偏曲中 [11]，最常见的类型是鼻中隔倾斜，即鼻中隔本身并没有明显的弯曲，但往往由于尾端滑脱至犁骨的一侧，而导致它整体向一侧倾斜（图 17.2）。在大多数案例中，鼻中隔往往容易滑脱至犁骨的左侧，而鼻部的外观则表现为向右侧偏斜。外观偏斜侧的下鼻甲也往往伴随着继发性的增生和肥大。

前 - 后方向上的 C 形偏曲通常和犁骨的偏曲有关。前后 C 形偏曲的外观表现往往和鼻中隔倾斜相似（图 17.3）。除了下鼻甲肥大之外，也会伴随着中鼻甲的肥大。

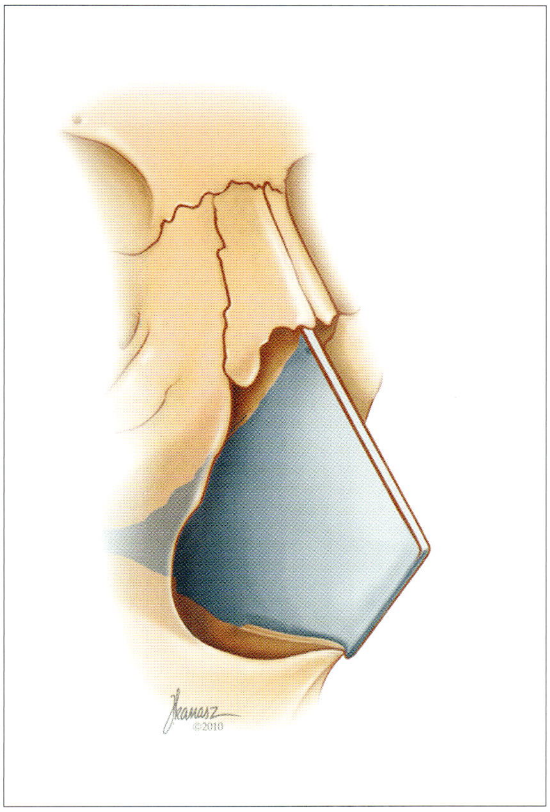

图 17.2　示意图显示鼻中隔倾斜，鼻中隔滑脱至梨骨和上颌骨的左侧，鼻中隔前端偏向右侧

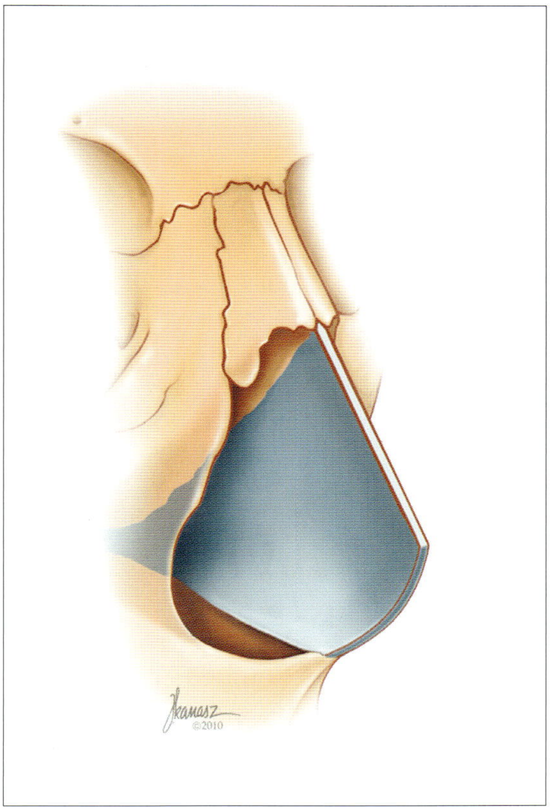

图 17.3　示意图显示鼻中隔前 - 后方向上的 C 形偏曲

头 - 尾方向上的 C 形偏曲，鼻背部会呈弯曲状外观，最常见的形式是凹面朝向患者右侧的倒 C 形弯曲（图 17.4）。通常情况下，也会伴发凹陷侧下鼻甲和中鼻甲的肥大。

前 - 后方向上的 S 形偏曲，由鼻中隔前 - 后方向上两个连续相反的弯曲部分组成（图 17.5）。鼻部外观形态呈现向左或向右的移位。少数情况下也会表现为鼻背完全笔直。

头 - 尾方向上的 S 形偏曲，除了从头至尾的弯曲之外，其他改变都和上面的类型相似（图 17.6）。下鼻甲和中鼻甲会随着 S 形偏曲出现局部肥大。鼻外形也随着鼻中隔偏曲的形态而变化。

最后一种类型的鼻中隔偏曲是局部的偏曲或棘状突起。通常会导致单纯的功能问题，不会影响到鼻部外观形态（图 17.7）[10]。通常也不会伴发鼻甲肥大的症状。

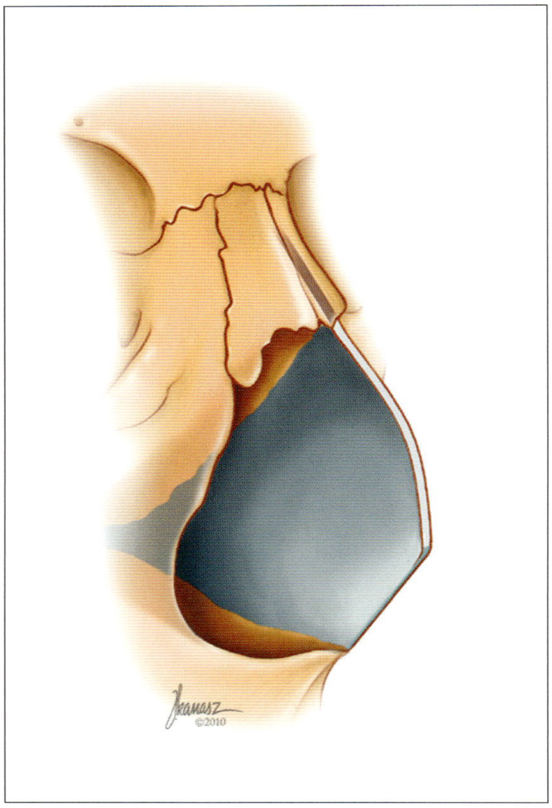

图 17.4　示意图显示鼻中隔头 - 尾方向上的 C 形偏曲

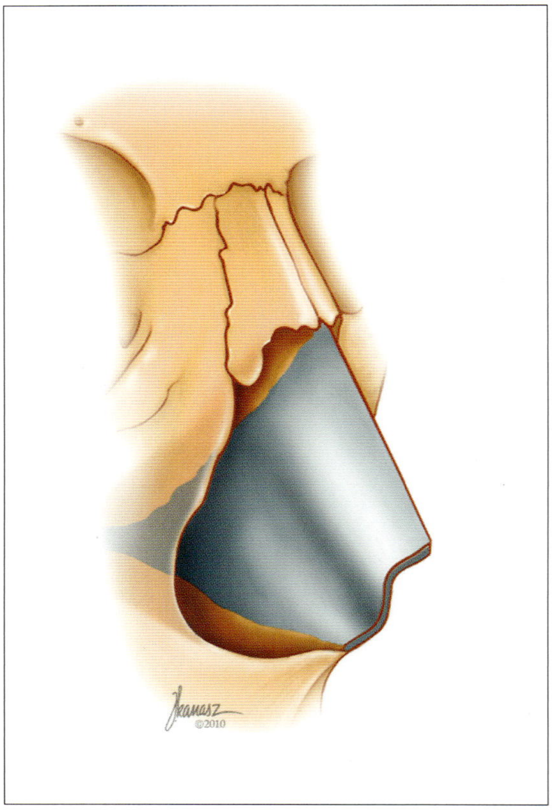

图 17.5　示意图显示鼻中隔前 - 后方向上的 S 形偏曲

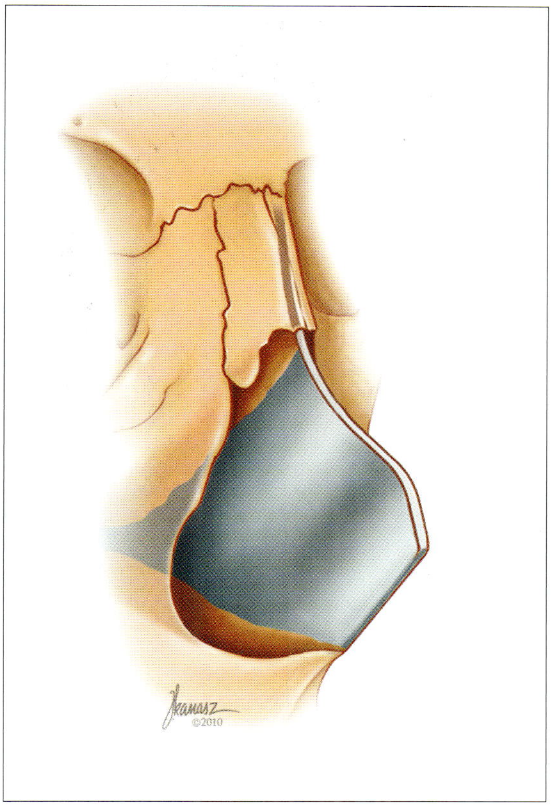

图 17.6　示意图显示鼻中隔头 - 尾方向上的 S 形偏曲

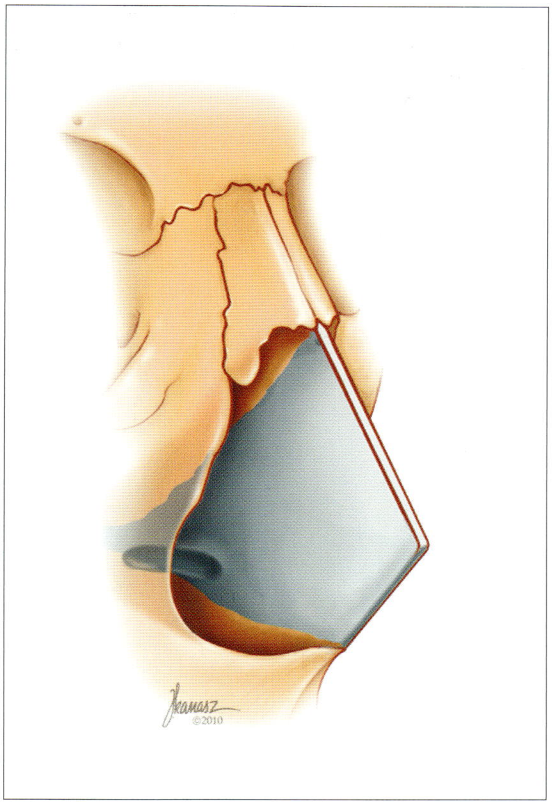

图 17.7　示意图显示鼻中隔存在局部偏曲和棘状突起

术前评估

术前应详细询问患者鼻部的外伤史、手术史、过敏史及呼吸状况。周期性通气障碍往往是生理性的改变。单侧气道持久的通气障碍往往提示气道存在机械性的阻塞。没有气道阻塞的主诉也不能说明气道就完全没有问题，因为患者没有一个可以参照的基础。如果患者在平静状态下和深吸气时都存在通气障碍，说明存在气道空间上的侵占，诸如鼻甲肥大、鼻中隔偏曲或包块等；如果通气障碍仅仅发生在深吸气时，可能提示内鼻阀或外鼻阀存在功能障碍。

通过对细节的认真观察，可以为做出正确的诊断和制订有效的手术计划提供重要的依据。对面部和外鼻的观察应该包括对患者呼吸方式的观察。观察患者是采取口式呼吸还是鼻式呼吸，口式呼吸是持续的还是间断的；另外，还应该注意评估整个面部是否对称、咬合平面是否存在倾斜，以及鼻部和面部其他结构之间是否协调等（图 17.8）；还要注意颏部、上下唇和上下切牙是否在中线上，中线位置应该在内眦中点而不是眉毛的中点。很多女性歪鼻患者会通过不对称的修眉来掩饰鼻部的不对称（图 17.9），这很容易误导医生对中线位置的判断。通过口腔检查，如果发现既高又窄的上颚弓对气道存在侵占，为了避免通气进一步受限，往往需要进行针对性的操作来维持或拓宽气道（图 17.10）。

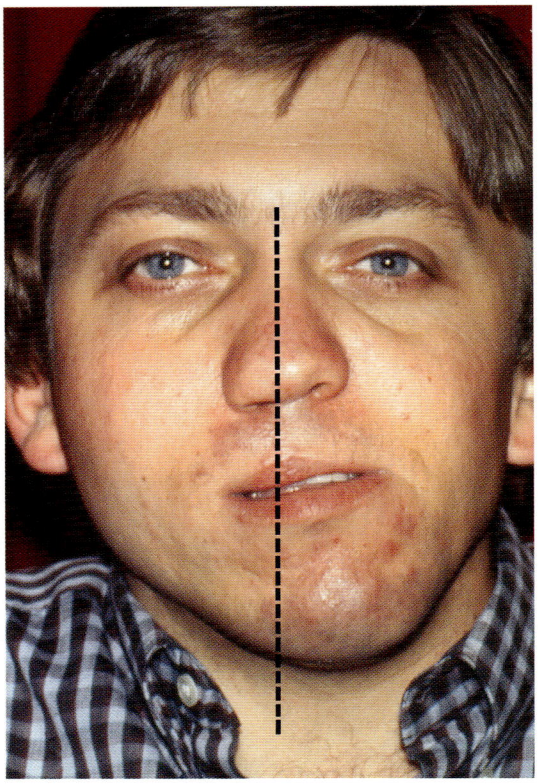

图 17.8 仔细观察面部结构，尤其是颏部的偏斜情况，对于成功矫正歪鼻意义重大

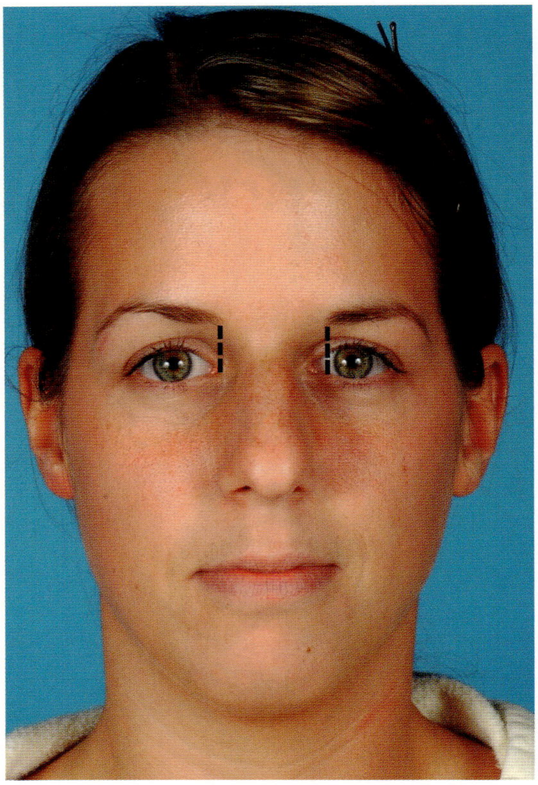

图 17.9 照片显示这位歪鼻患者通过不对称的修眉来掩饰她鼻部的不对称

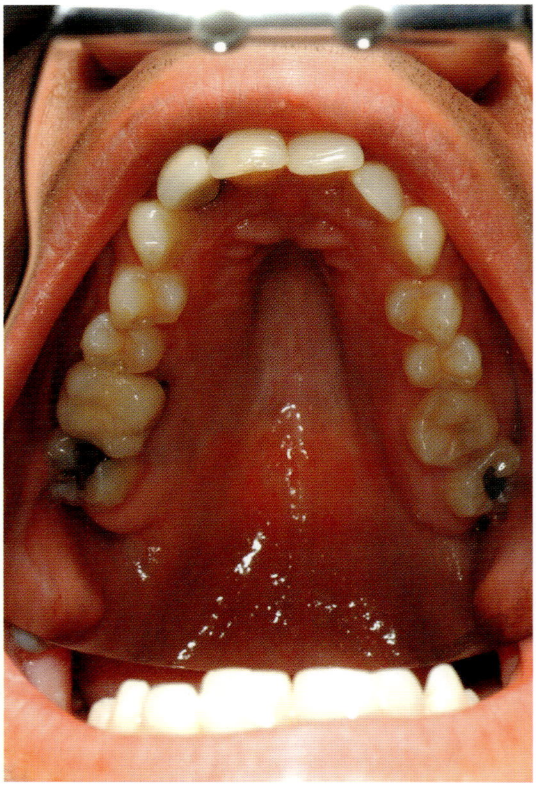

图 17.10 从口内观察发现患者的上颚既高又狭窄

面神经的功能也应该被列入评估范围，因为鼻周肌肉的麻痹也会导致鼻部通气受限。如第 2 章中所述，需逐一检查鼻骨、鼻中隔前端、上外侧软骨和鼻翼软骨是否存在偏曲。仰头位中重点观察鼻小柱、鼻尖、鼻孔、踏板及鼻翼底部是否对称。在所有角度中，低头位是最容易暴露外鼻是否存在偏曲和不对称的。

触诊是对鼻三维框架结构最重要的检查，包括对鼻骨、上外侧软骨、鼻翼软骨、膜性鼻中隔、鼻中隔软骨尾端和前鼻棘等部位的检查。通过对额窦、筛窦及上颌骨窦的触诊和轻轻的叩诊，可以检查深层结构和鼻窦是否存在炎症。

嘱患者正常吸气，然后再深吸气，观察患者鼻孔阻塞的时间。如果考虑鼻阀功能存在障碍，可通过 Cottele 试验来检测。嘱患者平静呼吸，用鼻镜撑开患侧鼻孔或向外牵拉面颊部使鼻阀开放。如果呼吸状况有所改善，表明 Cottele 试验阳性，这是鼻阀功能障碍最有力的证据。如第 2 章所述，另外一个检查鼻阀功能是否存在障碍的简单方法是嘱患者正常吸气和深吸气，用棉签将鼻部气道撑开后进行观察和评估。

鼻内部结构的检查主要是观察是否存在鼻中隔偏曲、鼻甲肥大、粘连、穿孔、棘状凸起、鼻甲和鼻中隔是否存在粘连等。任何结痂、化脓、溃疡或息肉都应被记录。鼻甲的颜色和大小也应记录。鼻甲黏膜苍白提示存在过敏，发红则提示存在感染或可能合并某种鼻炎。

用 0.25% 去氧肾上腺素和 1% 麻黄碱收缩鼻黏膜血管之前和之后，都要重复上述这些检查步骤。药物可以用雾化的方式喷入鼻腔，也可以用脱脂棉蘸取药液涂抹至局部。针对存在症状的患者，可以用长鼻镜做进一步检查。用 0° 或 30° 的鼻内镜可以很清楚地看到后鼻道的情况。

通过前面章节描述的等比例摄像和 X 线头影测量分析进一步确认检查结果。

影像学诊断

对于频发窦性头痛、鼻窦感染或者偏头痛的患者，通过 CT 扫描可以发现一些病理改变，如鼻窦炎、泡状鼻甲、泡状鼻中隔、哈勒氏细胞和局部粘连等。

歪鼻的外科治疗

要想成功矫正歪鼻，必须对存在的病理改变有完整的认识，对导致偏曲的所有鼻部结构进行彻底的矫正。偏曲可以发生于鼻骨、上外侧软骨、鼻背尾端或鼻基底部等。通常情况下，各部位的偏曲是综合存在的。

矫正鼻骨偏斜

鼻骨的偏斜可以发生于单侧或双侧。如果不涉及功能方面的问题，只是单侧结构上的变化，可以通过填充移植物进行矫正。可以用一整块鼻中隔软骨、软骨颗粒或软组织进行移植，其中整块的鼻中隔软骨填充效果最为可靠。

在全身麻醉下，消毒面部，如第 4 章所述，采用两次注射的方法使鼻部血管收缩。做一个软骨间切口，暴露拟矫正的鼻骨区域。用 Joseph 骨膜剥离子掀起骨膜。将一层或两层鼻中隔软骨或耳郭软骨轻轻夹捏后制成块状移植物，根据鼻骨偏曲的程度，将块状软骨或者软组织（如皮肤或筋膜）植入剥离好的腔隙中，并从外部塑形。缝合切口时尽可能松一些，以便于引流。

鼻骨明显偏移的情况下，通常伴发上外侧软骨的移位，同侧内鼻阀的功能也会受到影响。在这种情况下，单侧截骨往往可以进行功能和外观上的矫正。在梨状孔前端做一个小的前庭切口，用 Joseph 骨膜剥离子剥离骨膜，通过低 - 低的外侧截骨术截开鼻骨。之前经历过骨折的鼻骨愈合后往往不平整，只要骨凿经过之前的骨折区域，截骨术可以很容易地实施。为了避免鼻骨再次恢复到以前的位置，需要植入撑开型移植物。在靠近上外侧软骨和鼻中隔尾端前脚连接处的黏软骨膜上做一个约 3 mm 长的切口，用鼻中隔剥离子剥离一个足以容纳撑开型移植物的腔隙；将移植物插入鼻中隔和上外侧软骨之间并推进到鼻骨下面；将一块涂有杆菌肽软膏的明胶海绵或止血纱布填充到鼻骨和鼻中隔之间，并保持在适当的位置至少 1 周。在此期间，患者需全身应用抗生素预防感染。

双侧鼻骨偏斜只能通过对双侧鼻骨的分别截骨及重新复位来矫正，有时还需要同时进行鼻中隔成形术。如果除了鼻骨的偏斜之外，中鼻拱也存在偏曲，就必须进行鼻中隔成形术，同时还需要将双侧上外侧软骨和鼻中隔分开并重新定位，具体操作详见下文。根据偏斜的类型和特征，可以将两侧鼻骨分别截开，或仅进行外侧和头端截骨而不进行内侧截骨，使骨性鼻拱整体移动。这种截骨术在技术上具有挑战性，很少可以真正有效地矫正偏曲。如第 4 章所述，大多数歪鼻需要对两侧鼻骨分别进行可控的截骨术和鼻中隔成形术才能有效地被矫正。

中鼻拱的偏曲等同于鼻中隔偏曲。这种类型的偏曲很难通过简单的覆盖移植予以矫正。大多数情况下，需要进行彻底的鼻中隔偏曲矫正术。此外，还需要将上外侧软骨和鼻中隔软骨分开，将鼻中隔重新复位到中线和截骨术之后，再对上外侧软骨进行差异性的修剪和复位（图 17.11）。

鼻中隔偏曲的矫正可以通过以下两种方式进行：如果同时计划施行鼻整形术，可以通过开放入路进行操作；如果单纯矫正鼻中隔偏曲，则可以通过 L 形（Killian）切口进行操作。采用开放术式时，可以从左侧鼻中隔尾端前脚将黏软骨膜掀起。可以预先在黏软骨膜上做一个小切口，以便进入正确的软

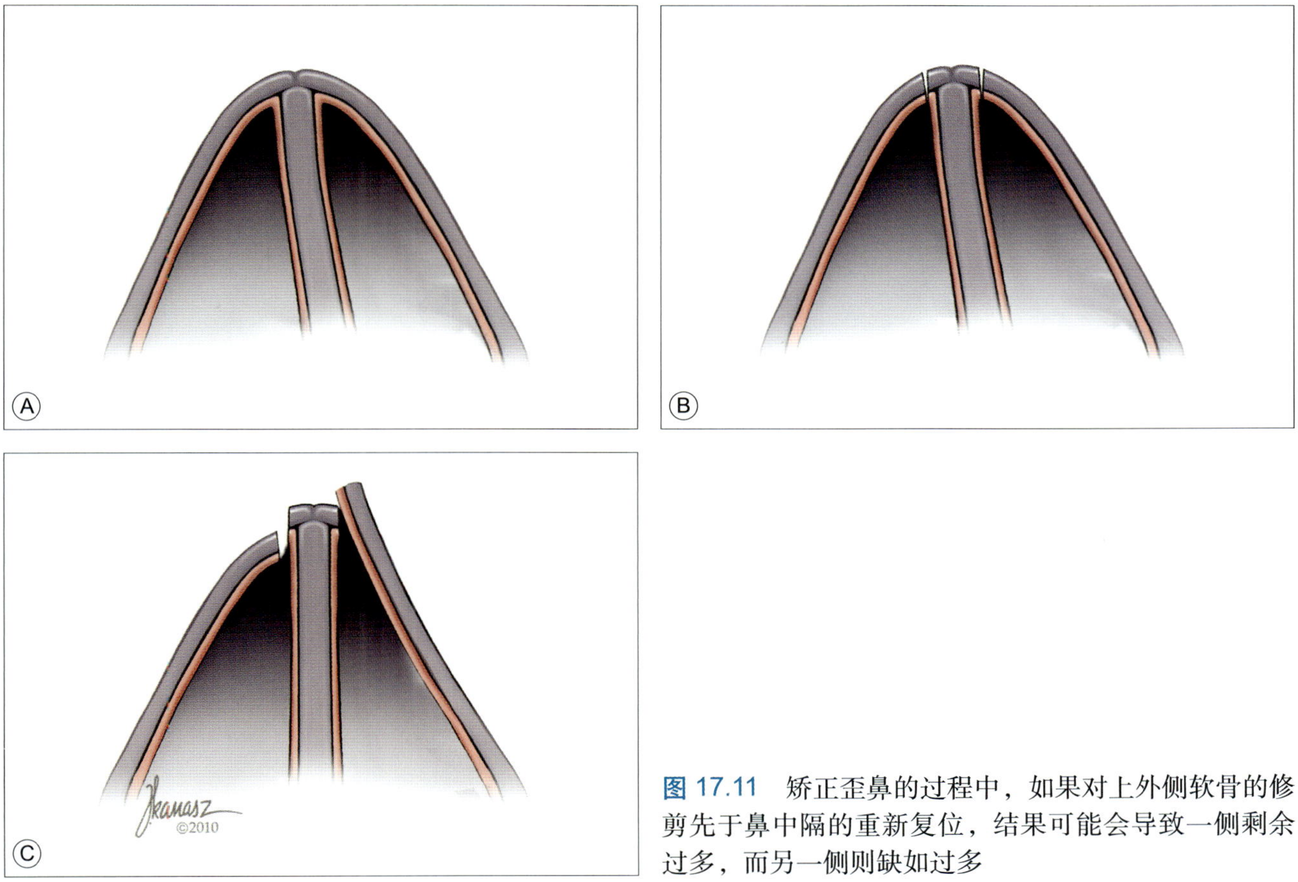

图 17.11　矫正歪鼻的过程中，如果对上外侧软骨的修剪先于鼻中隔的重新复位，结果可能会导致一侧剩余过多，而另一侧则缺如过多

骨膜下平面；当进入正确的平面后，有光泽的灰白色软骨就会暴露在术野中，使用骨膜剥离子的钝头进一步向后方、头端和尾端剥离黏软骨膜；当剥离到软骨与犁骨衔接之处时，从后下方逐渐向前上方分离会使操作变得更容易些，因为鼻中隔尾端的纤维附着非常致密，剥离时比较困难。如果认为采用闭合术式较为合适，可以在左侧黏软骨膜上做一个 L 形的小切口（有利于右手操作的医生），进入黏软骨膜下平面，剥离左侧的黏软骨膜。从这一点上考虑，无论是开放术式还是 Killian 切口术式，操作基本上都是相同的。用鼻中隔剥离子的锋利端在鼻中隔软骨上做 L 形切口，L 形支架前端至少保留 15 mm 的宽度，尾端至少保留 10 mm 的宽度；对侧黏软骨膜向后、头端仅掀起至 L 形切口线；用鼻中隔剥离子的锋利端轻轻地将鼻中隔软骨的尾端与犁骨及上颌骨冠突分离；同法将软骨与筛骨垂直板分离，并取出软骨；如有必要，可以去除犁骨和筛骨垂直板的偏曲部分，尽量消除内部和后方的偏曲。然后再根据鼻中隔偏曲的类型完成鼻中隔成形术剩余部分的操作。

鼻中隔倾斜

矫正鼻中隔倾斜时，需要先去除后下方的鼻中隔软骨，保留前方和尾端的 L 形软骨支架（图 17.12A）。接下来，第一个主要步骤是将保留的尾端软骨从犁骨和上颌骨鼻棘上分离开；第二个主要步骤是去掉多余的重叠部分（图 17.12B），使保留部分的软骨能够有类似“摇摆门式”的活动度（图

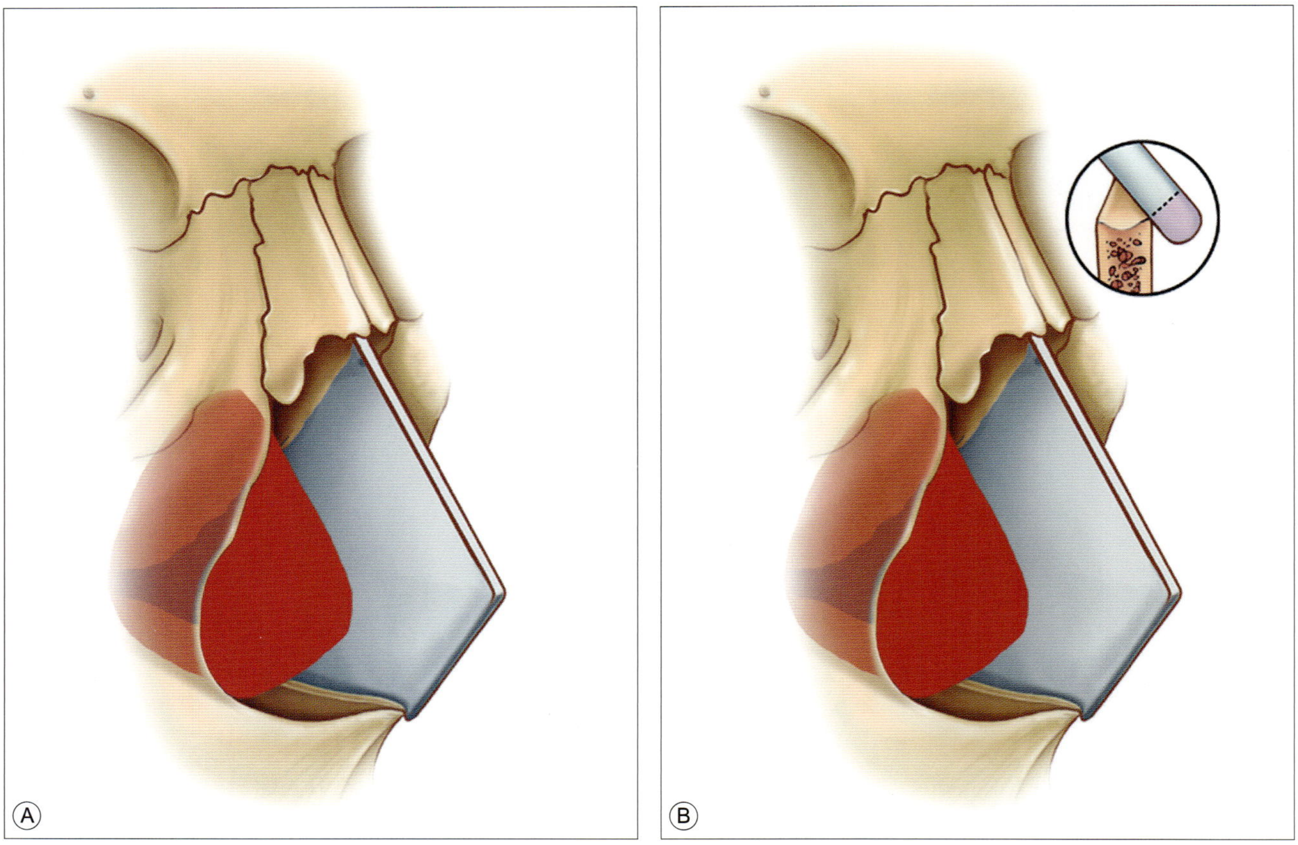

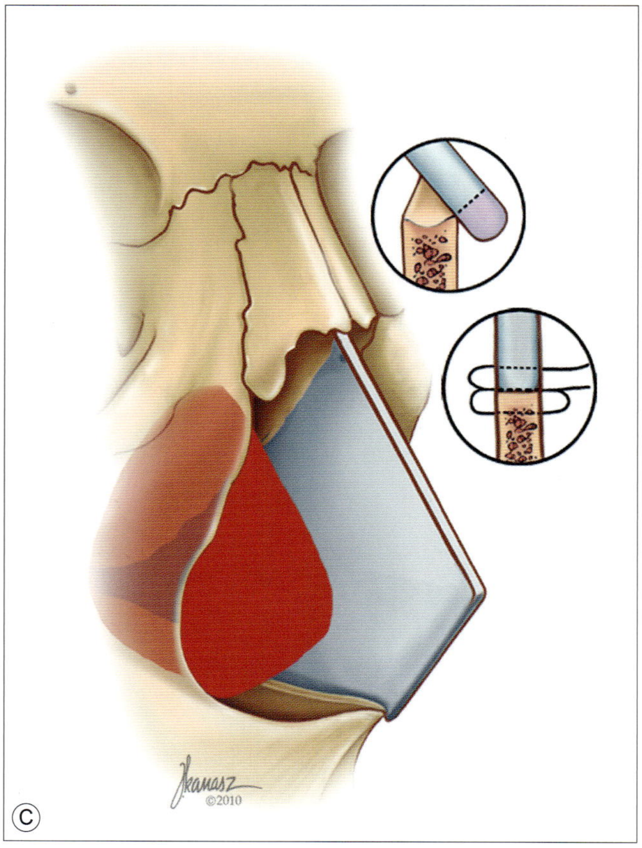

图 17.12　矫正鼻中隔倾斜的步骤。(A) 首先去除鼻中隔后下部分的软骨，前部和尾端保留 L 形支架；(B) 去除尾端重叠多余的软骨；(C) 保留部分的软骨形成 “摇摆门式” 的结构

17.12C)；将软骨复位并用 5-0 的 PDS 线通过 8 字缝合固定到前鼻棘的骨膜上。鼻中隔软骨重新复位前，务必确保前鼻棘在正中线上，避免将游离的鼻中隔尾端固定到一个偏曲的基础之上。可以通过右手拇指和示指的触诊来确定前鼻棘是否在中线上，即便是很轻微的鼻棘偏曲也可以用这种方法检查出来。如果前鼻棘是偏离中线的，可以通过截骨使之居中 (图 17.13)。按照上述步骤操作，可以确保鼻中隔倾斜类型的偏曲得到有效的矫正 (图 17.14；框 17.1)。

矫正前-后方向上的C形偏曲

如前所述，矫正这种类型的偏曲也需要先切除后下方的鼻中隔软骨 (图 17.15A)。通常情况下，为了使这个结构重新在中线复位，对前鼻棘和剩余梨骨施行截骨术是很必要的 (图 17.15B)。只有认为有必要对偏曲的鼻前部和上 1/3 进行矫正时，才可以将筛骨垂直板和保留的鼻中隔软骨做部分分离。通常，将保留部分的软骨形成“摇摆门式”的结构后，基本可以释放软骨张力、消除 C 形弯曲；如果仍然存在弯曲，可以在 L 形支架的凹面做头 - 尾方向的划痕 (图 17.15C)。尽量不使用划痕技术，因为最终形态往往是不可预测的。如果使用了划痕技术，在软骨愈合期间需要在双侧黏膜外的相应位置使用支架，并通过贯穿缝合进行固定，支架应至少保留 2 ~ 3 周 (图 17.16)。

鼻前部偏曲的矫正还需要进行上外侧软骨和鼻中隔的分离、鼻骨截骨、保留部分软骨支架的重新复位、不对称地修剪上外侧软骨、植入撑开型移植物及必要时使用划痕技术等操作 (图 17.17)。通过上述步骤，通常可以非常成功地矫正前 - 后方向上的 C 形偏曲 (图 17.18；框 17.2)。

矫正头-尾方向上的C形偏曲

该类型偏曲矫正的操作步骤和前 - 后 C 形偏曲非常类似。唯一的不同是，如果有必要做划痕，其方向是不一样的，需要在软骨凹侧面的前 - 后方向上划开软骨 (图 17.19、17.20；框 17.3)。

通常情况下，通过切除鼻中隔后下方的软骨和去除与犁骨、前鼻棘相重叠的多余软骨来释放张力，然后使用撑开型移植物加强固定。在愈合过程中，使用黏膜外支架可以起到辅助的固定作用。

矫正前-后方向上的S形偏曲

这种偏曲的矫正也需要去除后下方的软骨和骨，仅在有必要时需要将软骨的凹面做头 - 尾向的划痕，有指征的情况下还需要对偏曲的犁骨和前鼻棘进行截骨和复位 (图 17.21、17.22；框 17.4)。

通常情况下，在矫正这种畸形的过程中，通过释放张力和使用撑开型移植物来固定软骨就已经足够，不需要再对软骨凹面进行划痕处理。如果尾端的软骨表面被划开，就需要使用黏膜外支架和撑开型移植物对其进行固定。

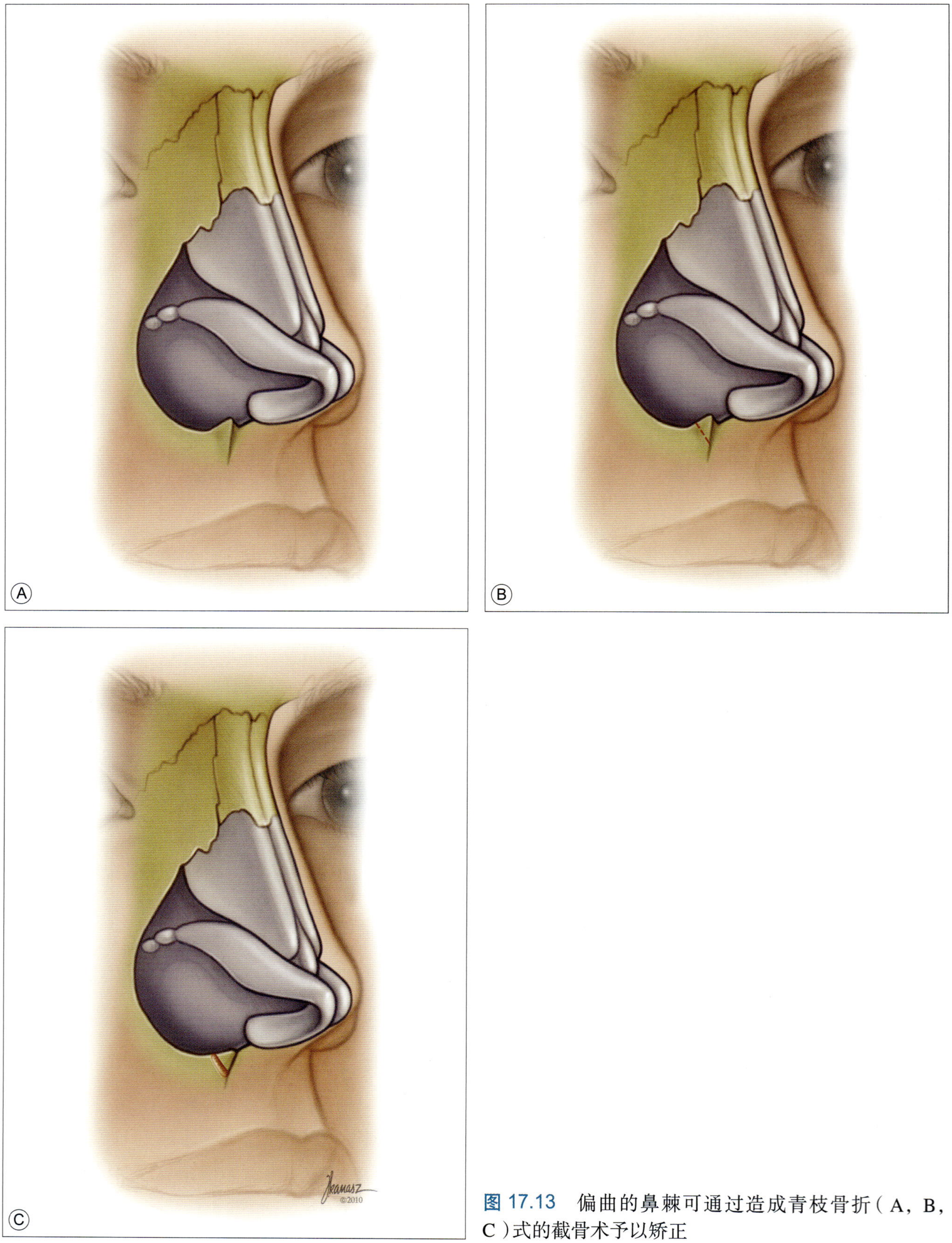

图 17.13 偏曲的鼻棘可通过造成青枝骨折（A，B，C）式的截骨术予以矫正

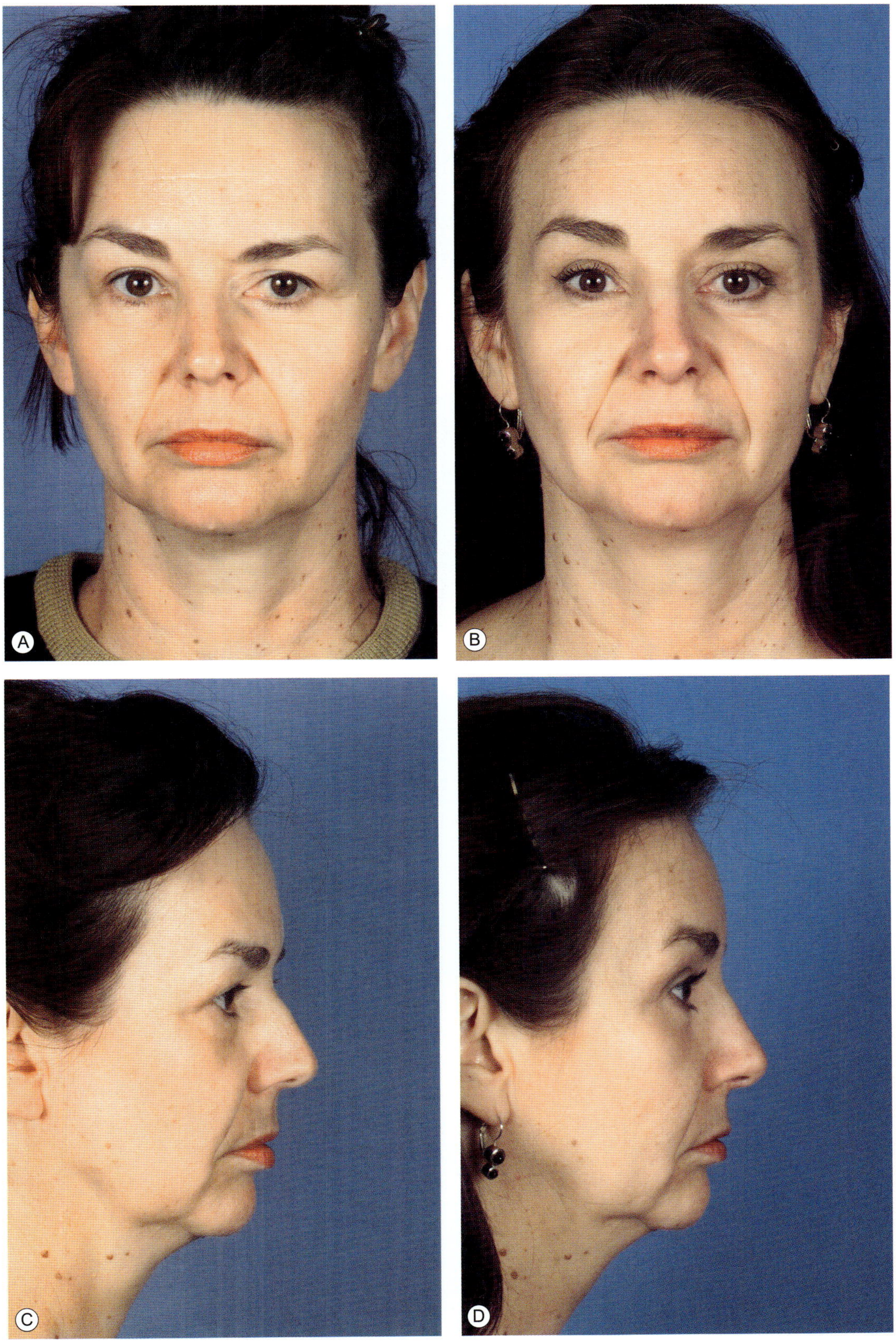

图 17.14 （A，C，E，G）术前患者照片显示，鼻中隔内部向右、外部向左倾斜；（B，D，F，H）矫正手术 1 年之后。注意仰头位中鼻棘和鼻小柱基底的变化。示意图演示软组织（I）和框架结构（J）的操作步骤

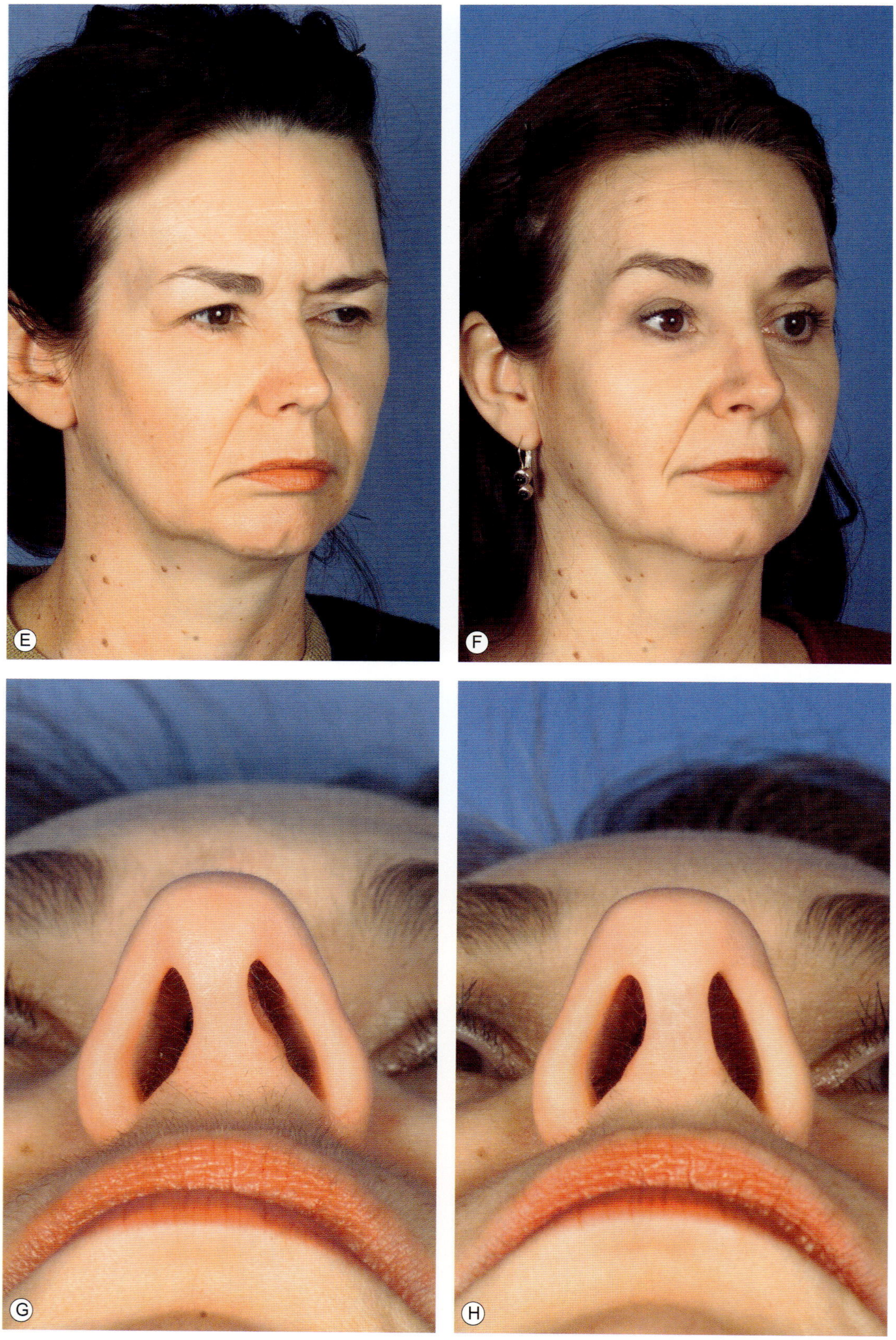

图 17.14（续）

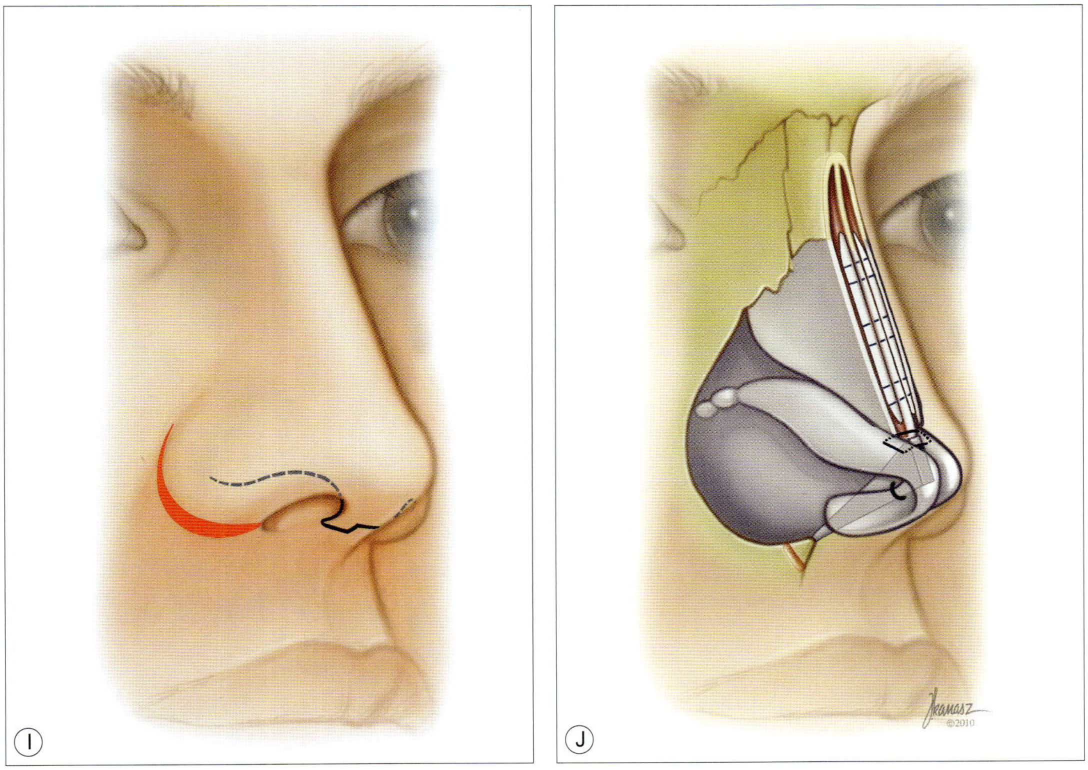

图 17.14（续）

框 17.1

手术步骤：图17.14

- 采用开放术式
- 去除鼻翼软骨的头侧部分
- 去除鼻背的驼峰
- 开放入路行鼻中隔成形术
- 双侧使用撑开型移植物
- 使用鼻小柱支撑杆
- 拉拢内侧脚
- 跨外侧脚缝合
- 通过截骨使鼻棘在中线上重新复位
- 切除左侧鼻翼并缩窄鼻翼底部

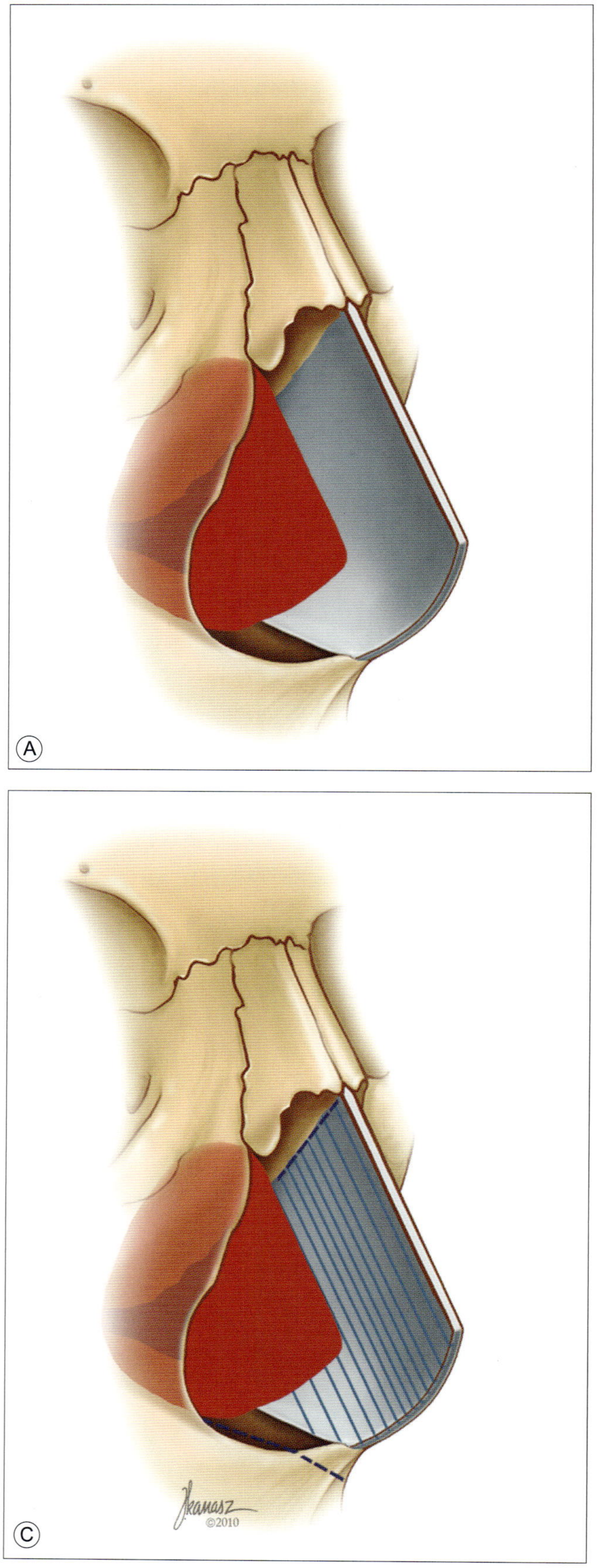

图 17.15　矫正鼻中隔前 - 后方向上 C 形偏曲的步骤。（A）切除鼻中隔后下方的软骨；（B）为了使结构重新在中线复位，需要对前鼻棘和剩余梨骨施行截骨术；（C）通过去除尾端下方的软骨和制作一个“摇摆门式”的活动结构，可以释放软骨张力，矫正软骨中的 C 形弯曲。如果仍然不足以矫正的话，可以头 - 尾向划开 L 形软骨支架的凹面

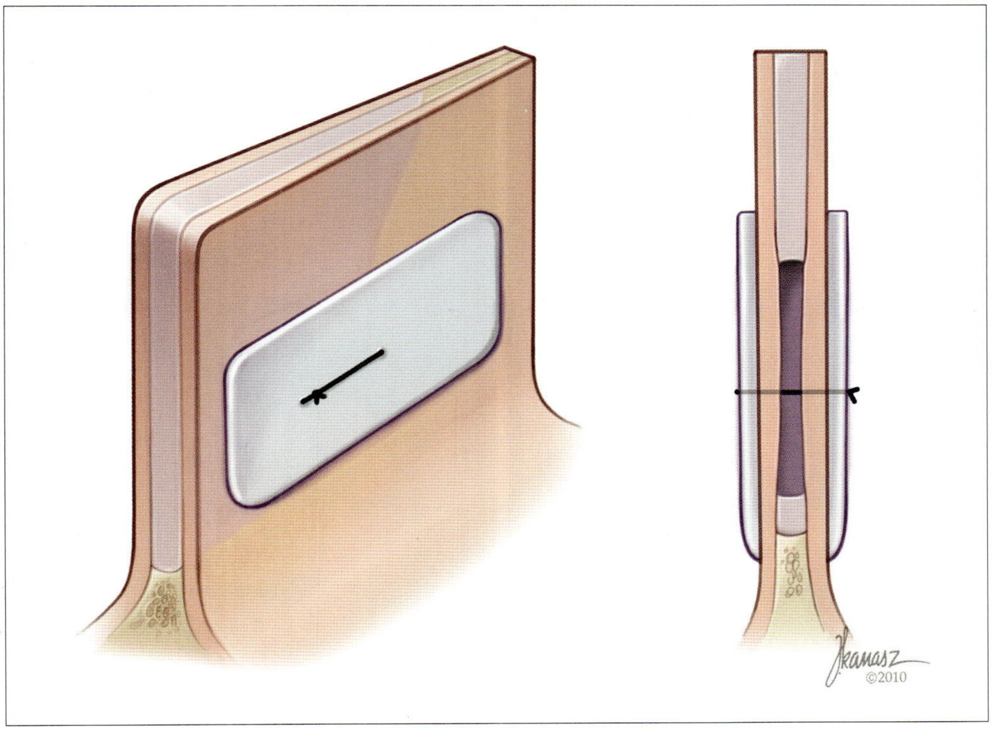

图 17.16　为了巩固划痕的效果并消除死腔，在鼻中隔的两侧可以使用简易夹板进行固定，并用 5-0 的聚丙烯线贯穿缝合

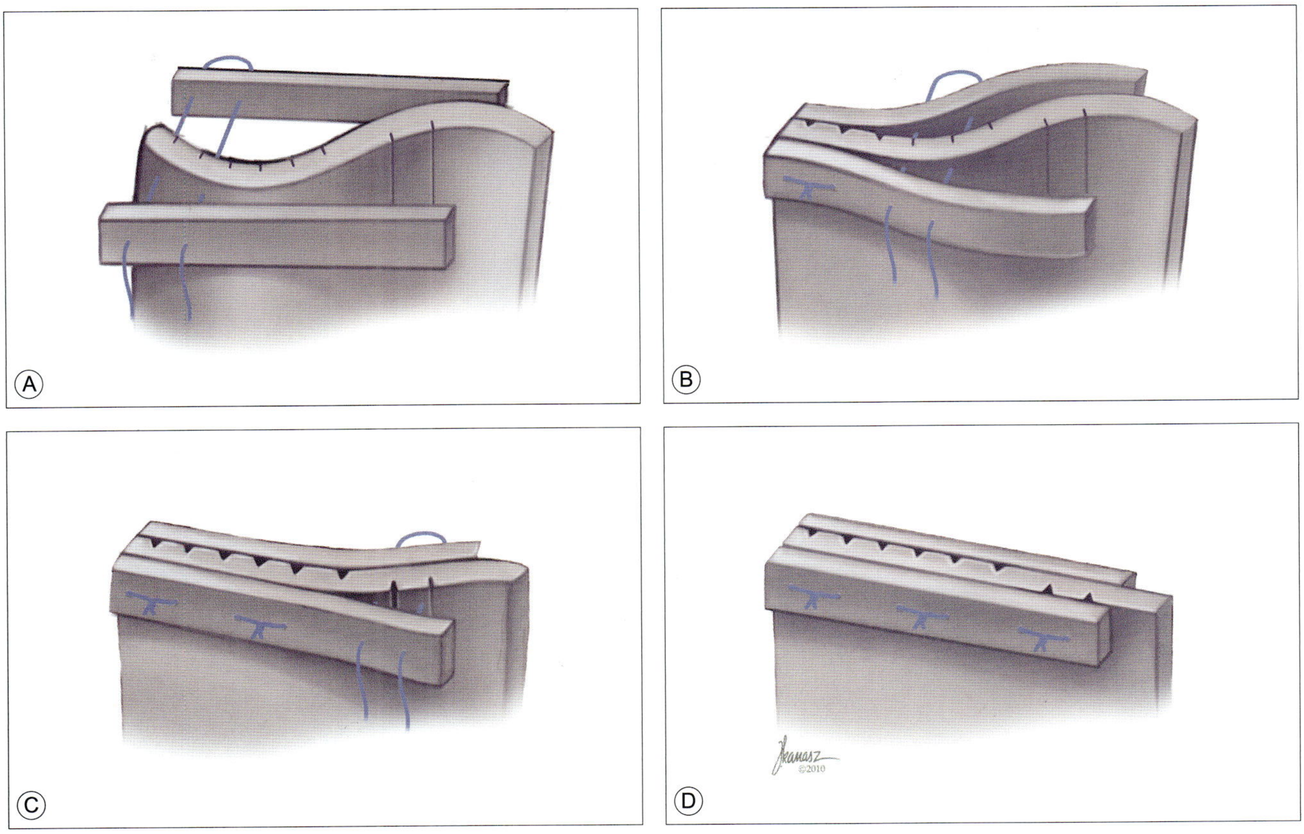

图 17.17　放置撑开型移植物矫正前端的弯曲

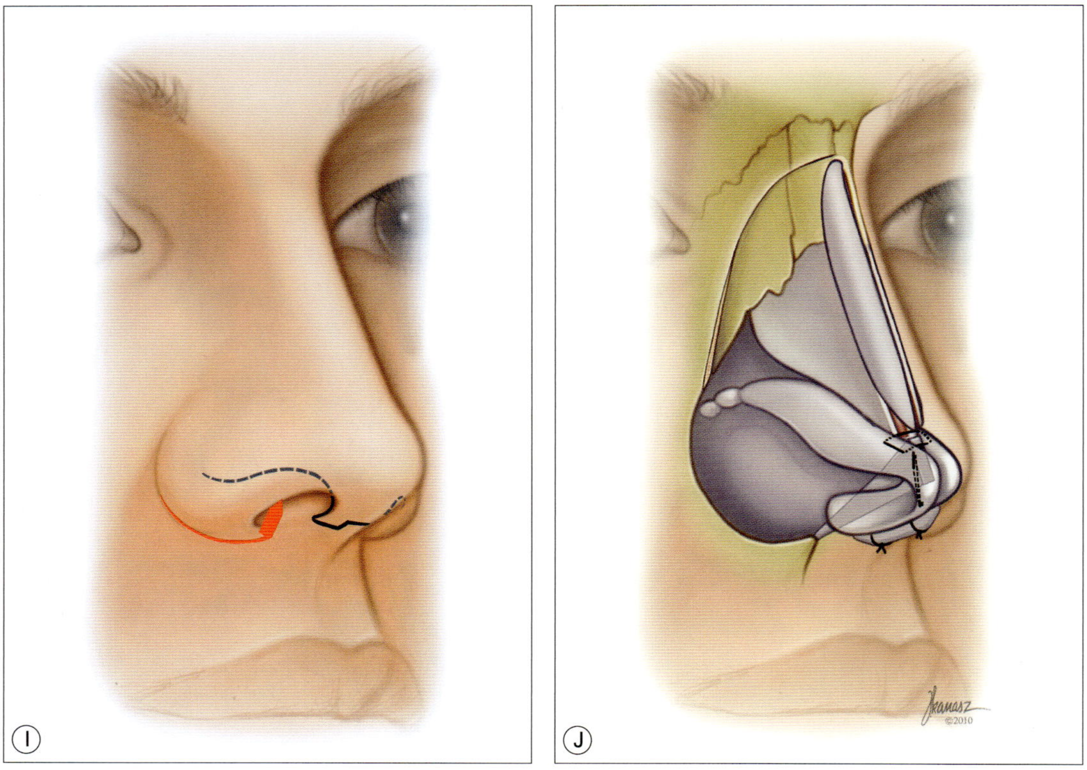

图 17.18（续）

框 17.2

手术步骤：图17.18

- 采用开放术式
- 去除鼻翼软骨的头侧部分
- 去除鼻背的驼峰
- 实施鼻中隔成形术
- 实施双侧高–低的截骨术
- 使用鼻小柱支撑杆
- 贯穿穹窿缝合
- 跨外侧脚缝合
- 应用鼻背移植物
- 切除左侧鼻翼缩窄鼻翼底部
- 应用鼻小柱外置移植物

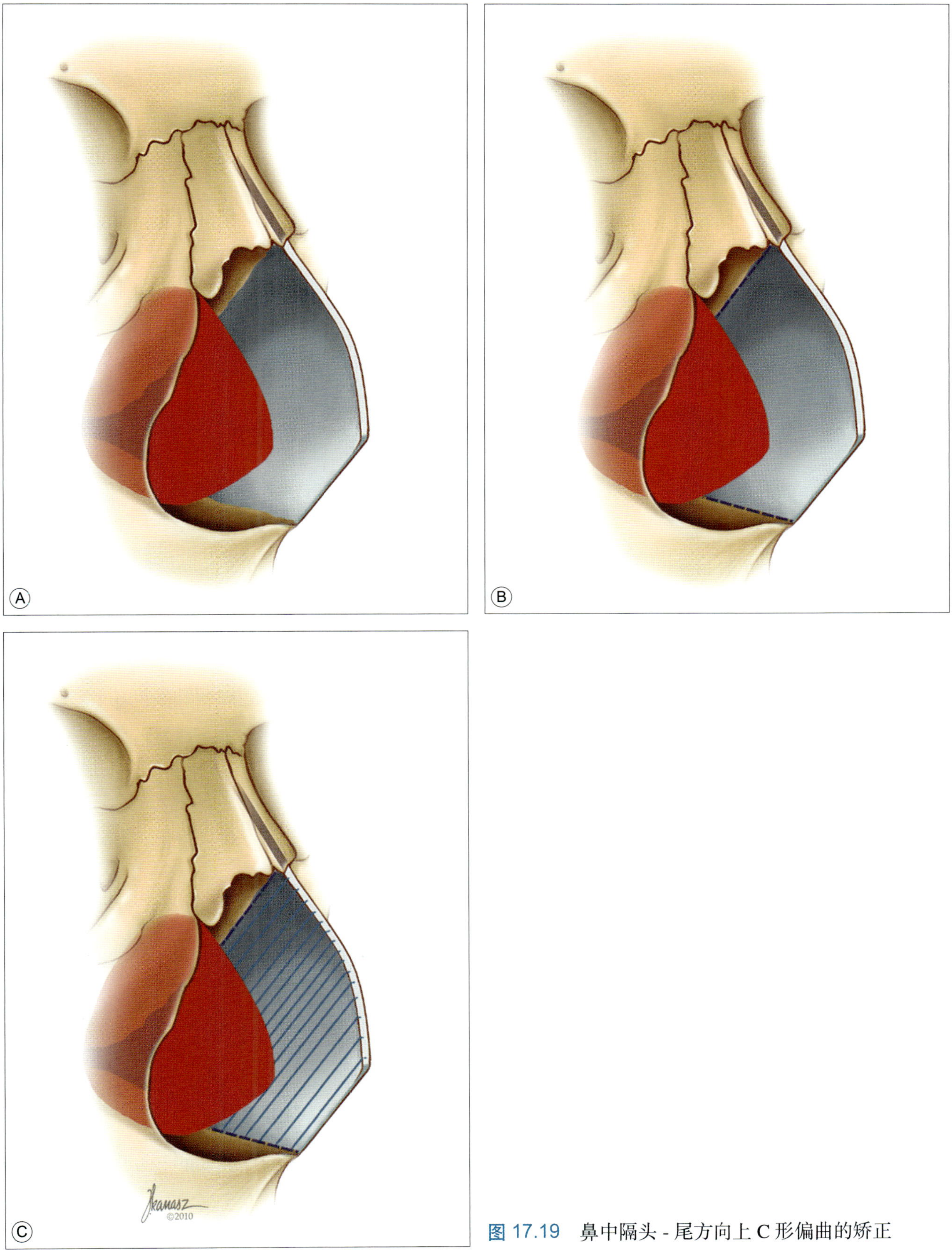

图 17.19　鼻中隔头 - 尾方向上 C 形偏曲的矫正

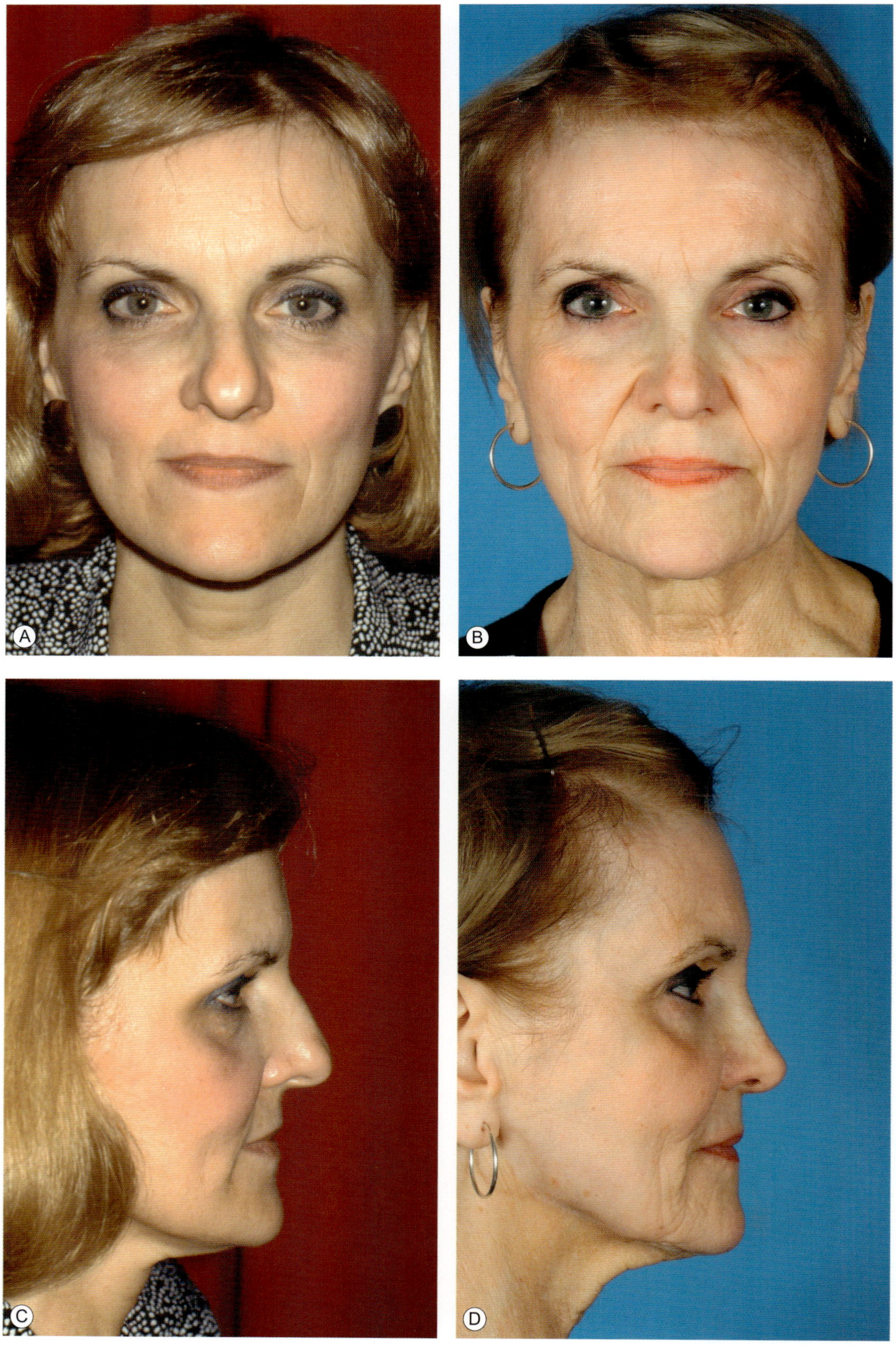

图 17.20 矫正鼻中隔头 - 尾方向上的 C 形偏曲之前（A，C，E，G）和 18 年之后（B，D，F，H）。示意图演示软组织（I）和框架结构（J）的操作步骤

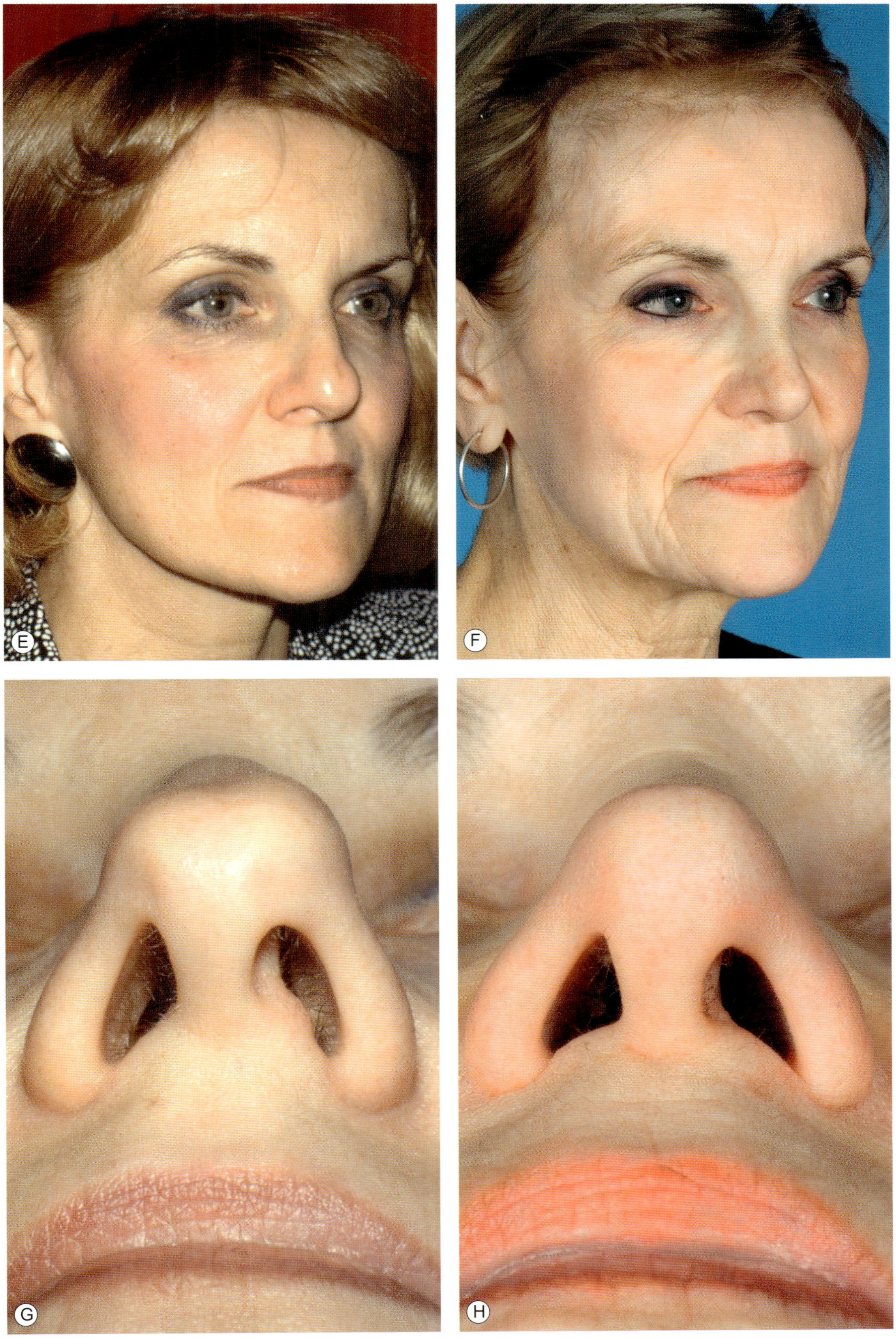

图 17.20（续）

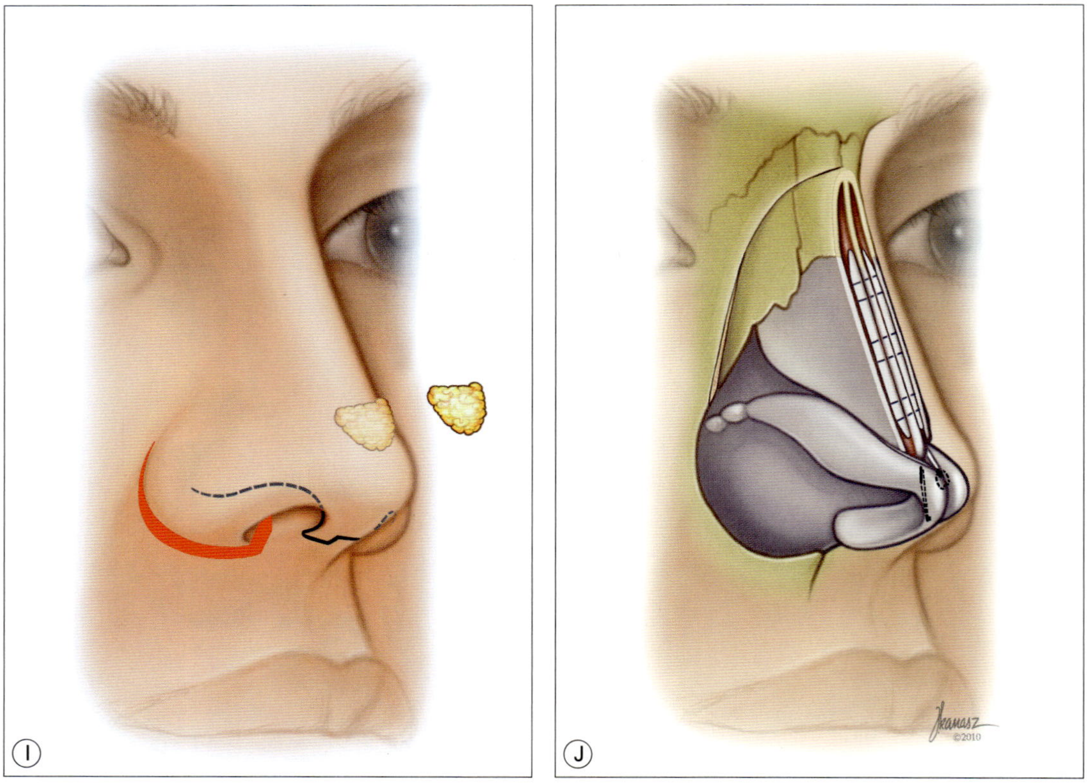

图 17.20（续）

框 17.3

手术步骤：图17.20

- 采用开放术式
- 去除鼻翼软骨的头侧部分
- 去除鼻背驼峰
- 实施鼻中隔成形术和保守的鼻甲切除术
- 实施双侧低-低截骨术
- 双侧使用撑开型移植物
- 贯穿穹窿缝合
- 单纯穹窿间缝合
- 去除鼻尖上区域的软组织
- 双侧联合切除缩窄鼻翼底部

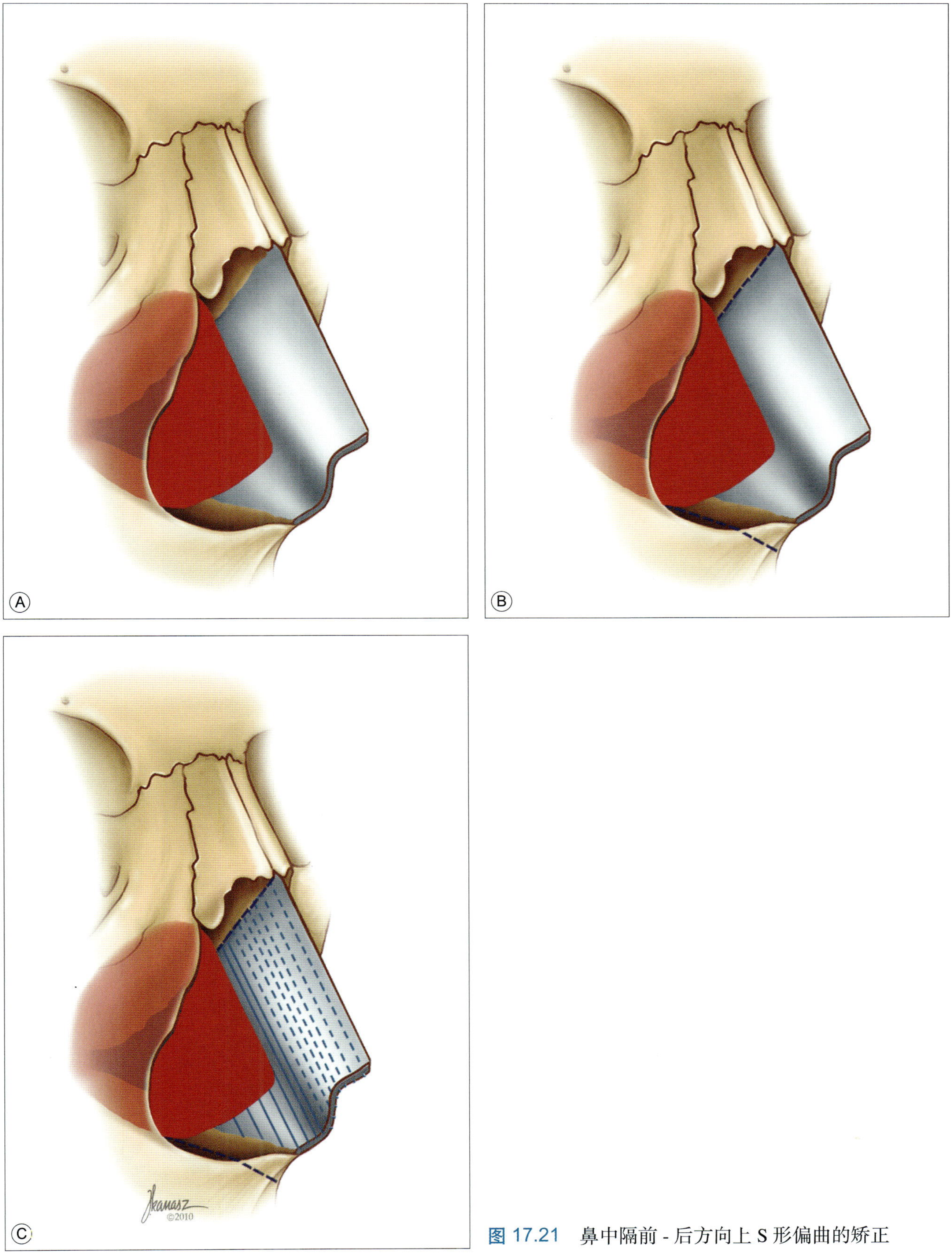

图 17.21　鼻中隔前 - 后方向上 S 形偏曲的矫正

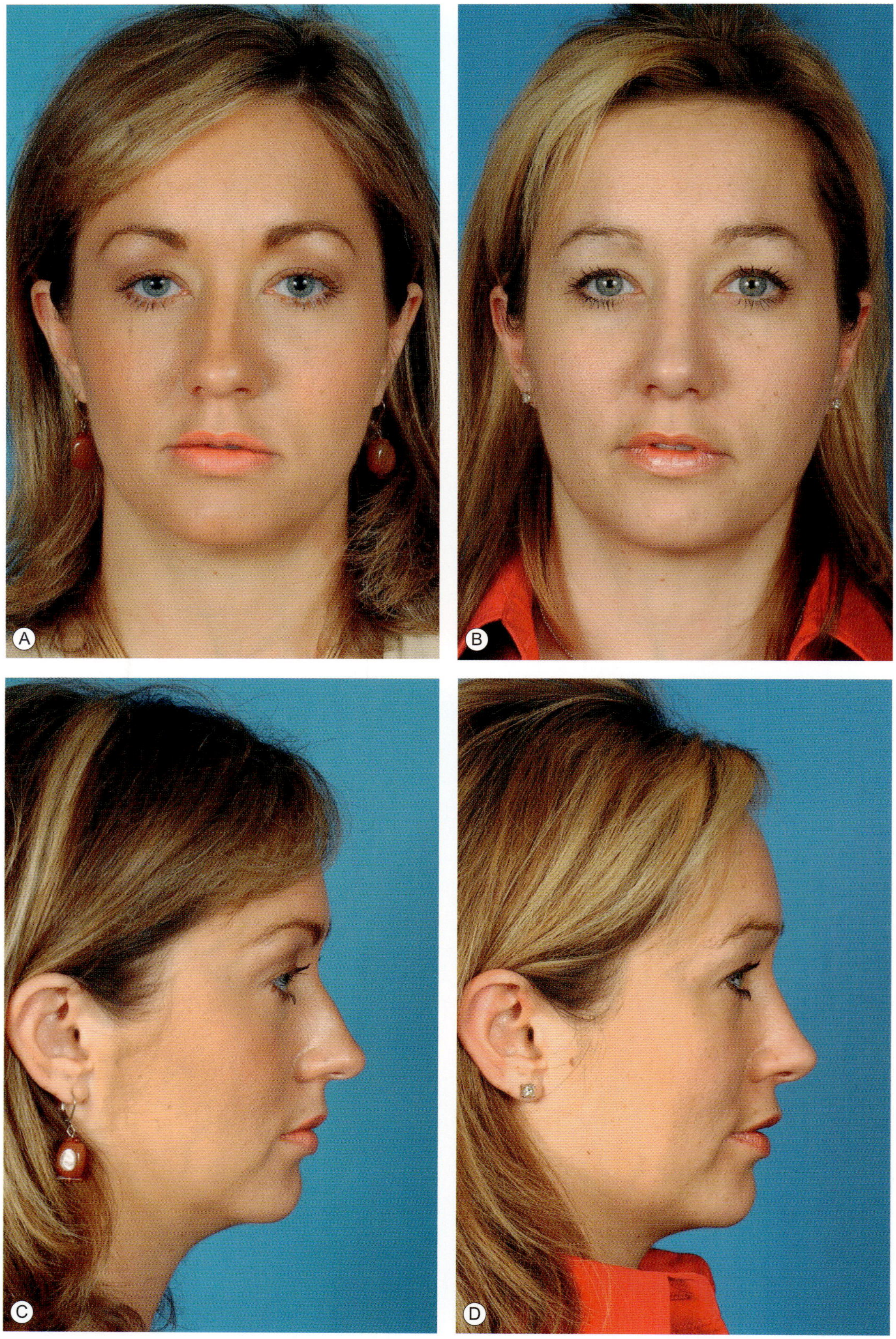

图 17.22 矫正鼻中隔前 - 后方向上 S 形偏曲之前（A，C，E，G）和 18 年之后（B，D，F，H）。示意图演示软组织（I）和框架结构（J）的操作步骤

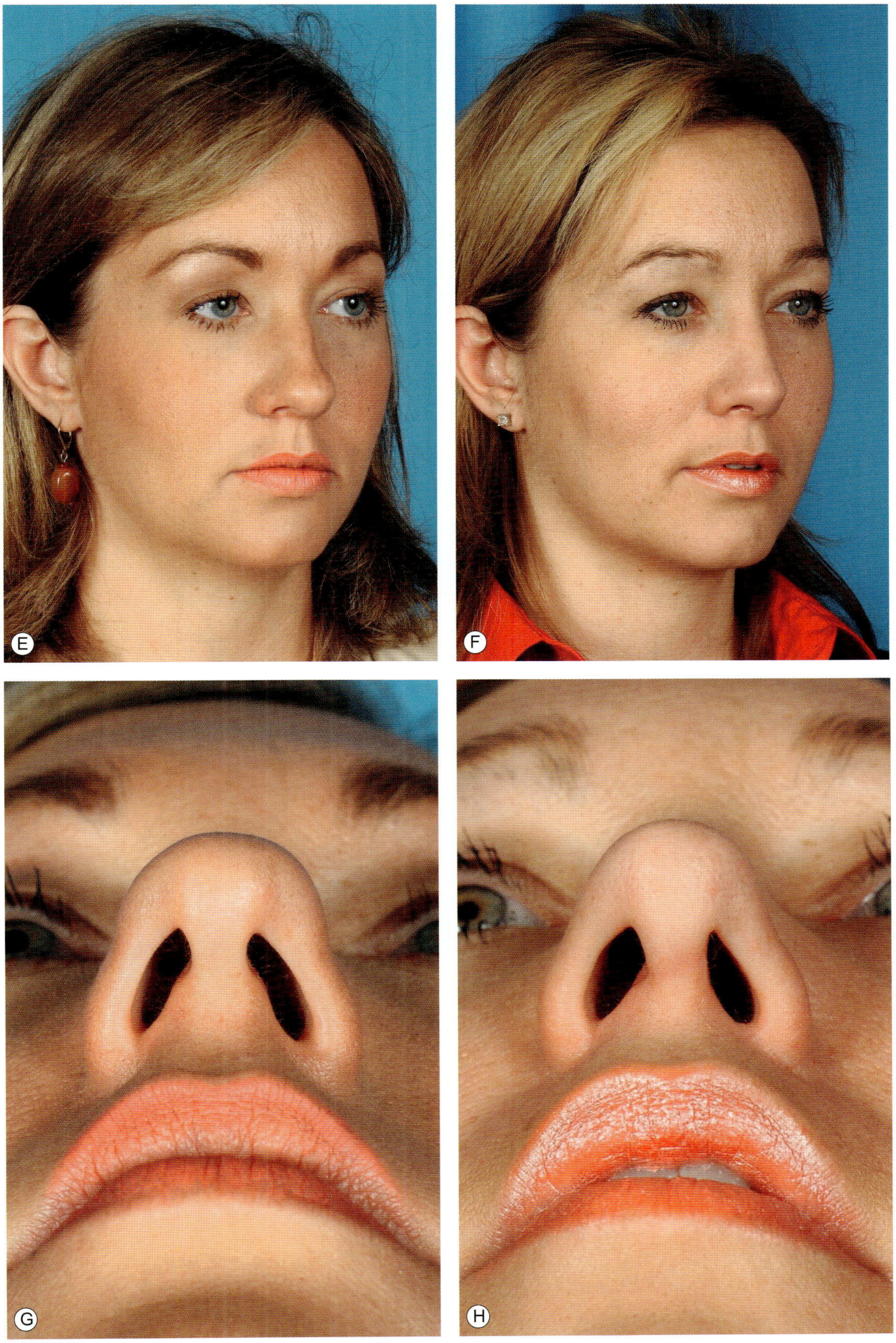

图 17.22（续）

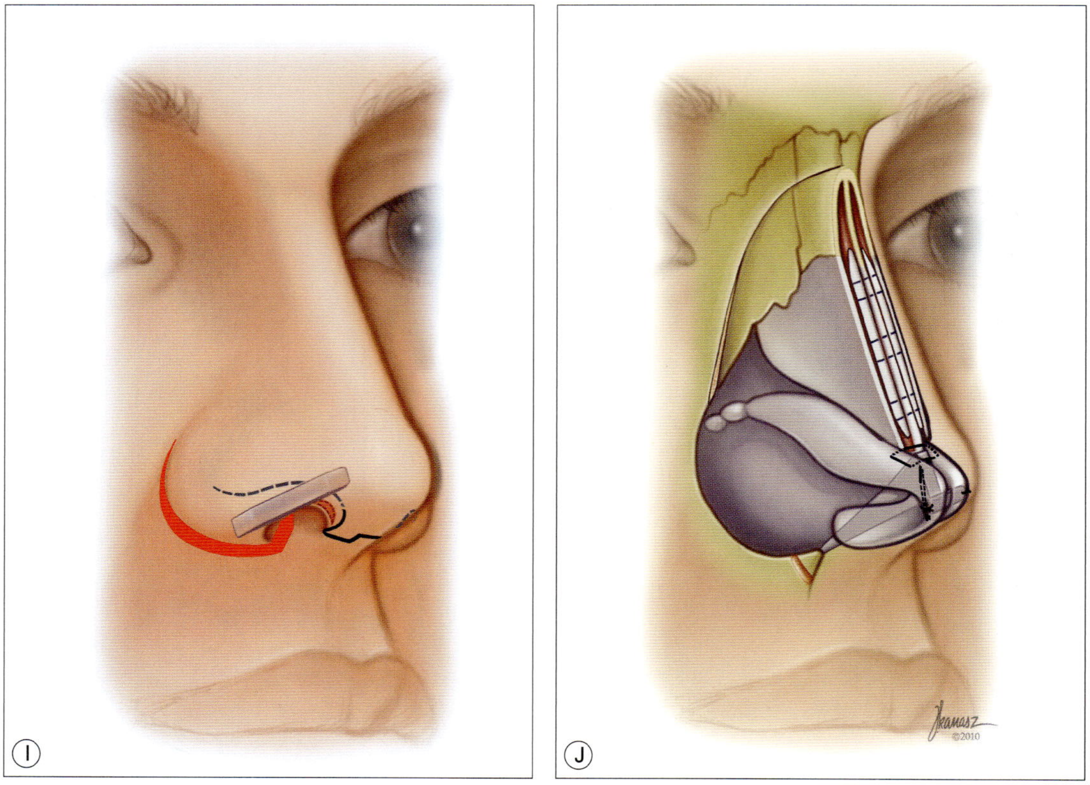

图 17.22（续）

框 17.4

手术步骤：图17.22

- 采用开放术式
- 去除鼻翼软骨的头侧部分
- 去除鼻背的驼峰
- 开放入路行鼻中隔成形术
- 双侧保守的下鼻甲切除术
- 实施双侧低–低截骨术
- 双侧应用撑开型移植物
- 应用鼻小柱支撑杆
- 贯穿穹窿缝合
- 跨外侧脚缝合
- 放置穹窿后移植物
- 通过截骨术使鼻棘在中线重新复位
- 双侧联合切除缩窄鼻翼底部
- 双侧使用鼻翼缘移植物
- 切除双侧软三角衬里
- 向鼻中隔拉拢固定上外侧软骨

矫正头-尾方向上的S形偏曲

该类型偏曲矫正的操作步骤和前 - 后 S 形偏曲非常类似。唯一的不同是，当完成鼻中隔的其他操作后，如果有必要做划痕，应该是前 - 后向地划开软骨表面（图 17.23）。

双侧放置撑开型移植物对矫正这种畸形会起到至关重要的作用（图 17.24；框 17.5）。

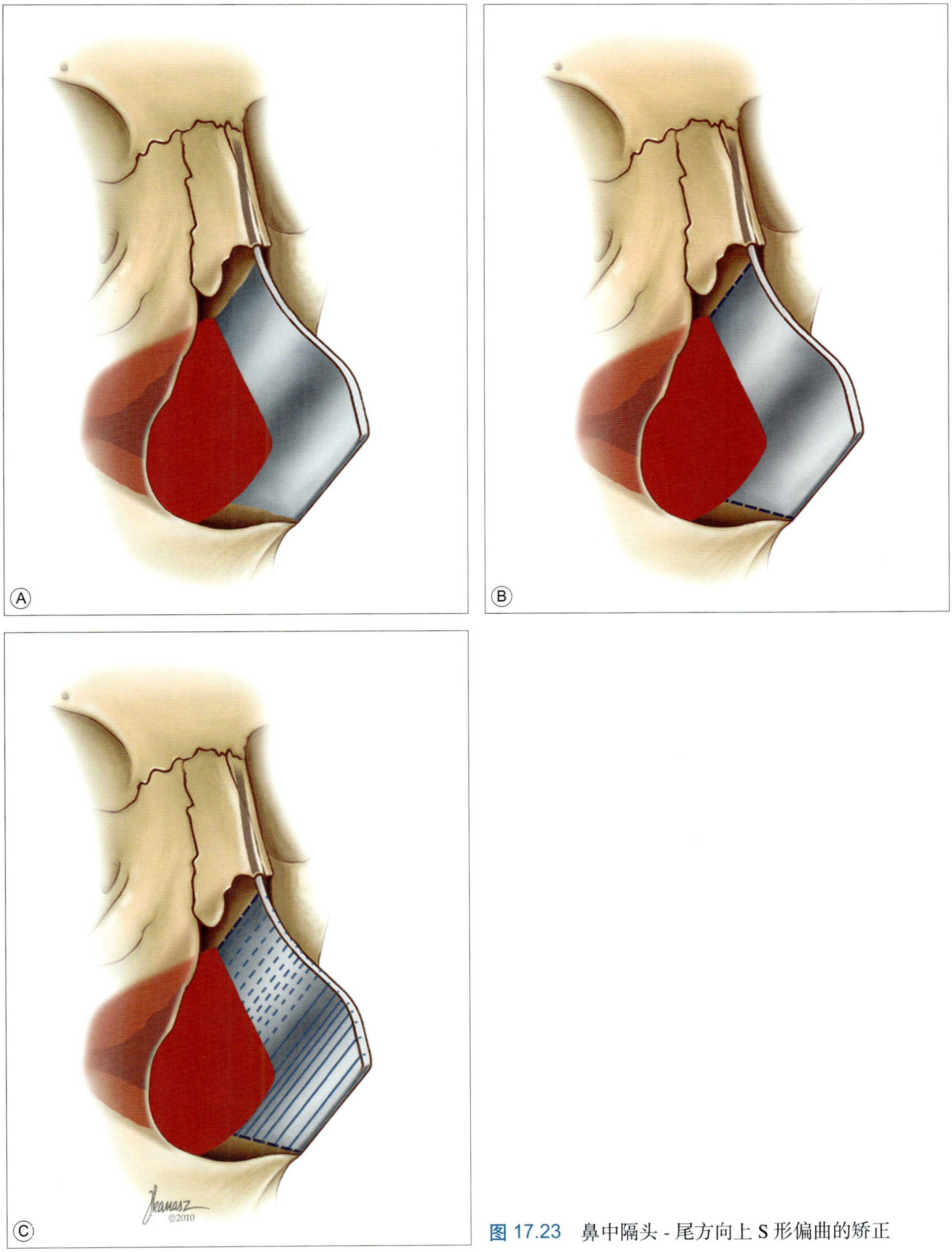

图 17.23　鼻中隔头 - 尾方向上 S 形偏曲的矫正

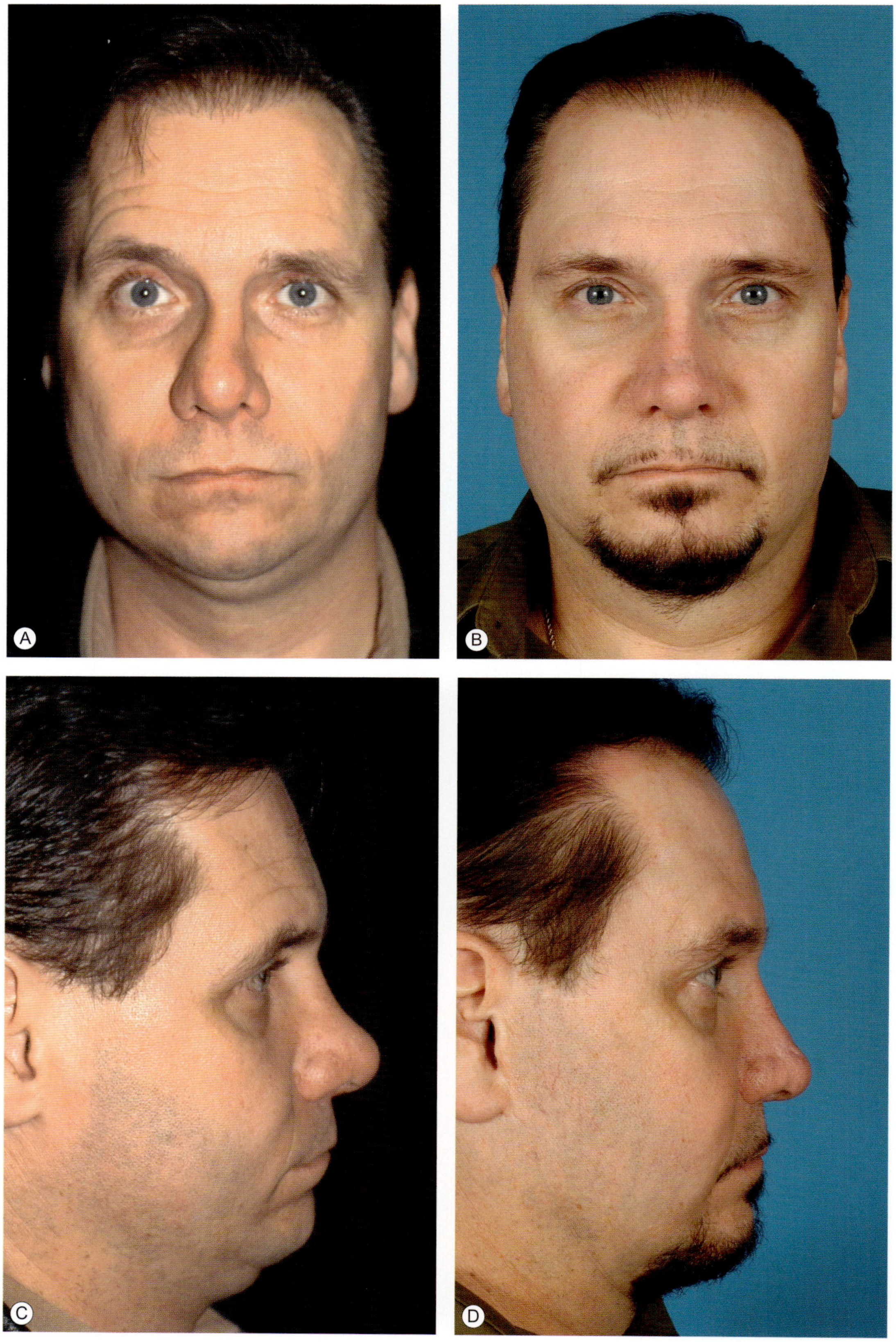

图 17.24 矫正鼻中隔头 - 尾方向上 S 形偏曲之前（A，C，E，G）和 13 年之后（B，D，F，H）。示意图演示软组织（I）和框架结构（J）的操作步骤

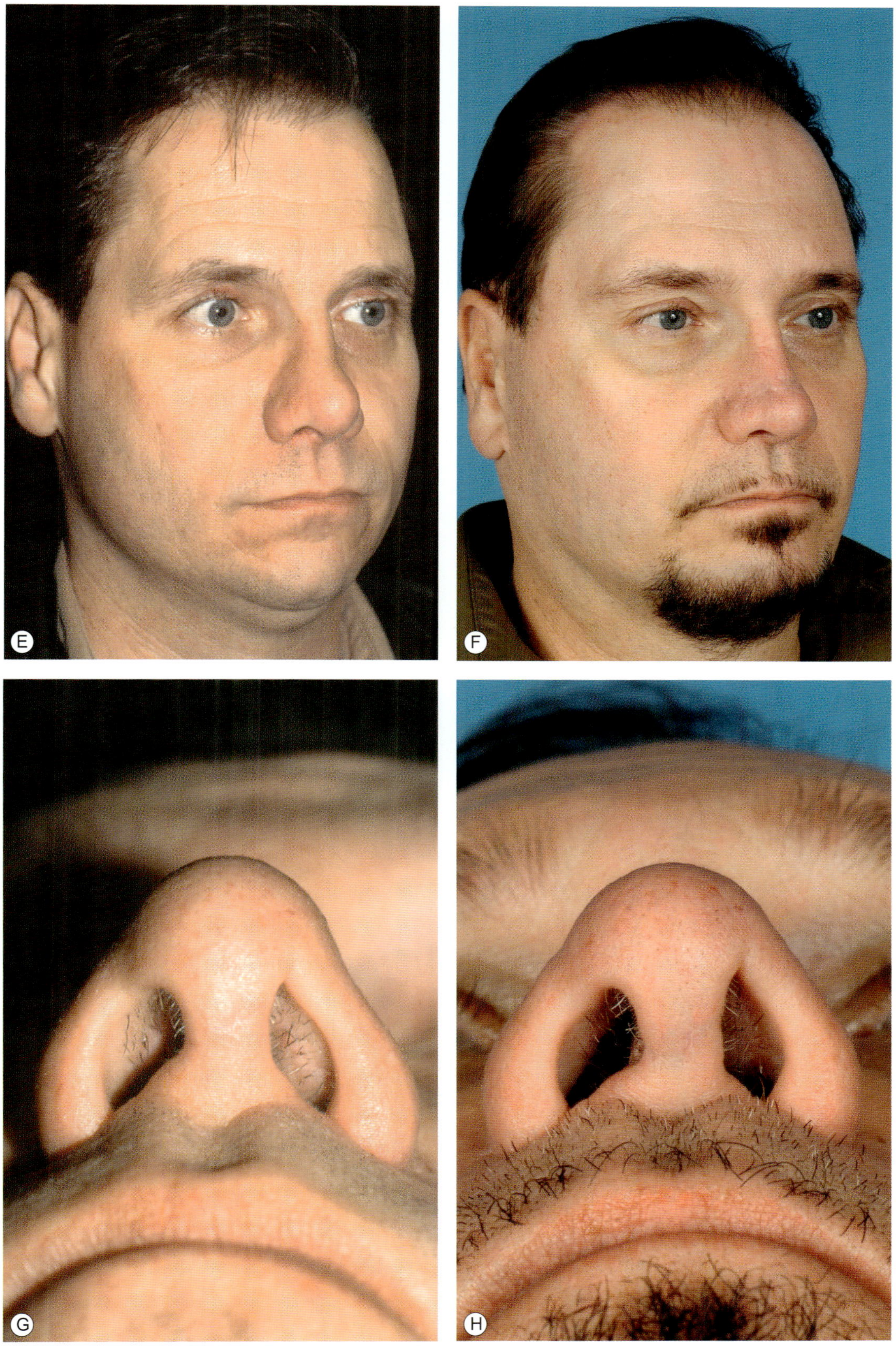

图 17.24（续）

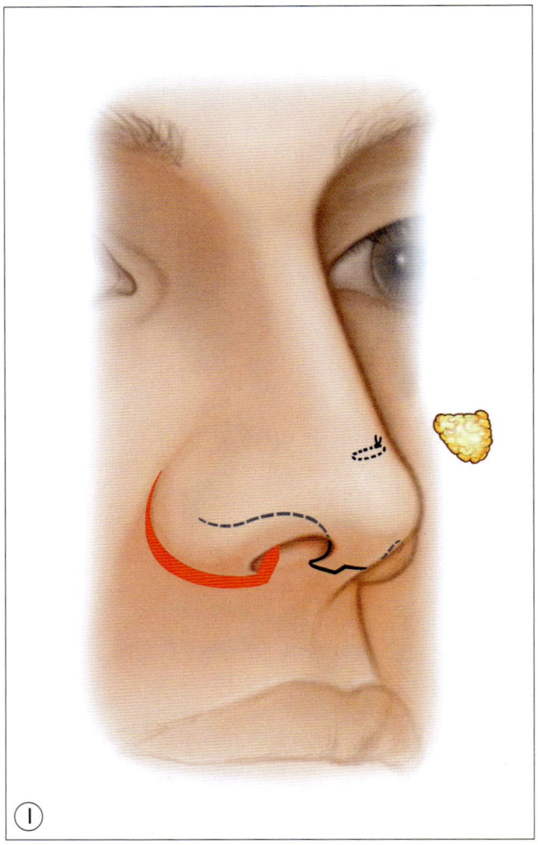

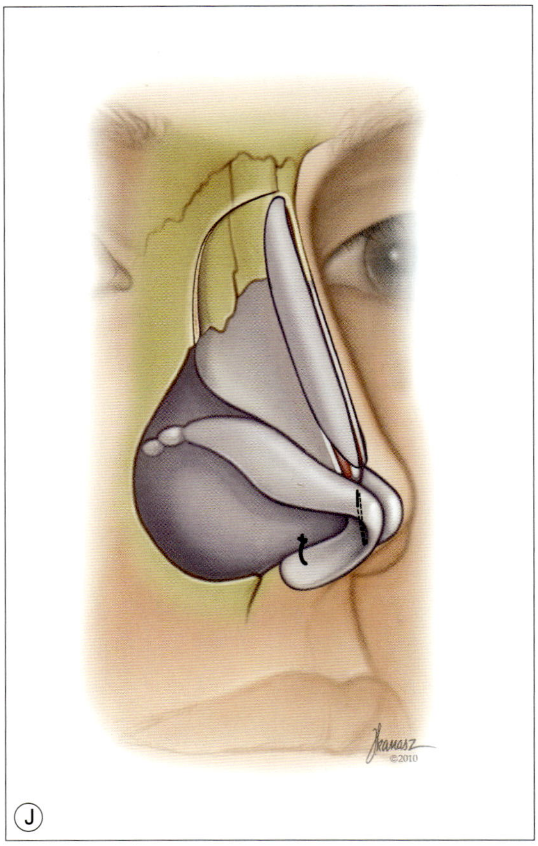

图 17.24（续）

框 17.5

手术步骤：图17.24

- 采用开放术式
- 实施双侧低–低截骨术
- 修剪鼻翼软骨的头侧边缘并保留部分保持对称
- 实施鼻中隔成形术
- 使用撑开型移植物
- 贯穿穹窿缝合
- 去除鼻尖上区域的软组织
- 拉拢踏板区
- 使用鼻尖上缝合消除穹窿头侧的死腔
- 双侧联合切除缩窄鼻翼底部

矫正局部的偏曲和突起

可以通过切除鼻中隔后下方的软骨来矫正局部的偏曲或消除棘状突出。棘状突出通常发生于鼻中隔软骨和犁骨或筛骨垂直板的衔接处。首先剥离凹陷侧黏软骨膜会比较安全和容易，如果先剥离凸面则很容易造成黏软骨膜的破损。

如果术中意外造成单侧黏软骨膜的破损，不需要特殊处理。如果是双侧的破损，但没有贯通，术后也会逐渐愈合，并不会造成远期的继发性穿孔。如果破损贯通，可以在破损的两侧黏软骨膜中，植入一块直的鼻中隔软骨、筛骨垂直板或 PDS 板。如第 19 章所述，回置软骨的面积要大于破损的范围。

支架的使用

鼻中隔的操作完成之后，通常应在鼻中隔的两侧放置 Doyle 支架或者其他简易支架，并用 4-0 的聚丙烯缝线贯穿缝合固定。患者在放置支架期间应使用抗生素预防感染。在没有黏软骨膜破损的情况下，常规放置支架及应用抗生素 4 天；双侧黏软骨膜贯通性的破损修复后，放置支架及使用抗生素的时间则为 2 ~ 3 周。

矫正鼻背尾端的偏曲

有时虽然完成了彻底的鼻中隔成形术，但 L 形支架的尾端可能随着鼻中隔前 1/3 的方向仍然偏向一侧。这种情况在术中很常见，通过鼻中隔的旋转缝合可以很轻易地将其矫正过来[10]。撑开型移植物被缝合到鼻中隔的相应位置后，用 5-0 PDS 线先穿过与鼻中隔偏曲相反方向的一侧上外侧软骨的头端（图 17.25A），进针点向尾端移位后再穿过撑开移植物、鼻中隔及对侧的上外侧软骨（图 17.25B），平行于此路径水平褥式穿回缝线并打结（图 17.25C，D）。因为上外侧软骨相对固定，所以缝线打结后，包括撑开型移植物和鼻中隔在内的多层软骨组合就会被拉向进针点靠近头端的一侧。进针点的位置和打结的松紧，决定着鼻中隔移位的程度，最终以鼻中隔完全与内眦中线及切牙正中线对齐为准（图 17.25E）。当然，前提是这些参照结构必须正常。接下来的缝合不需要错位，只需正常的水平褥式缝合即可（图 17.25F、17.26；框 17.6）。

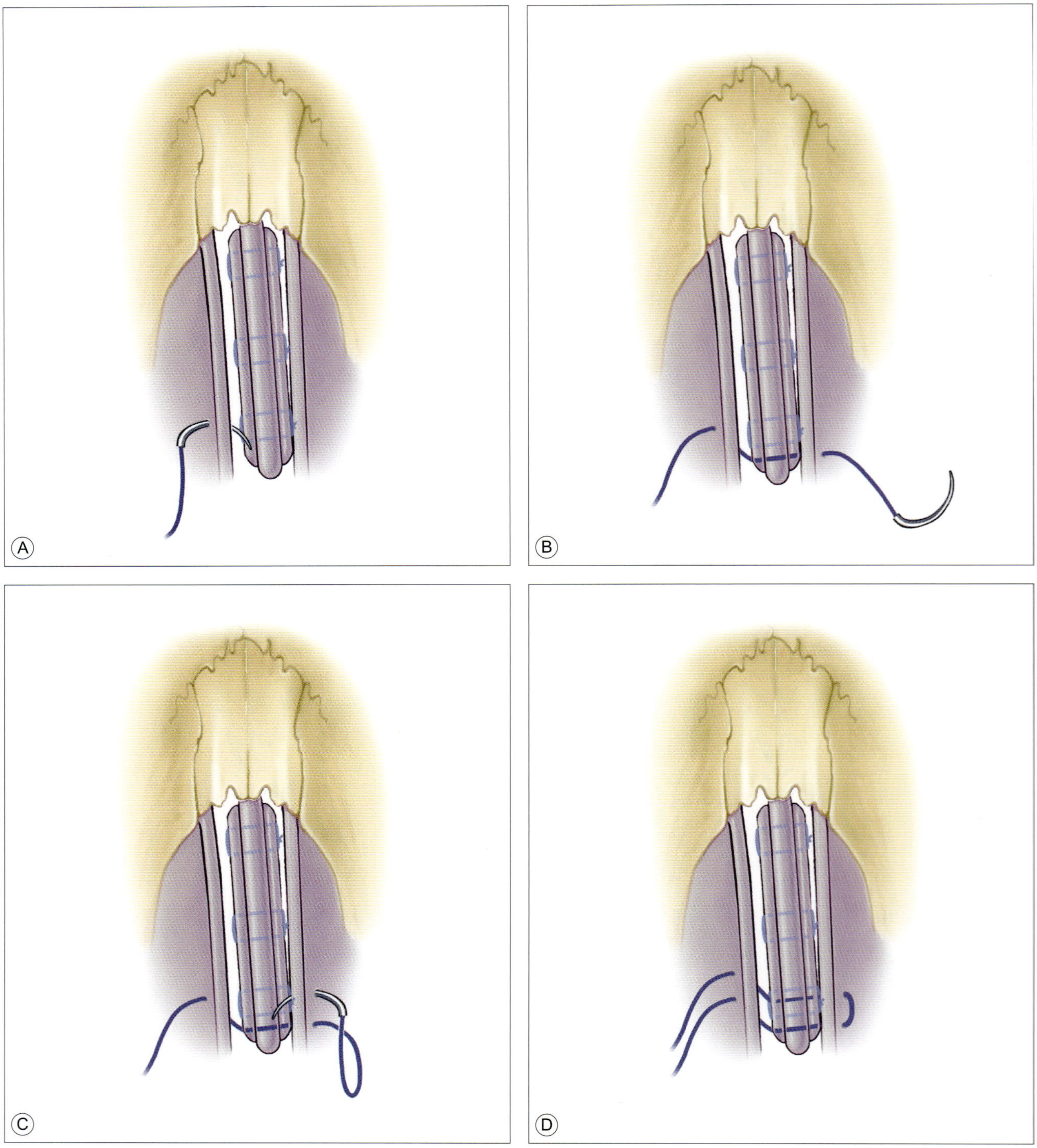

图 17.25　鼻中隔旋转缝合的操作步骤。(A) 固定撑开型移植物之后，用 5-0 PDS 线穿过上外侧软骨，到达需要被移动的鼻中隔后，向尾端移动进针点。(B) 缝线穿过撑开型移植物和鼻中隔。(C) 缝线接着水平穿过对侧上外侧软骨。(D) 最后平行于之前的路径褥式返回到缝线开始的一侧并打结。(E) 随着缝线被系紧，鼻中隔逐渐向中线移位，直到鼻中隔长轴完全与内眦中线和切牙中线吻合。当然，这些参照结构必须首先确保对称。(F) 接下来的缝合需要避免上外侧软骨和鼻中隔的移位

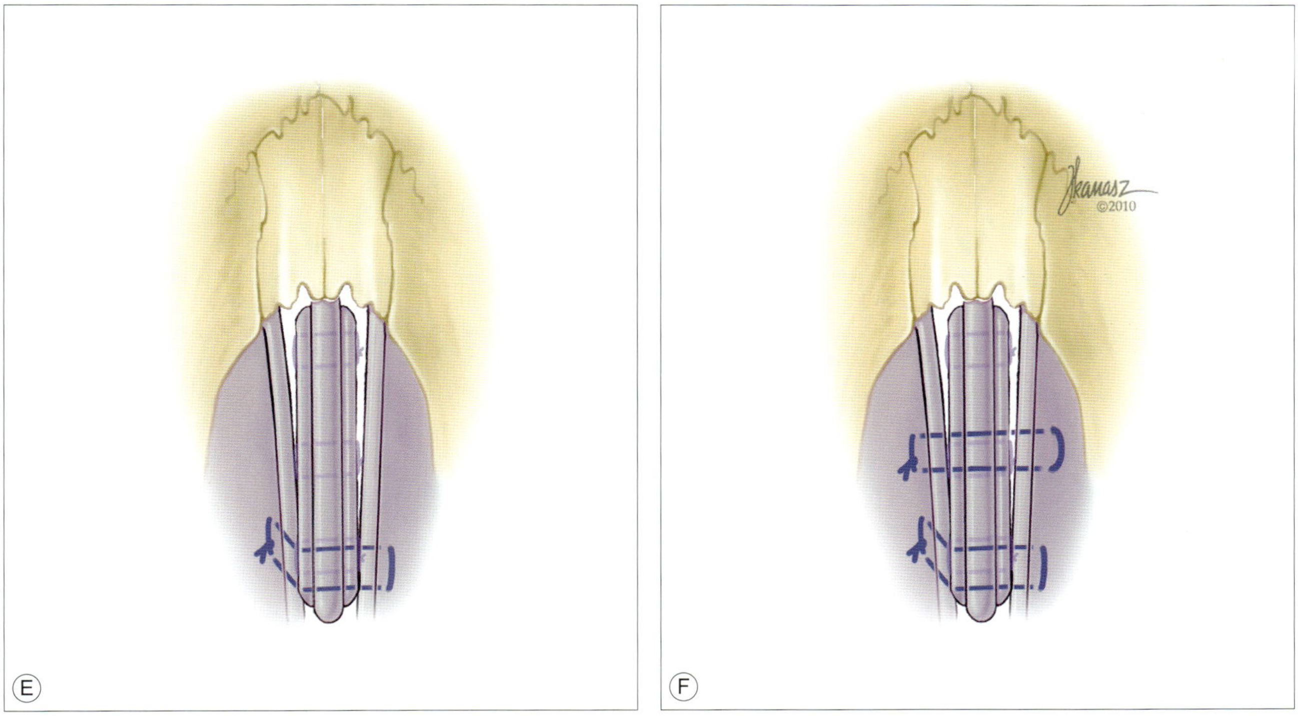

图 17.25（续）

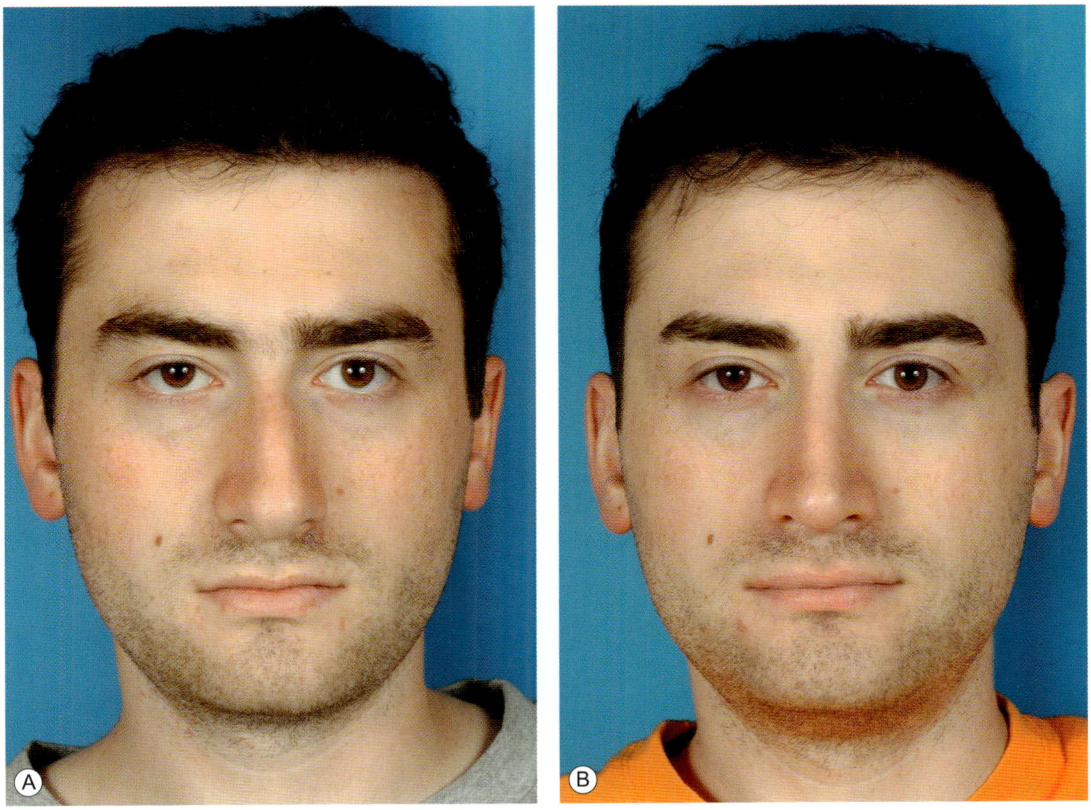

图 17.26 矫正鼻尾端偏曲之前（A，C，E，G）和 1 年之后（B，D，F，H）。示意图演示软组织（I）和框架结构（J）的操作步骤

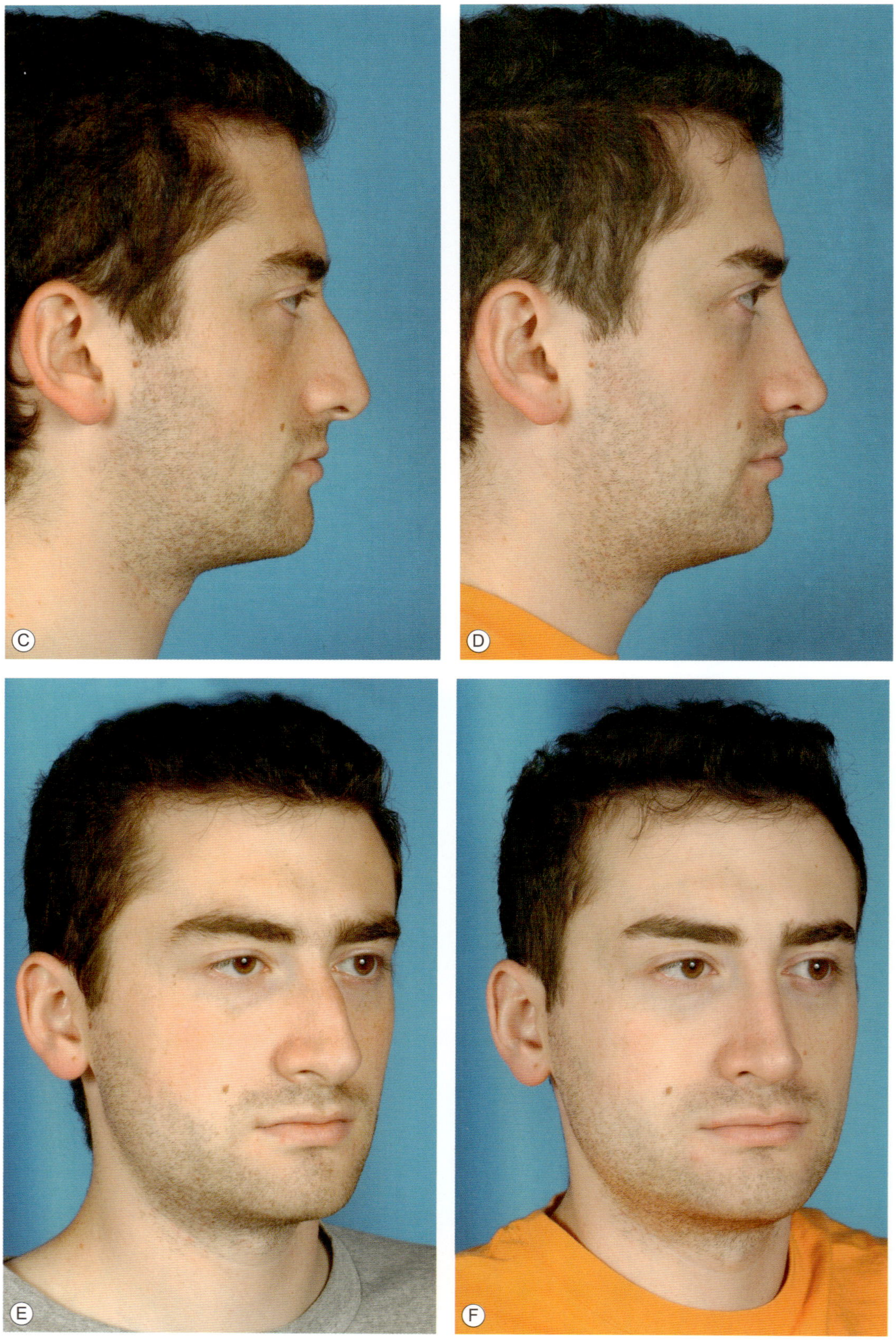

图 17.26（续）

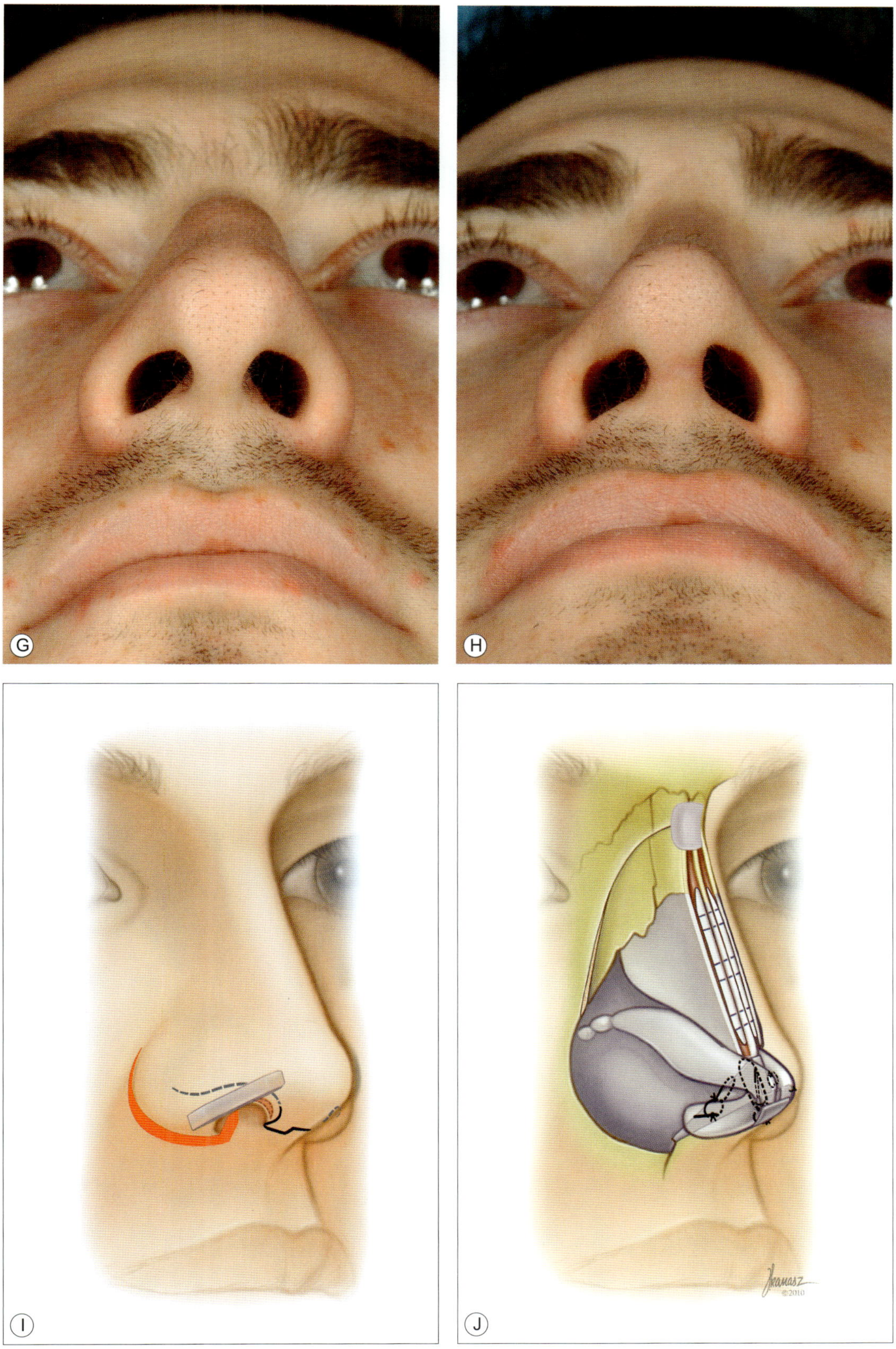

图 17.26（续）

框 17.6

手术步骤：图17.26

- 采用开放术式
- 去除鼻翼软骨的头侧部分
- 去除鼻背的驼峰
- 开放入路行鼻中隔成形术
- 实施双侧保守的下鼻甲切除术
- 实施双侧低–低截骨术
- 实施双侧的内侧截骨术
- 实施鼻部头侧前–后方向的经皮截骨术
- 双侧使用撑开型移植物
- 鼻中隔旋转缝合
- 使用鼻小柱支撑杆
- 贯穿穹窿缝合
- 单纯穹窿间缝合
- 放置穹窿后移植物
- 为了使鼻小柱回缩，矩形切除鼻中隔软骨的尾端
- 部分切除并拉拢踏板
- 抬高鼻根
- 双侧联合切除缩窄鼻翼底部
- 双侧使用鼻翼缘移植物
- 使用右侧外侧脚覆盖移植物
- 踏板锚状固定于鼻中隔尾端
- 鼻尖旋转缝合
- 应用小叶移植物
- 切除部分双侧软三角衬里
- 切除部分降鼻中隔肌
- 切除部分唇鼻中隔二腹肌

矫正鼻基底部的偏斜

鼻部尾端的偏曲常常伴随着鼻翼软骨的不对称，通常表现为一侧的鼻翼软骨过短或过长。要想成功地矫正偏曲，必须将双侧的鼻翼软骨调整至对称。

如果目的是降低一侧鼻翼软骨的突出度，根据鼻翼软骨的定位和三脚架原理，植入鼻小柱支撑杆之后，游离该侧鼻翼软骨并切断，分别在外侧和（或）内侧重叠（图 17.27）。将穹窿部对齐中线后再进

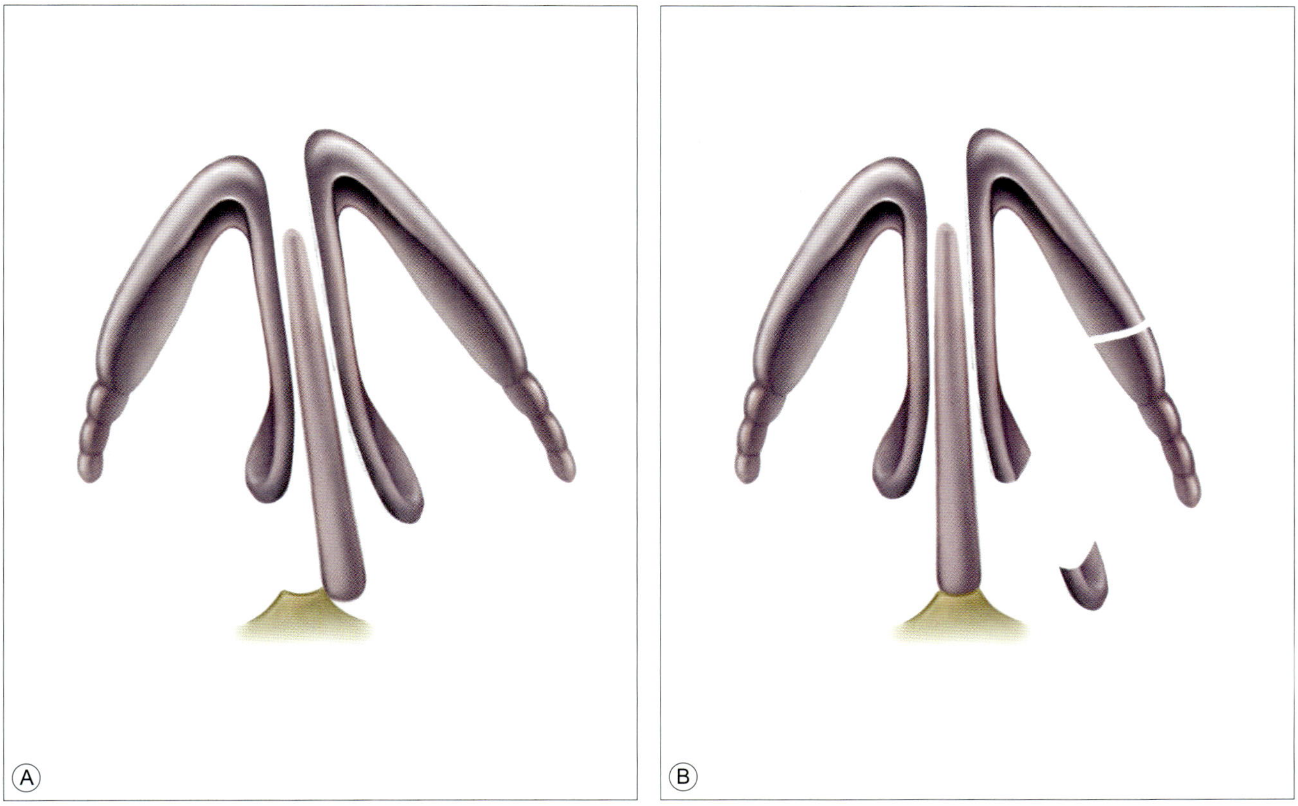

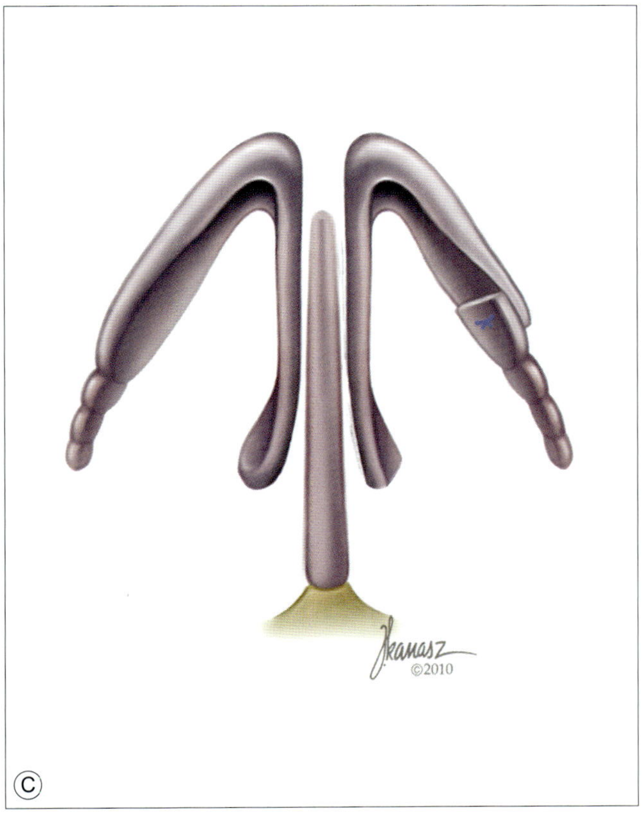

图 17.27　如果目的是降低一侧鼻翼软骨的突出度，根据鼻翼软骨的定位和三脚架原理，植入鼻小柱支撑杆之后，将鼻翼软骨游离并切断，分别在外侧和（或）内侧进行重叠（A，B，C）

行缝合，避免远期移位。如果鼻中隔尾端存在偏斜，应当在调整鼻翼软骨的长度之前将其矫正。

如果目的是延长鼻翼软骨，在完全游离并掀起鼻翼软骨后，根据需要酌情切断内侧脚或外侧脚，并将软骨的中间段固定在鼻小柱支撑杆和外侧脚支撑杆上（图 17.28）。上述操作可成功地矫正鼻基底部的偏斜（图 17.29；框 17.7）。

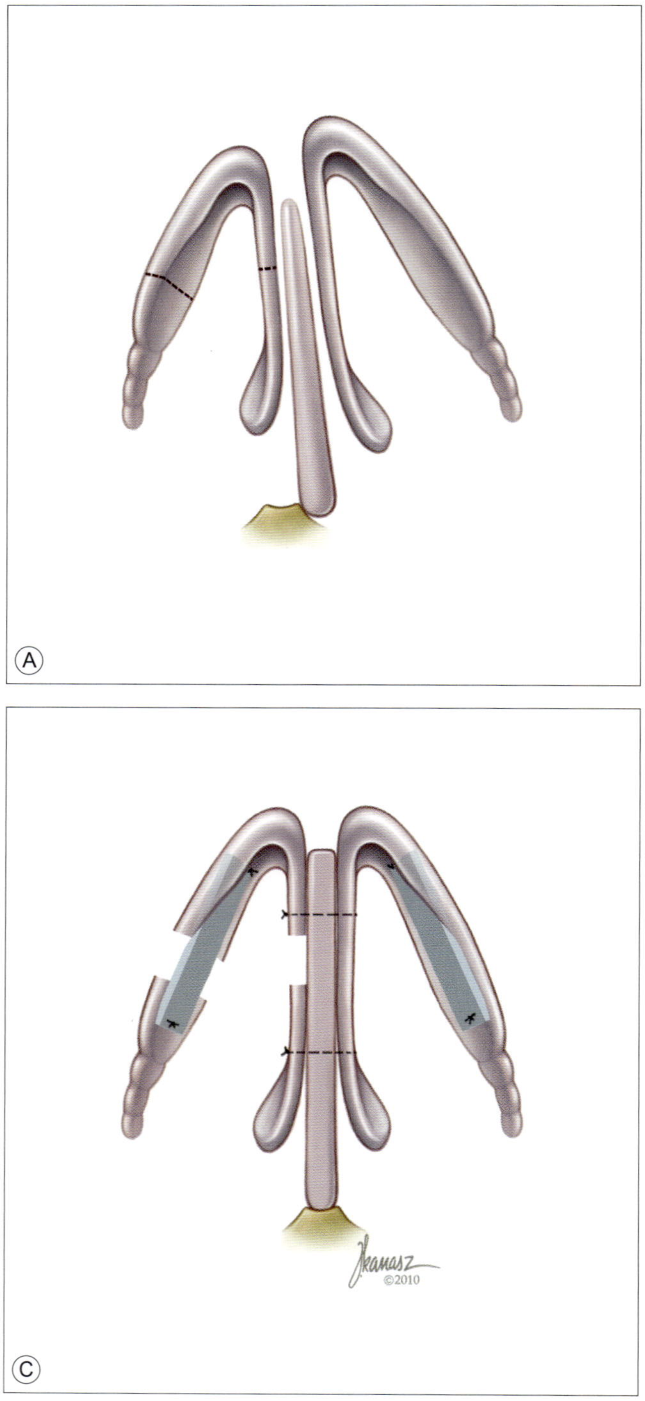

图 17.28　完全游离鼻翼软骨后，向前提起软骨，根据需要酌情切断内侧脚或外侧脚，并将软骨的中间段固定在鼻小柱支撑杆和外侧脚支撑杆上，如此操作可成功地矫正鼻基底部的偏斜

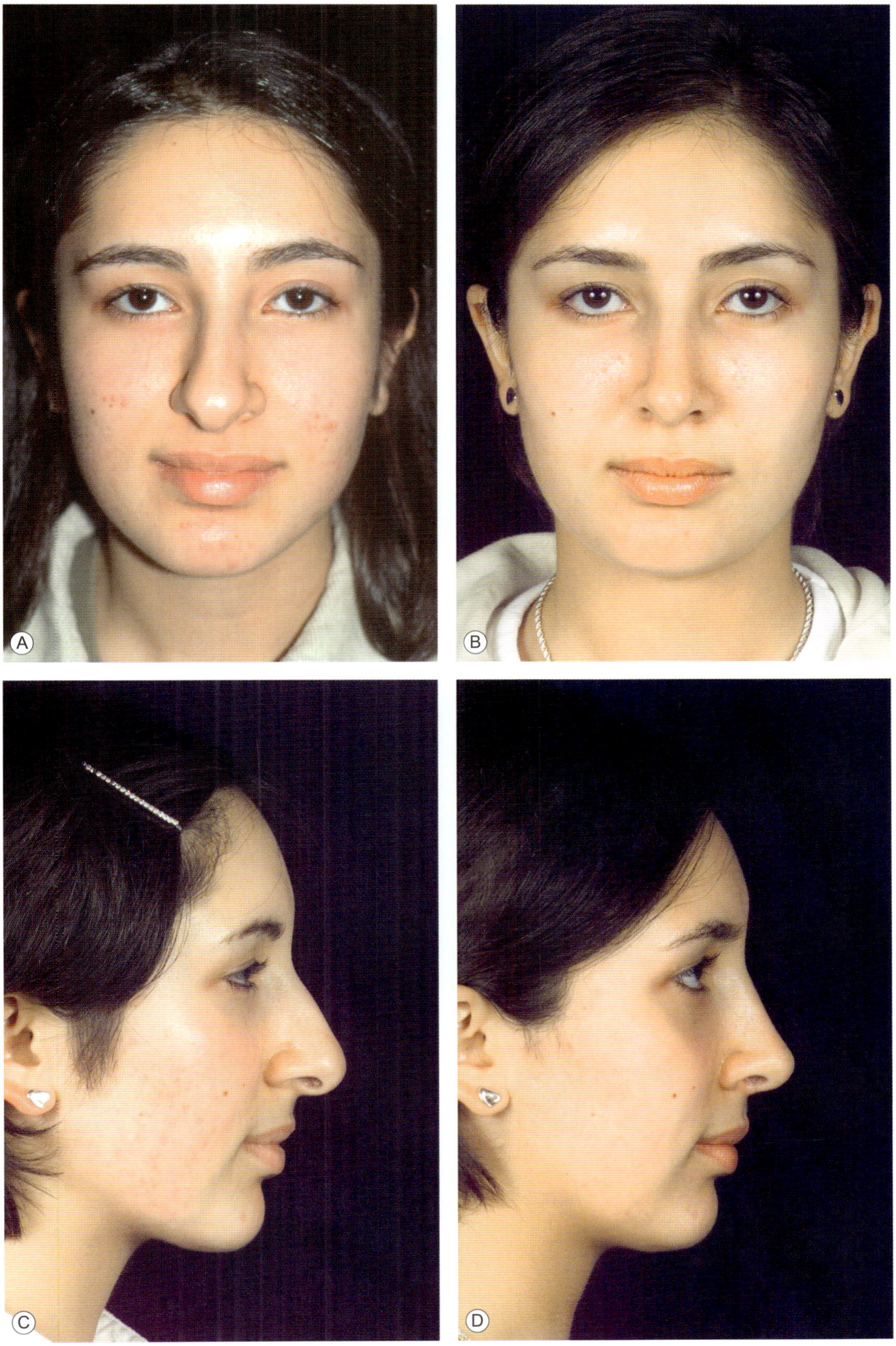

图 17.29　矫正鼻尖偏曲和调整鼻翼软骨突出度之前（A，C，E，G）和 1 个月之后（B，D，F，H）患者照片。示意图演示软组织（I）和框架结构（J）的操作步骤

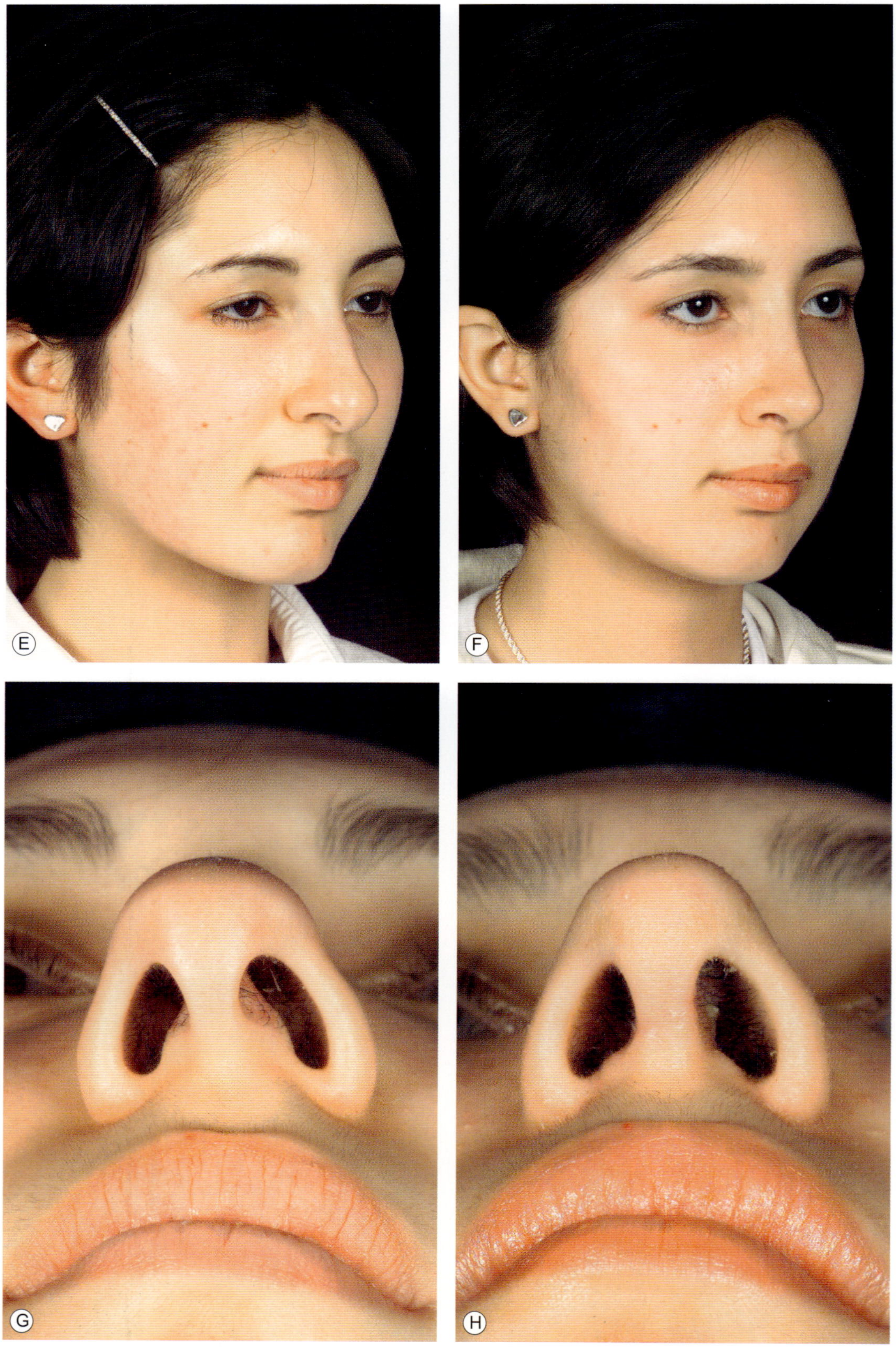

图 17.29（续）

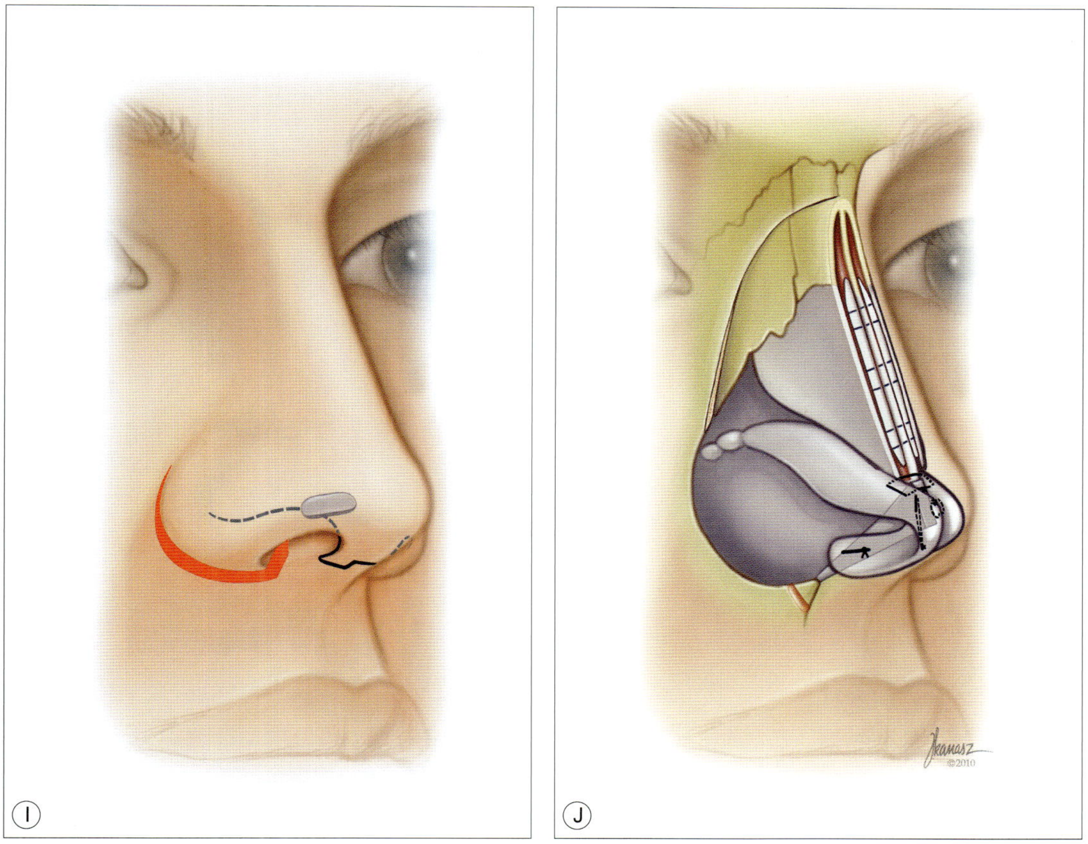

图 17.29（续）

框 17.7

手术步骤：图17.29

- 采用开放术式
- 去除鼻翼软骨的头侧部分
- 去除鼻背部驼峰
- 开放入路行鼻中隔成形术
- 双侧保守的下鼻甲切除术
- 双侧低–低截骨术
- 双侧使用撑开型移植物
- 使用鼻小柱支撑杆
- 贯穿穹窿缝合
- 穹窿间8字缝合
- 跨外侧脚缝合
- 为了使鼻小柱回缩，矩形切除鼻中隔软骨的尾端
- 通过截骨术使鼻棘在中线重新复位
- 切除部分踏板
- 通过联合切除缩窄鼻翼底部
- 使用软三角移植物

鼻甲的作用

当鼻中隔偏向一侧时，总会伴发对侧下鼻甲或中鼻甲的肥大。仅仅复位鼻中隔而不缩小鼻甲是不明智的，也是不可行的。有些鼻整形医生认为鼻中隔偏曲被矫正后，肥大的鼻甲会逐渐萎缩，其实这种观点是不符合逻辑的。如果存在明显的鼻甲肥大，术中也不可能将鼻中隔完全复位；即便强行复位，一段时间后鼻中隔仍会被迫移位，因为任何骨或软骨都不可能长时间挤压肥大的鼻甲。此外，从功能上考虑总是希望它能够小一些，似乎也没有更好的理由保留肥大的鼻甲。下鼻甲和中鼻甲的缩小需非常慎重（详见第 4 章），应该在原来的位置上保留正常大小的鼻甲。中鼻甲部分切除后很难维持其稳定性，对于伴发偏头痛和窦性头痛的患者，可能需要切除整个中鼻甲。

鼻甲切除术

因为鼻甲具有重要的生理功能，矫正鼻中隔偏曲时不可以完整地切除下鼻甲，避免鼻部过于干燥。如果下鼻甲被过度切除，过多的气体进入气道后会导致咽部干燥，增加鼻咽部对冷空气的敏感性而导致空鼻症，甚至还会产生类似鼻堵的错觉[15]。因此，鼻甲切除术应该保守地进行。

很多医生主张进行黏膜下的鼻甲切除术，但是这样操作不能去除肥厚的软组织。鼻甲部分切除术是最为通用和可控的，在准确切除肥厚的软组织和多余骨组织的同时，还可以保留正常大小的鼻甲；和完全的鼻甲切除术相比，可以降低并发症和提高手术的成功率。大多数情况下，鼻甲部分切除需要均匀地切除整个鼻甲长度中多余的部分，而不是像少数医生提倡的，仅仅在前部或者后部实施局部的鼻甲切除术。局部切除后留下的部分如果出现代偿性肥大，还需要进行再次切除。全长切除肥大的鼻甲后，创面可以用微电凝止血，避免术后出血。中鼻甲可以做青枝骨折，也可以进行部分或全部的切除。针对泡状鼻甲仅需去除其内侧壁，少数情况下可以全部切除。

术后护理

如果截骨是手术操作的一部分，术后鼻背需要用夹板固定。鼻中隔两侧需要放置 Doyle 支架并用 4-0 的聚丙烯线缝合固定，Doyle 支架可以进一步地稳定鼻中隔、消除死腔。鼻背夹板可佩带 8 天，内部夹板根据情况保留 3 ~ 8 天。鼻中隔进行划痕处理后，放置在黏膜外的支架可以保持 2 ~ 3 周。患者佩带黏膜外支架期间需全身应用抗生素。截骨术后可以常规服用一组甲泼尼龙以减轻肿胀和淤青。如果患者在痤疮急性期或有严重痤疮倾向，应避免使用皮质类固醇药物。术后常规嘱患者 3 周内避免剧烈运动，截骨术后 5 周内避免佩戴任何类型的框架眼镜。

再次手术

虽然医生和患者都希望能通过一次手术就达到目的，但即便是非常有经验的医生，有时也需要进行再次手术才能达到最佳效果。不论患者接受鼻整形手术的原因是什么，都应该在术前将这种可能性告知患者，尤其针对歪鼻矫正的患者。

参考文献

1. *Howard BK, Rohrich RJ. Understanding the nasal airway: principles and practice. Plast Reconstr Surg 2002; 109(3): 1128–1144.*
2. *Rohrich RJ, Krueger JK, Adams Jr WP, Marple BF. Rationale for sub- mucous resection of hypertrophied inferior turbinates in rhinoplasty: an evolution. Plast Reconstr Surg 2001; 108(2): 536–544.*
3. *Anand VK, Isaacs R. Nasal physiology and treatment of turbinate dis- orders. In: Rees TD, LaTrenta GS, Stilwell D, editors. Aesthetic plastic surgery. Philadelphia: WB Saunders; 1994.*
4. *Kimmelman CP. The problem of nasal obstruction. Otolaryngol Clin North Am 1989; 22(2): 253–264.*
5. *Armijo BS, Guyuron B. Airway issues and the deviated nose. In: Neligan P, Gurtner G, Warren R et al, editors. Plastic surgery 3rd ed; in press.*
6. *Sheen J. Aesthetic rhinoplasty. St Louis: CV Mosby; 1978.*
7. *Constantian MB, Clardy RB. The relative importance of septal and nasal valvular surgery in correcting airway obstruction in primary and secondary rhinoplasty. Plast Reconstr Surg 1996; 98(1): 38–54.*
8. *Constantian MB. The incompetent external nasal valve: pathophysio- logy and treatment in primary and secondary rhinoplasty. Plast Recon- str Surg 1994; 93(5): 919–931.*
9. *Sheen JH. Spreader graft: a method of reconstructing the roof of the middle nasal vault following rhinoplasty. Plast Reconstr Surg 1984; 73(2): 230–239.*
10. *Guyuron B, Behmand RA. Caudal nasal deviation. Plast Reconstr Surg 2003; 111(7): 2449–2457.*
11. *Guyuron B, Uzzo CD, Scull H. A practical classification of septonasal deviation and an effective guide to septal surgery. Plast Reconstr Surg 1999; 104(7): 2202–2209.*
12. *Gunter JP, Rohrich RJ. Management of the deviated nose: the impor- tance of septal reconstruction. Clin Plast Surg 1988; 15(1): 43–55.*
13. *Byrd HS, Salomon J, Flood J. Correction of the crooked nose. Plast Reconstr Surg 1998; 102(6): 2148–2157.*
14. *Francesconi G, Fenili O. Treatment of deflection of the anterocaudal portion of the nasal septum. Plast Reconstr Surg 1973; 51(3): 342–345.*
15. *Fanous N. Anterior turbinectomy. Arch Otolaryngol Head Neck Surg 1986; 112: 850–852.*

第 18 章

不同种族患者的鼻整形术

章目录

要点

- 非洲裔美国人拥有独特的面部特征，如额骨和颧骨较为突出、双侧颧骨相距较宽、唇部较为突出及下颌短小等，在进行术前设计时需要充分考虑到这些特征。
- 非洲裔美国人的鼻部通常较宽，鼻骨较短较低，鼻尖较宽且低平，鼻翼底部较宽，鼻翼软骨薄弱，鼻根较低，驼峰较小且鼻唇角较窄。
- 因为非洲裔美国人的鼻骨较短，所以在实施截骨手术后，鼻骨可能不会在理想的位置愈合，随着时间的推移可能会向外侧移位。
- 非洲裔美国人在做鼻翼缩窄时需要切除部分鼻坎处的皮肤，即便其鼻坎不明显或不存在。
- 亚洲患者往往具有面中部退缩、唇部突出、颧骨突出且较宽及下颌短小等面部特征。
- 亚洲患者的鼻部特征为：鼻骨较宽、鼻翼软骨较宽且薄弱、鼻尖和鼻基底部较宽、鼻根较低、驼峰较小或没有驼峰、鼻尖缺乏突出度、鼻唇角较窄、鼻孔短小横卧及踏板区较宽等。

- 亚洲和非洲裔患者可利用的鼻中隔软骨非常有限，往往需要进行耳郭软骨或肋软骨的移植，尤其在做鼻修复手术时。
- 亚洲患者进行鼻整形手术时，需要进行一些针对性的操作，包括抬高鼻背、使用鼻尖移植物及鼻小柱支撑杆、延长鼻长度、重新调整鼻孔形态、根据需要切除软三角冗余的衬里等。
- 很多中东裔患者鼻背都存在一定程度的偏曲，尤其在去除鼻背驼峰后会变得更加明显。
- 中东裔患者的内眦间距通常较窄，如果患者鼻根较高的话可酌情降低。
- 中东裔患者的鼻部特征为：鼻骨较长、中鼻拱狭窄、上外侧软骨较长、鼻尖悬垂、鼻基底部不对称、鼻根较低、驼峰比较明显、鼻尖缺乏突出度、鼻小柱悬垂及前鼻棘发育不足等。
- 因为中东裔患者的鼻尖很大程度上依赖于鼻背部提供的支撑，所以随着鼻背驼峰的降低，鼻尖的突出度也会明显降低。
- 为了使中东裔患者的鼻部得到充分的改善，使术后效果尽可能理想和持久，最为关键的操作步骤是将鼻尖向头侧旋转且用不可吸收线将其缝合固定在新的位置上。
- 中东裔患者鼻整形手术中往往需要使用撑开型移植物和鼻小柱支撑杆，且需要减弱降鼻中隔肌的张力。

不同种族的面部特征往往是由肤色及面部不同部位的长度、宽度和突出度决定的。但无论何种种族，面部审美都取决于其面部整体的协调程度[1-2]，当然也包括鼻部。为了实现更好的审美效果，鼻部各亚单位之间也需要保持协调。在本章中，我们将集中讨论三种常见种族鼻部的不同特征，以及如何使鼻部和面部的比例在各自特征中实现最佳的平衡。

非洲裔美国人的鼻整形术

术前分析

和白种人相比，大部分非洲裔美国人的面部较宽，皮肤较厚、较黑，面中部偏平且较宽；颧骨通常较为突出，前额也会向前突出得更多一些，使鼻根看起来更为凹陷；突出的唇部会使对鼻唇角的判断变得困难；下巴通常短小而后缩。

从正面观察会发现其鼻部较宽、鼻骨较短、鼻翼软骨较宽、鼻尖较宽、鼻翼软骨较薄且往往较为凸起、鼻翼底部较宽且往往没有明确的鼻坎（图 18.1；框 18.1）。

侧面观中，患者鼻根点的位置更靠近尾端，也更低。很少出现鼻背驼峰，即便有的话也很小。通常情况下，鼻尖和鼻唇交界点缺乏突出度，鼻唇角往往较窄，唇部较为突出，下颌短小等。这些在侧面观中较为突出的特征，使鼻整形手术变得更为复杂（图 18.2；框 18.2）。

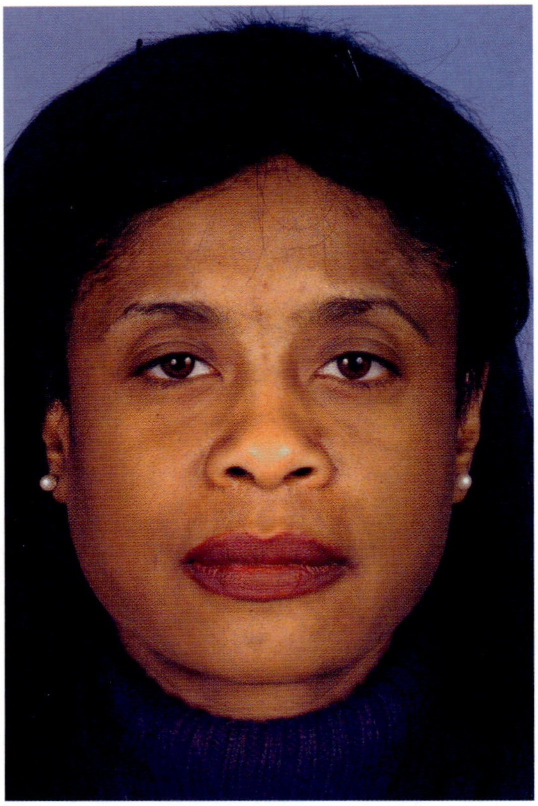

图 18.1　非洲裔美国患者面部的正面观，其具体特征罗列于框 18.1 中

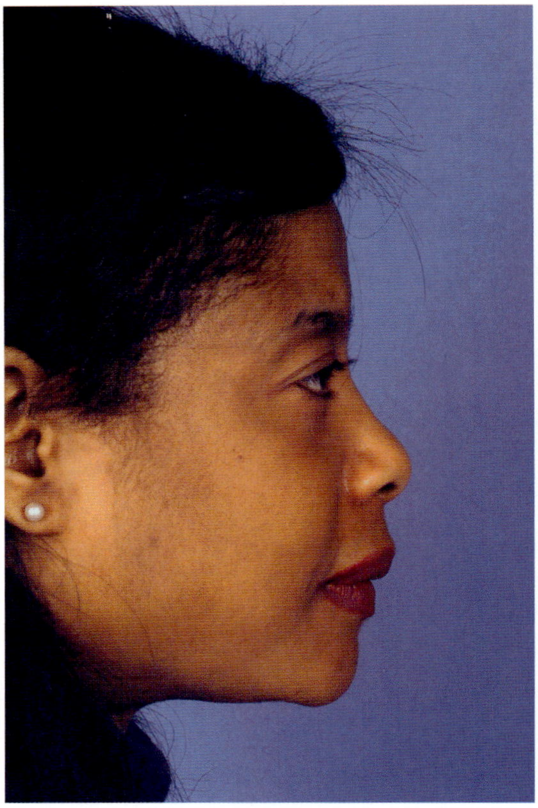

图 18.2　非洲裔美国患者鼻部的侧面观

框 18.1

正面观中非洲裔美国患者的鼻部特征

- 宽鼻
- 鼻骨短
- 鼻翼软骨宽
- 鼻尖宽
- 鼻翼软骨薄弱且凸出
- 鼻基底部宽
- 唇部突出
- 颏部短小

框 18.2

侧面观中非洲裔美国患者的鼻部特征

- 鼻根低
- 很小或没有驼峰
- 缺乏鼻尖突出度
- 鼻唇交界点突出度不足
- 唇部突出
- 小颏
- 中面部突出

仰头位中，患者的鼻孔较短且横卧，鼻小柱短小，鼻尖较宽，鼻翼底部很宽，踏板通常不显露（图 18.3；框 18.3）。通过鼻内检查发现，非洲裔美国人的鼻中隔软骨比较有限，所以在进行修复手术时通常需要获取耳郭软骨或肋软骨进行移植。非洲裔美国人鼻中隔偏曲的情况不常见，尤其是与中东裔患者相比。

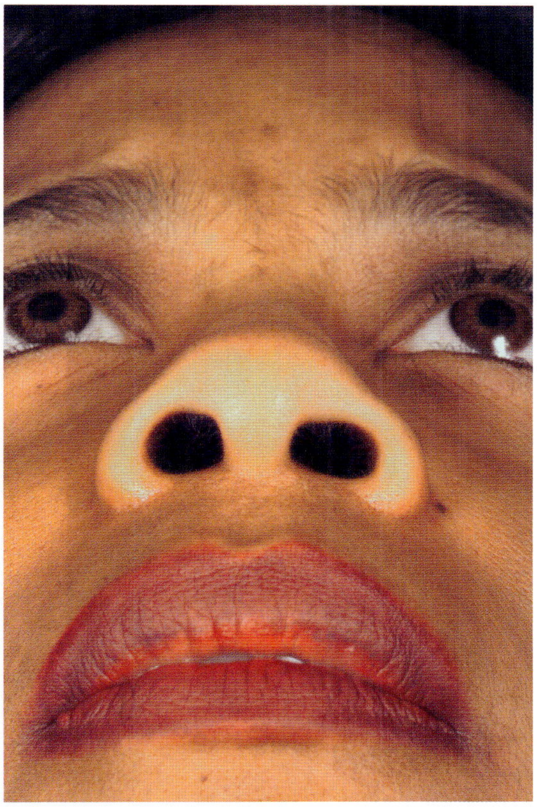

图 18.3　非洲裔美国患者鼻部的基底面观

框 18.3

基底面观中非洲裔美国患者的鼻部特征

- 穹窿宽
- 鼻小柱短
- 鼻孔横卧
- 鼻翼底部（鼻坎）宽
- 鼻小柱宽
- 踏板分离

手术操作

不同患者矫正时的操作细节有所不同，并且经常要用到增加局部体积的操作。由于非洲裔美国人的鼻骨较短，因此，截骨后鼻骨往往不能在理想的位置愈合，即便术中将鼻骨进行了充分的内移，术后随着时间的推移，鼻骨也会逐渐向外侧移位。很多患者需要增加上颌骨的体积，但这通常会导致鼻孔变得更宽，也增加了鼻翼缩窄的难度。患者鼻背的驼峰往往不明显，术中不会破坏到鼻拱的完整性，所以通常也不需要使用撑开型移植物。因为患者的皮肤较厚而软骨较为薄弱，所以很难实现理想的鼻尖轮廓，往往需要联合使用鼻小柱支撑杆和鼻尖移植物来增加鼻尖的突出度。颏部的延长和加翘往往会使术后的整体效果更好。鼻翼缩窄时需要切除部分鼻坎处的皮肤，才能使外侧部分的鼻翼瓣向内侧移位。鼻翼外侧单独的梭形切除往往不足以实现理想的美学效果。

可以通过使用鼻小柱支撑杆来改善鼻中隔尾端后脚的退缩，部分患者还需要使用鼻翼缘移植物或外侧脚支撑移植物才能使术后效果更好（图 18.4；框 18.4）。如果患者软三角衬里冗余，切除部分该区域的衬里，将有助于改善鼻孔的方向。针对非裔美国患者中较常见的鼻翼悬垂，可以采用本书第 11 章中所描述的方法予以改善。

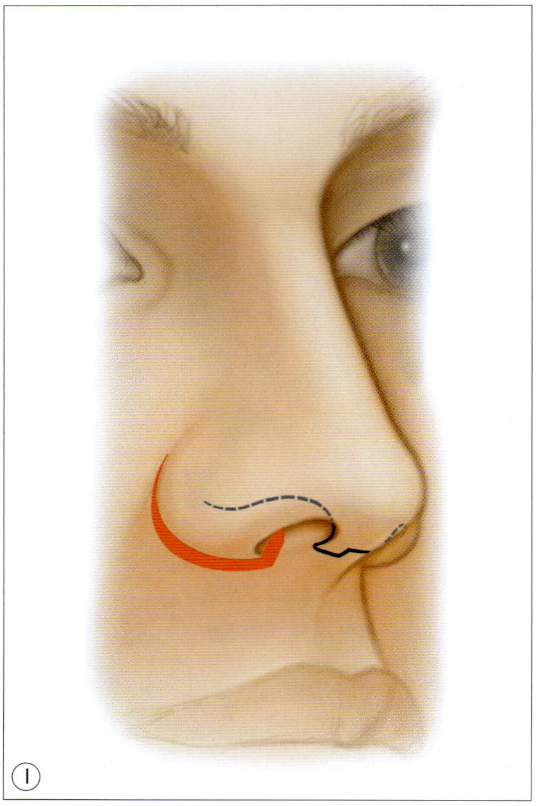

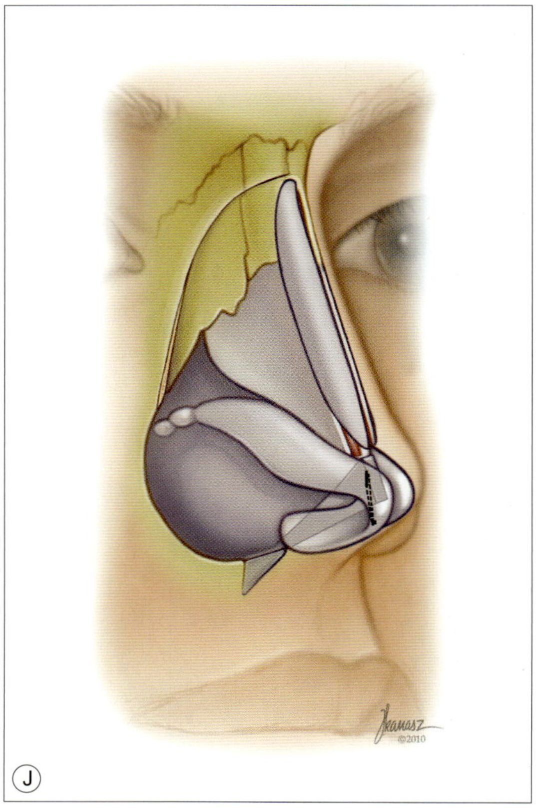

图 18.4（续）

框 18.4

手术步骤：图18.4

- 开放术式
- 开放入路行鼻中隔成形术
- 双侧低–低截骨
- 使用鼻小柱支撑杆
- 贯穿穹窿缝合
- 使用鼻棘移植物
- 使用鼻背移植物
- 双侧联合切除缩窄鼻翼底部

亚洲人的鼻整形术

术前分析

一般情况下，亚洲患者的鼻部较宽，面中部没有白种人突出，唇部相对前突而颏部略后缩；颧骨和下颌角相对突出，眼间距略宽。

从正面观察（图 18.5；框 18.5），会发现其鼻部相对低平，鼻骨较宽、较短，鼻尖和鼻翼软骨相对较宽，鼻翼软骨薄弱且中间略凸起，鼻翼底部略宽。

侧面观中额部不够突出，鼻根点较低，没有驼峰或驼峰不明显，鼻背和鼻尖缺乏突出度，鼻部通常略短，鼻唇角略钝（图 18.6；框 18.6）。

从基底面观察，会发现其穹窿部较宽，鼻小柱略短、略宽，鼻孔横卧，鼻坎轮廓相对清晰，双侧踏板略呈分离状（图 18.7；框 18.7）。因为鼻中隔软骨比较小，所以相对白种人和中东裔患者来说不容

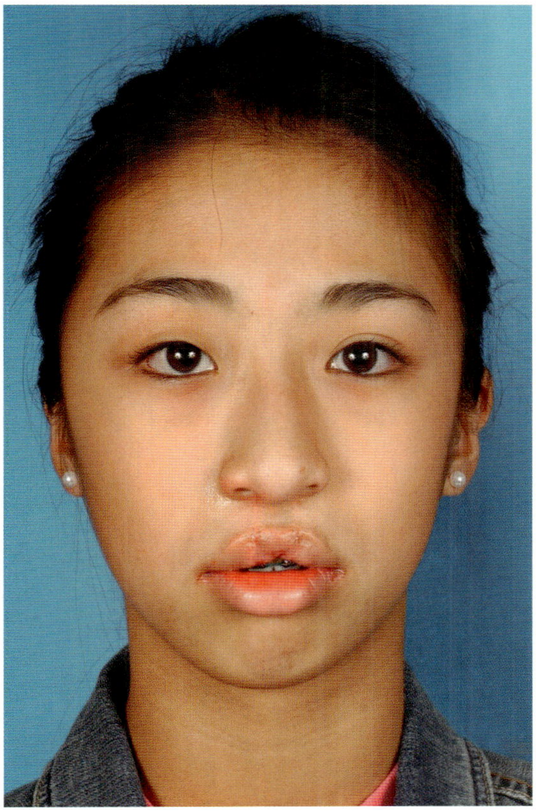

图 18.5　唇裂鼻畸形的亚裔患者正面观，该患者在婴儿时期进行过双侧唇裂修复术。其具体特征罗列于框 18.5 中

框 18.5

正面观中亚洲患者的鼻部特征

- 宽鼻
- 存在变异的鼻骨
- 鼻翼软骨宽
- 鼻尖宽
- 鼻翼软骨薄弱且凸出
- 鼻基底部宽
- 唇部突出
- 下颌短小

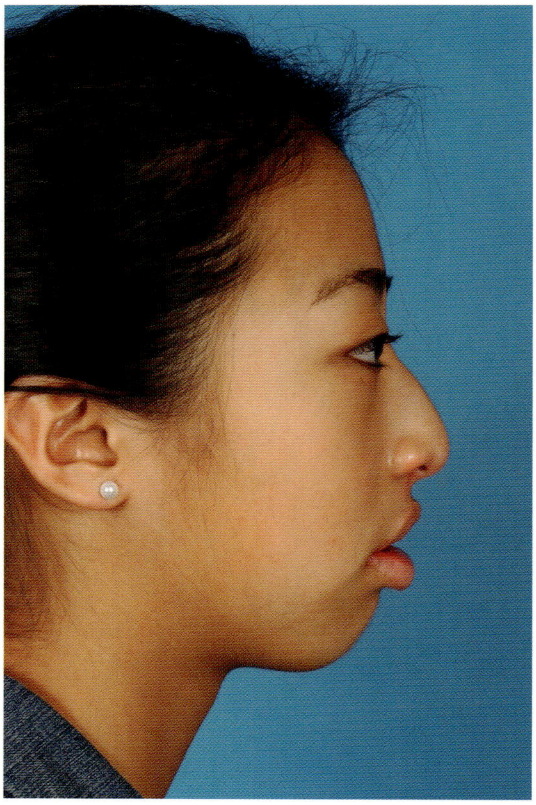

图 18.6 亚裔患者鼻部侧面观

框 18.6

侧面观中亚洲患者的鼻部特征

- 鼻根低
- 很小或没有驼峰
- 鼻尖缺乏突出度
- 鼻唇交界点突出度不足
- 唇部前突
- 小颏
- 中面部突出

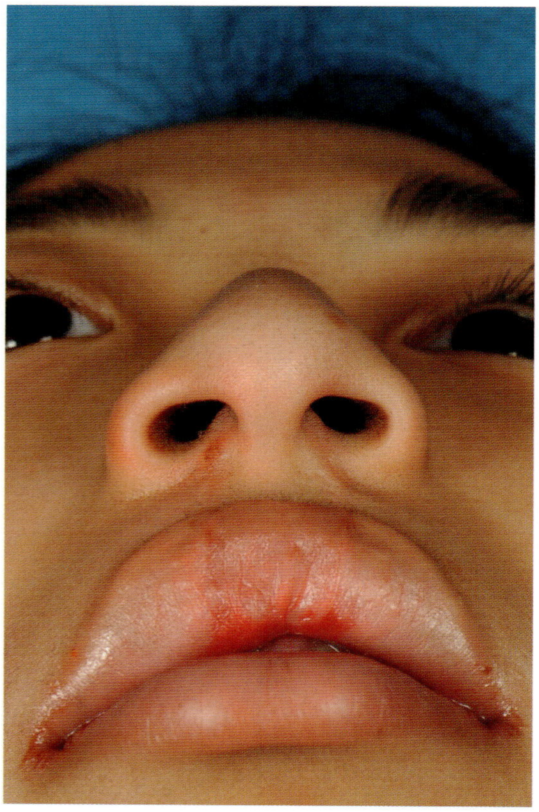

图 18.7 亚裔患者鼻部基底面观

框 18.7

基底面观中亚洲患者的鼻部特征

- 穹窿部宽
- 鼻小柱短
- 鼻孔横卧
- 鼻翼底部（鼻坎）宽
- 踏板分离

易出现偏曲。

手术操作

亚洲患者鼻整形术中常用的操作包括：抬高鼻背、使用鼻尖移植物和鼻小柱支撑杆、鼻延长、调整鼻孔方向、切除冗余的软三角衬里等。亚洲患者往往可以从颏成形术、上颌骨前徙术及使鼻翼周围变得更加饱满等操作中获得更好的整体效果。联合应用鼻翼缘移植物、鼻小柱支撑杆和部分切除软三角衬里等操作，往往可以使鼻孔的形状更加理想（图 18.8；框 18.8）。

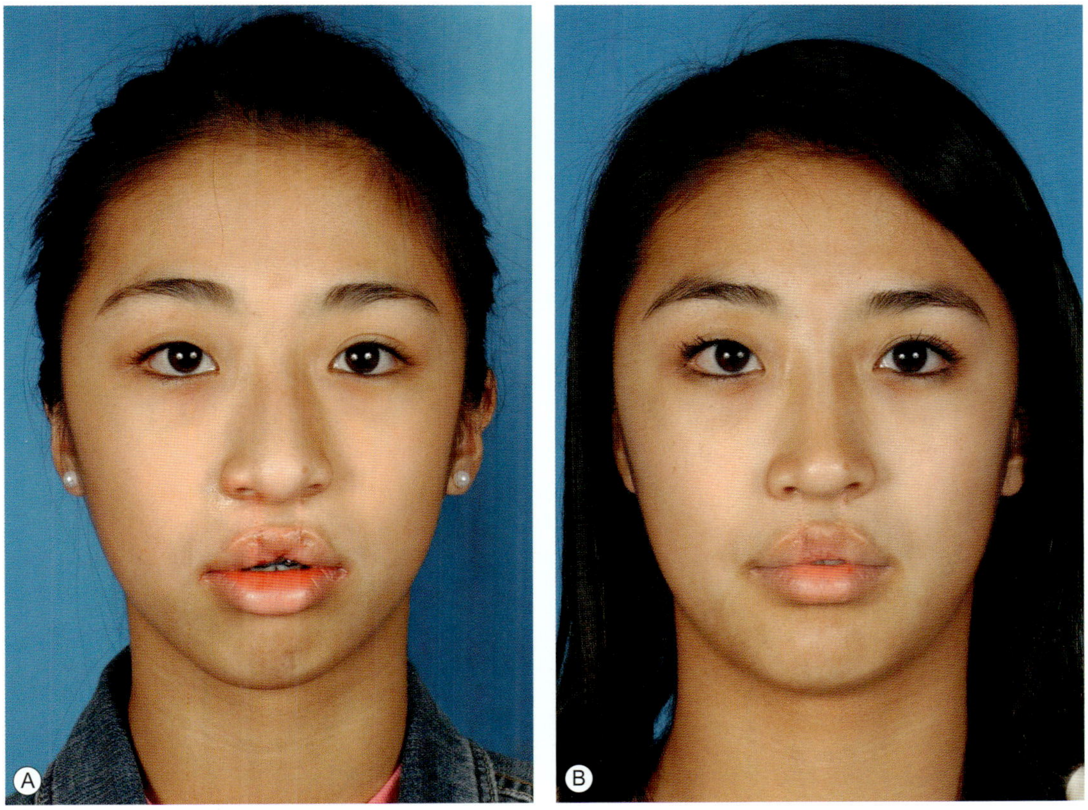

图 18.8　亚裔唇裂鼻畸形患者术前（A，C，E，G）和畸形矫正 24 个月之后（B，D，F，H）对比照片。示意图显示软组织（I）和框架结构（J）调整的操作步骤

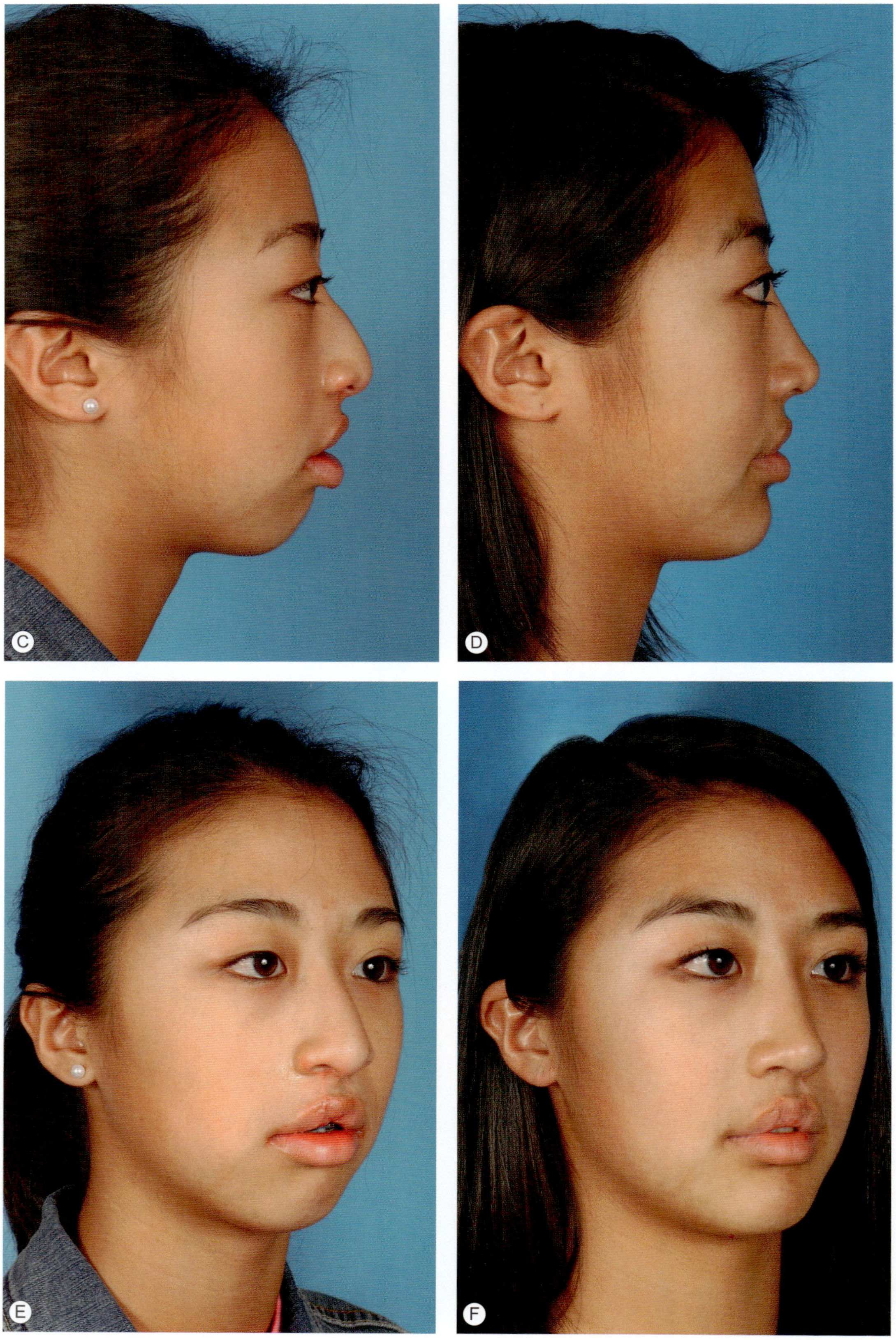

图 18.8（续）

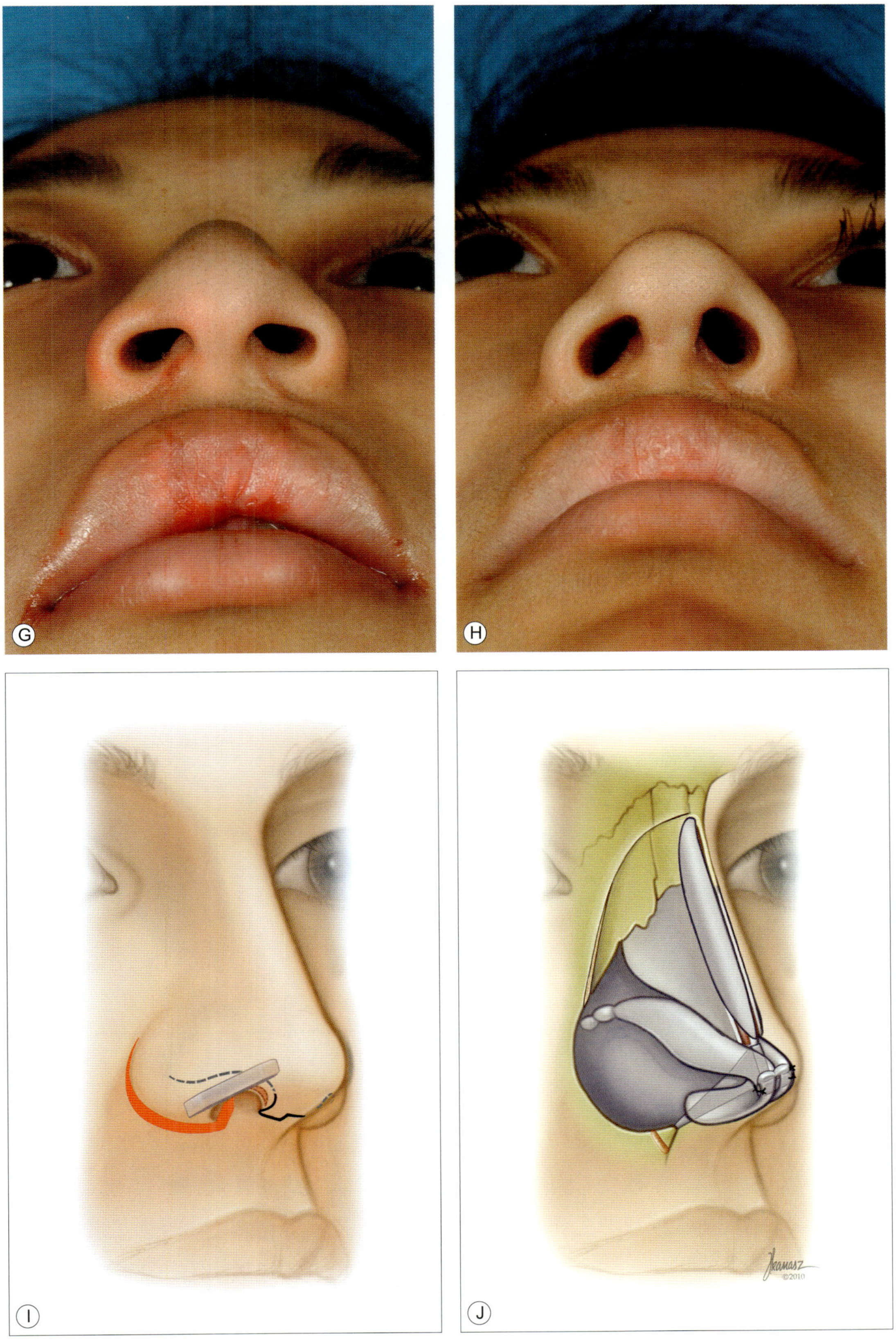

图 18.8（续）

框 18.8

手术步骤：图18.8

- 开放术式
- 去除鼻翼软骨的头侧部分
- 去除鼻背驼峰
- 开放入路行鼻中隔成形术
- 实施保守的双侧下鼻甲切除术
- 双侧低–低截骨
- 使用鼻小柱支撑杆
- 使用鼻尖帽状移植物
- 使用穹窿后移植物
- 使用鼻背部移植物
- 通过截骨使鼻棘居中
- 双侧联合切除缩窄鼻翼底部
- 双侧使用鼻翼缘移植物
- 部分切除双侧软三角衬里

中东人的鼻整形术

术前分析

大多数中东患者对术后效果的要求较高，他们非常在意鼻部存在的缺陷。年长些的患者往往希望通过较为保守的操作带来明显的改变；而年轻的患者则更喜欢欧式的外观，更容易接受术后较大的改变。中东患者的面部结构通常较亚洲人和非洲裔美国人窄，皮肤厚度多变。许多患者都存在一定程度的鼻背偏曲，去除背部驼峰后，偏曲表现得更为明显。因为患者的内眦间距往往较窄，所以鼻根的抬高应非常谨慎；相反，降低鼻背会使眼部和鼻部的比例更加协调。

从正面观察，会发现其鼻骨通常较长，中鼻拱较窄，上外侧软骨较长，鼻尖相对缺乏支撑，鼻翼底部往往略宽且不对称（图 18.9；框 18.9）。

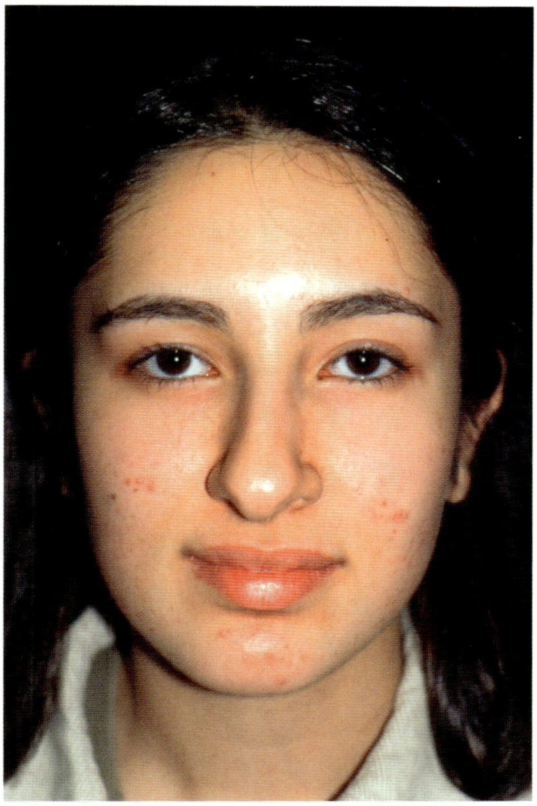

图 18.9　具有典型特征的中东患者鼻部正面观，其具体特征罗列于框 18.9 中

框 18.9

正面观中中东患者的鼻部特征

- 皮肤存在变异
- 鼻背偏曲
- 鼻骨长
- 中鼻拱狭窄
- 上外侧软骨较长
- 鼻尖悬垂
- 鼻翼底部不对称

侧面观中，鼻根通常较低，很多患者拥有较为明显的驼峰；鼻尖往往缺乏突出度且支撑力很大程度上依赖于鼻中隔软骨尾端前脚，所以当鼻背降低时，鼻尖突出度也会降低。当患者微笑时，鼻尖会明显下降；鼻小柱呈悬垂状，前鼻棘的突出度也往往不足（图 18.10；框 18.10）。

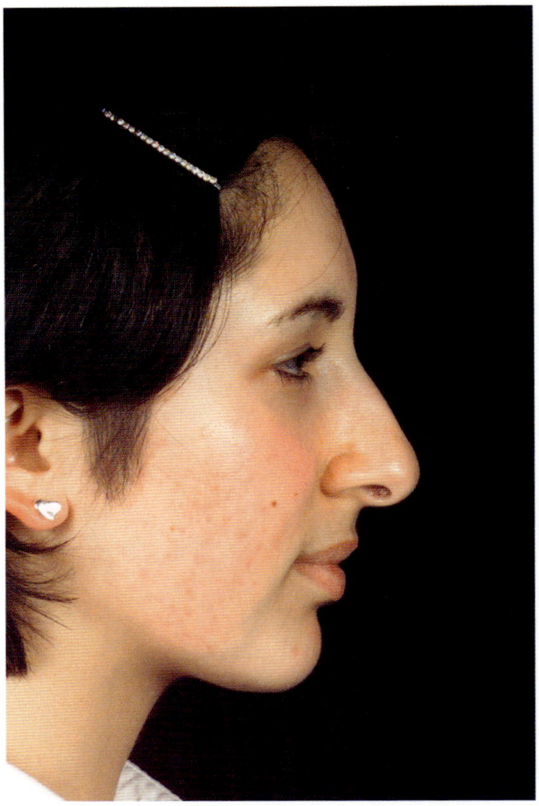

图 18.10　中东患者鼻部侧面观

框 18.10

侧面观中中东患者的鼻部特征

- 鼻根低
- 驼峰明显
- 缺乏鼻尖突出度
- 存在（鼻背）依赖性的鼻尖
- 鼻小柱悬垂
- 前鼻棘表现不足

从基底面观察，会发现其穹窿部往往不对称，鼻尖会偏向一侧（图 18.11；框 18.11）；双侧鼻孔往往不对称，鼻小柱略短且存在偏斜。往往表现出鼻孔的退缩和不对称、软三角衬里冗余、踏板较宽、微笑时鼻尖向尾端的移位等，提示鼻尖缺乏足够的支撑力。

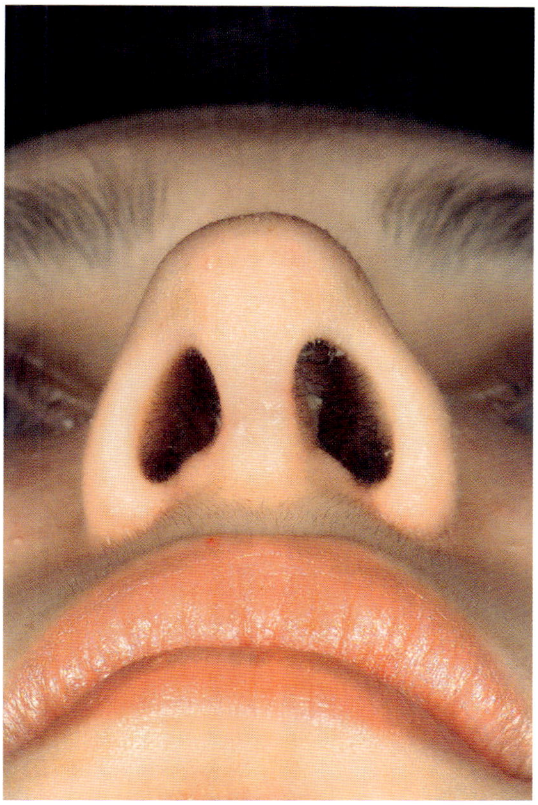

图 18.11　中东患者鼻部基底面观

框 18.11

基底面观中中东患者的鼻部特征

- 鼻尖略偏
- 不对称
- 鼻孔不对称
- 软三角退缩
- 踏板分离
- 鼻小柱短

手术操作

中东患者的鼻根不一定需要植入移植物。手术的关键步骤通常包括：充分地去除鼻背驼峰；使用撑开型移植物或者内折的上外侧软骨瓣；使用联合截骨术（内侧、外侧、头端）以避免骨折线不规则；在鼻中隔和外侧鼻骨之间楔形切除一小块骨片，会使外侧鼻骨更容易向中线移动；应用鼻小柱支撑杆和拉拢缝合踏板，增加鼻尖和鼻小柱的支撑力；使用鼻尖移植物；联合使用第4章中所描述的使鼻尖向头侧旋转的操作是非常重要的，具体包括三角形地切除一块鼻中隔尾端的软骨并切除相应的部分膜性鼻中隔，用5-0尼龙线将内侧脚缝合固定至鼻中隔软骨的尾端，避免远期鼻尖向尾侧旋转；另外，鼻翼软骨外侧脚横断后的重叠缝合可以使鼻尖稳定持久地向头侧旋转，同时也会避免鼻尖软骨出现扭曲变形；放置鼻小柱支撑杆通常可以矫正前鼻棘的不足，植入支撑杆时往往会离断部分降鼻中隔肌，使鼻尖向尾端牵拉的作用力减弱，使三脚架结构中尾臂的支撑力得到增加；保守地缩窄鼻骨会避免出现内眦间距被拉近的视觉效果；部分患者需要使用鼻翼缘移植物或外侧脚支撑移植物；彻底地鼻中隔成形术及下鼻甲切除术可以矫正鼻外观偏斜、改善鼻部功能等。针对性地联合使用上述这些操作，往往可以得到较为理想的术后效果（图18.12；框18.12）。

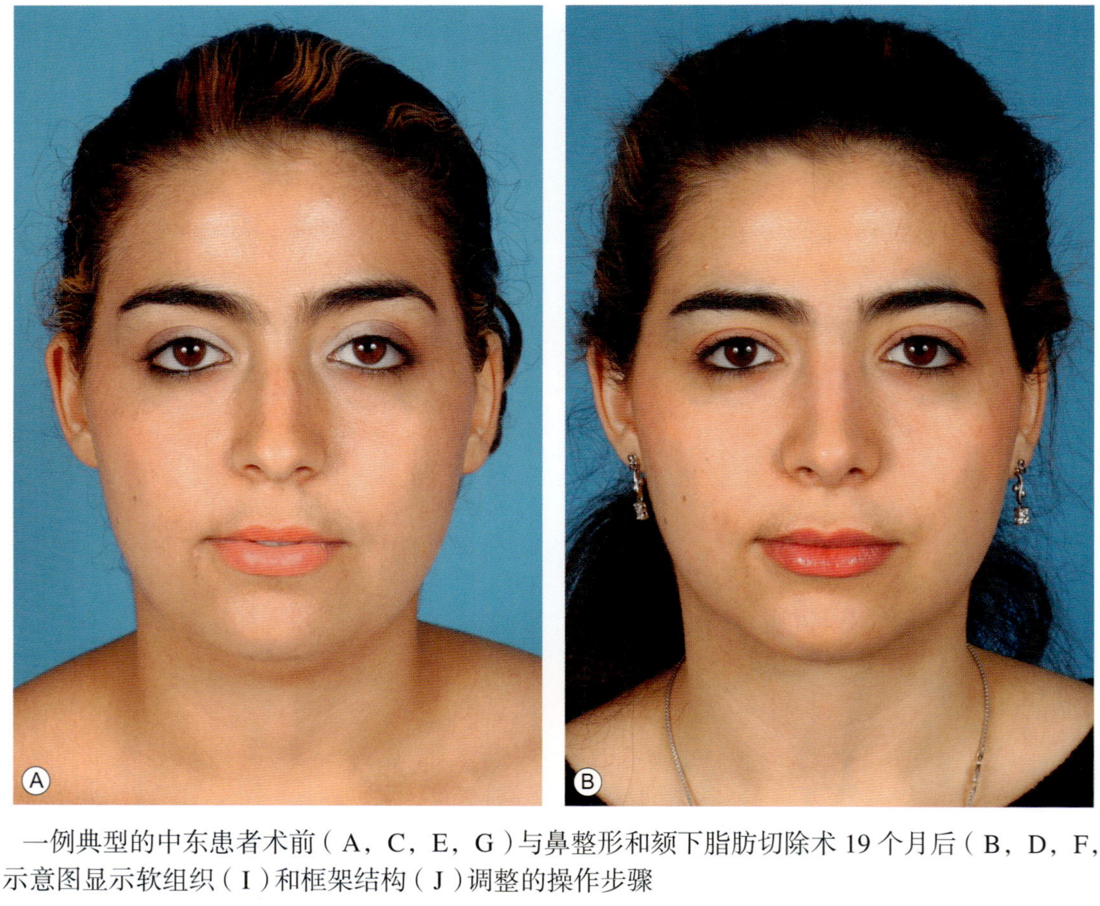

图18.12 一例典型的中东患者术前（A，C，E，G）与鼻整形和颏下脂肪切除术19个月后（B，D，F，H）的对比照片。示意图显示软组织（I）和框架结构（J）调整的操作步骤

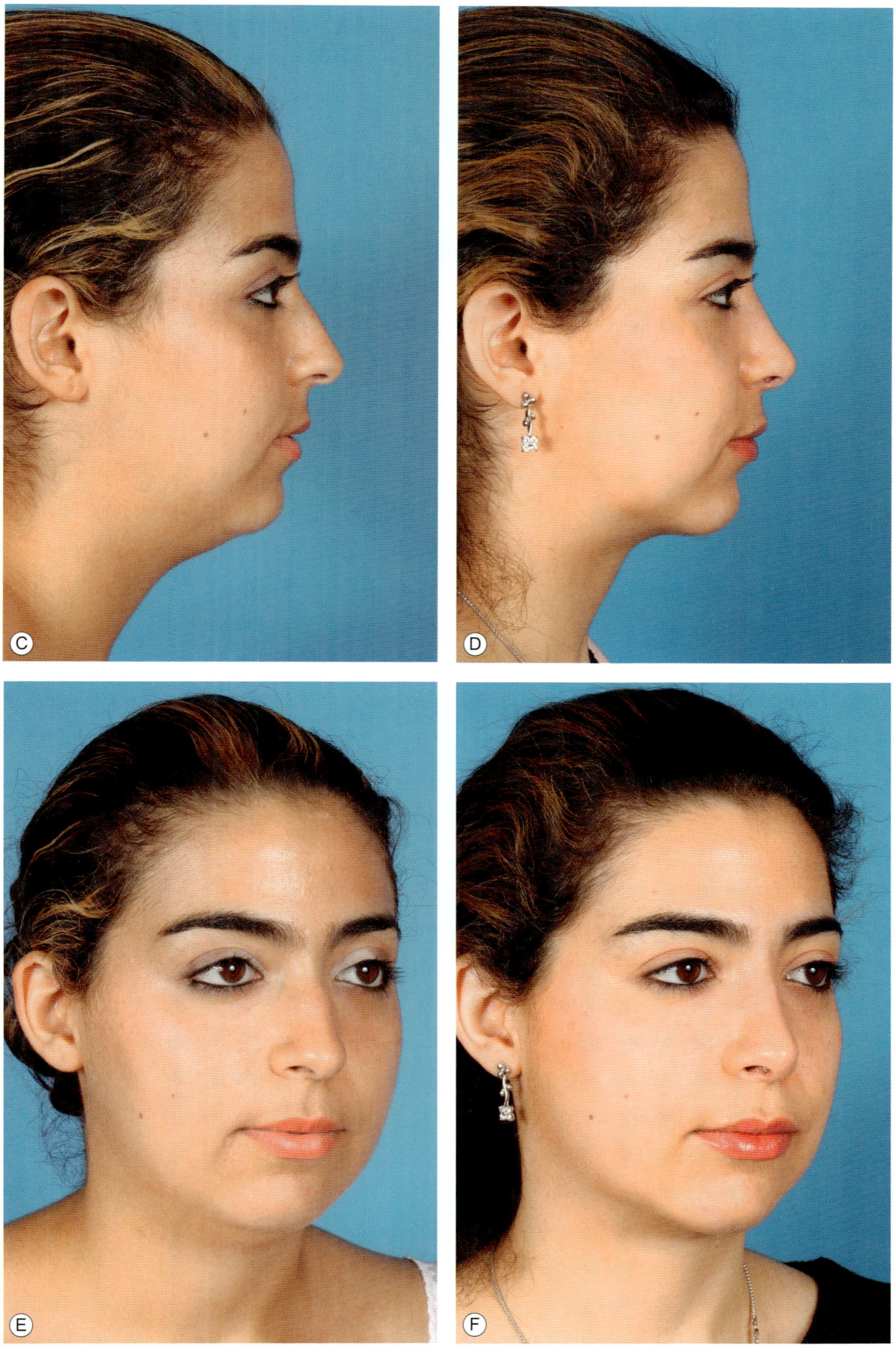

图 18.12（续）

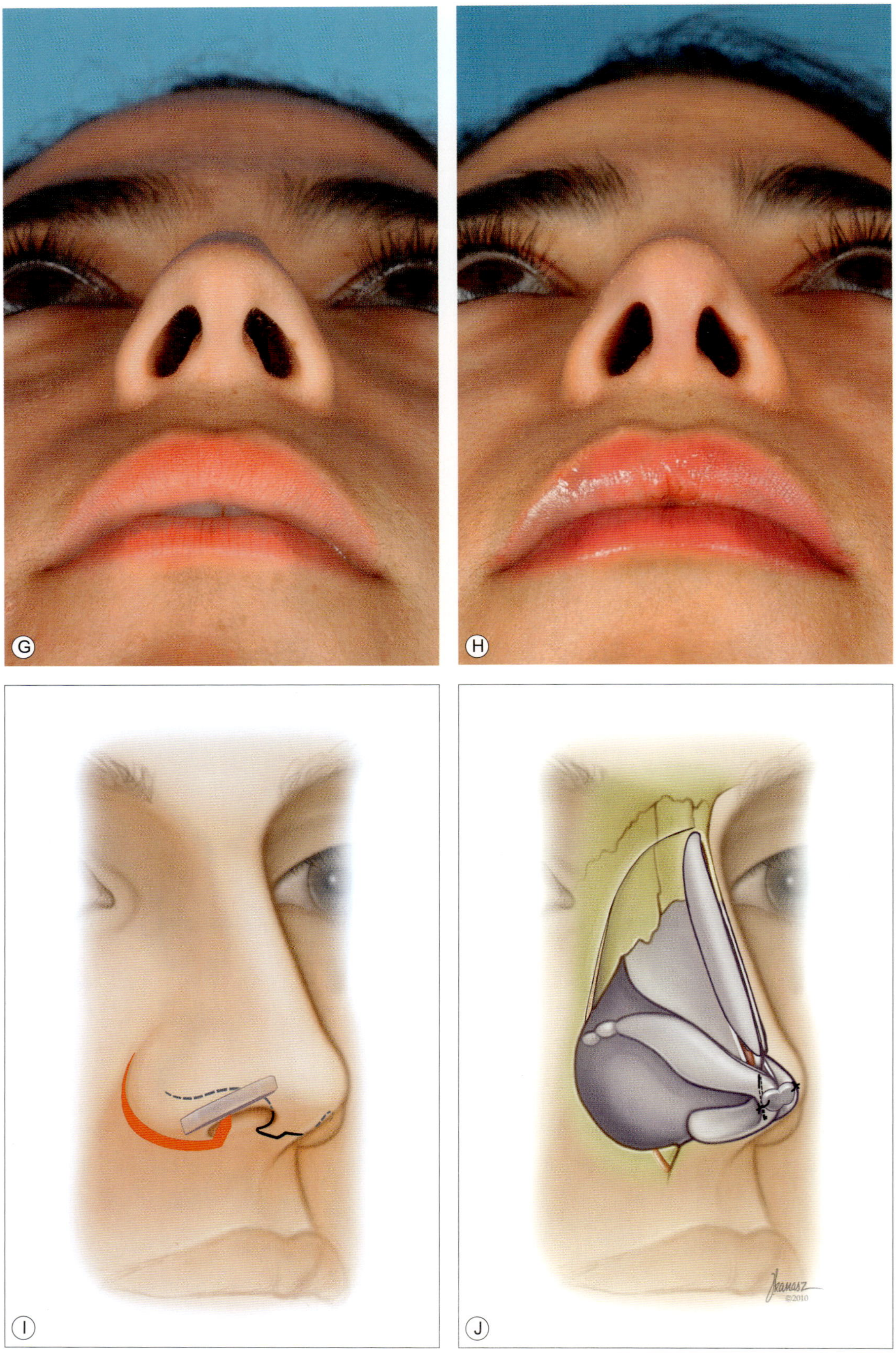

图 18.12（续）

框 18.12

手术步骤：图18.12

- 开放术式
- 去除鼻翼软骨头侧部分
- 去除鼻背驼峰
- 开放入路行鼻中隔成形术
- 实施双侧保守的下鼻甲切除术
- 双侧实施内侧、头端（经皮）、外侧低–低的截骨术
- 双侧使用撑开型移植物
- 贯穿穹窿缝合
- 使用鼻尖帽状移植物
- 通过截骨使鼻棘居中
- 双侧联合切除缩窄鼻翼底部
- 双侧使用鼻翼缘移植物
- 使用鼻中隔旋转缝合技术
- 将上外侧软骨拉拢固定至鼻中隔软骨

尽管有时血液检测结果是正常的，但是中东患者仍存在术中出血的倾向，通常可以应用去氨加压素抑制出血。

参考文献

1. *Guyuron B. Patient assessment. In: Guyuron B, Eriksson E, Persing JA, et al, editors. Plastic surgery: indications and practice. Edinburgh: Saunders; 2009. p. 1343–1351.*
2. *Guyuron B. Precision rhinoplasty. Part I: The role of life-size photo- graphs and soft tissue cephalometric analysis. Plast Reconstr Surg 1988; 81(4): 489–499.*

第 19 章

继发性鼻畸形的修复

章目录

要点

- 与鼻修复患者交流时，应避免做出否定之前手术的声明或手势。
- 初次手术后鼻部出现毛细血管扩张的患者，经历修复手术后症状可能会进一步加重。
- 术后毛细血管扩张的症状可以通过脉冲激光（波长 585 nm）治疗。
- 皮肤较薄的患者，可以通过筋膜、真皮或软骨膜的移植，增加软组织的厚度。
- 术中或术后早期一般不会出现鼻背倒 V 状畸形，术后 6 ~ 12 个月甚至更久才会逐渐显现。
- 过度切除鼻尖上区域的支撑结构，术后该区域会形成死腔，腔隙中的凝血块机化后将导致纤维组织的增生。但是如果对鼻背尾端切除不足则会丧失鼻尖突出度，出现鸟嘴样畸形。
- 如果没有进行其他相关的操作，只是单纯地分离穹窿部，会导致鼻尖过窄、过宽、双侧不对称、内侧脚及内膝状点远期的移位、鼻尖突出度及稳定性的降低等并发症。
- 期望值不切合实际、过分追求完美或对前次手术医生颇有微词的患者，不适合进行修复手术。
- 由于组织愈合时会产生瘢痕，所以开放术式修复起来要比闭合术式更加费时。
- 鼻根部垫得太高不利于面部整体的平衡，会使两眼间距看起来太近，大多数患者都不会接受。
- 修复鼻背较大的残余驼峰时，需要通过截骨来缩窄鼻骨间距，同时也需要使用撑开型移植物。
- 截骨线过于靠前，会在鼻骨上形成台阶样畸形，可以通过更低平面的低 - 低截骨术来矫正。
- 鼻背明显的凹陷，需要用片状的鼻中隔或耳郭软骨或切碎的软骨颗粒填充；较小的凹陷可以用一小块耳郭软骨来矫正。
- 鼻翼软骨过于薄弱而导致的内鼻阀塌陷，可以用扩展型移植物矫正。
- 鼻背侧面轮廓正常的孤立的倒 V 状畸形，可以在鼻中隔的黏软骨膜上沿着双侧鼻翼软骨尾缘做 3 mm 大小的切口，从尾端向头端插入撑开型移植物进行矫正。
- 在修复患者中，如果小叶或鼻尖下小叶体积不足，可以使用外置的鼻尖（帽状）移植物或盾牌移植物来增加小叶或下小叶的体积。
- 初次鼻整形患者鼻背和穹窿之间的落差应为 6 ~ 10 mm，对于修复的患者而言，应该缩小到 3 ~ 4 mm，尤其在鼻尖皮肤较薄的情况下。
- 在修复手术中，可以联合应用鼻小柱支撑杆、拉拢踏板、新月形切除一块软三角衬里及鼻翼缘移植物来拉长鼻孔。

- 瘢痕严重会影响修复手术的成功率。
- 修复慢性鼻中隔穿孔时，可以通过小的贯穿切口剥离出一个腔隙，腔隙需大于穿孔面积，然后在穿孔处植入一块直的鼻中隔软骨、筛骨垂直板或 PDS 板，并在双侧黏膜外使用夹板固定至少两周，避免双侧空气贯通。
- 很多之前经历过部分鼻甲切除术的患者，无论当时切除的是前端还是后端，在修复时都会发现，未受损部分的鼻甲会发生代偿性的增生。

鼻整形属于真正精确度很高的手术，术中各个操作步骤之间都存在着相互的影响，要想始终都能达到完美的术后效果是非常困难的。操作中 0.25 mm 的误差，都会使术后效果发生很大的改变。因此，鼻修复手术的偶然性要比其他手术大很多。另外，修复手术跟患者和医生对完美的要求程度密切相关。一些看起来很完美的结果，在其他人看来就有可能是存在缺陷的。鼻修复手术旨在矫正某些小的瑕疵或彻底推翻前次手术并重新进行全鼻整形。

修复患者和初次手术患者的接诊和治疗是完全不同的。修复患者会额外增加情绪上、身体上和解剖结构上的挑战[1-5]。要想获得积极的效果，需要彻底了解患者的诉求、明确鼻部的缺陷、合理制订可实现的手术目标。只有充分地注重细节和各种潜在问题，加上术中非常谨慎的操作，才能做出令人满意的效果。在本章中，笔者将分别讨论鼻修复手术区别于初次鼻整形手术的接诊细节、术前评估、手术设计、术中操作细节及相关移植物的获取等治疗原则。

对患者的评估

修复患者通常会花大量的时间去分析他们鼻部的缺陷，对存在的问题会有一些基本的了解，而大多数初次鼻整形的患者则不会。通常，修复患者会去咨询数位医生，也比较了解修复手术潜在的局限性；之所以会进行广泛的调查，是因为他们觉得上次手术失败的原因是术前和医生的沟通不详细或对手术过程的了解不充分，所以不愿重蹈覆辙。

耐心地聆听患者的关注点，了解造成不满意的原因，是鼻修复手术成功的第一要素。医生在聆听过程中，必须留意患者的不满意是否是基于客观的基础之上的，并需留意他们是如何表达自己的不满的，这会为评估其追求完美的程度和修复后的满意度提供确凿的证据。如果经过审慎的检查之后发现，虽然只是存在着很微小的瑕疵，但患者却声称“我的鼻子被毁了”，就暗示这位夸大其词的患者对整形手术存在不切实际的期望，再成功的效果也无法让他满意；相反，虽然初次手术的确存在很大的问题，但患者依然对手术及医生抱以理解和宽容的态度，就暗示即便效果没能完全达到他所期望的目标，术后也会比较满意。

初次手术的患者通常不会意识到鼻子功能方面的问题，但修复患者经常会清楚地认识到鼻部外观上的缺陷和呼吸的受限是相关联的。前者没有参照可比较，而后者往往会将目前的呼吸状况和术前的呼吸状况进行比较。因此，这类患者通常能敏锐地察觉到鼻部相关功能的改变。呼吸功能的减退通常是内、外鼻阀功能障碍的结果，内鼻阀功能障碍主要是由鼻骨截骨内推后上外侧软骨及下鼻甲的异位所致[6-8]。如果之前的医生没有重视潜在的呼吸问题，或没有意识到解剖结构上细微的变化会对分支气流造成影响，就很容易导致气道功能上的损伤。

鼻整形失败的患者，在准备进行修复手术前，通常表现出更加的恐惧和不信任。可以理解，这些患者在之前的手术和恢复期当中花费了大量的时间、精力和费用，他们期望得到满意的结果，然而最终却事与愿违。未能达到预期效果通常会转变为对整形医生的不信任和负面情绪。如果医生表示出恰当的同情、耐心和自信，同时对鼻部畸形进行精确的描述，对手术计划进行简要的介绍，通常可使患者重拾信心，愉快地接受修复手术。

为患者留出足够的咨询时间，避免在交谈中给患者急促的印象是很重要的。通常情况下，这类患者会花很长时间探究之前手术失败的原因，之后才会再度聚焦到当前的问题和解决方案上。患者往往会在之前的诊治过程中寻找一些医务人员的细节，比如不合适的言论、摇头等任何不屑的动作，并认为这是导致手术失败的原因。除非在之前的诊治过程中有导致不良结果的确凿证据，否则这类担忧是毫无根据的，应该否定他们的这种想法。事实上，应该不断地对患者重申，鼻整形是一项极其复杂的手术，即便是经验丰富的医生也会出现一些不满意的案例，但医生往往会对其进行积极的修复。这可能会避免那些不满意的患者采取法律手段，当然，他们的索赔通常也没有实质性的证据。只有那些没有经验的医生在听到片面之词时，才会对之前的医生进行指责。有经验的医生即便对所有的情况都比较了解，也不会做出任何负面的陈述或判断。

努力让患者回到之前的医生那里继续诊治，是很重要的。这是一种职业素养，也是每位医生所期盼的。当然，患者的最佳利益应该是第一位的，如果确认之前医生的技能和判断的确是错误的，患者理应选择更好的医生为其诊治。

鼻部的检查及评估

通过仔细的检查，确定是否已经做过鼻中隔成形术和鼻甲切除术，是非常重要的。之前手术记录中的任何步骤均需逐一确认。鼻中隔成形术中的操作会存在很多差异，只能通过彻底的检查来明确。修复患者往往会过分强调其鼻部存在的问题，这种情绪有时也会影响到医生，使医生直接把注意力放到鼻部而不是整个面部。事实上，医生在聚焦于鼻部之前，应该先完成整个面部的检查及评估。面部的任何缺陷都应该重视，如额部的突出或后缩，下颌的过于突出、短小或不对称，颧骨的发育不足及上、下颌骨的不协调等[9-10]。这些缺陷往往是导致面部不协调的重要因素，例如严重的下颌退缩会使鼻部看起来显得更加突出等。如果没有发现这些相关结构上的不协调，再次手术的结果就有可能和之前一样，仍然不会满意。术前应该让患者充分地了解自己面部的这些缺陷，如果患者认同，可以同期矫正，当然也可以后期再做，但需提前告知患者，如果这些缺陷不予矫正，会间接地影响到鼻整形术后的整体效果。

在初次鼻整形患者的评估中，外鼻的检查从观察皮肤的厚度开始。如果患者鼻部皮肤较厚、皮脂腺分泌旺盛（图 19.1），很可能或至少在一定程度上是之前手术失败的原因之一。如果皮肤的厚度是一个主要因素，修复手术可能也不会产生较好的结果，除非皮肤的条件得以改善。这种不利因素应在术前与患者进行讨论，以降低其对手术的期望值。鼻部皮脂腺丰富的患者不适合采用外部切口，无论是用开放术式或鼻翼底部的手术。在这种情况下，应该请皮肤科医生会诊，通过积极的治疗减少皮脂腺的活跃度、改善皮肤的粗糙程度是很有帮助的。在皮肤科医生的指导下，按规定服用维 A 酸或异维 A 酸，可以减少皮脂腺的活跃度。但是，手术应至少延期 6 个月，以减少因服用维 A 酸而导致的出血过多和形成增生性瘢痕的可能性。此外，针对鼻尖皮肤较厚的患者，术中的操作应该进行相应的调整，需尽可能地构建一个较窄的鼻尖支架，使鼻尖轮廓清晰；鼻尖上区域的皮肤应尽可能地贴近深层的支架结构，以彻底消除死腔，否则死腔内的积血最终会转换成纤维组织，从而模糊鼻尖的清晰度，导致鼻尖上区域的畸形（详见第 15 章）[11]。

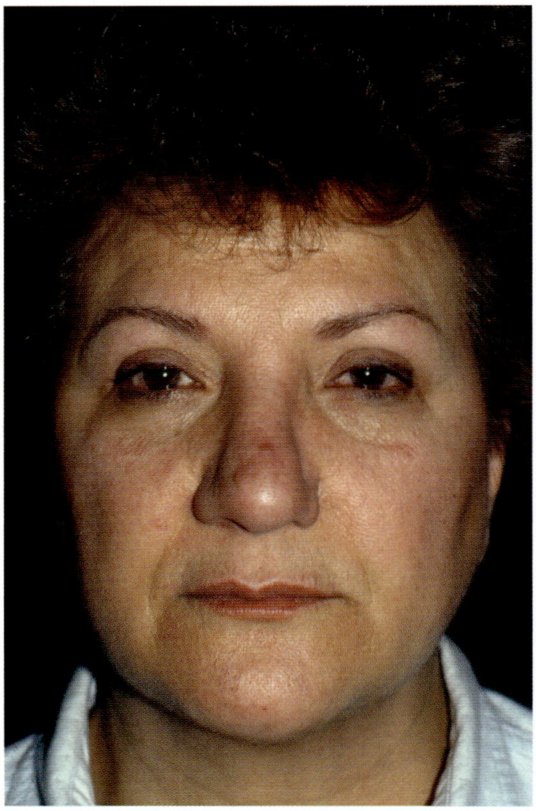

图 19.1 皮脂腺过度活跃引起鼻部皮肤变厚的鼻修复患者

初次手术导致鼻部毛细管扩张的患者，经历修复手术后，可能会使该症状进一步加重（图 19.2）。提前告知患者这种情况潜在的可能性，将会避免术后的不满意；同时应让患者做好术后接受脉冲激光治疗（波长 585 nm）的准备，以减少或消除局部毛细血管扩张的症状。此外，还应观察之前手术产生的瘢痕对术后效果的影响，并进行预测。如果认为修复手术后仍然可能出现这种情况，应提前告知患者。

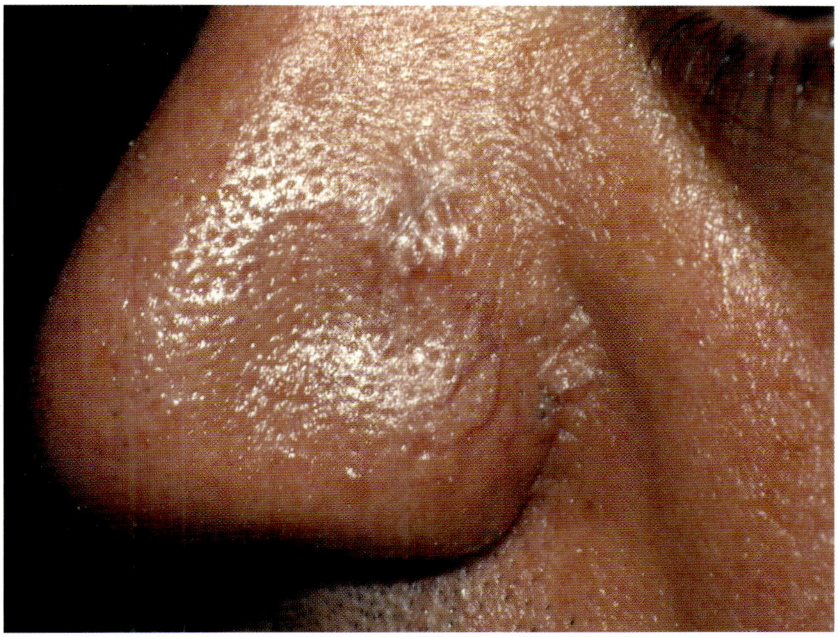

图 19.2　鼻部毛细血管扩张的鼻修复患者

部分患者皮肤较薄（图 19.3），尤其在鼻背部。如果之前手术剥离平面过浅，会使骨膜随着鼻背驼峰被一并切除。这就是为什么要强调初次手术时必须在骨膜下平面剥离的重要性，其意义在于确保骨膜可以完整地覆盖深层框架。皮肤较薄的患者应告知他们可能需要进行软组织的移植，如真皮、筋膜或软骨膜等。鼻背皮肤菲薄的患者局部会表现为红色或紫色，这往往会成为患者关注的一个重要因素，尤其在鼻背使用异体材料填充后，更容易造成皮肤颜色的改变。当患者身处寒冷的环境中时，这种情况会变得更加明显。如果使用软组织移植来填充鼻背，皮肤颜色可能会恢复正常。

鼻根

检查完皮肤后，可以从鼻根开始有序地对外鼻进行检查及评估。如果鼻根较高，从额头到鼻背的过渡就会显得不自然，这是极为常见的。如果不能使用有效的操作来降低鼻根，往往是导致这个部位手术失败最常见的原因（图 19.4）。另一种常见情况是鼻根太低，往往是先天性因素或是被过度矫正而导致的。

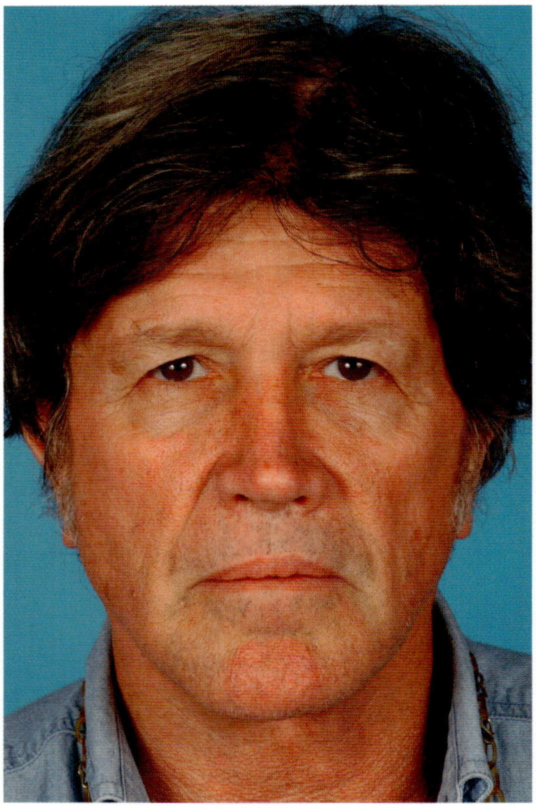

图 19.3　多次手术后导致皮肤变薄的患者

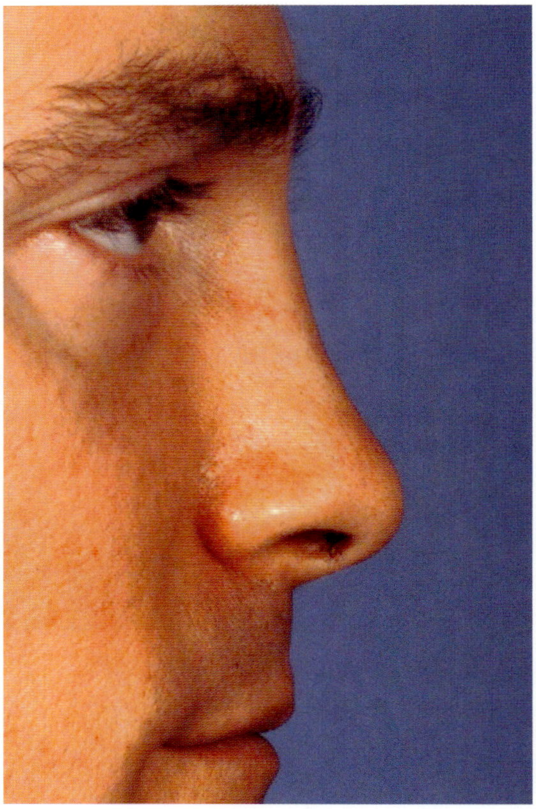

图 19.4　患者侧面照片显示鼻根降低较少，而鼻背降低较多

骨性鼻背

通过检查可能会发现鼻骨在形态上的不规则，这通常也是修复患者非常关注的问题。理想情况下，从眉毛到鼻尖区域的过渡，由两条平行的鼻背轮廓线组成，中间不应该存在任何中断或不连贯。如果鼻骨存在缺陷就会使其变得不连贯（图 19.5）。进行鼻骨外侧截骨时，如果不是通过低 - 低的方式而是采用低 - 高的方式进行，且截骨线的位置也较高，就会使鼻背轮廓线中断，鼻骨和面部的衔接也会变得不连贯（图 19.6）。此外，太窄或太宽也是鼻骨区域存在的常见问题。

中鼻拱

中鼻拱常见的畸形包括太宽、太窄或倒 V 状畸形（图 19.7），往往是由于过度切除鼻背或中鼻拱而导致的。当中鼻拱区域被过度切除后，上外侧软骨的支撑力会下降，软骨会向内侧移位，进而导致内鼻阀的功能障碍。提高这方面的认识，尽可能地使用撑开型移植物，会降低这种畸形的发生率。此类畸形在术中及术后早期往往不易被察觉，但是 6 ~ 12 个月甚至数年后就会显现。患者鼻背皮肤越厚，显形越晚。个别情况下，一些倒 V 状畸形甚至在几十年之内都不明显，直到皮肤老化变薄后才会显现。

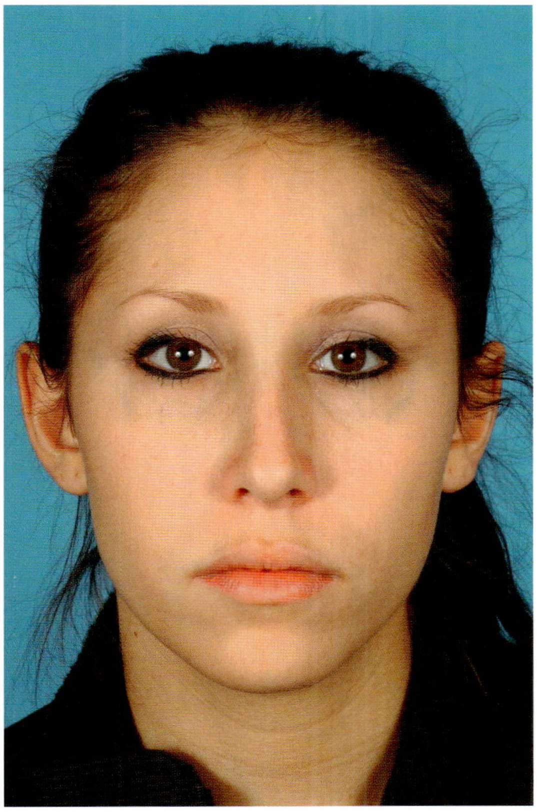

图 19.5 鼻背部外形不规则需要进行修复的患者

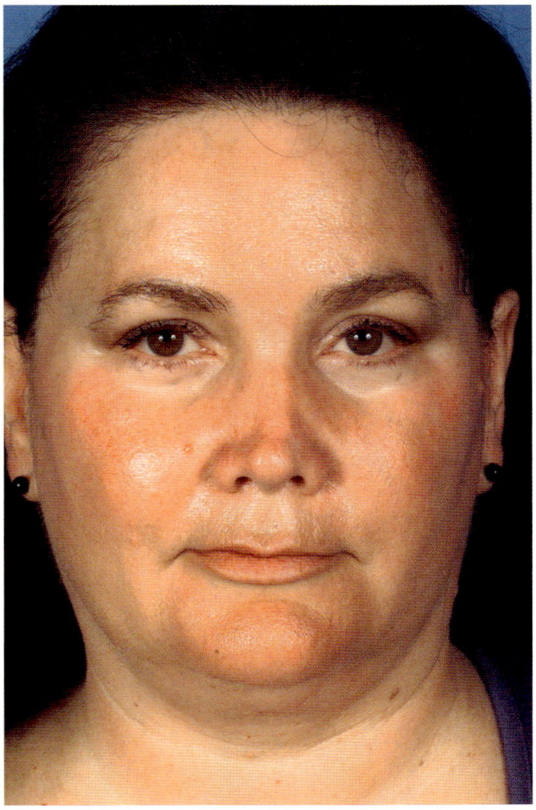

图 19.6 患者照片显示，因截骨线太靠上而出现的阶梯状畸形

鼻尖上区域

在鼻部审美中，往往不够重视鼻尖上转折区所发挥的作用。过度切除鼻尖上区域的支撑结构，在穹窿和鼻中隔尾端造成太大的落差，也会使鼻尖上区域过于冗余、孤立。虽然不同于鼻尖上过于饱满而呈现的“鹦鹉嘴”样畸形，但在愈合过程中也会使鼻尖突出度丧失更多（图 19.8）。如前所述，这种畸形有时是因为过多地切除鼻背和没有彻底消除死腔而导致的，术后腔隙中的积血最终会转化为增生的纤维组织[11]，外观上表现为区别于尾端支架保留过多的另一种畸形。针对鼻修复患者，评估和矫正这类畸形是非常重要的步骤，会进一步提升术后效果。

鼻尖畸形

鼻尖在鼻整形术后效果中的重要性是公认的。如果没有理想的鼻尖轮廓和突出度，就不会产生令人满意的结果。鼻尖畸形有多种表现形式。有些畸形与鼻尖宽度不合理有关，大多是因为在矫正鼻尖肥大时，对鼻翼软骨头侧切除后使穹窿间距过宽而导致的。应用穹窿重建和穹窿缝合技术有时会造成鼻尖过窄。此外，鼻尖突出度不足或过于明显都会导致鼻尖形态不佳。鼻尖不对称的情况也很常见，通常因双侧鼻翼软骨大小不等所致，术前往往不易被察觉。如果植入的鼻尖移植物发生移位，也会导

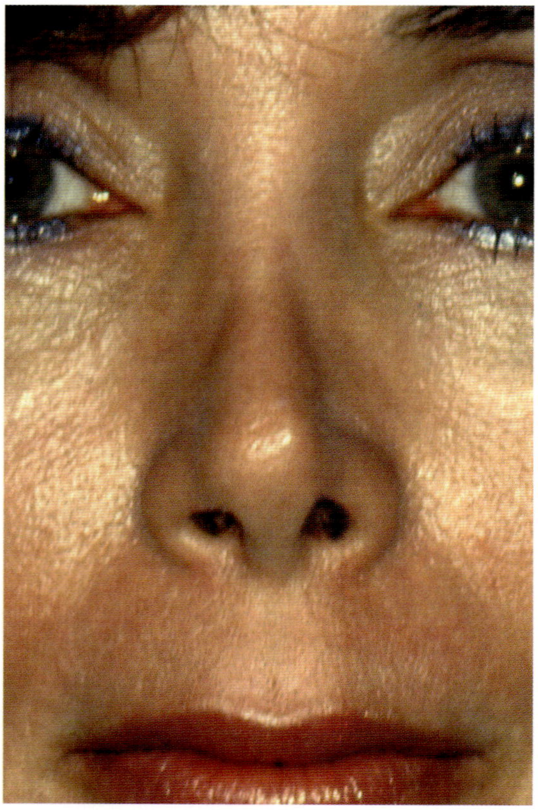

图 19.7　出现倒 V 状畸形的鼻修复患者

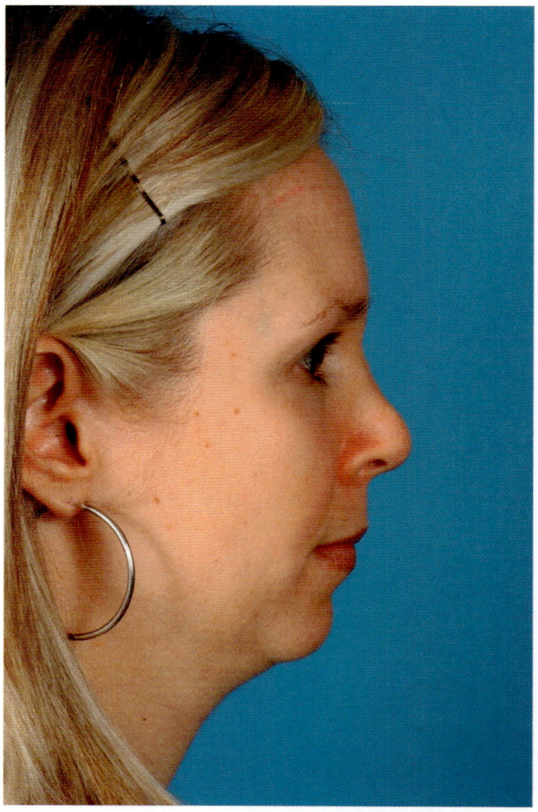

图 19.8　患者侧面照片显示，残留的鼻背尾端过于饱满的鼻尖上区域畸形

致鼻尖不对称。在仰头位中，鼻翼塌陷会使鼻尖呈现三叶草状外观，在这种情况下，即便鼻尖不宽，也会使其看起来较为孤立。

鼻底部

鼻唇角在鼻部的协调性中发挥着重要的作用。鼻尖向头侧过度旋转会使鼻唇角表现为钝角，这是 20 世纪 70 年代和 80 年代早期鼻整形手术标志性的审美。然而，现在很多鼻畸形患者的鼻唇角都会过锐，鼻尖向头侧的旋转往往不充分。此外，相对于鼻翼缘来说，鼻小柱可能表现为退缩（图 19.9）或悬垂。如果鼻翼悬垂，正常的鼻小柱也会表现为退缩；同样，且更为常见的类型是鼻翼缘存在退缩，而鼻小柱则显得过于悬垂（图 19.10）。鼻翼底部也可以表现为不对称、太宽、太窄、向头侧或尾侧的异位等畸形。

仰头位可以观察到鼻孔存在的畸形，包括穹窿异位、不对称、鼻尖下小叶体积过宽导致的鼻孔太短，或小叶体积过于狭窄而导致的鼻孔过长等，这些畸形都是因为鼻底部结构上的不协调而导致的（图 19.11）。此外，仰头位中通常还可以观察到鼻小柱的偏斜、踏板的异位和鼻翼底部的不对称等。

嘱患者用力吸气，可以进行鼻阀功能的评估（图 19.12）。任何内、外鼻阀的塌陷都可以被暴露。

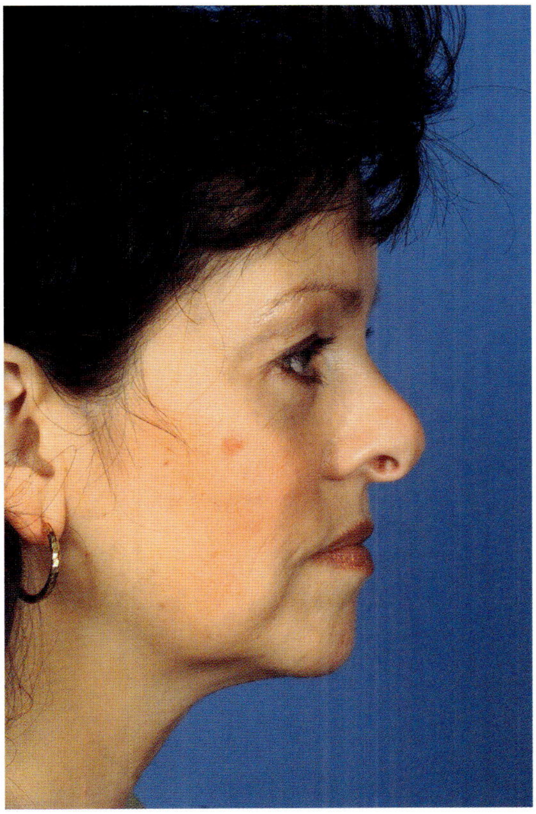

图 19.9　患者侧面照片显示，鼻翼退缩而鼻小柱过于突出

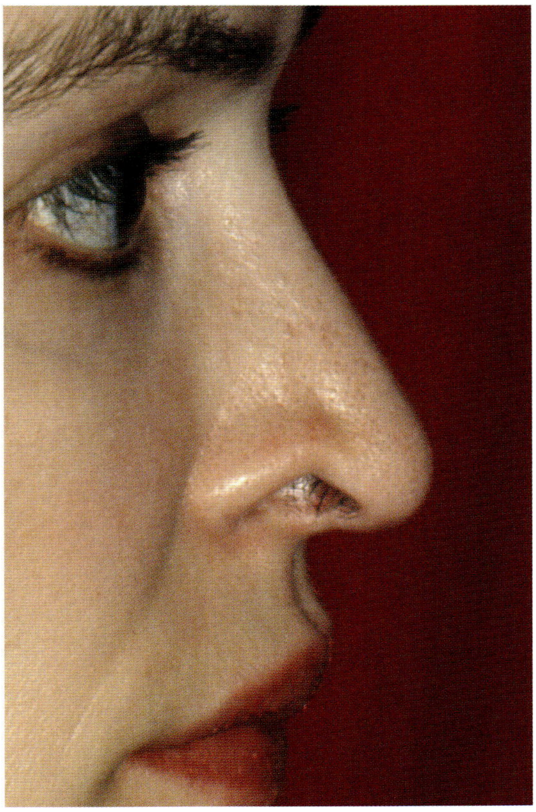

图 19.10　过度退缩的鼻翼会使正常的鼻小柱看起来比较突出

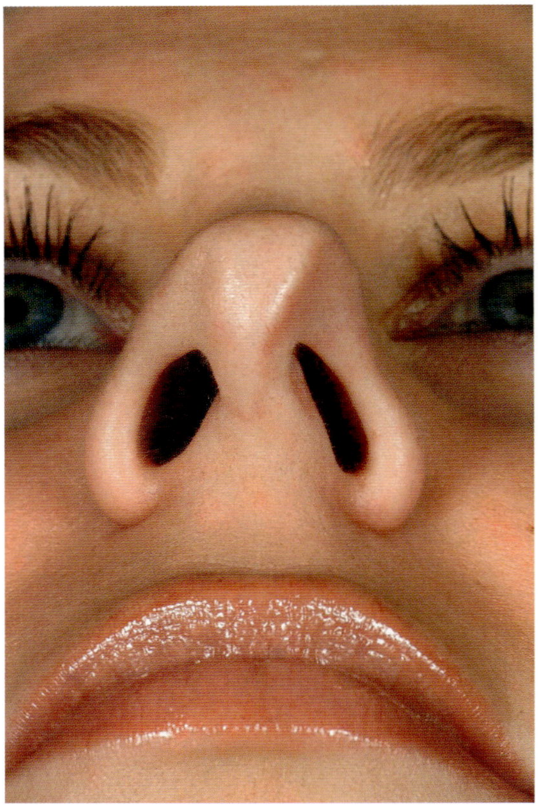

图 19.11　鼻修复患者仰头位中表现出的畸形外观

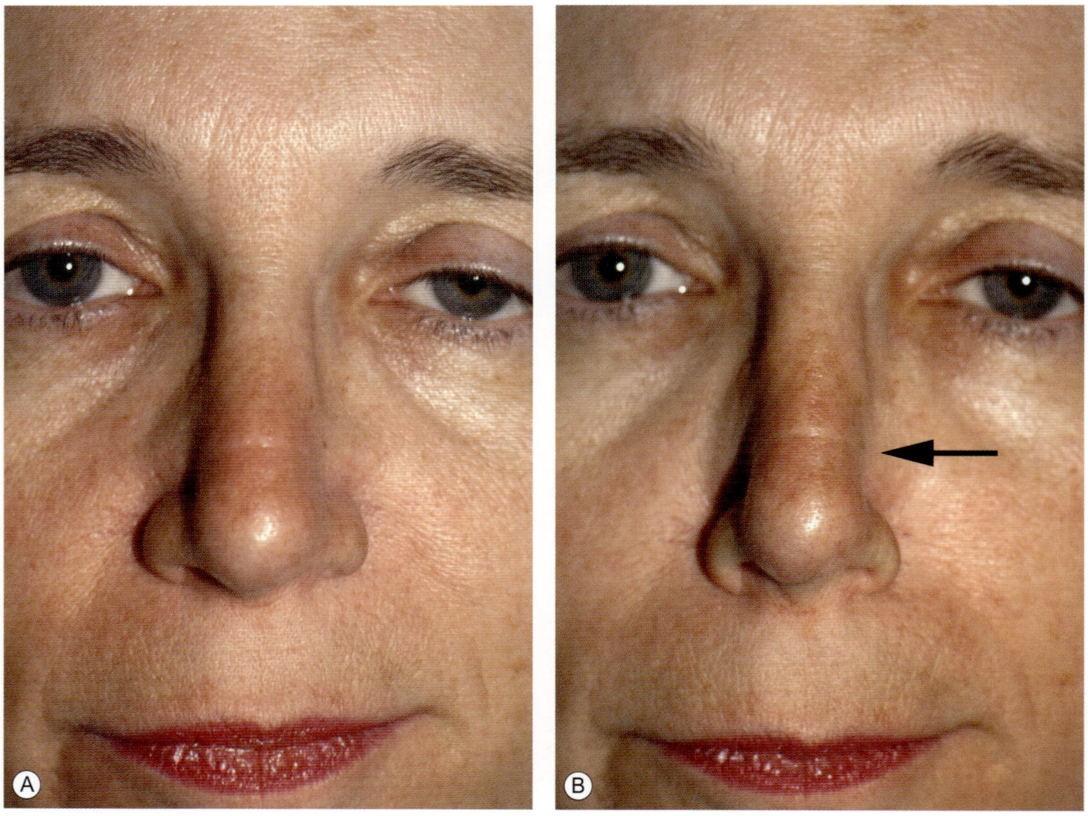

图 19.12　嘱患者用力吸气可以引起内鼻阀的塌陷

通过使用鼻镜或棉签的检查，可以进一步确认鼻阀功能的异常。应该仔细评估剩余鼻中隔软骨的量、形状，鼻中隔穿孔的部位和大小，肥大的鼻甲，粘连，息肉以及可能导致气道损伤的其他畸形；剩余部分的鼻中隔通常会出现偏曲，也应仔细检查。

如第 2 章所述，通过对同尺寸数码照片的头影测量分析，可以显示更多鼻部和面部未被观察到的缺陷，同时也能得到精确度达 0.25 mm 的手术蓝图，使术前方案的讨论和术中的操作变得更加准确。

修复手术的指征和时机

鼻整形界的专家普遍认为，初次鼻整形术后至少需恢复 1 年以上才可以进行再次修复手术。这是有理论依据的，通常情况下，术后肿胀的消退及软组织深层瘢痕的软化，需要至少 1 年左右的时间，尤其在鼻尖区域。恢复期中，鼻部形态始终都存在着变化，有时肿胀会存在波动：在一天当中，早晨醒来时肿胀最明显，到下午或晚上逐渐消退。如果患者希望再次手术，应该等肿胀完全消退、瘢痕组织全部软化之后再进行。当然，这一原则也有例外。如果存在非常明显的畸形或功能紊乱，严重影响到患者的社交、工作或生活，也可以提前进行修复手术，只要患者和医生能达成一致，即鼻部完全愈合后，仍存在进一步外科治疗的可能。

术前至少需要和准备修复的患者沟通两次，以确保双方完全理解修复目的和手术计划。通过进一步的观察和沟通，也可以决定修复手术需要用耳郭软骨还是肋软骨作为供区。每一位准备修复的患者必须理解，要想达到一定的美学效果，就不能限制对软骨供区的选择；皮肤较薄的患者还有可能要用到软骨膜、筋膜或真皮的移植。如果手术复杂，应该告知患者，一次手术可能不能解决全部问题，必要时需进行再次手术修复。患者术前必须清楚，之前手术所致的瘢痕会影响到此次手术的效果，瘢痕的修复过程中有可能会用到软骨或软组织的移植。

如果患者对问题的本质有了比较全面的了解，就不太可能对术后结果不满意。现在，大多数患者会通过网上检索，对鼻部解剖、病理、操作步骤及效果进行深入的了解。如果患者期望值过高、过分要求完美、对医生持怀疑态度或对之前的医生颇有微词，都不适合进行修复手术（详见第 2 章框 2.1）。

继发性鼻畸形的手术修复

鼻畸形矫正的操作难度可以分为简单、常规、复杂三类。复杂的修复手术难度远远大于初次鼻整形手术。简单的调整，如鼻背不规则的矫正、鼻尖微调或单纯植入撑开型移植物等操作，在静脉辅助镇静药物的情况下，通过局部浸润麻醉即可完成。而常规或复杂的修复手术应首选全身麻醉，因为局部麻醉剂对这类患者术区组织的浸润通常不理想和不均匀。需要强调的是，静脉辅助麻醉的患者在深度镇静的情况下，咽部反射不敏感，会存在误吸的风险；静脉镇静用药不合理时，患者可能会变得烦躁或喋喋不休，有可能分散医生的注意力。此外，有些看起来比较简单、历时较短的修复手术，一旦开始操作，尤其采取开放术式操作时，就会发现存在更多的畸形需要调整，手术时间也会比术前预计得长。

入路选择

微小的缺陷可以通过闭合入路矫正。中等难度以上的修复需要通过开放入路进行矫正，特别是需要重点矫正鼻尖畸形时，直视下会使操作变得容易些[12-13]。之前的手术会导致局部的循环模式发生改变，皮瓣血运主要通过周围软组织供给，这会增加开放术式的安全性。

即便之前手术采用的是闭合术式，也不排除需要通过开放术式进行修复的可能。手术成功与否很大程度上取决于医生的操作能力。术前通过对拟修复畸形的反复评估，可以判断需要采用哪种术式更便于暴露和操作。有经验的医生通过对畸形区域的外部检查就可以做出基本的预判，但是有时也并不能完全反映结构上的问题，特别是在鼻尖区域。因此，要考虑到会出现意外情况的可能，应做好积极的应对预案。如果之前手术采用的是开放术式，瘢痕会更加广泛，修复起来要比之前采用闭合入路的术式更加复杂和费时。

手术操作

鼻部的术前准备和做初次鼻整形手术的程序一样。全身麻醉后，修剪鼻毛、面部常规消毒、铺巾。如果需要实施鼻甲切除术，可以用含有 1：20 万肾上腺素的利多卡因溶液进行鼻甲浸润麻醉，然后再用蘸取去氧肾上腺素（新福林）溶液的纱条填塞鼻腔。外鼻的浸润麻醉和初次鼻整形的方式一样。几分钟后，为了最大限度地降低全身反应和发挥肾上腺素的血管收缩作用，需要按照相同注射方法，用含 1：10 万肾上腺素的 0.5% 罗哌卡因溶液再注射一次。在鼻小柱下端做阶梯形、横形或倒“V”状切口。如果原来切口的瘢痕不可利用，可以将其切除。贴着鼻尖及鼻背的框架结构仔细剥离、掀起软组织。如果瘢痕组织较多，即便切口和入路跟之前的操作相同，剥离也会非常困难。

平衡鼻根

如前所述，鼻根往往存在太高或太低两种畸形。鼻根太高可以用带保护罩的骨钻降低鼻骨[14]。在骨膜下充分剥离并掀起软组织后，用带保护罩的骨钻从左向右（横向）轻轻地移动钻头（图 19.13），逐渐降低鼻根。操作中需要注意：骨钻不能头尾向（纵向）移动；不可在不冷却的情况下长时间使用骨钻，以免灼伤软组织造成术后积液；使用骨钻磨除鼻骨很容易，但不可操作过度，以免降低过多。相关操作原则详见第 4 章。鼻根最低点应该在眶上裂或稍靠上的水平位置上，即睁眼平视时重睑线的水平。

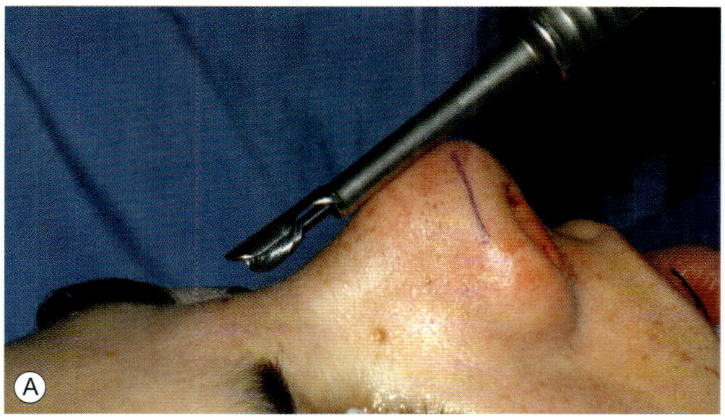

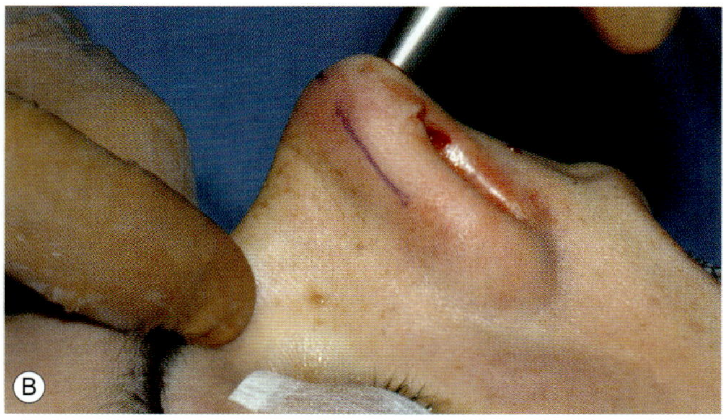

图 19.13　使用带保护罩的骨钻可以轻易地降低鼻根

如果鼻根太低，可以植入少量夹捏后的软骨或软骨片进行矫正。需要注意的是，过度抬高鼻根不利于面部比例的协调，会使眼间距看起来太近，大多数情况下患者不会接受这样的效果。根据移植物的大小，精确地剥离腔隙，植入移植物后从皮肤外轻轻地塑形，使鼻根能从额头自然地过渡到鼻背。只要腔隙剥离得准确，移植物往往不需要固定。

去除鼻背残余的驼峰

术中软组织的肿胀往往会影响对鼻背不规则或驼峰的判断，很容易导致该部位的再次修复。通过用湿滑的指尖反复触诊和仔细观察，可以使术中的判断更加准确。如果背侧残留驼峰的问题是孤立的，不需要同时使用撑开型移植物或截骨术，可以通过软骨间切口的闭合术式去除驼峰。剥离层次必须在骨膜下进行。修复患者的骨膜往往与深层的骨和软骨粘连致密，剥离时会比较困难，但是在去除鼻背驼峰之前须想尽一切办法进行完整的剥离，否则在去除驼峰时会将粘连的软组织一并去除；而外被软组织变薄后，鼻背的任何细微瑕疵将更容易暴露。驼峰的骨性部分可以用骨锉很容易地去除，软骨部分可以用 15 号圆刀切除。较小的鼻背残余驼峰去除时不适合使用截骨术，因为操作起来会比较困难，也很容易切除不准确；而这类不规则往往也不是单纯骨性的，单侧突起的修复往往也不适合使用截骨术（图 19.14）。

去除较大的残余驼峰往往会导致鼻背变宽，如果不同时矫正的话，会使这个畸形转变为另外一个畸形，造成不满意的修复结果。因此，当去除较大的残余驼峰时，需要做截骨和术后使用夹板的准备，也需要做好使用撑开型移植物的准备，避免截骨术后鼻背过度缩窄或出现倒“V”状畸形。此外，应尽可能完整地剥离黏软骨膜后再进行鼻背的切除，避免出现“漏屋”畸形。如果没有进行截骨操作，用胶带及夹板固定 3 ~ 4 天就可以闭合软组织和深层支架结构之间的腔隙。

除了鼻背残余的驼峰，鼻骨还有可能出现不对称（图 19.15）、过宽或过窄等畸形。如果不对称和鼻骨塌陷有关，可以通过截骨和向外侧移动鼻骨进行矫正。如果通过形成青枝骨折的方式进行矫正，

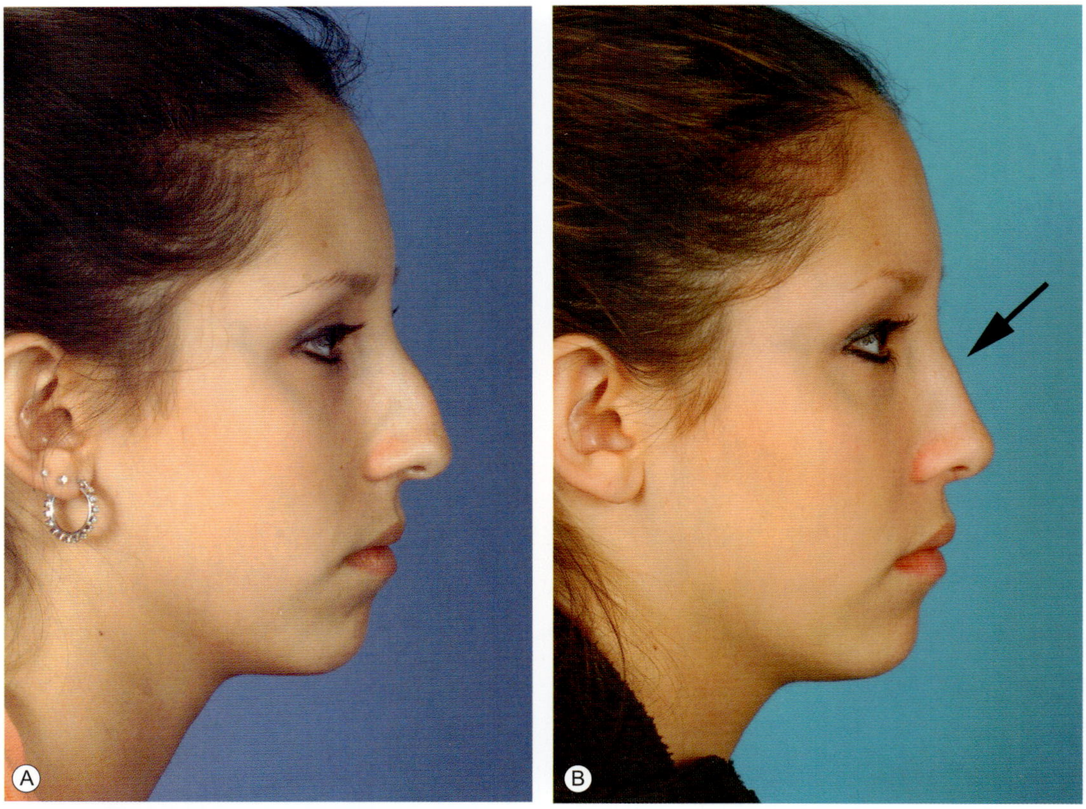

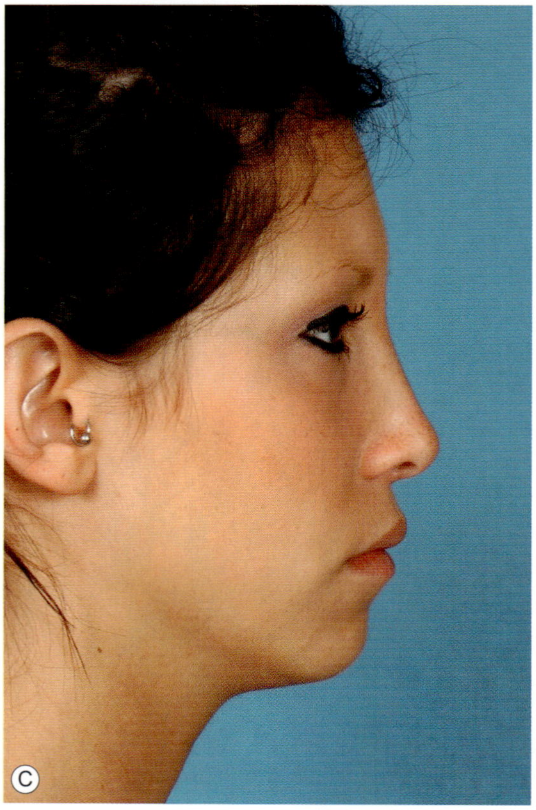

图 19.14 （A）患者术前照片；（B）初次鼻整形术后 1 年，可以看到残余的鼻背驼峰；（C）再次修复术后 29 个月

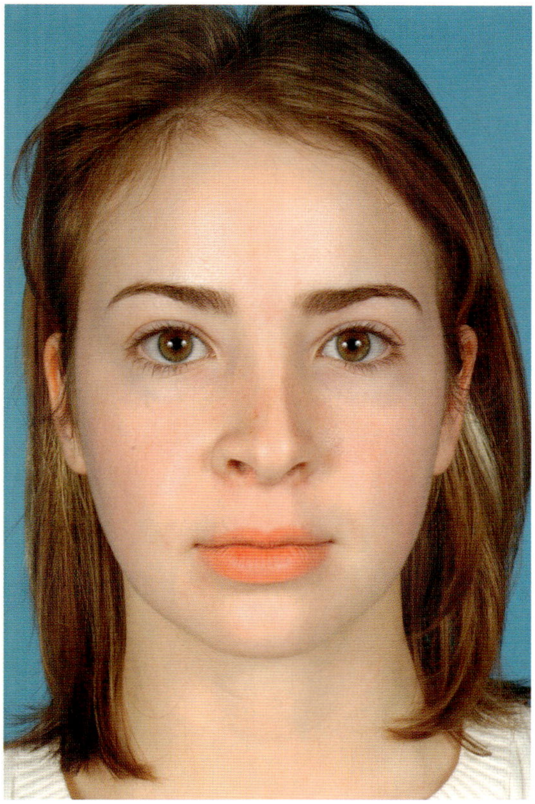

图 19.15　双侧严重不对称的鼻修复患者

可以不使用鼻腔内撑开型的夹板；但是，撑开型移植物的头端应伸入鼻骨区域，使鼻骨能在外侧相应的位置愈合，使用折叠的止血纱布进行鼻腔内填充可以使鼻骨保持在相对准确的位置上。为了实施截骨术，需要在梨状孔基底的鼻前庭衬里上做一个小切口，沿着鼻面沟在骨膜下剥离。完成外侧截骨后，鼻骨就会存在一定的活动度，通常也不会形成不规则的骨折线，因此很少有必要进行内侧和头端截骨。

如果存在的问题是由于双侧鼻骨过度内移而导致的鼻骨过窄，需要在双侧进行截骨术方能矫正；但这种情况比较少见，当然也可以在双侧缩窄的鼻骨外侧面使用移植物进行填充，但厚度很难控制，而且也不会改变上外侧软骨的位置，不会对功能有所改善。在修复手术中，截骨往往比较容易，因为骨折线的骨化并不完全，仅仅需要将纤维连接释放并重新恢复鼻骨的位置即可。如果问题是一侧或者双侧的鼻骨过宽，就有必要在鼻中隔和鼻骨之间进行楔形截骨。需要强调的是，楔形截骨术必须先完成外侧的截骨，如果先进行内侧截骨会使鼻骨变得不稳定，就很难进行完整的楔形切除；另外，还需要强调的是，此处鼻骨较厚，楔形骨块必须全层截去才能确保外侧鼻骨有效地移动，残留的骨片会影响外侧鼻骨的重新定位。

还有一种情况是鼻骨侧面的台阶样畸形，这是由于（低 - 高的）截骨线太靠前，在鼻骨的基底部残留了部分过宽的骨骼，而在侧面形成了头 - 尾方向上的凹槽所致。通常，通过实施更靠近基底部的低 - 低截骨术，将基底部的骨骼向内侧移位，便可矫正这种台阶样的畸形。如果不涉及功能问题，较小的台阶样畸形也可以通过一小块软骨的移植或脂肪移植来矫正。如果是鼻骨横向不规则的骨折而引起的棘状突起，可以用骨锉予以矫正。

矫正鼻背凹陷

鼻背部凹陷是较为常见的并发症，在三四十年前的鼻整形患者中更为常见。通常可以通过植入准确雕刻后的软骨移植物或切碎的软骨颗粒来矫正。如果条件允许，应首选鼻中隔软骨。已经做过鼻中隔成形术的患者，软骨量可能不够。但是如前所述，即便患者有单纯鼻中隔成形术的病史，也应该进行积极的探查。保留部分的软骨通常形态不规则，可以通过夹捏或切碎的方式矫正较小的凹陷（图 19.16）。为了将鼻中隔软骨颗粒植入到相应的部位，可以将其装入 0.5 ml 或 1 ml 的注射器中，前端用大剪刀或锯剪成斜面。如果腔隙太宽，可以用颞筋膜包裹软骨颗粒后再进行移植 [15]。如果获得的是一块较直的鼻中隔软骨，可以将其轻轻地夹捏（图 19.17），并将边缘雕刻成斜面后植入相应的位置（图 19.18；框 19.1）。夹捏后的软骨移植物通常不易发生移位，如果有潜在移位的可能，可以用 6-0 可吸收线进行缝合固定。鼻背拟移植区域应进行充分且对称地剥离，否则看似植入准确的移植物会受到腔隙的影响而发生移位。雕刻鼻背移植物时，需将尾端雕刻得比中段和头端窄一些，且所有边缘都应雕刻成斜面。较小的鼻背凹陷也可以用耳甲腔软骨移植物来矫正（图 19.19、19.20；框 19.2）。获取耳郭软骨移植物时应至少保留单侧的软骨膜，将软骨边缘雕成斜面并轻轻夹捏后再进行移植。如果鼻背凹陷较为明显，耳郭软骨往往不是最理想的移植物（图 19.21 ~ 19.23；框 19.3、19.4）。如果鼻背凹陷较为严重，特别是鼻中隔保留部分不足的情况下，肋软骨移植物无疑是最好的选择。可以将肋软骨雕刻成船形，边缘削成斜面，移植物内穿入克氏针。对于皮肤较薄的患者，可以在软骨表面覆盖一层软骨

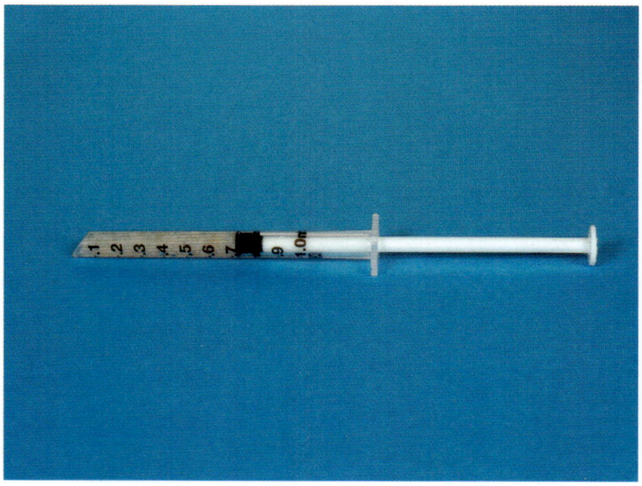

图 19.16　将软骨颗粒装入 0.5 ~ 1.0 ml 的注射器中，前端削成斜面，以便于植入到腔隙中

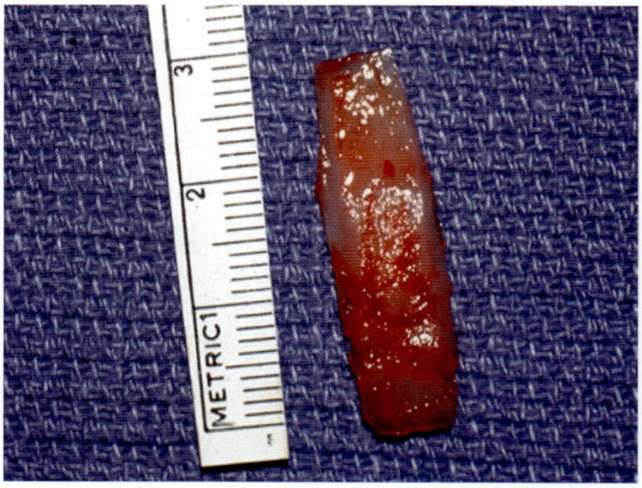

图 19.17　图中显示将一块鼻中隔软骨制作成鼻背移植物，软骨经过轻轻的夹捏，边缘被削成斜面

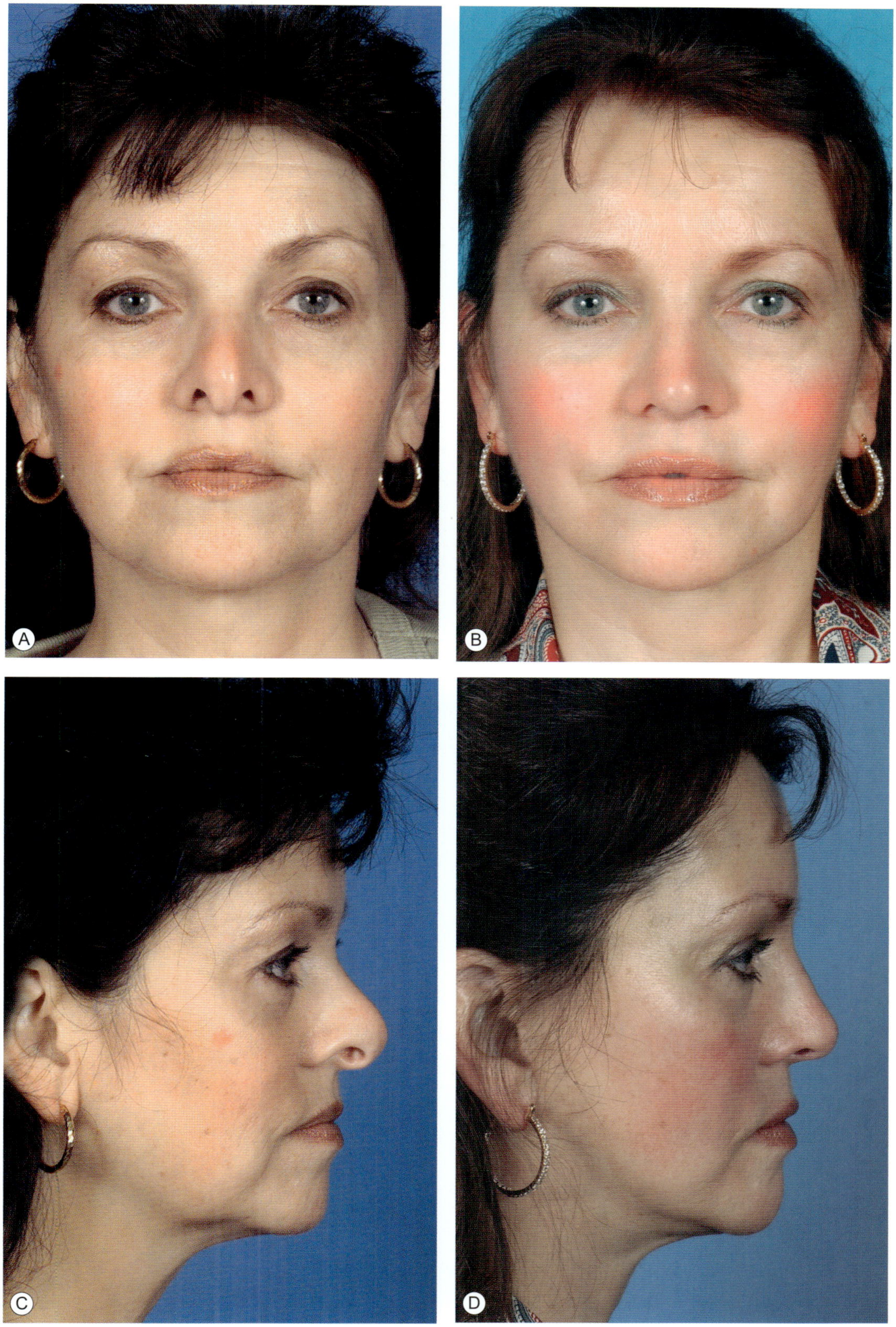

图 19.18 （A，C，E，G）患者术前的照片；（B，D，F，H）进行鼻中隔软骨移植抬高鼻背等修复手术 39 个月之后的照片；示意图演示软组织的操作过程（I）和调整支架结构的操作步骤（J）

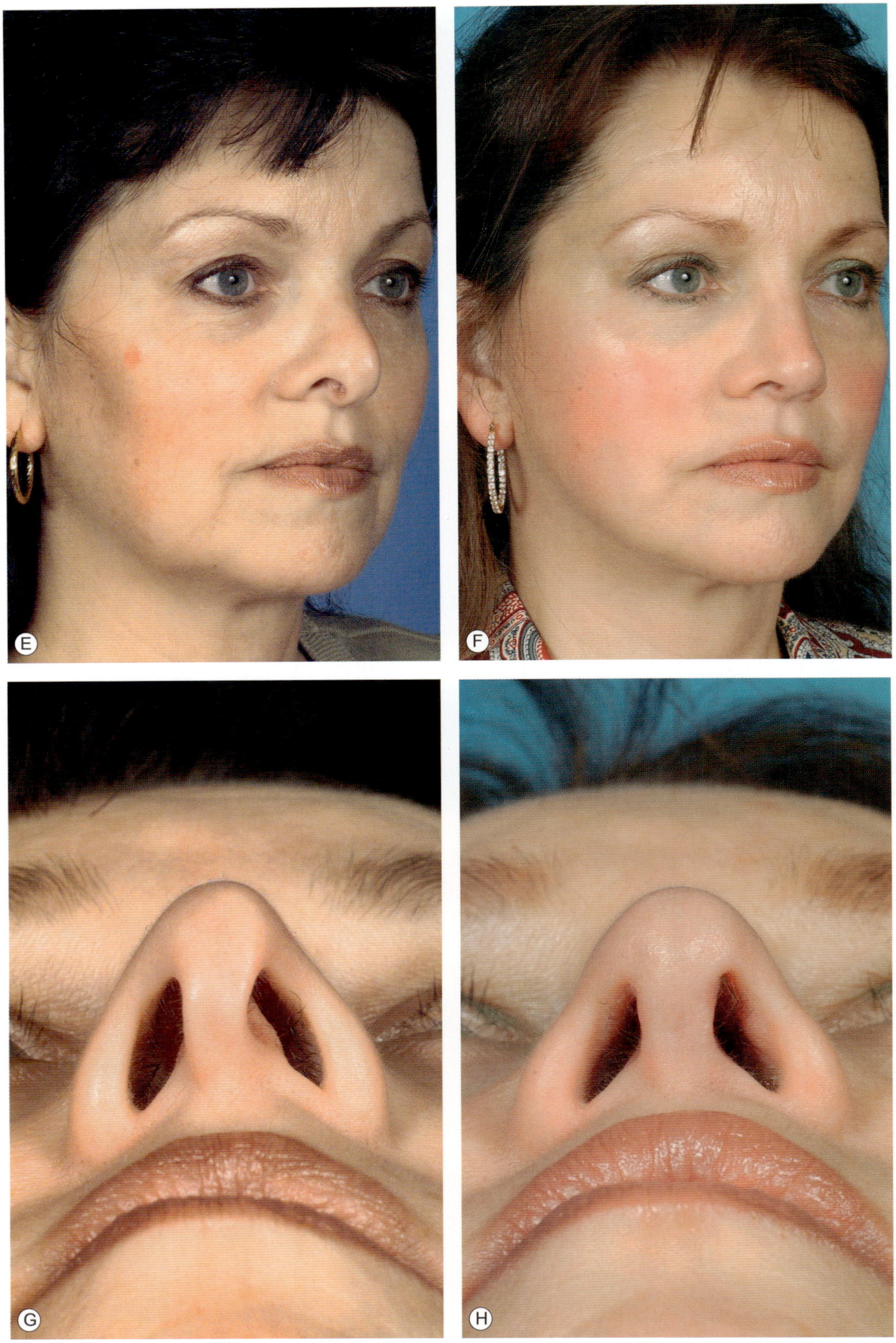

图 19.18（续）

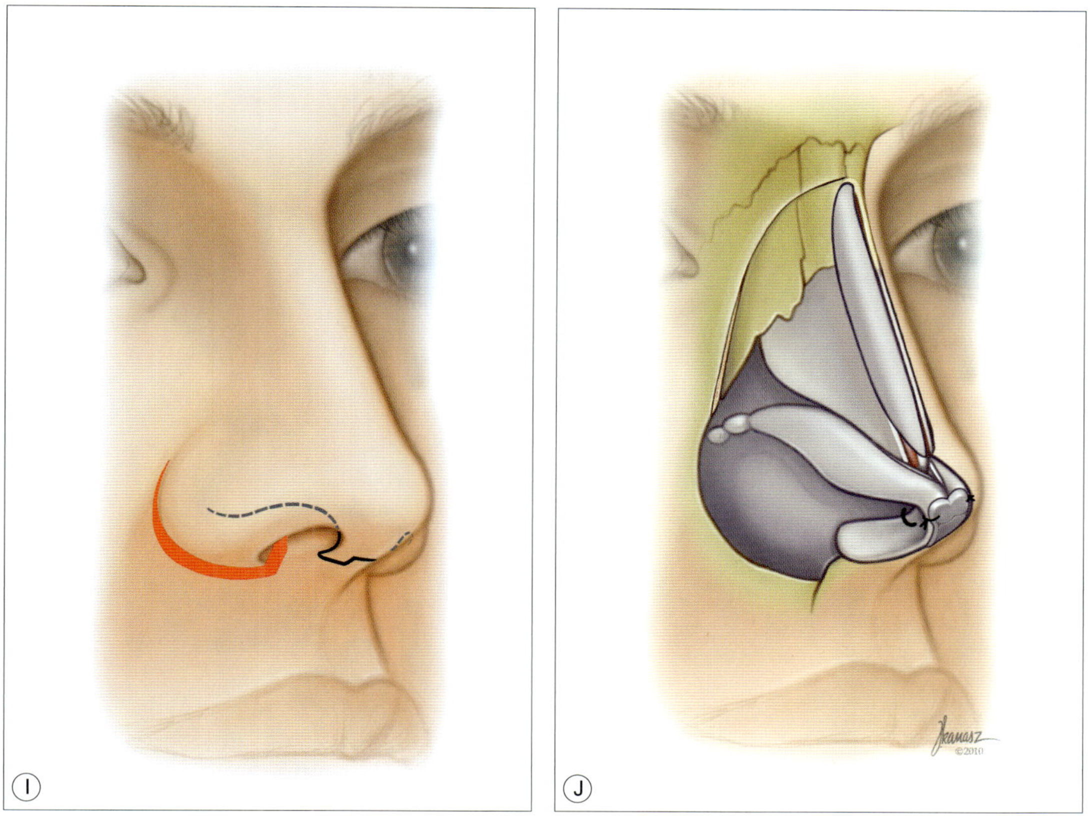

图 19.18（续）

框 19.1

手术步骤：图19.18

- 采用开放术式
- 去除鼻翼软骨的头侧部分
- 去除鼻背部的驼峰
- 开放入路行鼻中隔成形术
- 施行双侧低-低的截骨术
- 拉拢内侧脚
- 应用盾牌移植物
- 矩形去除鼻中隔软骨尾端使鼻小柱回缩
- 按照去除鼻中隔尾端的比例切除多余的膜性鼻中隔
- 使用鼻背部移植物
- 使用鼻翼缘移植物
- 通过双侧联合切除缩窄鼻翼底部

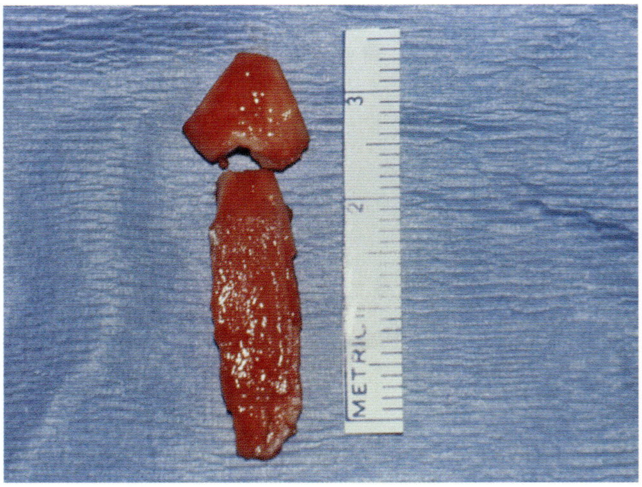

图 19.19　获取耳郭软骨用于修复鼻背部小的瑕疵

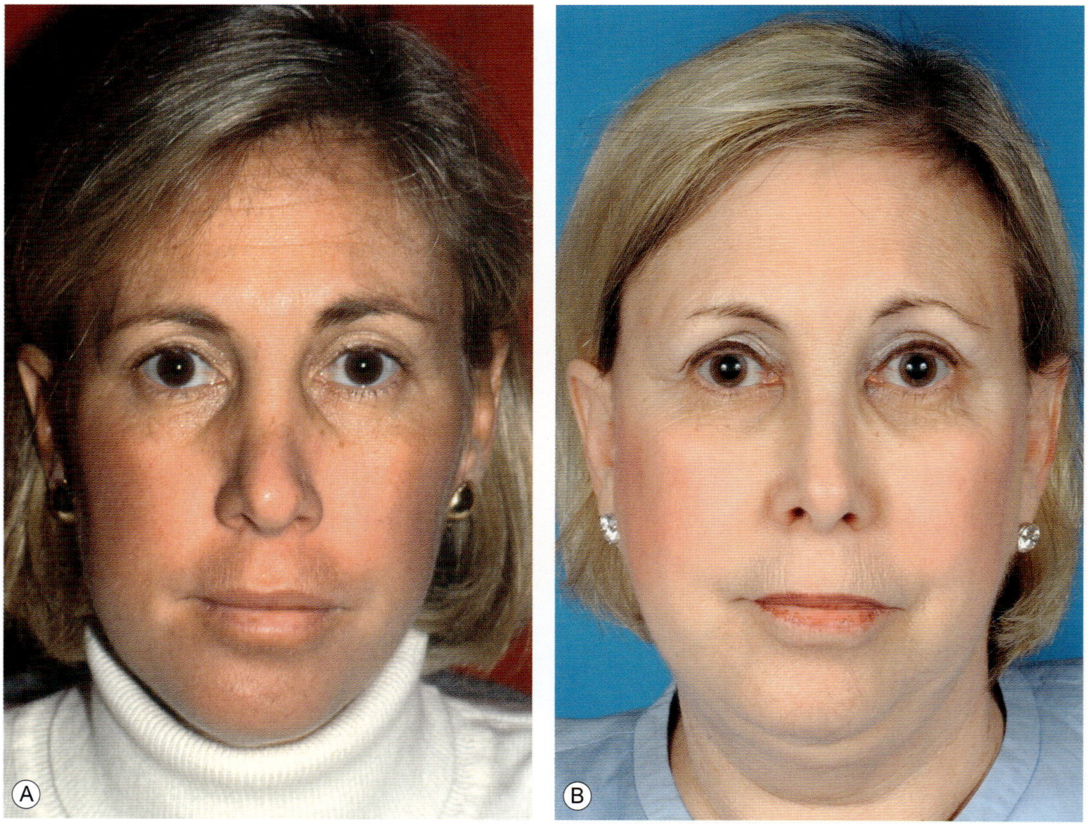

图 19.20　（A，C，E，G）患者术前照片；（B，D，F，H）用耳郭软骨移植调整鼻背及鼻尖术后 15 年照片；示意图演示软组织的操作过程（I）和调整支架结构的操作步骤（J）

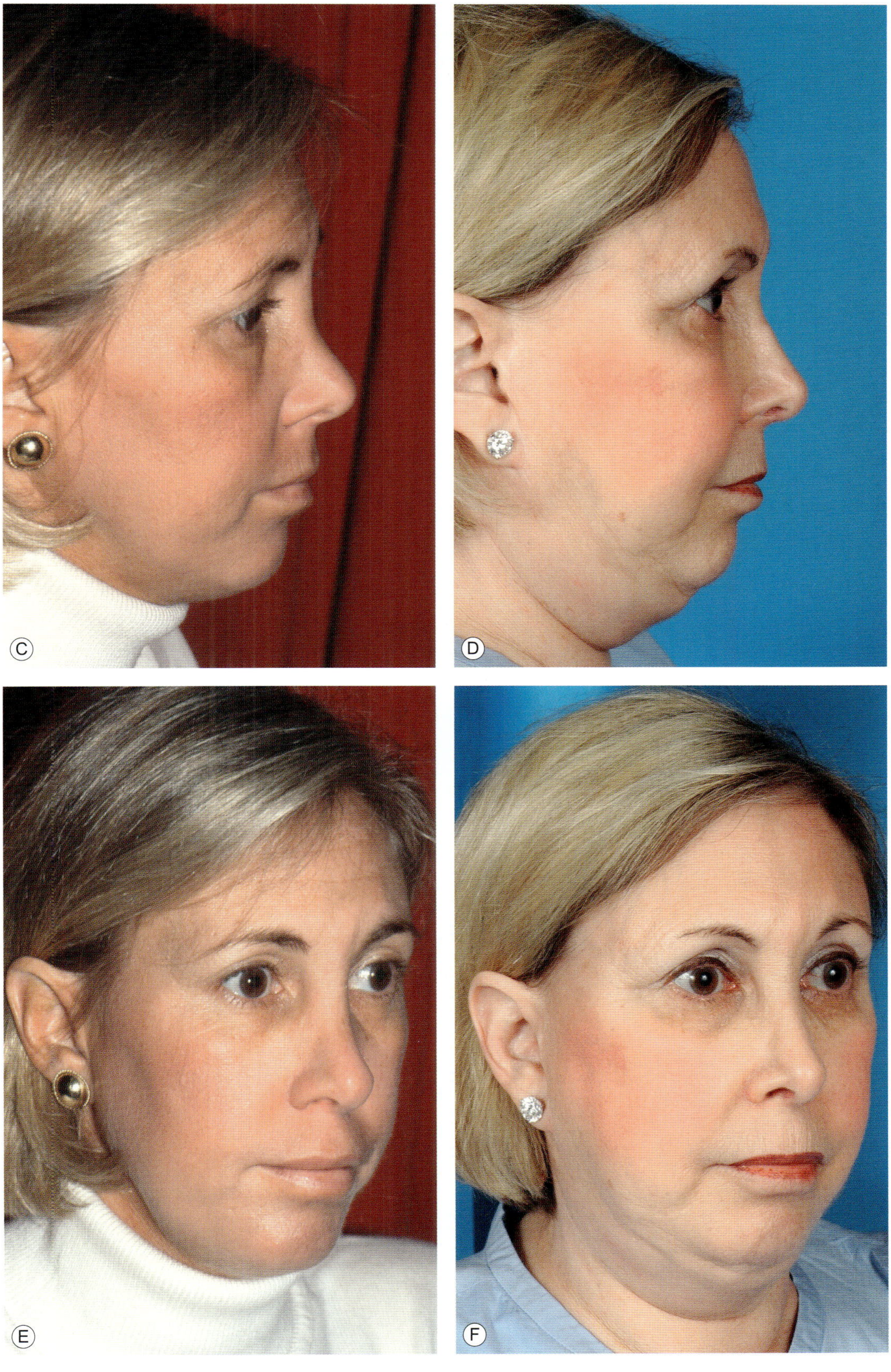

图 19.20（续）

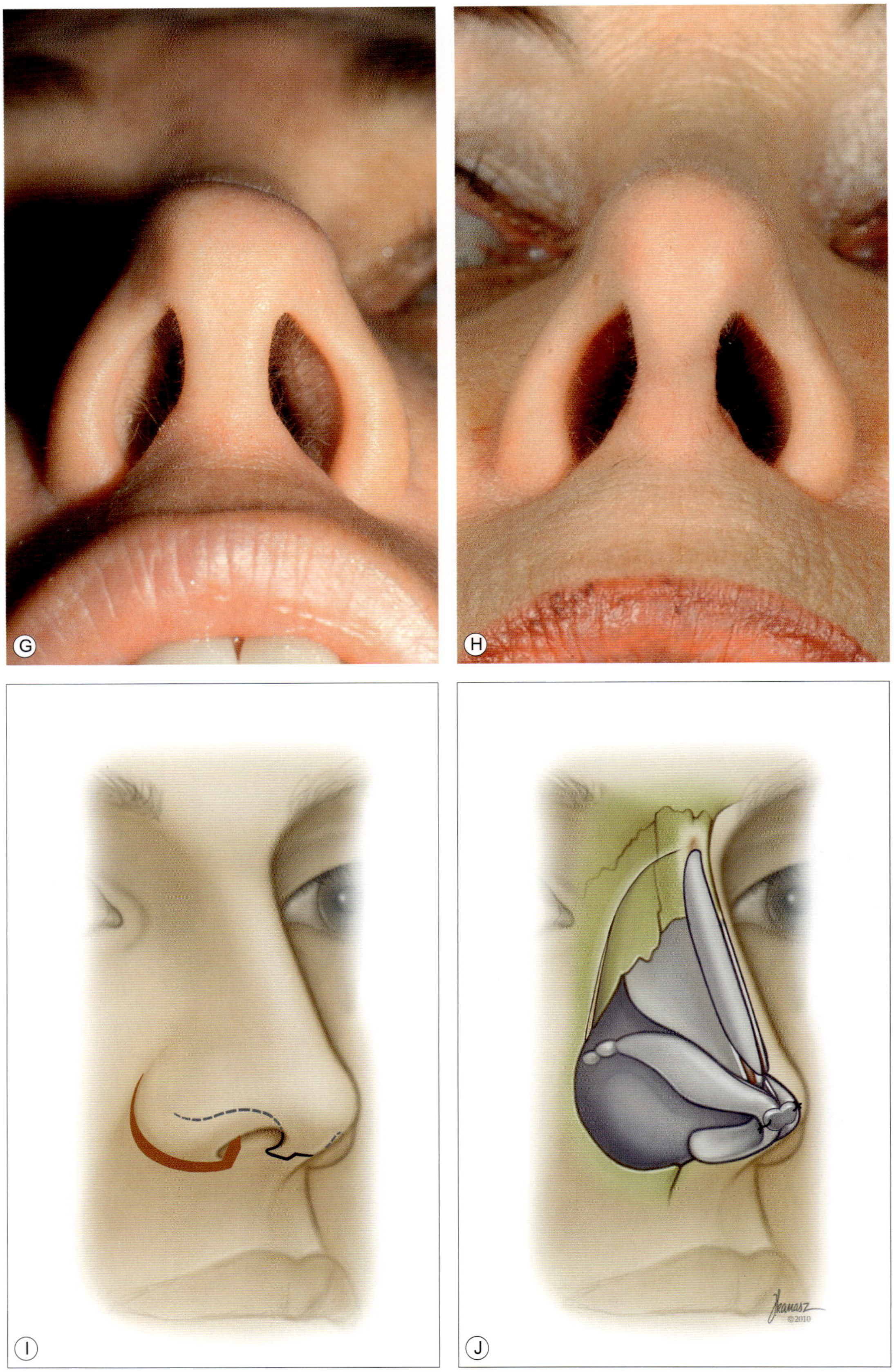

图 19.20（续）

框 19.2

手术步骤：图19.20

- 采用开放术式
- 去除鼻翼软骨的头侧部分
- 降低鼻根
- 开放入路行鼻中隔成形术
- 双侧保守的下鼻甲切除术
- 施行双侧低-低的截骨术
- 使用鼻尖帽状移植物
- 使用鼻背移植物
- 通过双侧联合切除缩窄鼻翼底部

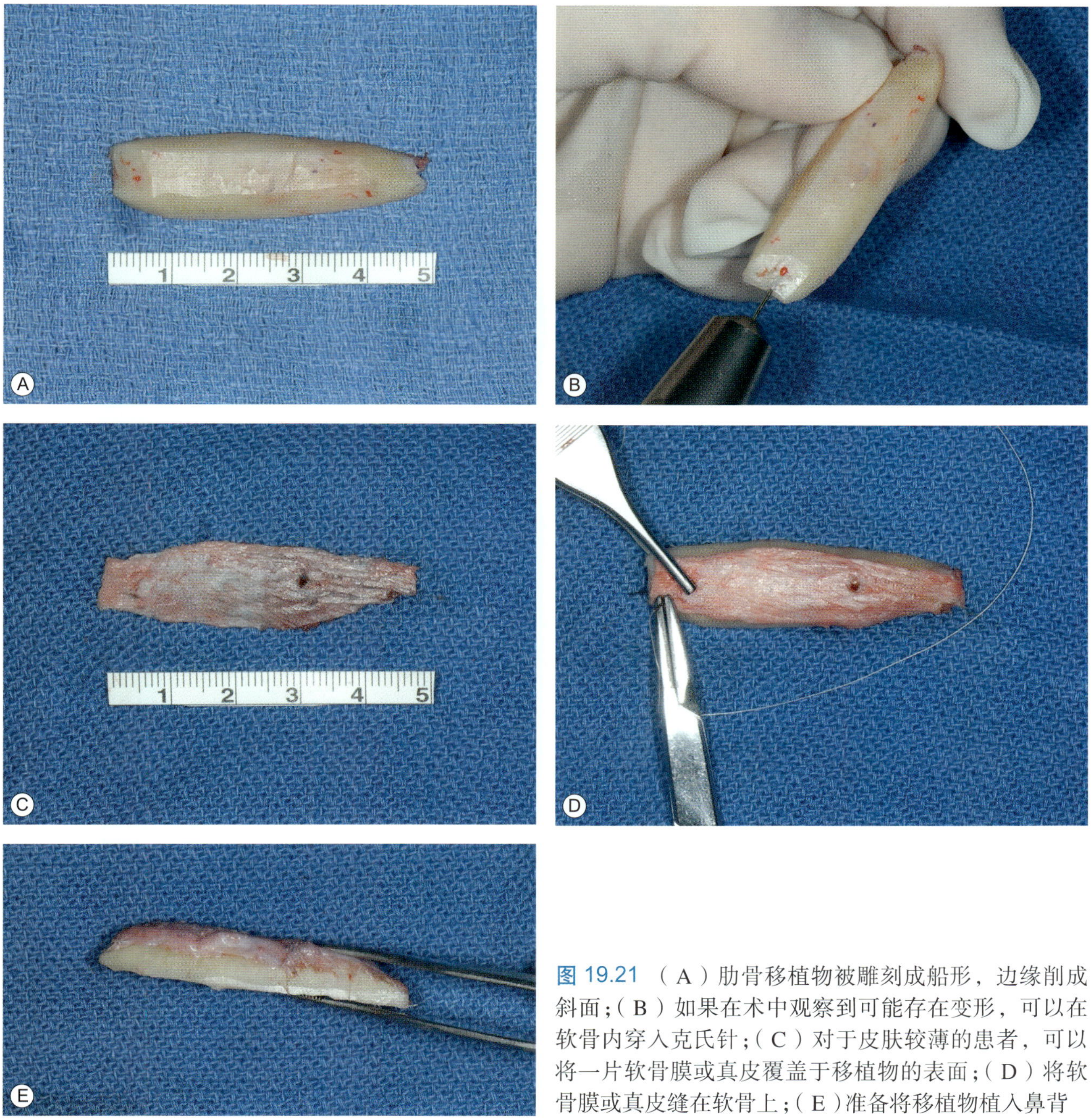

图 19.21　（A）肋骨移植物被雕刻成船形，边缘削成斜面；（B）如果在术中观察到可能存在变形，可以在软骨内穿入克氏针；（C）对于皮肤较薄的患者，可以将一片软骨膜或真皮覆盖于移植物的表面；（D）将软骨膜或真皮缝在软骨上；（E）准备将移植物植入鼻背

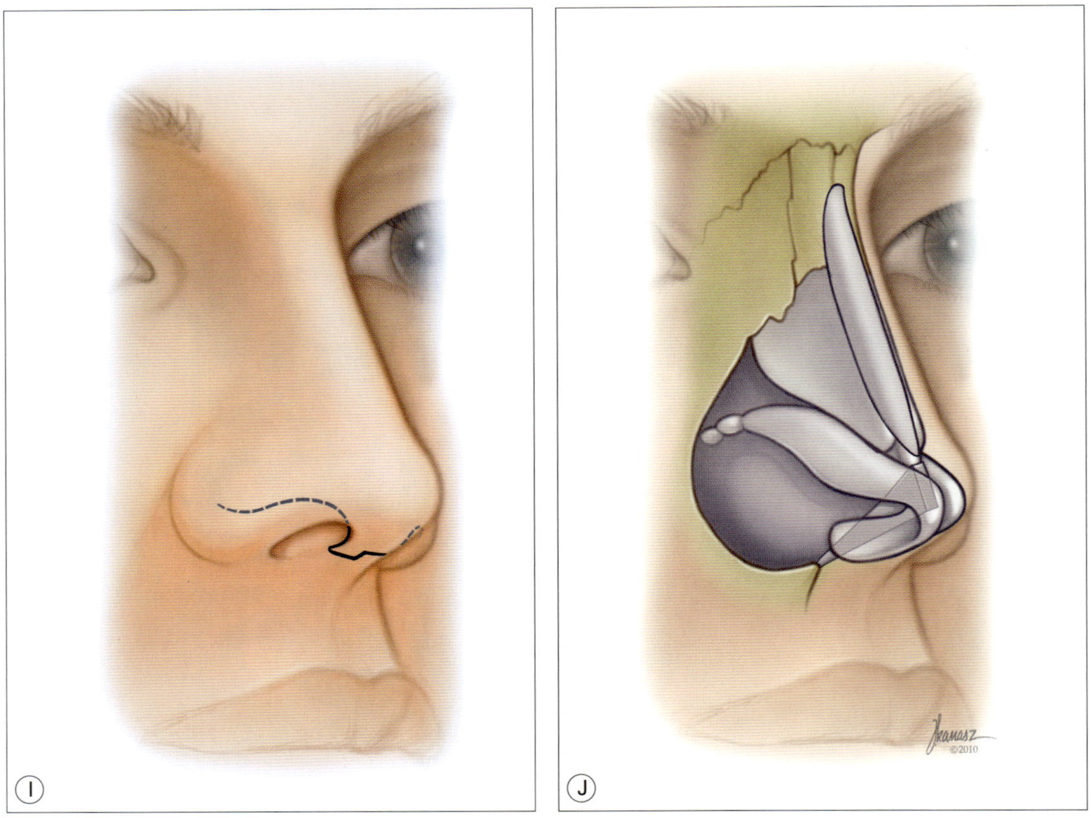

图 19.22（续）

框 19.3

手术步骤：图19.22

- 采用开放术式
- 去除鼻翼软骨的头侧部分
- 植入较宽的鼻小柱支撑杆延长鼻长度
- 植入鼻中隔和耳郭软骨制成的鼻背移植物

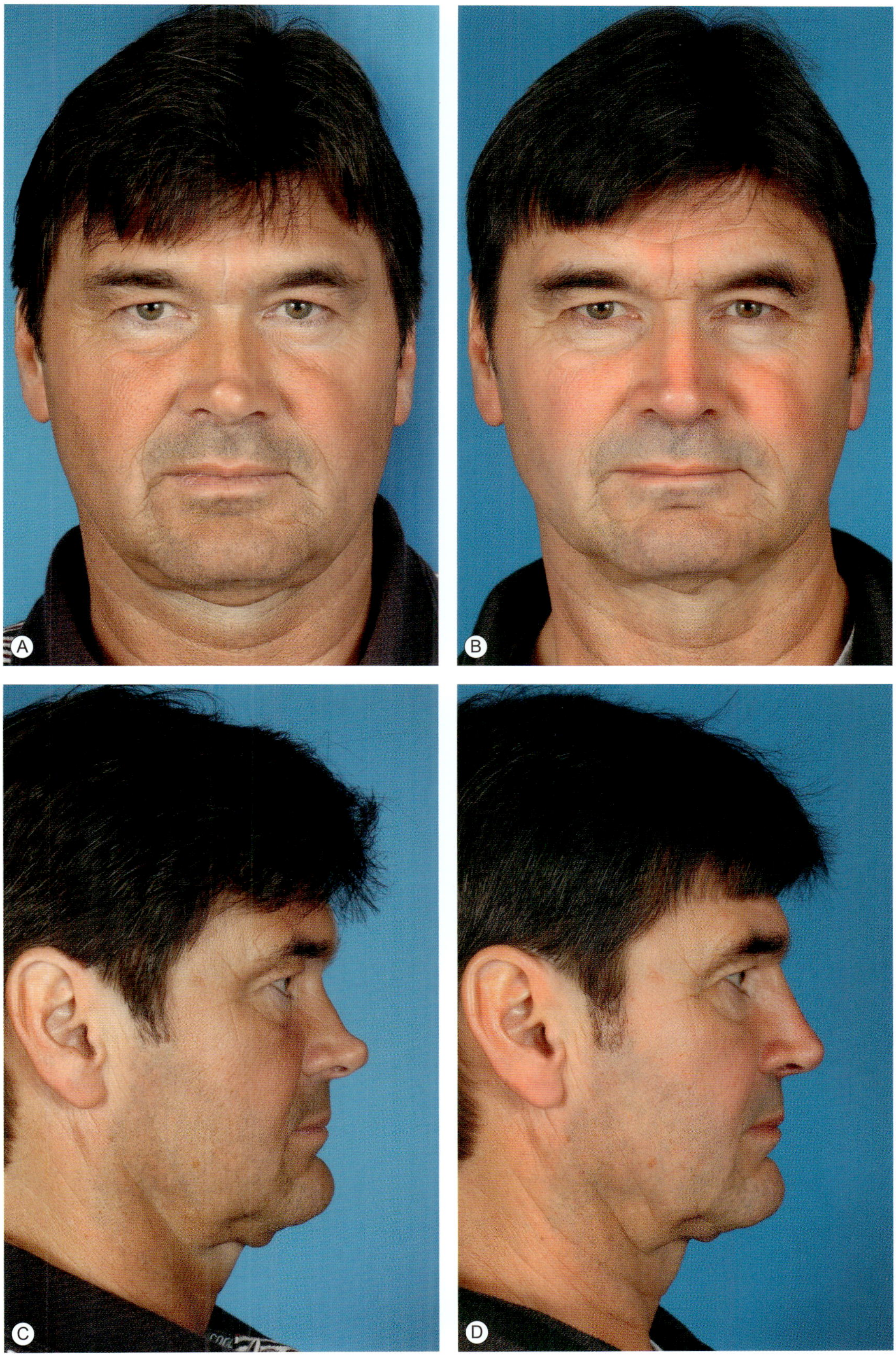

图 19.23 （A，C，E，G）患者术前照片；（B，D，F，H）用肋软骨抬高鼻背术后 3 年的照片；示意图演示软组织的操作过程（I）和调整支架结构的操作步骤（J）

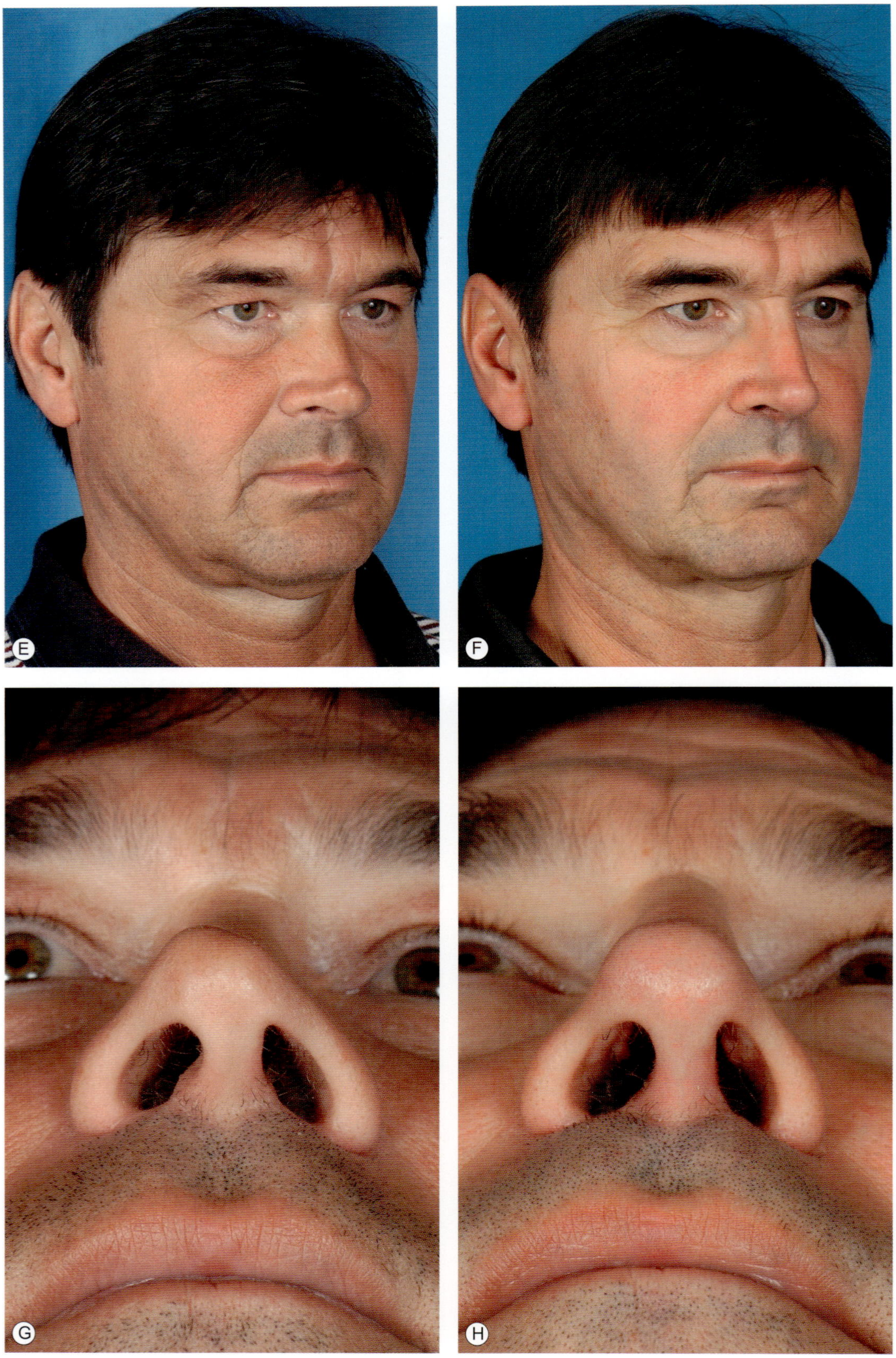

图 19.23 （续）

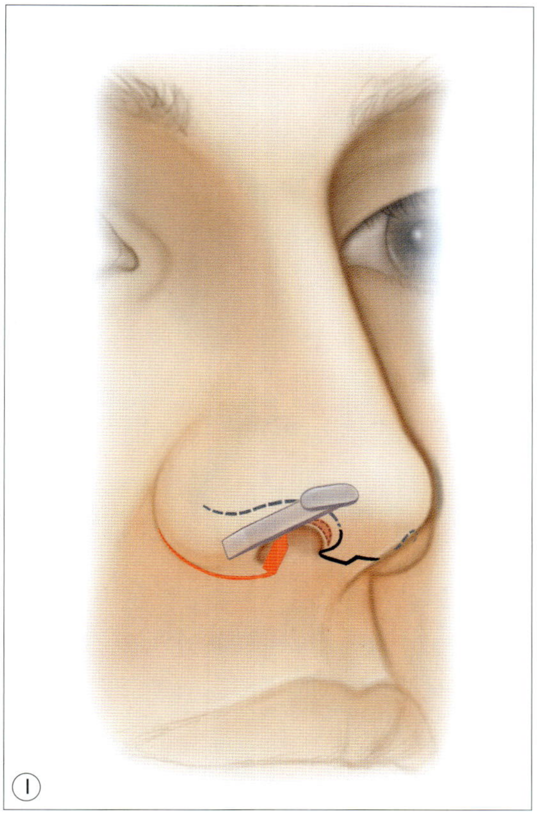

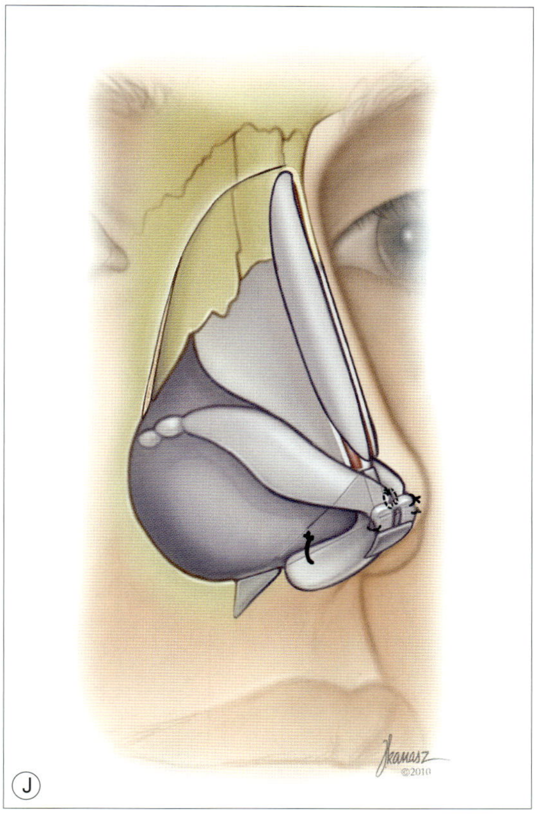

图 19.23（续）

框 19.4

手术步骤：图19.23

- 采用开放术式
- 开放入路行鼻中隔成形术
- 施行双侧低-低的截骨术
- 植入鼻小柱支撑杆
- 单纯的穹窿间缝合
- 降低右侧穹窿
- 使用鼻尖帽状移植物
- 使用穹窿后移植物
- 使用鼻棘移植物
- 植入用肋软骨雕刻的鼻背部移植物
- 拉拢踏板区
- 部分切除双侧鼻翼软骨尾缘
- 通过切除双侧鼻坎缩窄鼻翼底部
- 双侧植入鼻翼缘移植物
- 使用软三角移植物
- 使用小叶移植物
- 去除双侧软三角的部分衬里

膜或真皮，缝合固定后再植入鼻背。此外，如果需要使用鼻小柱支撑杆且无法从鼻中隔软骨上获取，也可以从肋软骨上获取，使鼻尖获得足够强度的支撑力。

获取耳甲腔软骨移植物

根据外耳形态和患者的意愿，选取外形更接近招风耳形状的一侧作为供区。耳郭前、后分别用 27 G 针头将含有 1∶10 万肾上腺素的利多卡因溶液注射至皮下，进行局部浸润麻醉。针头可以穿透软骨膜和软骨，在局部形成水压分离作用，更便于剥离和获取软骨。接下来，用蘸取亚甲蓝的 25 G 针头穿刺标记切口。为了不影响术后外耳的形态，切取范围主要位于耳甲腔内，对耳轮侧的软骨至少保留 3 ~ 4 mm 作为支撑（图 19.24A）。根据标记，在耳后切开皮肤、皮下组织直至软骨膜表面（图 19.24B），在软骨膜和耳后筋膜之间向乳突方向剥离（图 19.24C）；用 15 号圆刀沿标记线全层切开软骨（图 19.24D）；将软骨膜保留在软骨上剥离并掀起耳前软组织（图 19.24E）；环形切下耳甲腔软骨（图 19.24F）；彻底止血后用抗生素溶液充分冲洗术区；用 5-0 普通肠线从耳甲腔头端皮肤面进针（图 19.24G），挂住耳后筋膜头端（图 19.24H），向下穿行从耳后筋膜尾端出针（图 19.24I），最后从耳甲腔皮肤面尾端出针（图 19.24J），预留足够长的缝线以备打包时使用。如果外耳向前过于突出，可根据对侧外耳形态所测量的数据，用 5-0 PDS 线将对耳轮软骨褥式缝合固定于耳后筋膜上。然后用 5-0 普通肠线连续锁边缝合耳后切口（图 19.24M）。最后，耳甲腔内放入湿棉球并将预留的肠线打结，消除死腔（图 19.24N），棉球的大小和形状以不阻挡外耳道为准。

获取肋软骨移植物

女性患者可以选择选择胸前壁的乳房下皱襞切口，男性患者可以选择第 6 或第 7 肋软骨表面的胸前壁切口（图 19.25A）。用含 1∶10 万肾上腺素的利多卡因和罗哌卡因溶液做局部浸润麻醉，切开皮肤后用电切的方式向下切开软组织直至腹直肌表面，分离并牵开肌纤维，暴露第 6 或第 7 肋软骨（图 19.25B），确定骨 - 软骨交界处。用剥离子从骨膜开始逐渐过渡至软骨膜的剥离方式，操作起来较为容易（图 19.25C）。常规从软骨中间切开软骨膜，但是如果准备获取软骨膜作为移植物，软骨膜的切口可以沿着软骨两侧的边缘切开（图 19.25D）。腹侧的软骨膜可以切取，而背侧的软骨膜需完整保留。脱套剥离软骨膜后，断开骨 - 软骨连接，操作时需非常谨慎以避免损伤胸膜（图 19.25E）。使用 Obwegeser 骨膜剥离子和可塑形的拉钩对操作的帮助很大。用骨膜剥离子将软骨膜分离至靠近胸骨端后，伸入手指或可塑形的拉钩作为保护，切取一段长 5 ~ 6 cm 的肋软骨（图 19.25F）。通过正压通气检验胸膜是否完整，彻底冲洗术区后放置负压引流管。用 3-0 和 5-0 的可吸收线逐层缝合肌肉、筋膜及皮下脂肪层（图 19.25G）。用 5-0 的普通肠线缝合皮肤切口。用防水敷料覆盖切口。如果意外穿破壁层胸膜，不必紧张，只要脏层胸膜未受损，可以先轻轻伸入胸腔一根红色的橡胶导管，当切口关闭至最后阶段时，由麻醉师为患者正压通气，使肺部完全扩张后拔除橡胶导管即可。

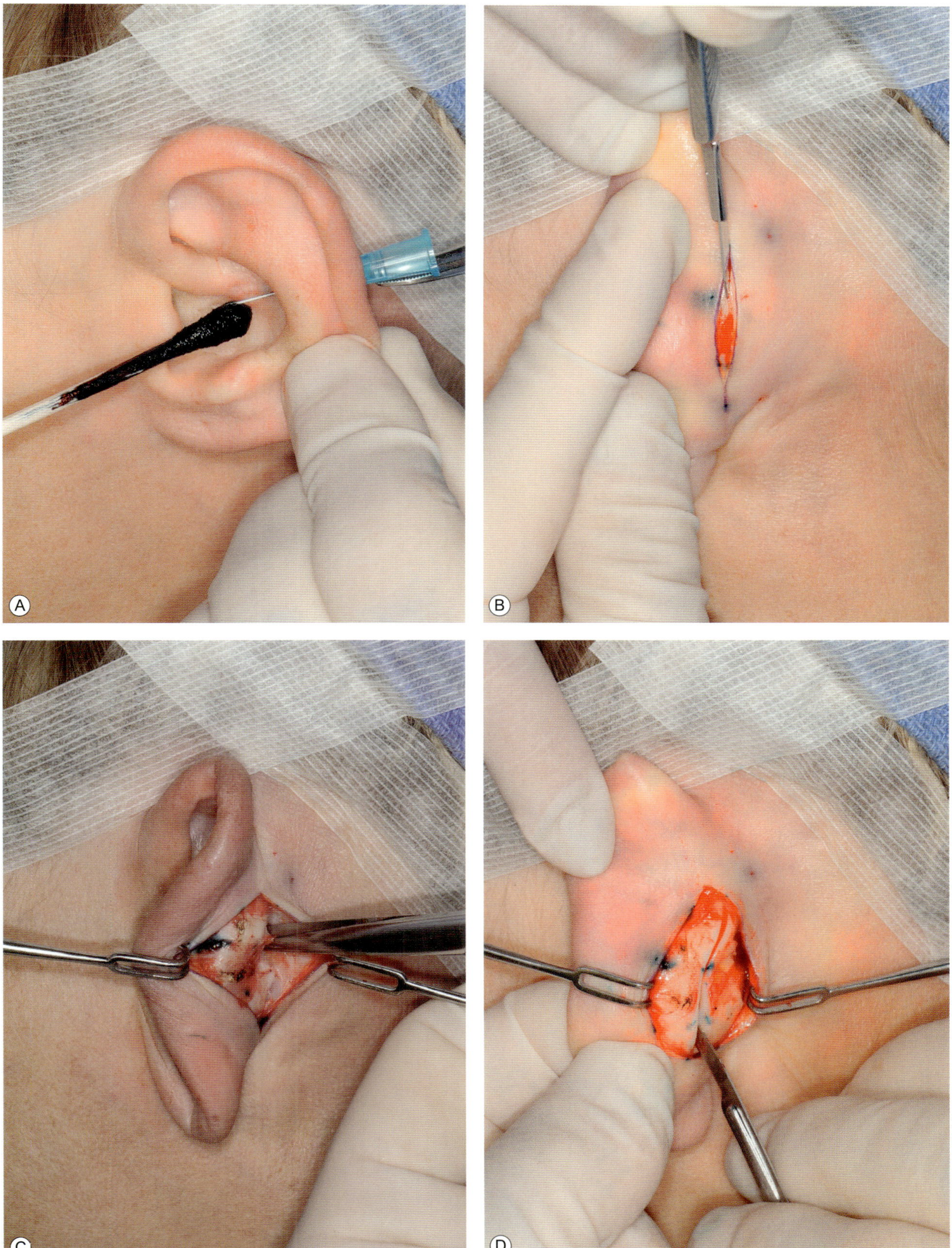

图 19.24 （A）用蘸取亚甲蓝的 25 G 针头在耳甲腔内做穿透外耳全层的穿刺，以标记切口位置；（B）根据标记做耳后切口；（C）将耳甲腔软骨和软骨膜从耳后筋膜上分离下来；（D）用 15 号圆刀切开软骨膜及软骨

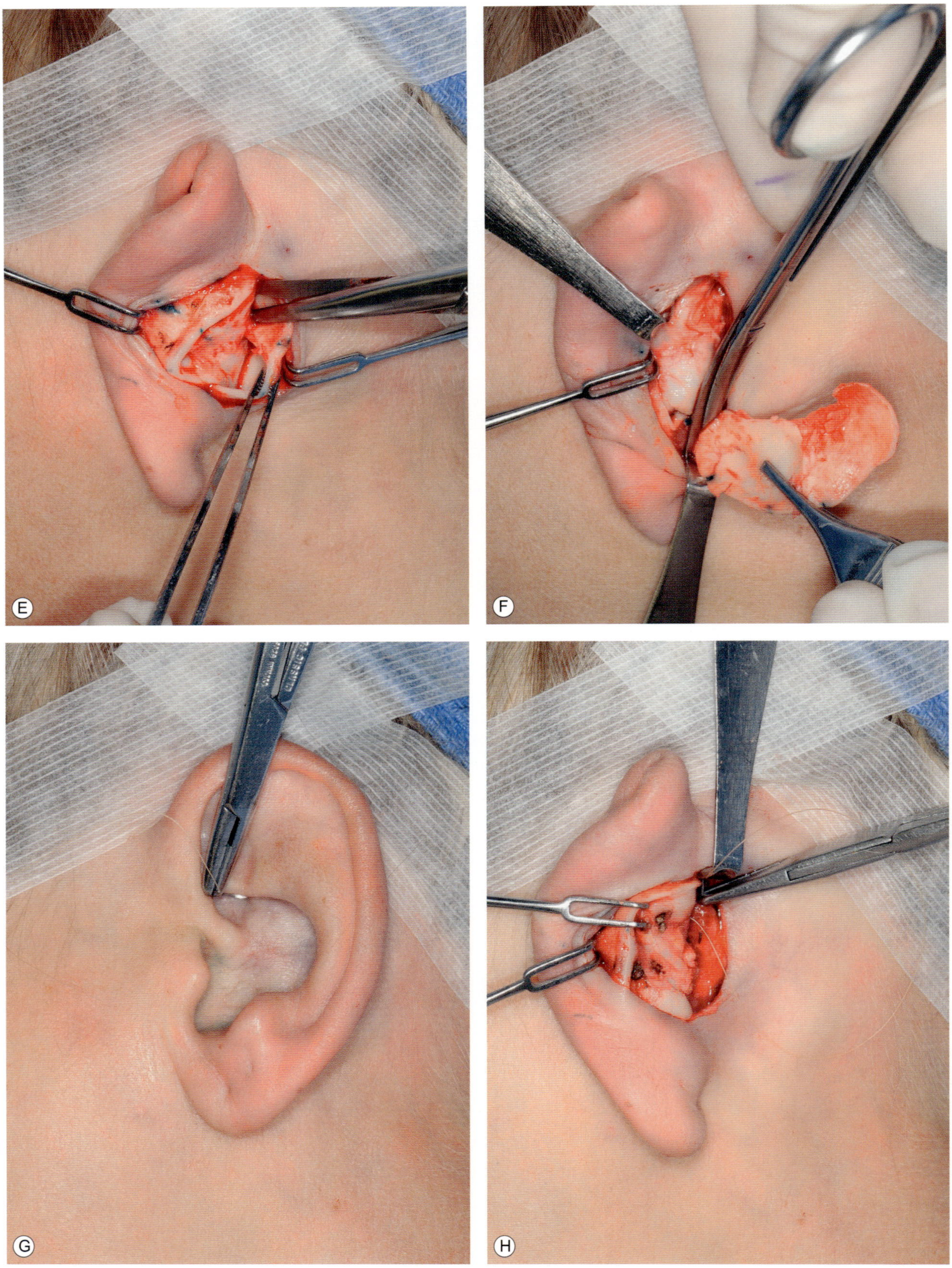

图 19.24（续）（E）在耳前软骨膜表面进行剥离；（F）彻底游离耳前、后软组织后，在耳甲腔内环形切下软骨；（G）用 5-0 的普通肠线从耳甲腔内头端的皮肤面穿过；（H）挂住耳后筋膜的头端

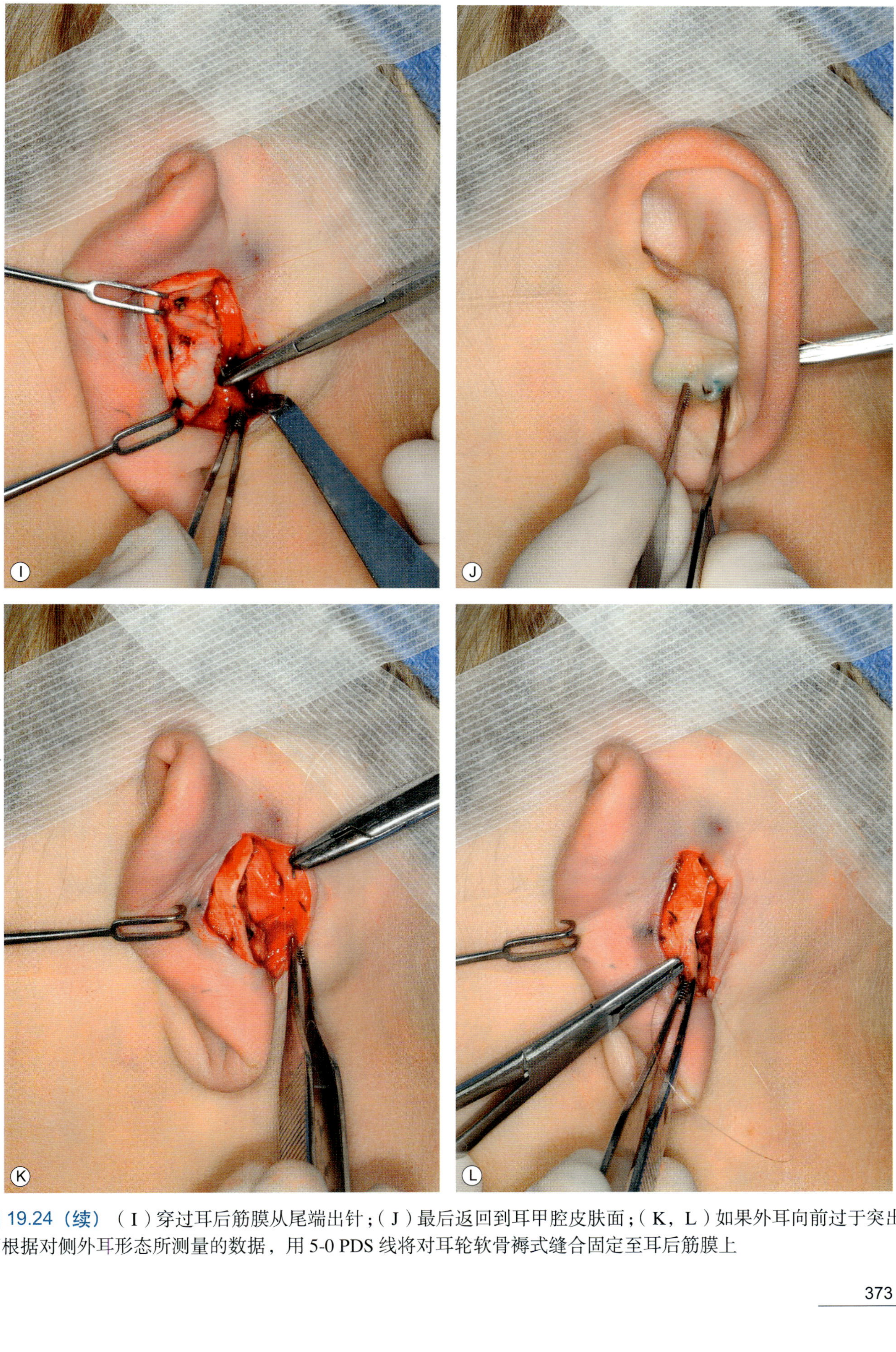

图 19.24（续）（I）穿过耳后筋膜从尾端出针；（J）最后返回到耳甲腔皮肤面；（K，L）如果外耳向前过于突出，可根据对侧外耳形态所测量的数据，用 5-0 PDS 线将对耳轮软骨褥式缝合固定至耳后筋膜上

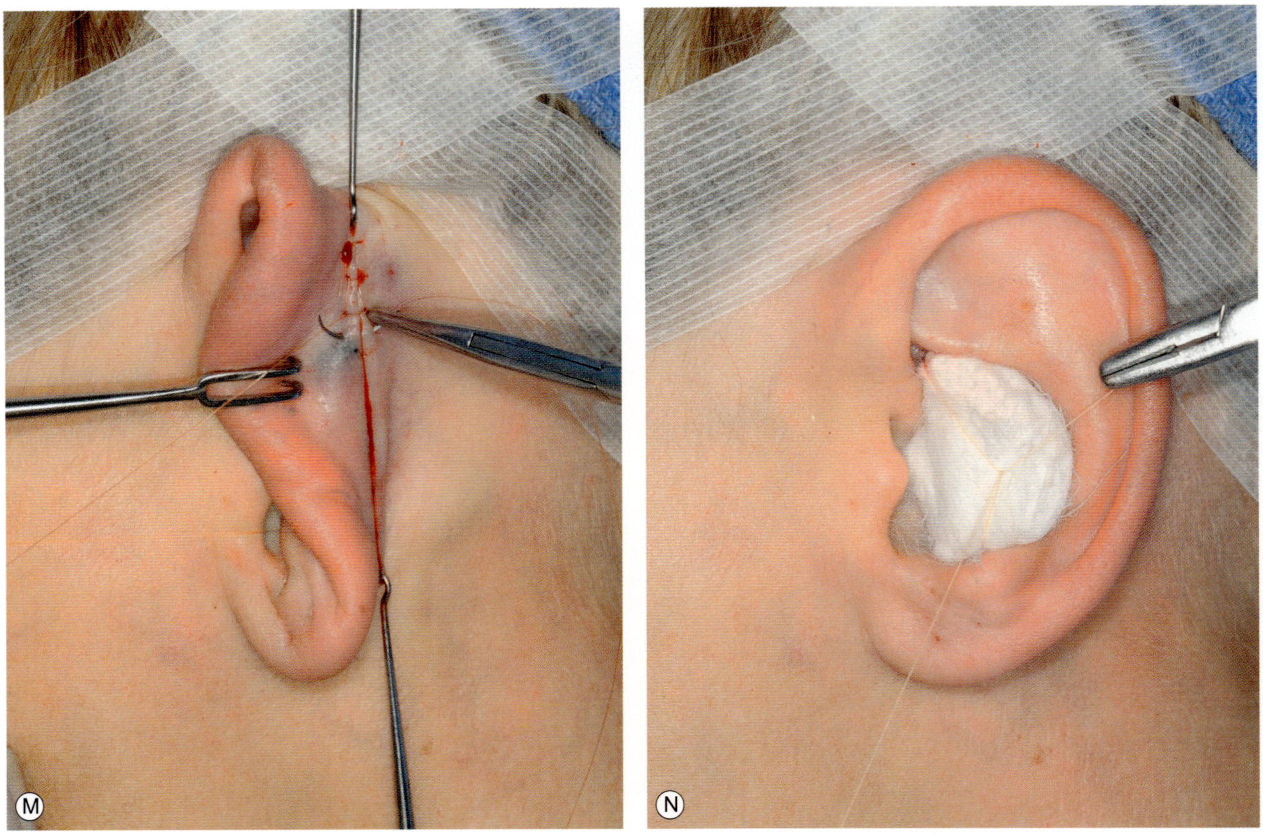

图 19.24（续）（M）用 5-0 普通肠线连续锁边缝合耳后切口；（N）耳甲腔内放入湿棉球并将预留的肠线打结，以消除死腔

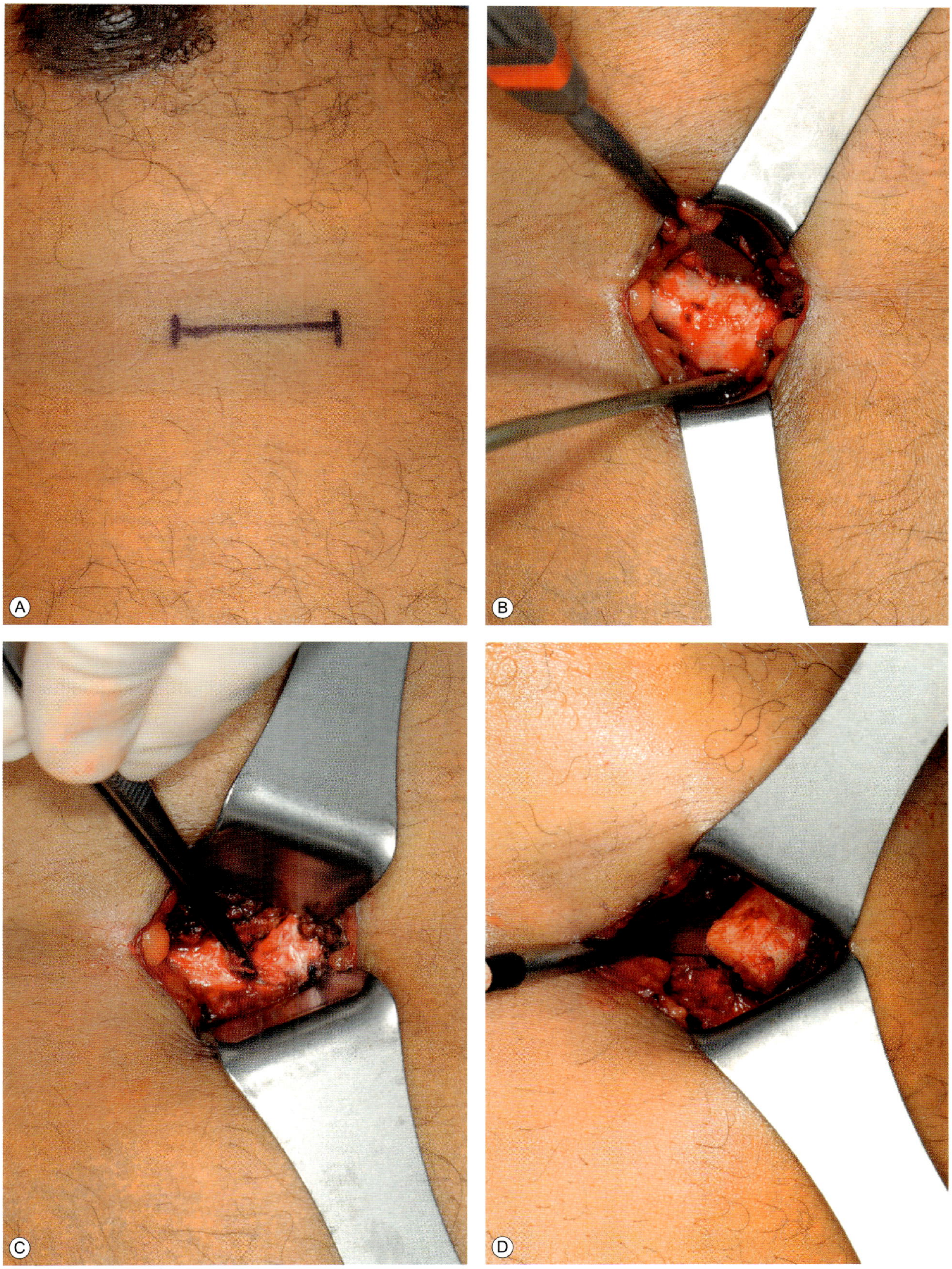

图 19.25 （A）获取肋软骨时，女性患者可以选择胸前壁的乳房下皱襞切口，男性患者可以选择第 6 或第 7 肋软骨表面的胸前壁切口；（B）暴露第 6 或第 7 肋软骨，确定骨 - 软骨交界处；（C）如果准备获取软骨膜作为移植物，用剥离子从骨膜开始逐渐剥离至软骨膜较为容易；（D）为了获取大块的软骨膜，可以沿着软骨两侧的边缘切开

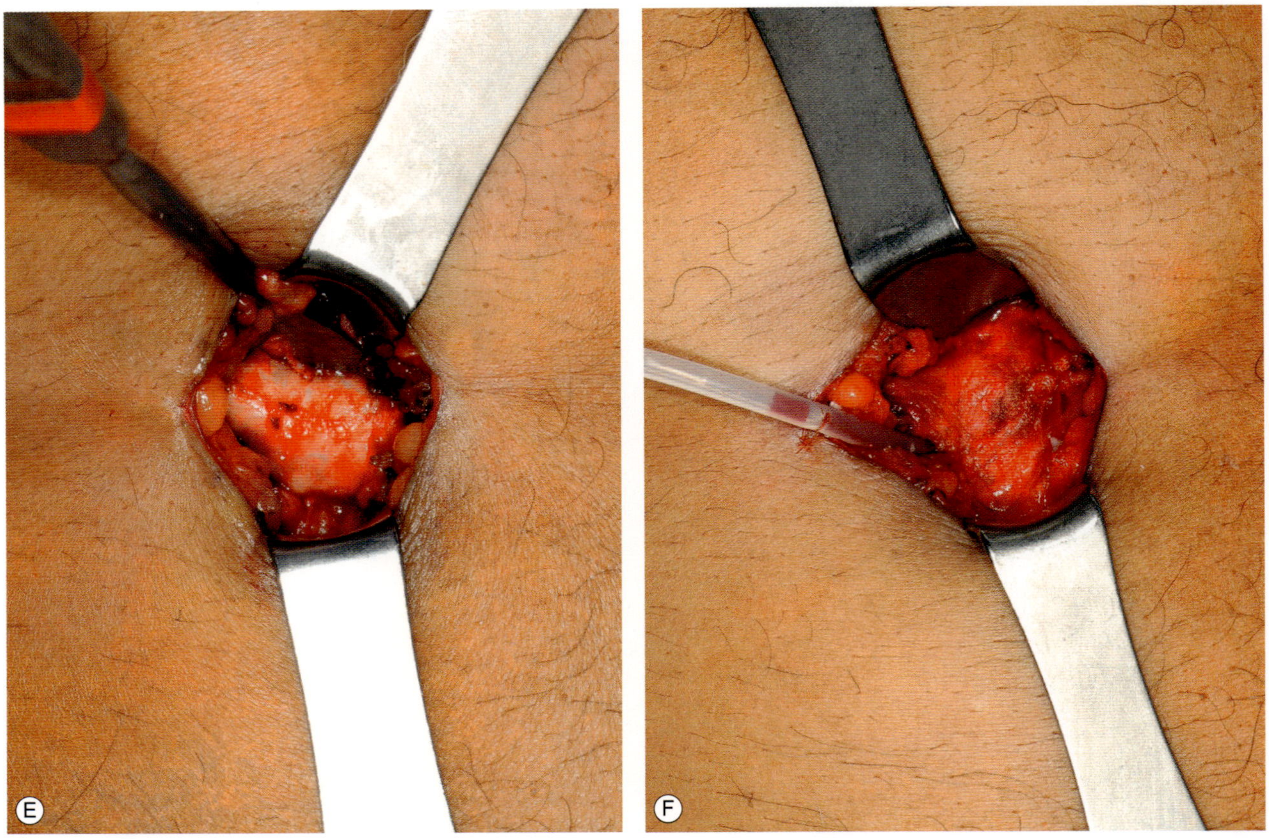

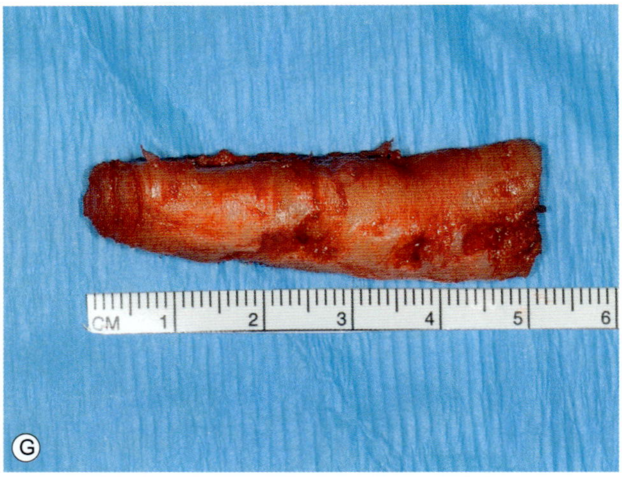

图 19.25（续）（E）在软骨膜下脱套剥离，尽可能地避免损伤胸膜；（F）切取一段长 5 ~ 6 cm 的肋软骨；（G）用 3-0 和 5-0 的可吸收线逐层缝合肌肉、筋膜及皮下脂肪

矫正倒V状畸形

过度切除鼻背或驼峰后没有同时植入撑开型移植物，很容易出现倒 V 状畸形。这是因为上外侧软骨过度内移而鼻骨仍保持在原有位置所表现出的外观形态。上外侧软骨过度内移不可避免地会妨碍内鼻阀的功能，也会使鼻背线条变得不连贯。如第 4 章中所述，轻、中度倒 V 状畸形可以通过植入撑开型移植物来矫正；重度倒 V 状畸形并伴发上外侧软骨薄弱时，需要应用扩展型移植物矫正 [16]。

撑开移植物可以通过闭合或开放术式植入。采用闭合术式时，可以在鼻背衬里内注射含 1∶10 万肾上腺素的利多卡因溶液进行局部浸润麻醉。在尾端软骨转折处的黏软骨膜上做一个 3～4 mm 的小切口，用鼻中隔剥离子在鼻背和鼻中隔之间剥离黏软骨膜，剥离期间可以用左手控制剥离子的位置；在黏软骨膜下轻轻向头侧剥离至鼻骨区，形成一个从鼻骨至上外侧软骨的腔隙。不论在开放术式中还是在闭合术式中，撑开型移植物的长度通常为 15～18 mm，应大于上外侧软骨的长度并向头侧超过鼻骨尾端。如果准备进行鼻延长，撑开型移植物就需再长一些，超过鼻中隔软骨的尾端。在左手的配合下，将移植物植入腔隙内并逐渐向头侧推进。根据畸形的情况，撑开型移植物可以在单侧或双侧使用，抑或单层或双层使用。开放术式中，在鼻中隔和黏软骨膜之间进行分离后，直视下将撑开型移植物准确地放置在相应的位置上，并至少在两个点上通过水平褥式缝合进行固定，最后用 5-0 PDS 线将上外侧软骨缝合至撑开型移植物上。撑开型移植物的末端应削成斜面后再进行移植，可以避免术后出现阶梯状畸形。

撑开型移植物对内鼻阀功能的改善意义大于对鼻背美学轮廓的贡献。

扩展型移植物

当上外侧软骨缺如或薄弱时，可以使用扩展型移植物进行矫正。术前根据外鼻形态，在相应皮肤面进行标记（图 19.26A）。耳郭软骨是最佳供区，其次为肋软骨的皮质部分。移植物的长度应该能覆盖鼻背并能延伸至超过双侧犁状孔的边缘（图 19.26B）[16]，宽度可以根据皮肤外的凹陷范围决定。通常采用开放术式，用含 1∶10 万肾上腺素的利多卡因溶液局部浸润麻醉，强调水压分离可以使剥离过程变得容易些。用虹膜剪分离上外侧软骨内表面的黏软骨膜（图 19.26C），两侧分别延续至犁状孔。将移植物植入相应腔隙之前，需要对鼻背进行检查。如果之前鼻背较低，移植物的厚度正好可以增加鼻背的高度，形成理想的鼻背轮廓；如果之前鼻背较高，则需要根据移植物的厚度来降低鼻背后再进行移植，才能使鼻背轮廓过渡自然。移植物需先从一侧插入至犁状孔、跨越鼻背后，再插入另外一侧直至犁状孔（图 19.26D）。用 5-0 或 6-0 PDS 线将移植物缝合固定至鼻中隔，向前提起双侧的上外侧软骨，使其紧紧包裹移植物并缝合固定，充分发挥加强上外侧软骨和对抗鼻腔负压的作用（图 19.26E）。鼻中隔软骨也可以用来做扩展型移植物（图 19.27；框 19.5），但为了避免鼻背过宽，往往需要轻轻夹捏后再使用。

调整鼻背尾端

鼻背尾端过度突出会导致鼻尖上区域过于饱满，而过于缺乏则会使鼻尖上转折区出现凹陷。过度突出的矫正相对容易些，通过去除鼻中隔软骨尾端前脚的突出部分就可以降低鼻背尾端的高度。可以通过皮肤罩外的反复触诊来判断需要降低多少。初次鼻整形术中鼻背尾端和鼻尖的落差普遍认为应该控制在 6～8 mm，而修复手术通常不应超过 3～4 mm。偶尔，瘢痕组织也会导致鼻尖上区域的饱满，应尽可能地进行切除。除了该区域皮肤菲薄的患者，绝大多数鼻尖上饱满的患者都可以通过鼻尖上缝

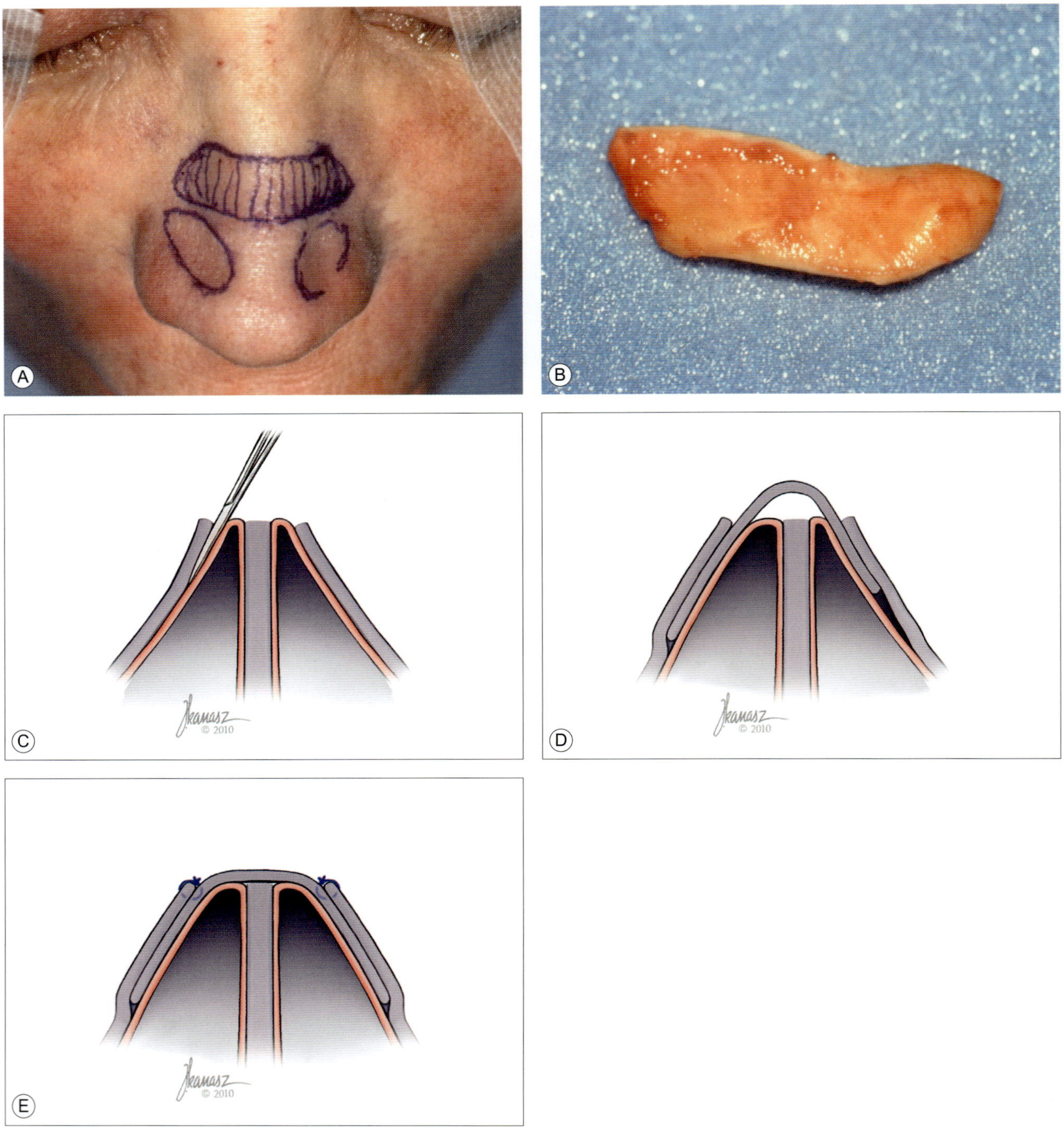

图 19.26 （A）根据畸形外观，在皮肤面进行标记；（B）根据犁状孔之间的距离和畸形范围制备一块耳郭软骨移植物；（C）从上外侧软骨内表面剥离黏软骨膜；（D）将移植物植入分离好的腔隙中；（E）将上外侧软骨拉紧后缝合固定到移植物上

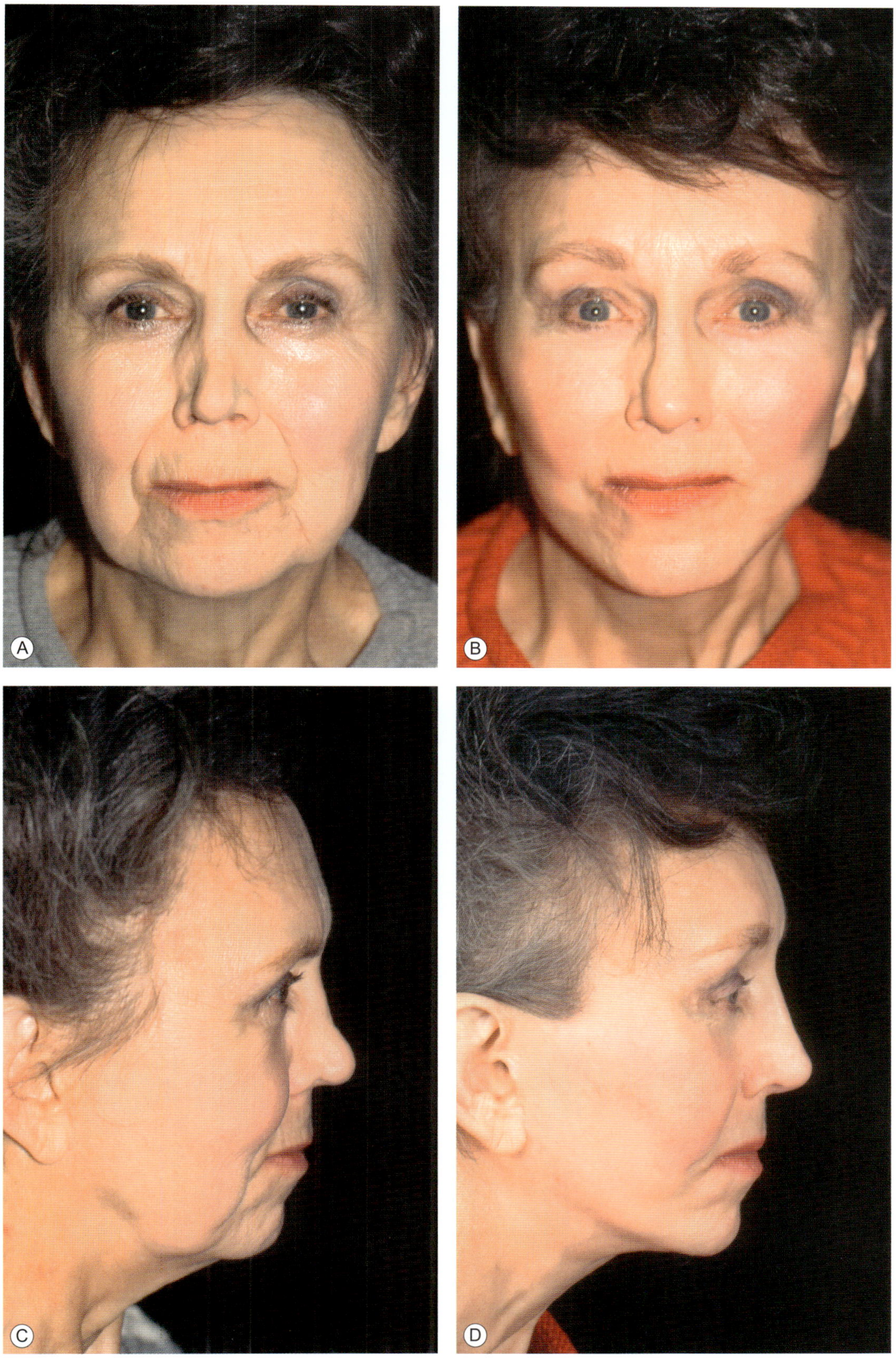

图 19.27　（A，C，E，G）患者术前照片；（B，D，F，H）放置扩展型移植物术后 2 年的照片；（I，J）鼻内镜检查显示内鼻阀被撑开；示意图演示软组织的操作过程（K）和调整支架结构的操作步骤（L）

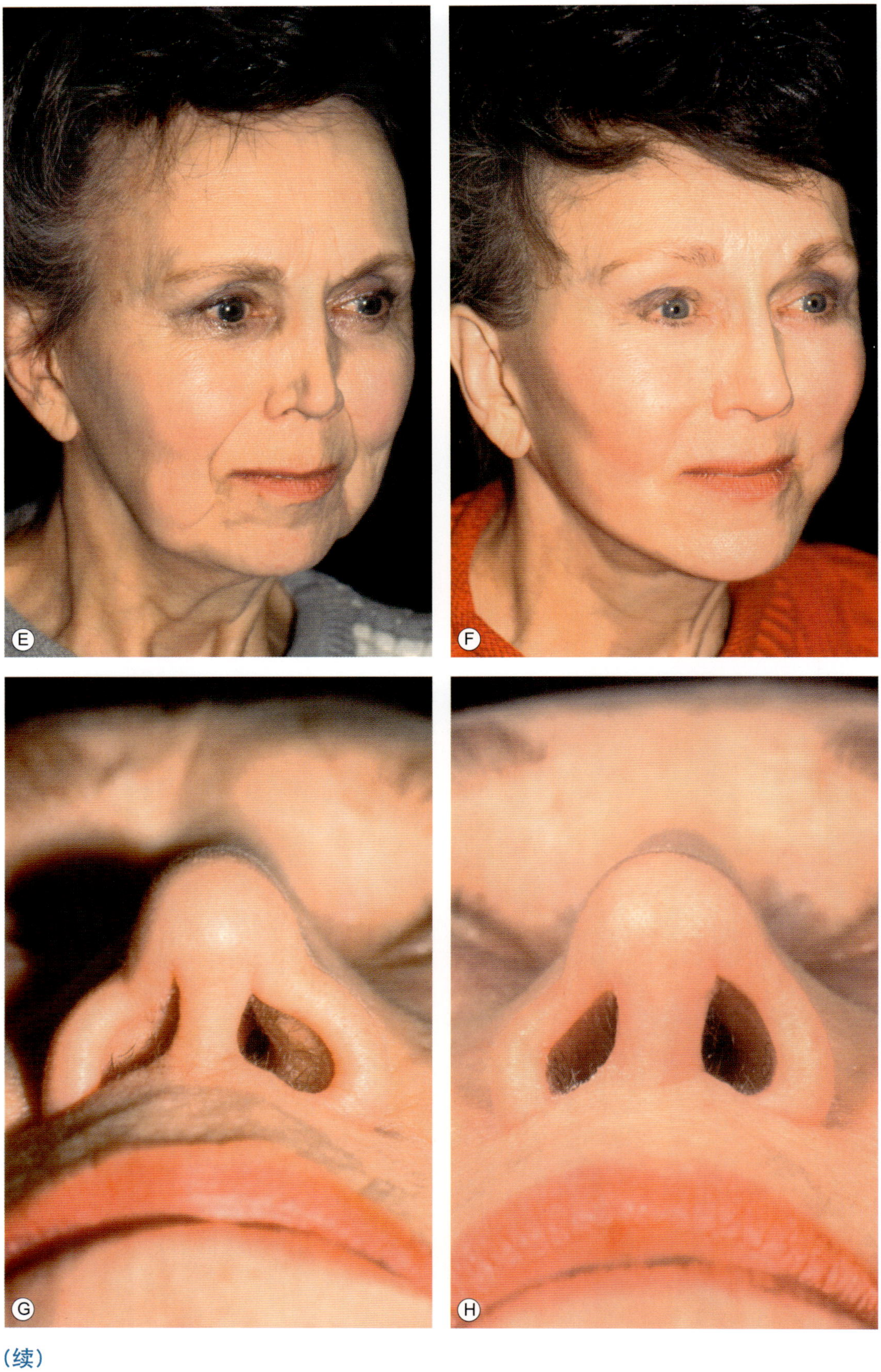

图 19.27（续）

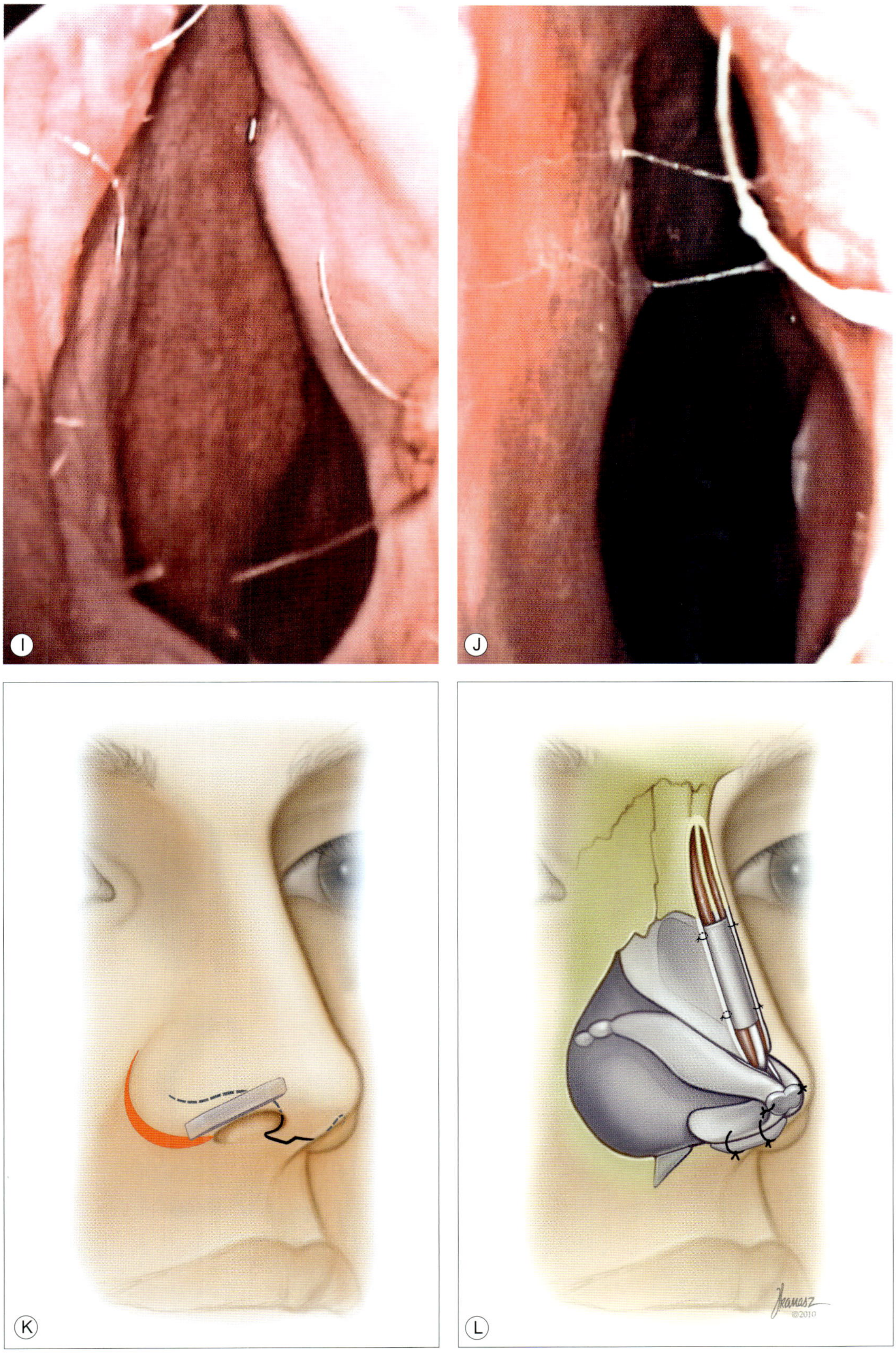

图 19.27（续）

框 19.5

手术步骤：图19.27

- 采用开放术式
- 去除鼻翼软骨的头侧部分
- 开放入路行鼻中隔成形术
- 植入耳郭软骨制成的扩展型移植物
- 使用鼻尖帽状移植物
- 使用鼻棘移植物
- 用电刀谨慎地松解粘连
- 通过双侧外部切口缩窄鼻翼底部
- 双侧使用鼻翼缘移植物
- 应用鼻小柱嵌入型移植物

合加以改善（第 16 章图 16.6）。如果患者鼻尖上软组织肥厚合并鼻背软骨支架较低（往往因之前手术中鼻背去除过多所致），可以通过软骨的移植先矫正鼻背凹陷，再去除瘢痕组织，并如第 4 章中所述，进行鼻尖上缝合，将皮肤拉向软骨支架，消除死腔。

放置鼻小柱支撑杆

如第 3 章中所述，鼻小柱短小的情况下植入鼻小柱支撑杆可以使鼻三脚架结构的尾臂更加稳定，也可以使鼻尖向头侧旋转，同时使鼻唇交界点更加突出。根据预期目的，从鼻中隔上获取一块长 20 ~ 30 mm、宽 3 mm 的软骨；将移植物放置在内侧脚之间和鼻棘上，从不同角度观察满意后，将软骨对称地固定于相应的位置。具体操作详见第 4 章。在修复手术中因为会存在很多瘢痕组织，所以剥离时会比较困难。术中经常发现之前植入的鼻小柱支撑杆太短或太粗，需要先将之前的支撑杆取出，重新植入大小、形状合适的鼻小柱支撑杆。确定双侧完全对称后，用蘸取亚甲蓝的 25 G 针头穿刺固定内侧脚和支撑杆，如第 4 章所述，用 5-0 PDS 线将内侧脚缝合固定至支撑杆。

鼻尖移植物

如果鼻尖突出度的缺乏与小叶体积不足有关，提示可以应用鼻尖移植物进行矫正。如果需要增加鼻尖下小叶，可以选择帽状移植物或盾牌移植物。盾牌移植物除了增加鼻尖突出度之外还可以延长鼻尖，因此，它只能用于中线长度不足而鼻翼缘正常的短鼻患者。

鼻尖帽状移植物可以通过闭合或开放术式植入。如果采用闭合术式，需首先确定鼻尖的中线，并标记鼻尖高光表现点的理想位置（图 19.28A）。移植物通过先前章节描述的鼻尖压形器获得。如果应用鼻中隔软骨，其边缘应削成斜面，避免术后显形。将略湿润的移植物翻转放置于鼻尖，使皮肤上标记的亚甲蓝印在移植物上（图 19.28B），以便缝合时作为标记（图 19.28C）；接下来，习惯右手操作的医生可以在患者右侧做鼻孔缘切口（图 19.28D），用剪刀在鼻尖皮下分离（图 19.28E），剥离的腔隙要充分且对称；用双针缝线穿过移植物（图 19.28F）；用小拉钩拉起鼻尖皮肤，先从左侧鼻尖皮肤的标记点穿出（图 19.28G），再从右侧鼻尖皮肤的标记点穿出缝线（图 19.28H），调整移植物的方向并拉紧缝线（图 19.28I），将移植物牵引至预设的理想位置（图 19.28J）。

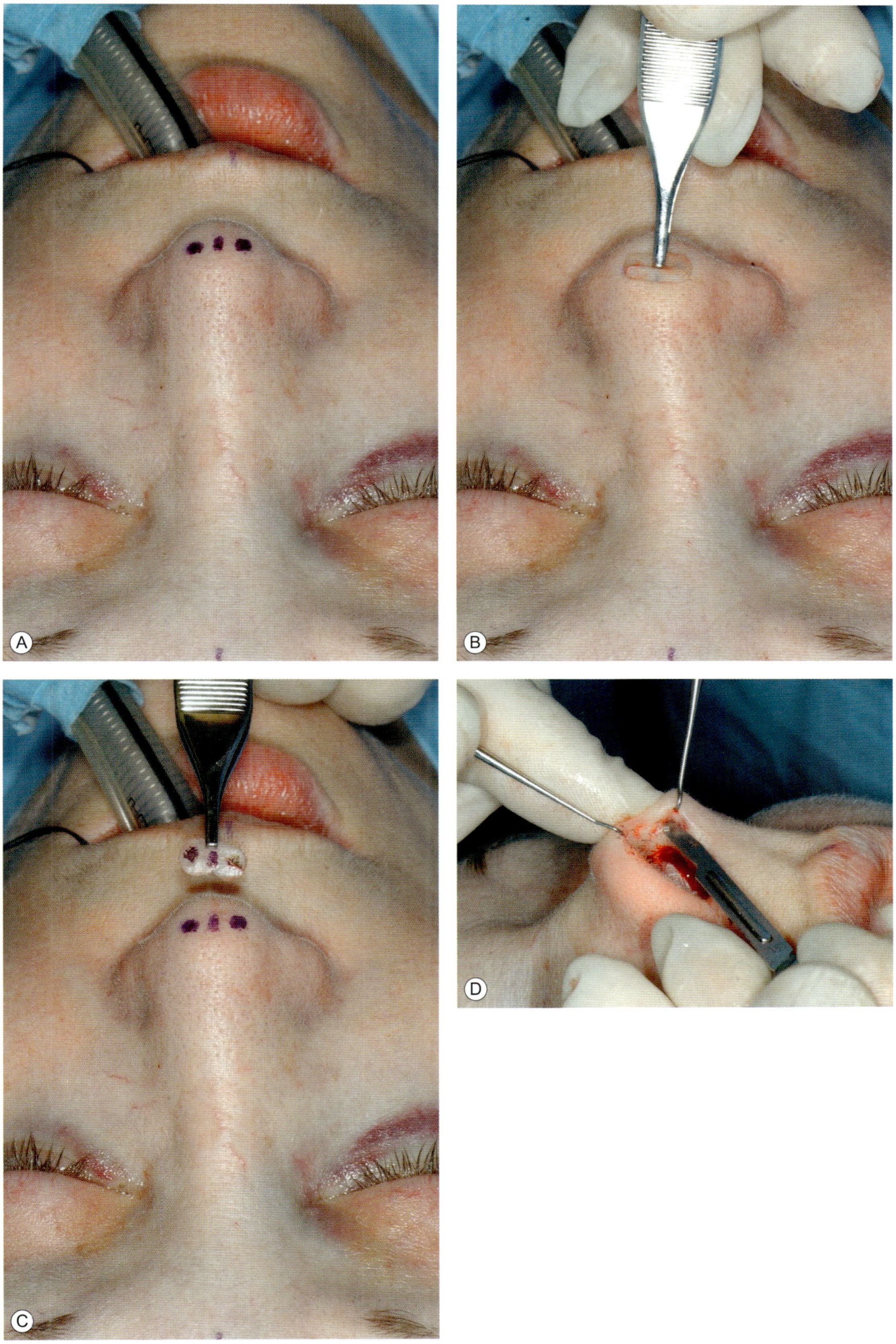

图 19.28　（A）确定鼻尖正中线及鼻尖高光表现点的理想位置，并进行标记；（B）将湿润的移植物翻转后放置在理想的位置，并将标记印在移植物上；（C）移植物上的标记可以精确地指引缝合点；（D）做鼻孔缘切口

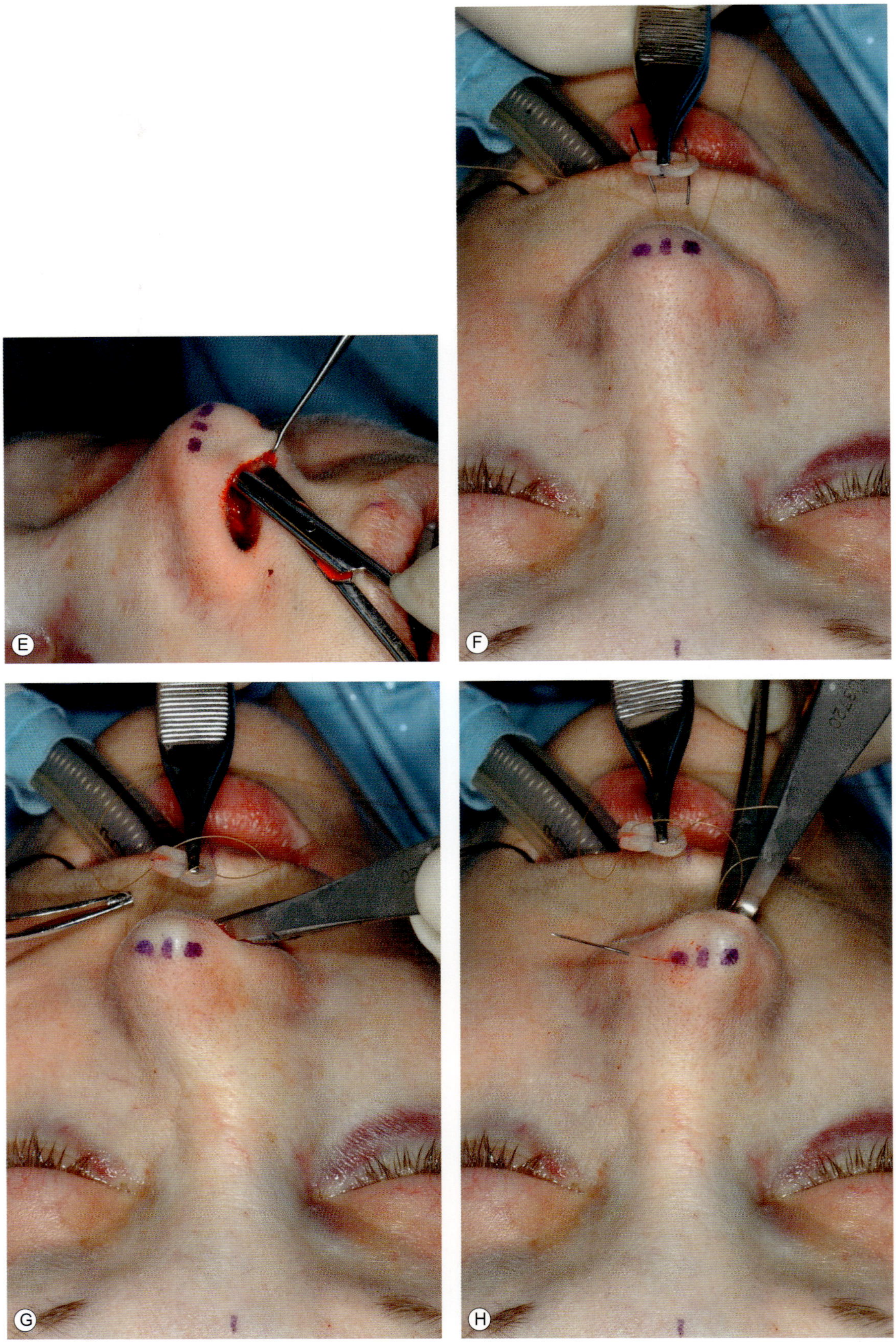

图 19.28（续）（E）用剪刀在鼻尖皮下相应位置进行剥离；（F）用双针缝合线穿过移植物；（G）用小的皮肤拉钩拉起皮瓣以方便进针；（H）按照对应的标记点，第 1 针先穿过鼻尖左侧的皮肤，第 2 针再穿过右侧的皮肤

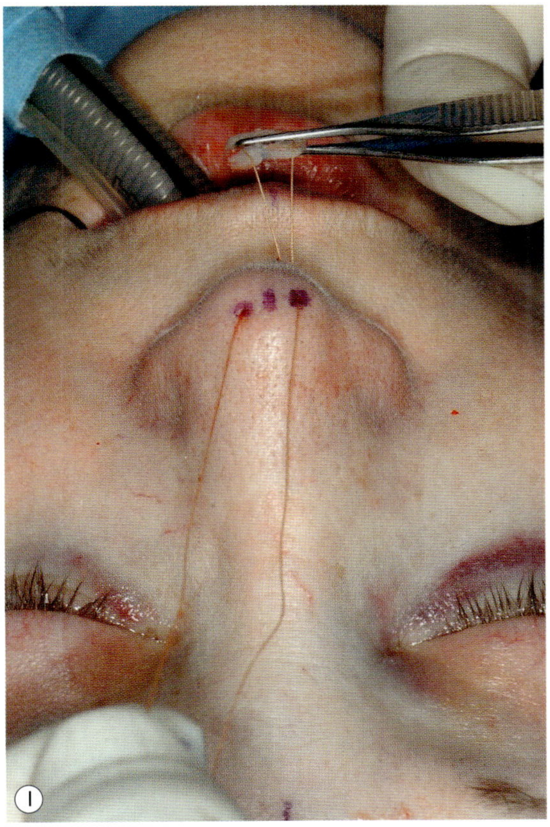

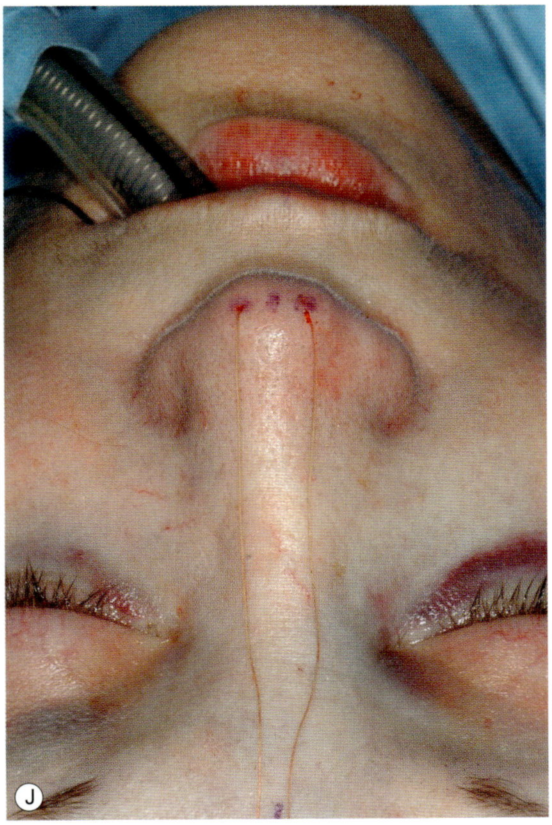

图 19.28（续）（I）调整移植物的方位，轻轻拉紧皮肤外的缝线；（J）将移植物尽可能精确地植入到腔隙中

如果采用开放术式植入鼻尖移植物，如前文所述，将移植物放置在相应位置后，必须从头端、尾端及侧面多个角度进行观察，确定无误后，再用 6-0 可吸收线缝合固定移植物（图 19.29；框 19.6）。

调整踏板区

内侧脚的踏板经常会表现为外扩或不对称。可以通过一个 5 mm 的贯穿切口暴露并游离踏板区软骨，如果有必要可以将多余的部分切除，也可以通过下述方法将踏板拉拢：用虹膜剪分离，使双侧小切口贯通，暴露踏板的保留部分，用 5-0 PDS 线贯穿缝合，打结时如第 4 章所述，边观察边逐渐勒紧缝线；将两侧踏板拉拢的同时，也可以使鼻小柱抬高，为鼻尖提供更多的支撑力。如果不希望增加鼻唇交界点的突出度，可以沿着踏板的头侧切除踏板间多余的软组织后，再进行拉拢缝合。

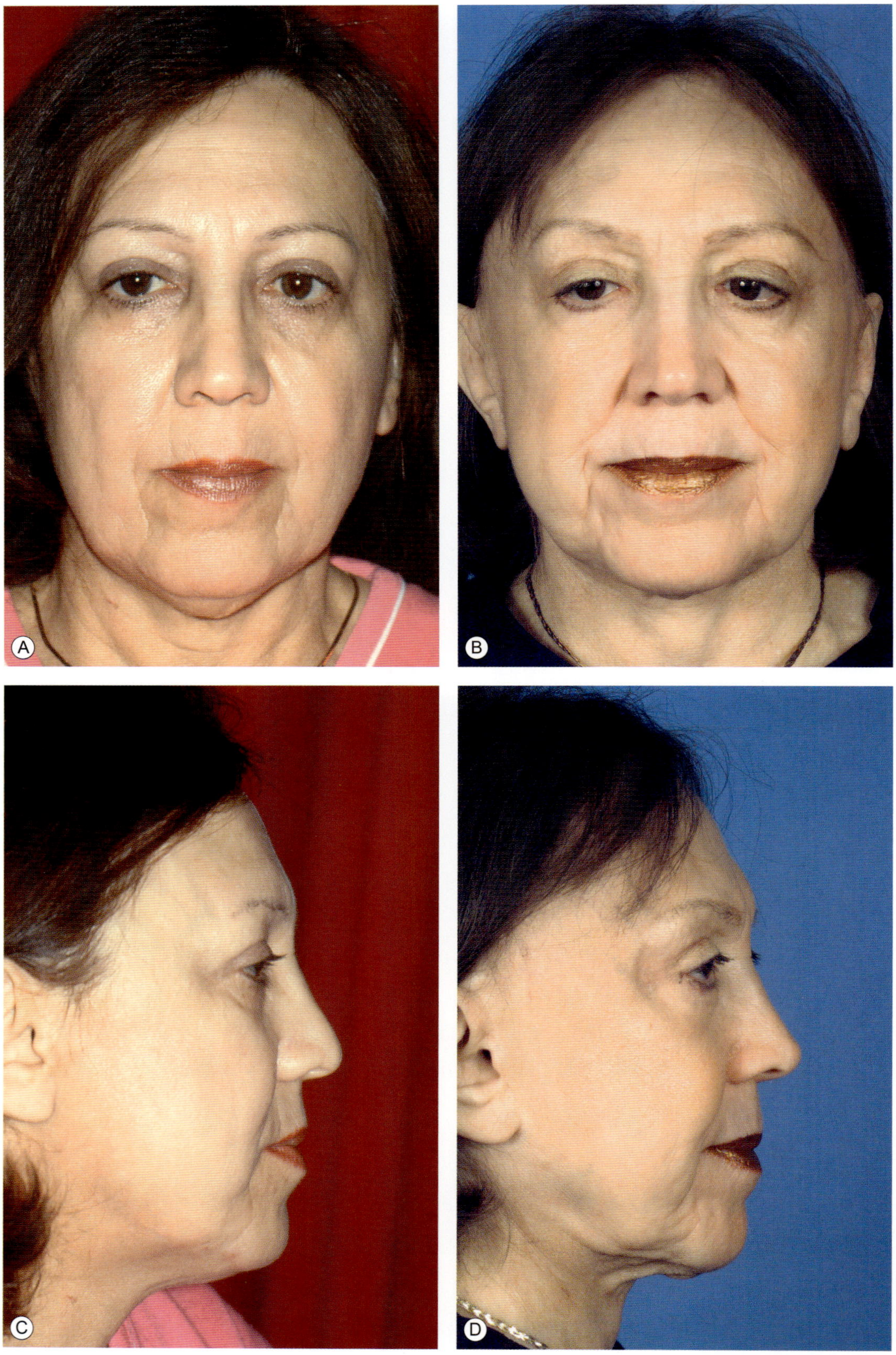

图 19.29 （A，C，E，G）术前患者照片；（B，D，F，H）放置鼻尖移植物 16 年后照片；示意图演示软组织的操作过程（I）和调整支架结构的操作步骤（J）

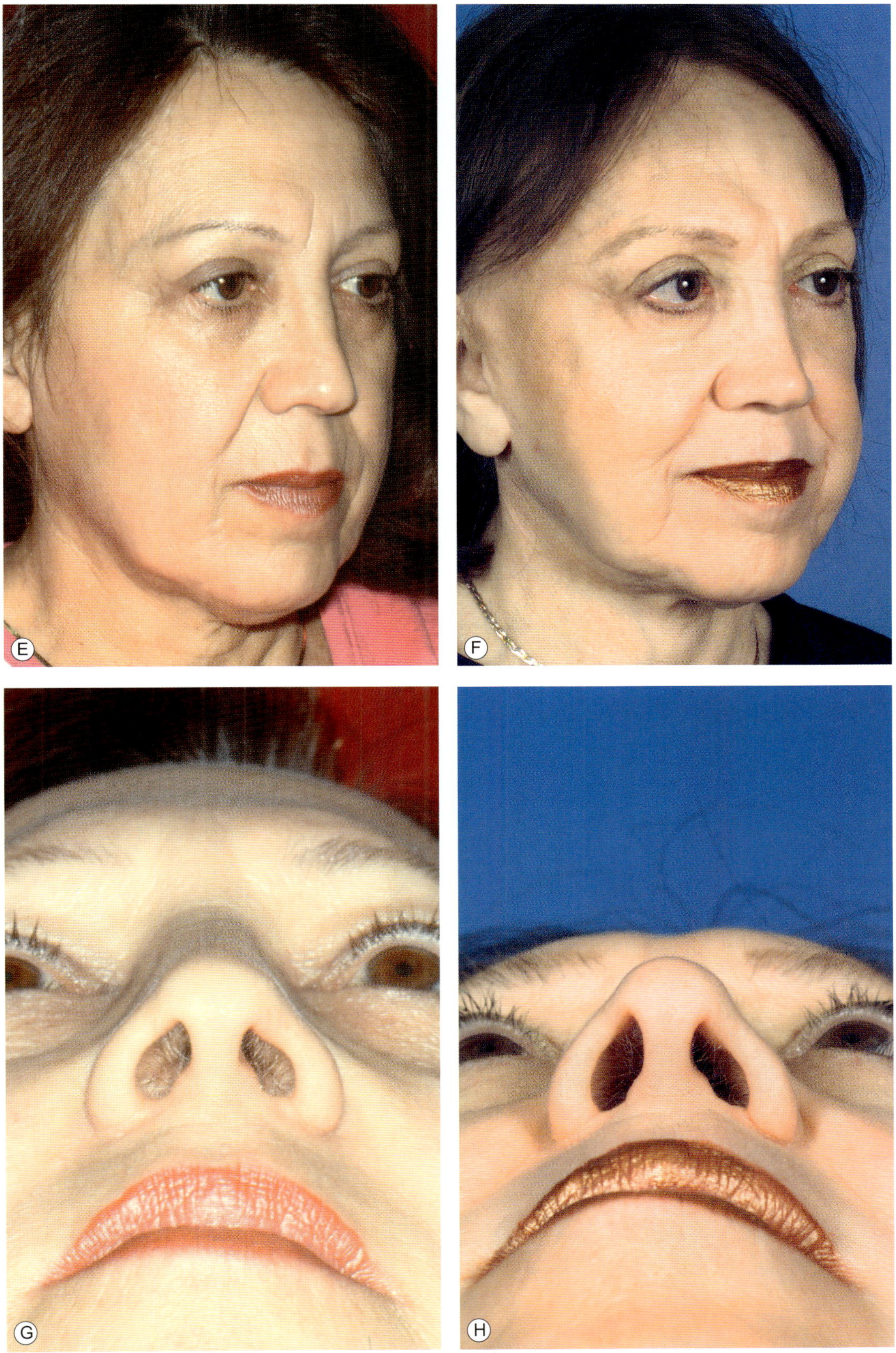

图 19.29（续）

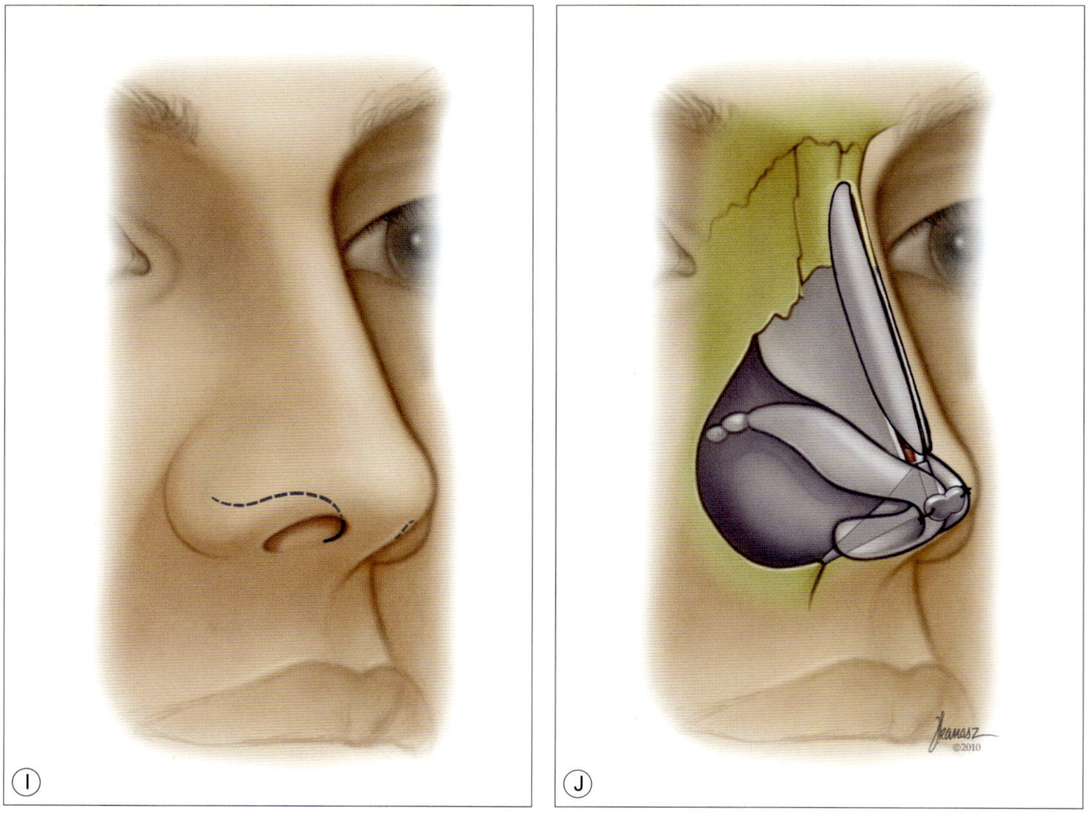

图 19.29（续）

框 19.6
手术步骤：图19.29
• 采用闭合术式 • 去除较小的鼻背驼峰 • 开放入路行鼻中隔成形术 • 双侧使用撑开型移植物 • 使用鼻小柱支撑杆 • 使用鼻尖帽状移植物 • 植入鼻背移植物

矫正鼻翼缘退缩

轻度鼻翼缘退缩，通过放置鼻翼缘移植物便可矫正（详见第 11 章），同时也可以改善鼻翼软骨外侧脚的部分凹陷[17]。供区可以选自鼻中隔软骨、耳郭软骨、肋软骨或鼻翼软骨外侧脚头侧切下的软骨，将软骨雕刻成 2 ~ 3 mm 宽、12 ~ 15 mm 长的移植物。通过前端切口或开放切口的边缘，沿着鼻翼缘剥离出一个腔隙。移植物应尽可能地靠近鼻翼边缘放置，用 6-0 快吸收线缝合固定。

如果鼻翼退缩严重，最好选择复合组织移植或 V-Y 推进衬里瓣进行矫正。需要强调的是，在设计开放切口时应考虑到推进瓣切口的尖端应伸向软骨间，而不是沿着鼻翼缘或外侧脚尾缘设计的（详见第 11 章）。之前做过的鼻翼缘切口不会影响 V-Y 推进瓣的使用。

矫正鼻翼底部的畸形

鼻翼底部的畸形已经在第 12 章中讨论过，修复患者中这种情况比较常见。如果在修复手术中需要进行鼻翼缩窄，必须非常谨慎，因为，如果鼻翼已经被缩窄过，再度切除软组织时外观变化率很高，基本上可以达到 1∶1。

调整鼻孔形状

理想的鼻孔形状应该呈椭圆形，长轴前端略向中线靠拢；不理想的鼻孔可能呈圆形甚至是水平朝向的。如第 13 章中所述[18]，可以通过多种手段改善鼻孔形状。影响鼻孔形状的结构包括鼻小柱的宽度、踏板的位置、软三角衬里是否冗余、鼻翼软骨外侧脚的形状和位置等。通过对这些结构的调整可以改变鼻孔形状，如应用鼻小柱支撑杆、对踏板的拉拢缝合、当鼻孔前方和穹窿部之间存在多余的皮肤时可以新月形地切除一条软三角衬里、应用鼻翼缘移植物等，都可以延长鼻孔。但是，之前手术所致的瘢痕会影响调整手术的效果。

术后护理

如果术中没有施行截骨术，就不必佩戴夹板，用胶带包扎固定 3 ~ 4 天就可以。针对鼻尖皮肤较厚或存在鼻尖上区域畸形的患者，需每晚用胶带局部加压数周。如果术中实施了截骨术，则需要佩戴夹板 7 ~ 8 天。之前进行过鼻中隔成形术的患者，往往不需要再次实施鼻中隔成形术，所以也无须在鼻孔内使用支架。

鼻甲修复术、鼻中隔修复术和鼻中隔穿孔的处理

针对鼻修复的患者，需认真检查鼻中隔和鼻甲，对鼻甲切除术后是否存在鼻甲的残留或继发性的

肥大，鼻中隔成形术后是否存在继发性偏曲等这类可能引起气道受损的因素进行评估。分离鼻腔内的粘连时，往往会用电刀进行剥离，即便操作靠近外侧壁，也有可能因为热损伤而导致鼻中隔的继发性穿孔。

小于 2 cm 的穿孔可以用下述方法进行修补（图 19.30A）。在膜性鼻中隔做一个切口，剥离双侧黏软骨膜，剥离腔隙略大于穿孔范围（图 19.30B）；将一块直的鼻中隔软骨或耳郭软骨植入穿孔部位（图 19.30C），双侧使用鼻中隔支架来保持软骨的位置，并辅助上皮细胞的爬行（图 19.30D）。1 cm 大小的穿孔用上述技术矫正，通常 2～3 周后即可愈合；1.5 cm 甚至 2.0 cm 的穿孔也可以用这种方法矫正。较大的穿孔则需要黏膜皮瓣和软骨的联合移植才能矫正。更为广泛的穿孔应交给经验丰富的专科医生治疗，如果强行修复可能会带来更大的损伤。

很多进行过鼻甲前端部分切除的患者，会出现后端代偿性的肥大。针对这部分患者，需要进行保守的后端鼻甲切除术或消融术，保留正常大小的鼻甲，才能使患者的症状得以改善。通过长期观察证明，在进行鼻甲肥大矫正术时，仅仅进行前端或后端的部分切除是不明智的。除非是局部增生，否则应该对整个鼻甲进行均匀的修剪。

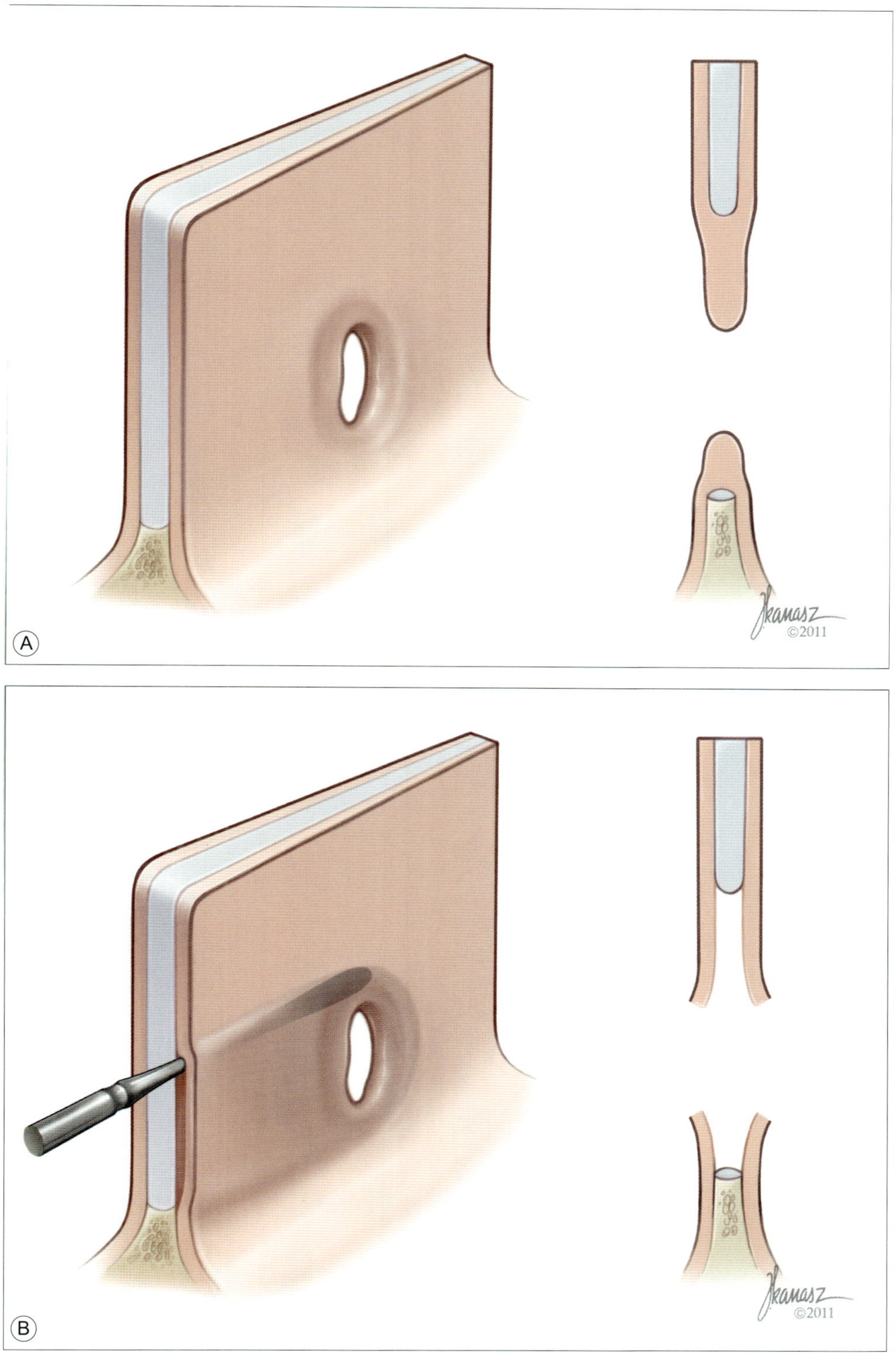

图 19.30　为了修复继发性的鼻中隔穿孔，可以在穿孔部位剥离一个稍大些的腔隙，并植入一片直的鼻中隔软骨或耳郭软骨，在两侧黏膜外放置鼻中隔支架，以维持移植软骨的位置并辅助上皮细胞的爬行

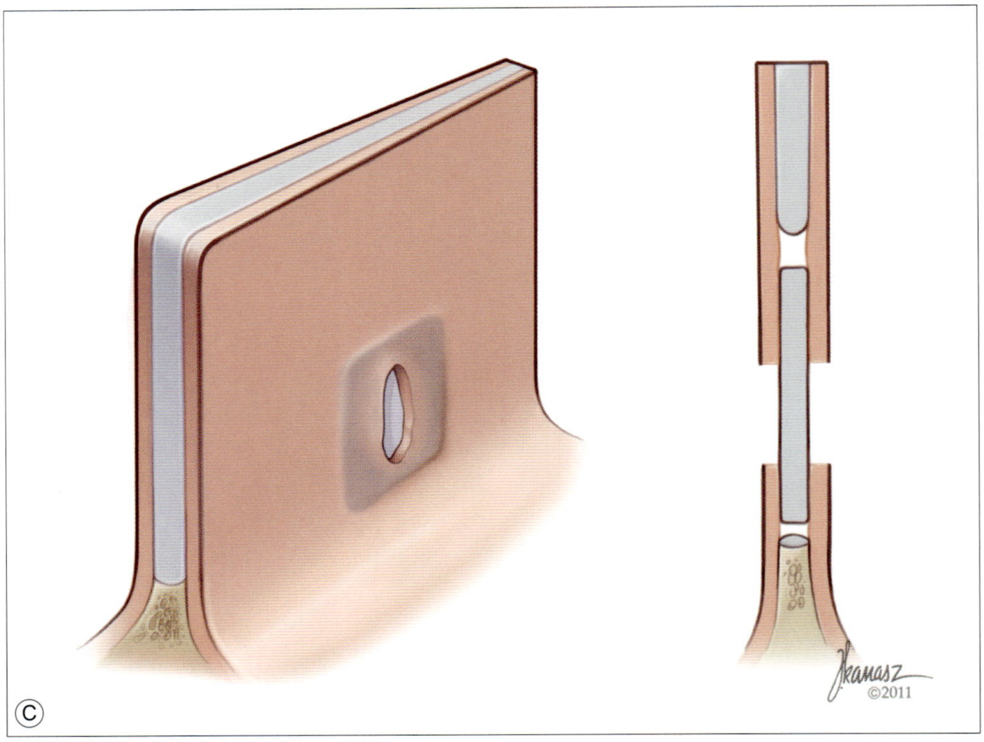

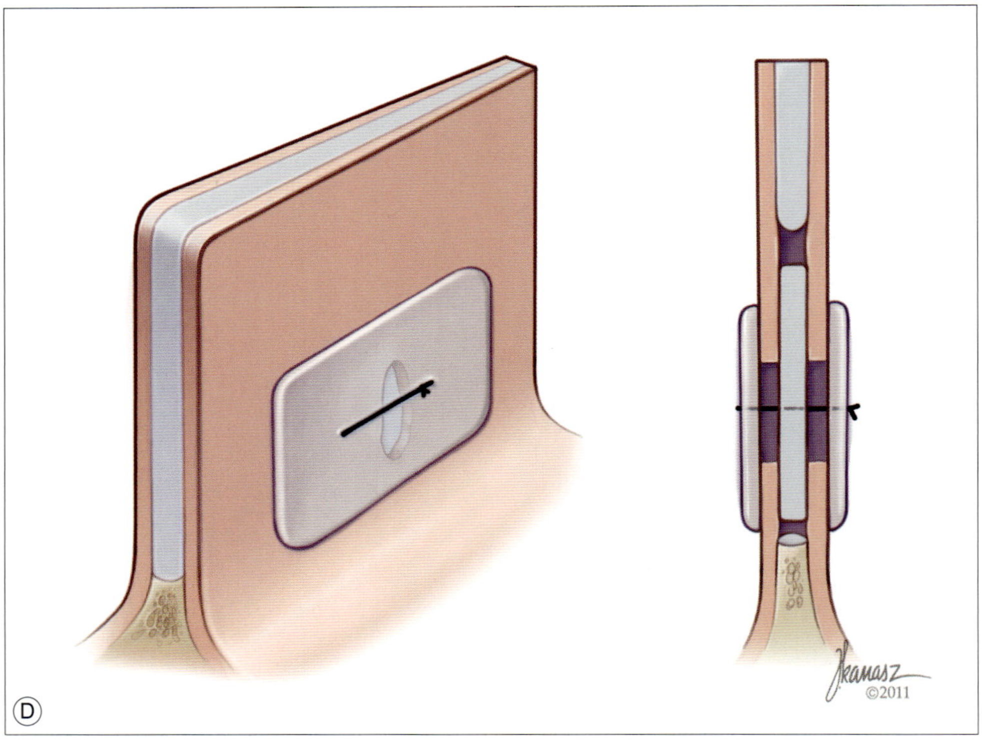

图 19.30（续）

参考文献

1. *Juri J, Juri C. Secondary rhinoplasty. Ann Plast Surg 1987; 18: 366–376.*
2. *Millard DR. Secondary corrective rhinoplasty. Plast Reconstr Surg 1969; 44: 545–557.*
3. *Peck GC. Secondary rhinoplasty. Clin Plast Surg 1988; 15: 29–41.*
4. *Sheen JH. Secondary rhinoplasty. Plast Reconstr Surg 1975; 56: 137–145.*
5. *Szalay L. Early secondary corrections after septorhinoplasty. Aesthetic Plast Surg 1996; 20: 429–432.*
6. *Constantian M. The incompetent external nasal valve: pathophysiology and treatment in primary and secondary rhinoplasty. Plast Reconstr Surg 1994; 93: 919–931.*
7. *Constantian M, Clardy RB. The relative importance of septal and nasal valvular surgery in correcting airway obstruction in primary and secondary rhinoplasty. Plast Reconstr Surg 1996; 98: 38–54.*
8. *Guyuron B. Nasal osteotomy and narrowing of the airway. Presented at the annual meeting of the American Society of Plastic and Recon- structive Surgeons, San Francisco, 1997. Plast Reconstr Surg 1998.*
9. *Guyuron B. Genioplasty. Boston: Little, Brown & Co; 1992.*
10. *Guyuron B, Michelow B, Willis L. Practical classification of chin deformities. Aesthetic Plast Surg 1995; 19: 257–264.*
11. *Guyuron B, DeLuca L, Lash R. Supratip deformity: a closer look. Plast Reconstr Surg 2000; 105(3): 1140–1151.*
12. *Daniel R. Secondary rhinoplasty following open rhinoplasty. Plast Reconstr Surg 1995; 96: 1539–1546.*
13. *Gunter JP, Rohrich R. External approach for secondary rhinoplasty. Plast Reconstr Surg 1987; 80: 161–174.*
14. *Guyuron B. Guarded burr for nasofrontal deepening. Plast Reconstr Surg 1989; 84(3): 513–516.*
15. *Daniel RK. The role of diced cartilage grafts in rhinoplasty. Aesthet Surg J 2006; 26(2): 209–213.*
16. *Guyuron B, Englebardt CL. The alar splay graft. Presented at the Annual Meeting of the American Society of Aesthetic Plastic Surgeons, New York, 5 May 1997.*
17. *Guyuron B. Alar rim deformities. Plast Reconstr Surg 2001; 107: 856–863.*
18. *Guyuron B, Ghavami A, Wishnek S. Components of the short nostril. Plast Reconstr Surg 2005; 116(5): 1517–1524.*

第 20 章

鼻整形手术并发症的预防和处理

章目录

要点

- 鼻整形术中的并发症包括出血过多、L 形支架意外骨折引起的鼻背支撑力丧失、鼻骨不稳定和中隔穿孔。
- 鼻整形术后早期并发症包括感染、出血、气道阻塞、血肿和切口裂开。
- 术中出血过多最常见的原因是血压升高，麻醉师应严密监控并及时将其调整到正常水平。
- 血管性血友病（Von Willebrand disease）Ⅰ型和Ⅱ a 型是最常见的亚型，大多数患者属于这两种类型，静脉滴注去氨加压素（DDAVP）可以使术中出血得到很好的控制。
- 素食主义者或者长期使用抗生素的患者体内往往缺乏维生素 K，可以在手术前一天口服或肌内注射 10 mg 的维生素 K。
- 如果患者术中的出血可以凝结成块，但凝血块并不稳定，应考虑伴发纤维蛋白溶解症的可能，可以静脉滴注氨基己酸对症治疗。
- 如果患者术前服用阿司匹林或阿司匹林类的非甾体抗炎药（NSAIDS），也会引起术中过量出血。随着对患者术前常识的普及，这种情况已经逐渐减少了。
- 在大多数情况下，针对疑似使用阿司匹林类的非甾体抗炎药（NSAIDS）的患者，也可以静脉滴注去氨加压素（DDAVP）对症治疗。
- 很多鼻整形权威专家推荐，L 形支架的鼻背部分保留 10 mm 即可，但笔者强烈推荐应至少保留 15 mm，尽可能地将术后鼻背塌陷的风险降到最低。
- 如果鼻骨出现向内、后方过度移位而导致的不稳定，可以将上外侧软骨、鼻中隔软骨和鼻骨缝合在一起进行固定，个别情况下也可以用克氏针固定。
- 如果患者患有血管性血友病且在术中应用了去氨加压素（DDAVP），在术后 7 ~ 8 天时，很容易出现再次出血，可以再次使用去氨加压素（DDAVP）对症治疗。
- 术后治疗出血的措施包括：控制高血压及应用去氧肾上腺素（新福林）喷雾剂等血管收缩剂喷鼻等；如果还是控制不住再使用去氨加压素（DDAVP）对症治疗。
- 鼻整形术后的修复概率为 2% 至 25% ~ 30%，这取决于医生和患者对完美的要求程度。
- 在笔者团队近期的统计中，术后有 17% 的患者存在各种效果上的瑕疵，但是只有 3% 的患者选择再次手术矫正，剩下 14% 的患者则不会选择再次手术。
- 术后鼻部感染最常见的症状是少量出血或出现血性分泌物，尤其在清晨，这往往提示存在感染灶。通过对分泌物的细菌培养，可以发现大多为金黄色葡萄球菌感染。

- 情况允许的话，尽量使用 PDS 线，少用不可吸收线进行缝合，降低缝线引发感染的发生率。
- 鼻腔内感染可以通过局部使用莫匹罗星（百多邦）药膏进行治疗。
- 通常情况下，非常小的鼻中隔穿孔会导致吹哨音；大的穿孔可能会出现黏膜结痂或出血，导致细菌的滋生。
- 倒 V 状畸形通常伴发内鼻阀功能紊乱，而外鼻阀坍塌通常会出现鼻尖呈三叶草状的畸形。
- 在使鼻部结构重新定位的大多数操作中，减法居多，这些操作会导致鼻气道通气受阻，包括截骨后鼻骨及上外侧软骨的内移、贯穿穹窿缝合、穹窿间缝合、跨外侧脚缝合及外侧脚凸面缝合等。
- 鼻甲切除术、鼻中隔成形术、植入撑开型移植物、植入鼻翼缘移植物、植入外侧脚支撑移植物、使鼻尖向头侧旋转等操作，均可使鼻气道功能得到改善。

在鼻整形手术出现的并发症中，除了需要通过再次手术调整的瑕疵之外，很少有文献对其他并发症进行详细的描述[1-3]。鼻整形手术并发症包括术中、术后早期和术后远期并发症。术中发生的并发症已经罗列于框 20.1 中，术后 1 周内出现的并发症称为早期并发症（框 20.2），超过 1 周后出现的并发症称为远期并发症（框 20.3）。

是否将修复手术视为并发症是一个公开讨论的话题，然而笔者认为，只要再次手术的目的不是初次鼻整形预期的一部分，就应该将其列入并发症当中。接下来，我们将分别讨论每种不同的并发症。

框 20.1

术中并发症

- 异常出血
- 鼻背部支撑力的丧失
- 鼻骨不稳定
- 鼻中隔穿孔

框 20.2

术后早期并发症

- 感染
- 出血
- 气道阻塞
- 血肿
- 切口裂开

框 20.3

术后远期并发症

- 瑕疵、修复
- 慢性感染
- 出血
- 穿孔
- 鼻阀功能紊乱
- 气道阻塞
- 植入物外露
- 溢泪
- 毛细血管扩张
- 粘连
- 狭窄
- 移植失败
- 嗅觉丧失
- 流涕

术中并发症

术中出血过多

所有外科手术中，最令人担心且最为复杂的并发症之一就是术中出血过多，这会使解剖结构变得模糊不清，并最终导致手术失败。另外，术中出血过多会使术后的肿胀程度加重，出现淤青、瘢痕增生及继发感染等症状，从而影响最终的效果。因此，控制术中出血对于减少不良预后是十分有意义的。然而，即便经过精心的术前准备，术中也采取了大量预防措施，有时仍会出现术中出血过多的情况；因此，每个外科医生都必须有能力并且时刻准备着应对这种情况。

术中出血过多最常见的原因就是血压升高，因此，过度出血时，麻醉医师应立即查看患者的血压。诱发血压快速升高最常见的原因，是患者短时间内吸收了局部麻醉药中或鼻腔填充材料中导致血管收缩的药物，这两者的使用原本旨在引起鼻甲和鼻中隔黏膜的血管收缩。因此，麻醉深度的调整在控制术中血压方面起着举足轻重的作用。如果手术开始时麻醉的深度就不够，那么术中或麻醉苏醒时任何疼痛的刺激都会引起血压突然升高，并最终导致出血过多。对于有经验的麻醉医师和应对措施完善的外科团队来说，这种类型的术中出血不会经常出现，即使出现也比较容易控制。鼻甲内注射或鼻腔内填塞饱含血管收缩药物的纱条，以及鼻部软组织内注射的操作过程，都要轻柔并有步骤地进行。在此过程中，麻醉医师和外科医师之间要不断地沟通交流。鼻部注射时应该采用逐步增加药物剂量的方式进行，以防止血压突然升高。如第 4 章中所述，采用两次注射法可以最大限度地减少血管收缩剂对循环系统的影响；此外，注射应该以鼻内黏膜下血管的完全收缩为目的。静脉滴注液体的速度及容量也应该密切关注，如果在术中为患者（尤其是年龄较大的患者）输入过多的盐溶液，会导致患者血压不可控地升高，并且一直会延续到术后；补液过多还会导致体内凝血因子的稀释，继而加重术区的出血、肿胀。

术前如果存在较为顽固的高血压，是术中及术后的一个重要的不利因素。这类患者对于血管活性药物异常敏感，在注射含有肾上腺素的药物或受到疼痛的刺激后，血压会急剧上升。因此，术前血压的调控对每位患者都十分有意义。针对高血压患者术中及围术期应该常规应用降压药以维持术中血压的稳定。年轻人午后体内儿茶酚胺的水平较高，很容易受血管收缩药物的影响而使血压升高。因此，麻醉医师在整个手术过程中严格控制血压的稳定是非常重要的环节。

如果术中出血异常时没有监测到血压升高，那么最有可能的原因就是存在隐匿性的凝血障碍。大多数没有病史可循的患者，出血原因一般不是患有血管性血友病[4-5]，就是术前服用了一些影响凝血的药物。有些患者的术中出血可以凝结成块，但是在纤溶作用的影响下，凝血块并不稳定。此外，素食主义者往往会比正常饮食患者更易出血，因为他们对维生素 K 的摄入量不足；长期使用抗生素的患者，由于肠道生态平衡的破坏，也会导致对维生素 K 的吸收障碍。这类患者应该在术前筛查出来，并应常规使用维生素 K 治疗，必要时，术中也可以静脉滴注维生素 K。针对术中异常出血的患者尤其是素食主义患者，术前 1 天应口服或肌内注射维生素 K 10 mg。

血管性血友病Ⅰ型和Ⅱ a 型是大多数凝血障碍患者最常见的类型，通常可以静脉滴注去氨加压素（DDAVP）对症治疗，常用剂量为 0.3 μg/kg，将该药溶于 50 ~ 75 ml 的生理盐水中于 30 ~ 45 min 之内静脉滴注。DDAVP 几乎总是可以逆转不利局面，发挥稳定的止血作用。尽管术中对血管性血友病相关凝血因子进行监测有时能得到一些有意义的信息，但这些指标并不总是可靠，因为这些凝血因子在体内的水平会存在自然波动，而且机体在手术刺激的应激状态下也会特异性地影响凝血因子的水平；另外，这些指标也无法协助术者在术中及时制订治疗方案。至少在术后 1 周后再进行这些指标的测定，才可以得到一些比较可靠的数据。当然，如果术中凝血因子水平异常降低，也可以明确诊断。

DDAVP 单独使用或联合维生素 K 使用，通常都可以有效地止血，保障手术的顺利进行。使用 DDAVP 有导致轻微血压降低和尿量减少的副作用，所以应常规观察 24 h 的尿量。如果患者在初次停止使用 DDAVP 后再度出血，可以每隔 8 h 一次，再给两次常规剂量的 DDAVP；若患者术后 1 周后出现出血症状，也可以再增加一次常规剂量的 DDAVP，这种情况在血管性血友病患者中并不少见。

如果出血最初可以凝结成块，但凝血块并不稳定，导致该部位不断间歇性地出血，可以应用抗纤维蛋白溶解剂如氨基已酸对症治疗，将 4 ~ 5 g 氨基已酸溶到 250 ml 生理盐水中缓慢静脉滴注。如果术后患者清醒后出现出血，可以每 8 h 口服氨已基酸 1 g 对症治疗。条件允许，术前最好能够对血液中的纤溶蛋白进行检测，并请血液科会诊。

患者术前使用阿司匹林或阿司匹林类非甾体抗炎药，曾经一度是术中出血最常见的原因。随着对患者术前教育的普及，与这种药物相关的术中出血概率已大大降低，但并未完全消除。由阿司匹林或非甾体抗炎药引起的术中出血，DDAVP 的治疗效果很好。

凝血因子Ⅺ和ⅩⅢ缺乏同样也会引起术中异常出血，不论是上述哪种因子缺乏，如果出血无法停止，就提示我们需要对患者输注新鲜冰冻血浆。

输注新鲜冰冻血浆可以作为治疗出血的最后手段，但这需要把患者转运到专门输注血液制品的机构中。在笔者 31 年的临床经验中，还从来没遇到过这种情况。

鼻背部支撑力的丧失

发生这类并发症的原因有两个，较少见的原因是可卡因滥用或感染所致的鼻背部支撑结构的缺失；更为常见的原因是过度和草率地实施鼻中隔成形术，保留在鼻背部的支撑结构太少而导致的。虽然大多数的专家推荐鼻背部 L 形软骨支架应至少保留 10 mm，但在笔者的经验看来，这是不够的，很容易导致术后鼻背支撑结构的塌陷。如果保留的软骨太少，术中有时不会表现出形态上的不足，但是术后几个月后就会明显地显现。更重要的是，鼻背支架保留不足时，很容易被折断，有时在截骨后还会引起鼻尖向头侧或后端的旋转。因此，笔者认为软骨支架在背部至少应该保留 15 mm，而尾部保留 10 mm 就足够了（译者注：对于东方人来说，背部和尾端都应该至少保留 15 mm）。也正是因为这个原因，鼻中隔成形术后和截骨术后应该反复检查鼻背支架的稳定性，这样患者和医生都不会对意料之外的术后变化不满意。如果鼻背部稳定性出现问题，首先检查鼻骨，如果鼻骨是稳定的，可以利用上外侧软骨和鼻骨之间足够的附着来稳定鼻中隔，具体操作为：将撑开型移植物分别缝合在鼻中隔两侧，将鼻中隔提升到合理的位置后再缝合到上外侧软骨上，从而起到固定鼻中隔的作用。在罕见的情况下，如果鼻骨不稳定，将鼻中隔软骨和鼻骨调整到合理的位置后，用两根克氏针贯穿皮肤、鼻骨及鼻中隔，并保持3周，期间常规应用抗生素预防感染。如果框架结构的稳定性允许，也可以在鼻骨上打孔，用5-0的尼龙线缝合固定鼻中隔软骨。

鼻骨不稳定

年龄较大、鼻骨较脆且不易造成青枝骨折的患者容易出现鼻骨不稳定。鼻骨可能沉入鼻腔或向内侧移位太多。通常可以在鼻中隔和鼻骨之间的鼻腔内植入两块可吸收的材料（如明胶海绵），使鼻骨复位，然后植入撑开型移植物，并将上外侧软骨拉拢固定至鼻中隔和移植物上。实际上，鼻中隔软骨和撑开型移植物都是用来固定鼻骨的。如果不稳定的情况比较严重，可以用贯穿鼻中隔和鼻骨的缝线或克氏针来进行固定。

鼻中隔穿孔

鼻中隔成形术中穿孔是很常见的，特别是鼻中隔存在尖锐的突起或严重的偏曲时，在黏软骨膜下分离，经常甚至不可避免地会造成穿孔。鼻中隔偏曲时，应当先剥离凹侧面，至少使一侧的黏软骨膜保持完整。如果发生单侧穿孔，只要对侧的黏软骨膜是完整的，就没有必要进行处理。通常单侧穿孔在不做任何修补的情况下，都可以正常愈合。如果发生双侧穿孔，但位置不同，并且没有进行修复，可考虑回置一块直的鼻中隔软骨或 PDS 板，不过这不是必须要进行的操作，完全可以只缝合入路切口，忽略不在同一个位置上的穿孔。如果穿孔是贯通的且没有妥善处理，几乎无一例外地会发生继发性穿孔。在双侧贯通的情况下，可以将一块直的鼻中隔软骨、筛骨垂直板或 PDS 板置于两侧黏软骨膜间，防止空气自由贯通；然后尝试修复一侧的穿孔，如果可以修复，另一侧的穿孔可以不予修复；接下来，将一个长、宽足以覆盖穿孔面积的鼻中隔夹板分别置于两侧黏软骨膜外，用 4-0 聚丙烯线贯穿缝合。根据穿孔的大小，鼻腔内可以放置鼻中隔支架，并保持在适当的位置至少 2 ~ 3 周。上述操作类似第 19 章中描述的鼻中隔穿孔修补术。大多数患者在这样的治疗原则下可以避免远期继发性穿孔的发生。

术后早期并发症

感染

因为鼻整形是在呼吸道内进行的手术，术中实现术野的完全无菌非常困难，因此术后有可能会发生感染。但是该区域的血运非常丰富，所以感染的发生率非常低（表 20.1）。笔者在鼻腔内使用鼻中隔支架期间会常规使用抗生素，将发生中毒性休克综合征的风险降到最低。

出血

术后鼻部出血可以发生在手术后的任何时期。即刻的鼻部出血通常与可控或不可控的疼痛、恶心或呕吐导致的高血压有关。恶心和呕吐，可以用异丙嗪栓剂或昂丹司琼等止吐药对症治疗。如果患者出现呕吐，口服止吐药是不明智的。术后恶心通常是在没有摄入足够食物的情况下使用了镇静剂或镇痛剂而导致的。指导患者在麻醉苏醒后摄入适量的食物，防止或尽量减少恶心和呕吐的发生是很重要的。

如果血压得到控制后鼻部仍然出血，就有必要使用 DDAVP 对症治疗。在笔者 31 年的鼻整形实践中，从来不会通过鼻部加压来控制出血。通过控制疼痛、恶心、呕吐和滴注 DDAVP，及偶尔使用维生素 K 等措施，基本可以有效地控制术后鼻部出血。偶尔，术后出血也会发生在术后 7 ~ 10 天时，可以先进行保守治疗，即用纱布轻轻按压并保持仰头姿势 10 ~ 15 min。如果出血没有停止，可以使用去氧肾上腺素（新福林）喷雾剂，喷入时也应控制压力，有必要时也可以静脉滴注 DDAVP。

血肿

鼻整形术后的血肿比较少见。缝合切口和闭合死腔之前应彻底止血，加上术后鼻腔的填塞及外部支架的应用，往往不会发生继发性的血肿。术中血压水平较低而术后血压升高时，很容易出现血肿，这与术后的病情及治疗有关，如术后疼痛、恶心或呕吐等症状控制的不及时，静脉补液过多导致的血容量增加或凝血因子被稀释等。一旦出现血肿，应及时清除凝血块，冲洗创面并留置引流。

表 20.1 术后早期并发症的发生率

并发症	发生率（%）	治疗
蜂窝织炎	3	口服抗生素
鼻窦炎	2	口服抗生素
鼻出血	1	DDAVP

切口裂开

鼻小柱和双侧鼻翼底部的切口最容易出现裂开的部位。短鼻延长和鼻小柱张力较大时比较容易出现术后切口的裂开。可以用 6-0 可吸收线先将切口两侧深层的软组织减张缝合后再进行皮肤的缝合。鼻翼底部切口裂开的情况比较少见，但是，如果疑似患者有可能切口延期愈合也需要采用分层缝合的方式增加安全性。

不对称

术后 1 周内，因为鼻外部的包扎，不能准确地判断鼻尖、鼻孔和鼻翼的位置是否对称。如果发现有不对称的情况，医生不应该仓促地进行结构上的修改，因为鼻孔内不平衡的肿胀或血块都会导致外观上的不对称，这种类型的不对称应该待完全愈合后再做出判断。术后短期内也很难判断鼻部是否存在偏斜，即便外观存在偏斜也不应急于修复，少数情况下用手指轻轻的复位和局部胶带的固定也会发挥积极的作用。

术后远期并发症

瑕疵和修复

鼻整形术后最常见的并发症是出现需要修复的瑕疵。发生概率可以很小，也可以到 25%～30%。现实中很少存在绝对完美的鼻子，如果仔细推敲，再完美的鼻子都会存在一些细小的瑕疵。如第 19 章所述，修复手术的必要性是和外科医生及患者追求完美的程度直接相关的。当然，鼻整形术的最终目的应该是尽可能地塑造一个完美的鼻子。在笔者团队最近的一项研究中发现，有 17% 的患者鼻部术后存在瑕疵 [6]，当推荐他们进行修复手术时，有 14% 的患者并没有选择修复。究其原因，患者要么认为这些缺陷看起来并不明显，要么觉得这些瑕疵没有大到需要进行修复的程度。通常，修复手术对于有经验的外科医生而言并不复杂，大多通过很小的操作就能矫正，恢复期也很短。相关修复手术的具体内容在第 19 章中有较大篇幅的讨论。

感染

鼻整形术后远期出现感染是非常少见的，不同患者的表现形式也不同。这类感染可能与使用不可吸收线或植入异体填充材料有关。患者可能表现为局部反复发作的红肿及不适，直到将这些异物彻底取掉，症状才会消失。正是因为这个原因，笔者仅在悬吊和旋转固定鼻尖时才会用到不可吸收缝线，目的也是为了使鼻尖能够持久地固定在一个特定的位置，并能确切地对抗因重力和年龄因素引起的鼻尖向尾端的旋转。实践证明，可以用 PDS 线进行软骨形状的重塑，没有必要使用不可吸收线。

鼻中隔和鼻甲的远期感染可以表现为流血性的鼻涕，尤其是在清晨。通常是鼻腔衬里局部发生葡萄球菌感染，引起小范围的黏膜侵蚀而出现的症状，可以全身使用抗生素或者局部涂抹莫匹罗星药膏对症治疗。这类感染很少引起严重的鼻部出血。有时感染和使用克氏针或其他永久性的填充材料有关。在使用克氏针进行鼻背移植物的固定时，垂直穿过软骨的克氏针末端有可能会穿透鼻腔衬里，拔针时就会将细菌带入到软骨中，从而引发感染。因此，使用克氏针时务必确保其不能穿透黏膜暴露于鼻腔之中。

出血

鼻整形术后远期如果出现以出血为主的症状是比较罕见的，通常与鼻中隔穿孔、慢性鼻炎或鼻内感染有关，可以选择保守治疗，如基于细菌培养的全身应用抗生素和局部使用莫匹罗星软膏联合治疗。如果出血较为严重，如上所述，可以使用 DDAVP 控制出血。

穿孔

如果黏软骨膜上很小的贯通裂口没有在术中进行适当的处理，术后往往会演变为慢性、永久性的穿孔，并且会产生一系列的症状。如果穿孔很小会产生哨鸣音；较大的穿孔会出现结痂、局部感染和少量的出血，尤其是在清晨的时候。笔者认为太大的穿孔可以不进行修补，因为手术既费时，又涉及鼻腔内需要使用游离皮瓣的问题，移植后皮瓣的厚度会占据鼻腔内大量的空间，导致毫无益处的气道阻塞，事实上在解决一个问题的同时又产生了另外一个问题。小于 1 cm 的穿孔，修复往往是有效和可预见的。如第 19 章所述，通过半贯通切口剥离一个腔隙，剥离范围超过穿孔的面积，将一块直的软骨或筛骨垂直板置于穿孔部位，大小需超过穿孔的实际面积，具体操作和之前修复鼻中隔穿孔部分描述的步骤类似；然后在双侧使用简易夹板通过贯穿缝合将其固定（见第 19 章中图 19.30），3 周后拆除夹板，往往穿孔就已经完全愈合，甚至连穿孔的位置都不能辨认。

鼻阀功能紊乱

内鼻阀功能紊乱不仅会导致功能上的障碍，还会导致鼻背倒 V 状畸形。外鼻阀功能紊乱往往伴随着鼻翼的凹陷，使鼻尖呈现三叶草状畸形。前者可以通过放置撑开型移植物支撑内鼻阀并恢复鼻背轮廓，后者可以通过放置鼻翼缘移植物来支撑，恢复从鼻翼到鼻尖的自然过渡。

气道受阻

在使鼻部结构重新定位的大多数操作中，特别是以减法为主的鼻整形手术，都有可能引起鼻气道受阻。截骨后鼻骨及上外侧软骨的内移及下鼻甲前端的移位，都会导致气道狭窄。此外，通过不同的方法将鼻翼软骨向内侧移位时，也会缩小外鼻阀的横截面积。降低驼峰时对鼻中隔和上外侧软骨连接部位的切除也会使内鼻阀的横截面缩小。因此，术中要尽可能地维持气道的开放，可以通过撑开型移植物和鼻翼缘移植物的使用、鼻中隔偏曲的矫正、鼻甲肥大的矫正等措施来预防通气量减少的并发症。

植入物外露

比较浅表的异体植入物迟早会发生外露。基本治疗原则为取出并更换自体材料。外被软组织覆盖足够的移植物，如果未出现并发症，无须更换。

植入物其他相关并发症

如果植入物雕刻得不够精细，最终会在皮肤上形成轮廓阴影。因此，将植入物的边缘雕成斜面可以尽量避免术后的显形。此外，应当尽一切可能将植入物放在鼻部原有结构下面，将其隐藏起来，如穹窿下、内侧脚间或上外侧软骨间等，以降低显形的可能性。

溢泪

术后肿胀引起泪腺系统临时的功能紊乱比永久性的溢泪更常见，并且仅持续几天或最多 1 周的时间，症状便可消退。持久溢泪是累及泪囊的上颌骨鼻突意外断裂的结果。如果溢泪持续时间超过 2 周，应该检查泪腺系统。如确定为泪道阻塞，就需要实施外科手术来治疗。

流涕

流涕是鼻整形术后极其少见的并发症，通常是因为分布于鼻中隔的神经系统错误地刺激到腭部腺体而产生的症状。这种情况下，通常可以用异丙托溴铵喷鼻进行对症治疗。

钢丝外露

使用克氏针后，如果移植物因张力作用发生移位或部分吸收，钢针就很容易外露。在取出克氏针的同时可以酌情更换新的移植物，但是如果合并感染，则不宜同时更换移植物。

参考文献

1. *Adamson PA, Smith O, Tropper GJ. Incision and scar analysis in open (external) rhinoplasty. Arch Otolaryngol Head Neck Surg 1990; 116: 671–675.*
2. *Gunter JP. The merits of the open approach in rhinoplasty. Plast Recon- str Surg 1997; 99(3): 863–867.*
3. *Vuyk HD, Kalter PO. Open septorhinoplasty. Experiences in 200 patients. Rhinology 1993; 31: 175–182.*
4. *Totonchi A, Eshraghi Y, Beck D, et al. Von Willebrand disease: screen- ing, diagnosis, and management. Aesthet Surg J 2008; 28(2): 189–194.*
5. *Guyuron B, Zarandy S, Tirgan A. Von Willebrand's disease and plastic surgery. Ann Plast Surg 1994; 32(4): 351–355.*
6. *Ponsky D, Eshraghi Y, Guyuron B. The frequency of surgical maneu- vers during open rhinoplasty. Plast Reconstr Surg 2010; 126(1): 240–244.*

第 21 章

鼻源性偏头痛

章目录

要点

- 60% 的偏头痛患者都存在鼻源性触发点。
- 偏头痛症状发作时往往从位于球后的鼻部和鼻中隔头端开始，对体内激素水平和外界大气压的变化较为敏感。发病时间大多为清晨，有时也会在夜间疼醒。发病时伴发流涕症状，通常被患者描述成“爆炸性”的头痛（患者感觉由深层组织开始一直持续到头皮表面）。
- 最常见的病理学检查发现：鼻中隔呈反 C 形偏曲或棘状突起、鼻甲和鼻中隔往往存在粘连、中鼻甲明显比正常肥大且存在泡状鼻甲。
- 鼻部 CT 检查可以发现：鼻中隔偏曲、鼻中隔棘状突起、鼻甲和鼻中隔粘连、泡状鼻甲、泡状鼻中隔和哈勒细胞，可能伴发不同程度的鼻窦炎。
- 手术治疗包括：鼻中隔成形术，鼻甲切除术，针对泡状鼻甲、泡状鼻中隔和哈勒细胞的减容术。

美国有超过 3000 万的人患有偏头痛，大约占美国总人口的 12%，其中包括 18% 的女性和 6% 的男性。偏头痛的治疗费用成为社会巨大的经济负担，药物花费和工作时间成本的损失累计高达 130 亿美元[1-11]。一大部分偏头痛患者会存在活跃的鼻部触发点。根据笔者的经验，60% 的偏头痛患者是鼻源性偏头痛。患者和医生都应该充分认识到这个情况，并通过手术使鼻部的相关结构恢复正常。对于要求做鼻整形的患者，医生可以设置相关问题来引导患者意识到偏头痛和鼻部的关系。很多患者不愿意接受这个事实，因为他们认为这两者之间并不存在关联。因此，需要神经科专家对偏头痛先做出诊断并排除其他病因，如脑膜炎等颅内感染形成的刺激和偏头痛的症状非常类似。如果忽略其他发病因素造成误诊，其后果可能是灾难性的。另外，针对反复发作的案例，不适合进行手术治疗。

虽然药物治疗偏头痛很有效，但停药后往往会复发，没有一种药物在停药后可以使症状完全消除。笔者和其他医疗团队已经证实，有些患者没有用药而是通过手术完全消除了头痛症状，还有一些患者手术后通过适当的调整，减少用药剂量，症状也得到了很大程度上的改善，并且这种治疗效果可以持久存在[12-20]。

鼻源性偏头痛的症状

存在鼻源性触发点的患者，疼痛往往从球后开始，气候的变化通常是诱因，患者经常在清晨或午夜被痛醒，患侧鼻部常伴发流涕症状（框 21.1）。与月经周期相关的偏头痛通常也由鼻部触发，因为鼻甲对激素的波动高度敏感。疼痛通常被描述为“爆炸性”头痛，患者感觉疼痛从深层组织开始，一直延续至头皮表面[21]。

内鼻检查

通过对鼻腔内部结构的检查可以发现，鼻中隔往往存在不同程度的偏曲，最常见的是凸面朝向患者右侧的反 C 形偏曲；鼻中隔也往往存在较大的棘状突起，鼻甲和鼻中隔之间存在粘连。通过鼻内镜检查可以进一步确认这些病理改变，还可以发现鼻甲肥大等结构性的变化。这类患者通常对血管收缩剂敏感。

框 21.1

鼻源性偏头痛的症状

- 疼痛从球后开始
- 气候变化往往是诱因
- 经常在清晨或午夜被疼醒
- 伴发患侧鼻流涕症状
- 疼痛往往被描述成“爆炸性”头痛

影像学检查

通过对鼻中隔、鼻甲及鼻旁窦矢状位和冠状位的 CT 扫描，可以进一步明确患者鼻内结构的病理改变，如严重的鼻中隔偏曲，突向中、下鼻甲甚至鼻外侧壁的鼻中隔棘状突起（图 21.1、21.2），上、中、下鼻甲和鼻中隔的粘连等；也可能发现泡状鼻甲、异常卷曲的中鼻甲（图 21.3）、泡状鼻中隔（图 21.4）或哈勒细胞等。

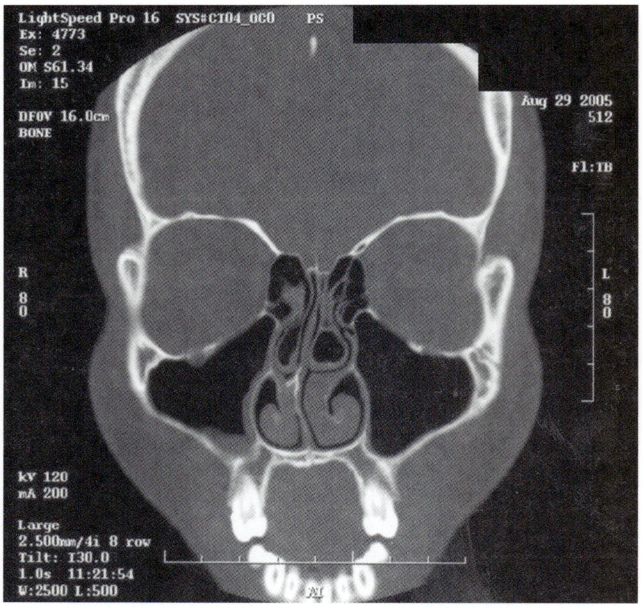

图 21.1 CT 扫描提示鼻中隔和左侧中鼻甲及右侧下鼻甲之间形成粘连，中鼻甲泡状变异，上颌窦内壁增厚

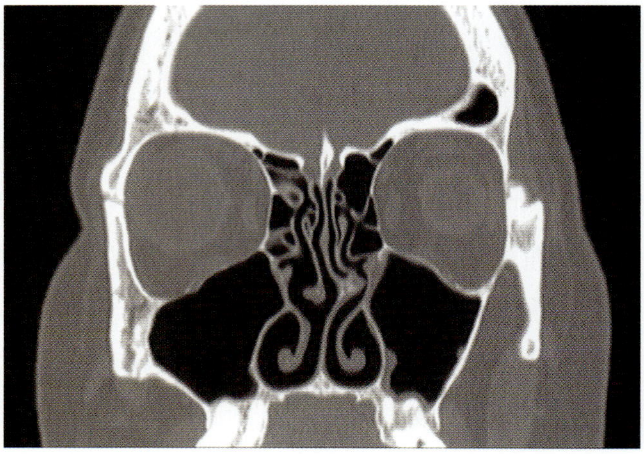

图 21.2 CT 扫描提示伴随着左侧上颌窦的病理改变，突起的鼻中隔和左侧中鼻甲及鼻腔外侧壁形成粘连

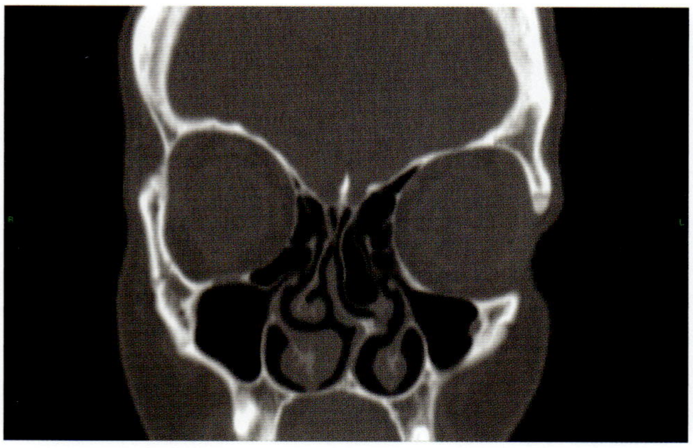

图 21.3 CT 扫描提示右侧中鼻甲存在异常弯曲，左侧中鼻甲存在泡状变异且与突出的鼻中隔形成粘连

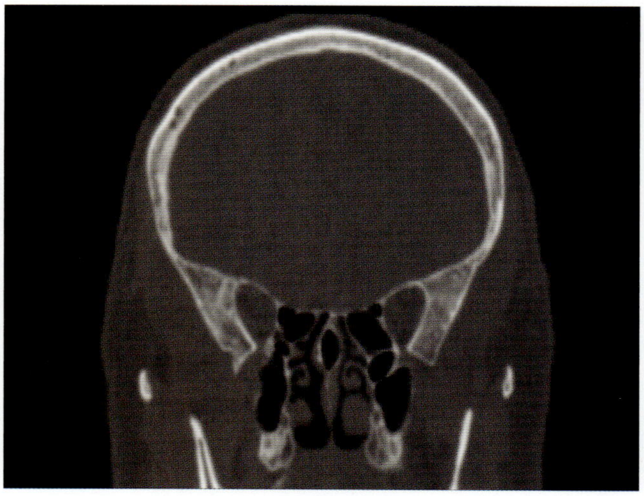

图 21.4 CT 扫描提示存在泡状鼻中隔

手术适应证

理想的手术适应证为：经过神经科医师检查并确诊，偏头痛至少每个月发作 2 次，疼痛非常剧烈，往往需要服用处方药缓解症状，疼痛已经严重到改变患者生活质量的程度。如果患者是因为鼻中隔成形术或鼻部其他原因就诊，在改善气道的同时将导致偏头痛的鼻源性因素一并去除，会使术后满意度更高。在这种情况下，可以忽略每个月偏头痛的发作频次。

手术治疗

如第 17 章所述，常规的鼻中隔成形术和保守的下鼻甲切除术，就会对大多数鼻源性偏头痛的患者发挥治疗作用。然而，对于上鼻甲和中鼻甲存在泡状变异的患者就需要切除变异鼻甲的内壁（图 21.5）。如果去除内壁使鼻甲变得不稳定，那么就有必要去除残余的中鼻甲甚至上鼻甲。完整的鼻中隔成形术通常可以去除泡状变异的鼻中隔。完成鼻中隔成形术后，如第 4 章中所述，放置鼻中隔夹板并用 5-0 可吸收缝合固定，术后夹板留置 5 天。1 周内需要用含有氯化钠和碳酸氢钠的混合溶液对鼻部进行轻柔地冲洗。嘱患者术后 3 周内避免用鼻部用力呼吸。术后使用抗生素至少 1 周，以降低鼻窦感染的风险。如果黏膜有结痂或明显延期愈合的迹象，抗生素的使用时间可以持续到 2～3 周。

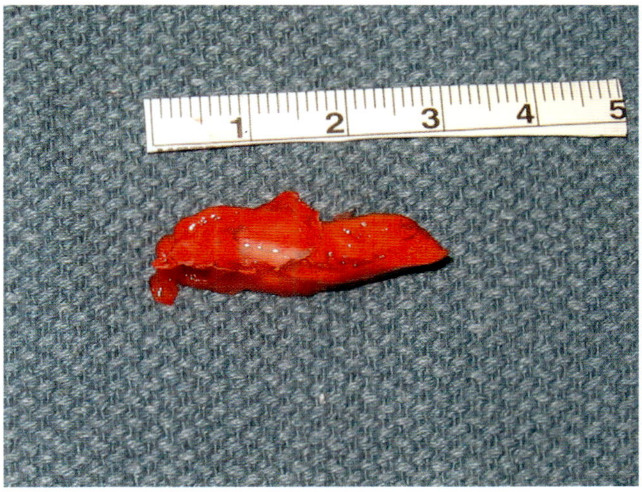

图 21.5　切除的泡状鼻甲内侧壁

术后护理

术后早期如果仍有头痛症状出现，患者和医生都不必沮丧，可以继续服用控制偏头痛的药物。因为鼻腔内触发点位不同，症状消失的时间也不同。大多患者术后不久就会觉得头痛症状得到了很大程度的改善，而有些患者可能需要 3 ~ 6 个月才能使症状逐渐消失。

参考文献

1. *Lipton RB, Stewart WF, Diamond S, et al. Prevalence and burden of migraine in the United States: data from the American Migraine Study II. Headache 2001; 41(7): 646–657.*
2. *Lipton RB, Bigal ME, Diamond M, et al. Migraine prevalence, disease burden, and the need for preventive therapy. Neurology 2007; 68(5): 343–349.*
3. *Stewart WF, Shechter A, Rasmussen BK. Migraine prevalence: a review of population-based studies. Neurology 1994; 44(Suppl. 4): S17–S23.*
4. *Henry P, Auray JP, Gaudin AF, et al. Prevalence and clinical character- istics of migraine in France. Neurology 2002; 59(2): 232–237.*
5. *Patel NV, Bigal ME, Kolodner KB, et al. Prevalence and impact of migraine and probable migraine in a health plan. Neurology 2004; 63(8): 1432–1438.*
6. *Adeney KL, Flores JL, Perez JC, et al. Prevalence and correlates of migraine among women attending a prenatal care clinic in Lima, Peru. Cephalalgia 2006; 26(9): 1089–1096.*
7. *Mattsson P, Svardsudd K, Lundberg PO, Westerberg CE. The preva- lence of migraine in women aged 40–74 years: a population-based study. Cephalalgia 2000; 20(10): 893–899.*
8. *Rozen TD. Migraine prevention: what patients want from medication and their physicians (a headache specialty clinic perspective). Headache 2006; 46(5): 750–753.*
9. *Young WB, Hopkins MM, Shechter AL, Silberstein SD. Topiramate: a case series study in migraine prophylaxis. Cephalalgia 2002; 22(8): 659–663.*
10. *Peres MFP, Silberstein S, Moreira F, et al. Patients' preference for migraine preventive therapy. Headache 2007; 47(4): 540–545.*
11. *Hu XH, Markson LE, Lipton RB, et al. Burden of migraine in the United States: disability and economic costs. Arch Intern Med 1999; 159(8): 813–818.*
12. *Guyuron B, Kriegler JS, Davis J, Amini SB. Five-year outcome of surgi- cal treatment of migraine headache. Plast Reconstr Surg 2011; 127(2): 603–608.*
13. *Kung TA, Guyuron B, Cederna PS. Migraine surgery: a plastic surgery solution for refractory migraine headache. Plast Reconstr Surg 2011; 127(1): 181–189.*
14. *Guyuron B, Reed D, Kriegler JS, et al. A placebo-controlled surgical trial of the treatment of migraine headaches. Plast Reconstr Surg 2009; 124(2): 461–468.*
15. *Guyuron B, Kriegler JS, Davis J, Amini SB. Comprehensive surgical treatment of migraine headaches. Plast Reconstr Surg 2005; 115(1): 1–9.*
16. *Guyuron B, Tucker T, Davis J. Surgical treatment of migraine head- aches. Plast Reconstr Surg 2002; 109(7): 2183–2189.*
17. *Guyuron B, Varghai A, Michelow BJ, et al. Corrugator supercilii muscle resection and migraine headaches. Plast Reconstr Surg 2000; 106(2): 429–434.*

18. *Behin F, Behin B, Bigal ME, Lipton RB. Surgical treatment of patients with refractory migraine headaches and intranasal contact points. Cephalalgia 2005; 25(6): 439–443.*
19. *Behin F, Behin B, Behin D, Baredes S. Surgical management of contact point headaches. Headache 2005; 45(3): 204–210.*
20. *Welge-Luessen A, Hauser R, Schmid N, et al. Endonasal surgery for contact point headaches: a 10-year longitudinal study. Laryngoscope 2003; 113(12): 2151–2156.*
21. *Jakubowski M, McAllister PJ, Bajwa ZH, et al. Exploding vs. implod- ing headache in migraine prophylaxis with botulinum toxin A. Pain 2006; 125(3): 286–295.*